精准医学出版工程·精确麻醉系列

丛书主审 罗爱伦 曾因明 **总主编** 于布为

疼痛
精确管理

主编 冯 艺 熊源长

PRECISE
PAIN MANAGEMENT

上海交通大学出版社
SHANGHAI JIAO TONG UNIVERSITY PRESS

内容提要

本书为"精准医学出版工程·精确麻醉系列"图书之一。全书分为急性疼痛和慢性疼痛两个部分，深入探讨了各种疼痛发生的可能原因以及精确治疗技术，包括药物治疗、康复和物理治疗、心理治疗以及其他替代疗法。书中根据不同疼痛类型及其程度，为读者提供相应的治疗建议和注意事项。本书旨在为麻醉科和疼痛科医师、其他临床医师及医学院校师生提供参考，成为解决疼痛问题的有益工具。

图书在版编目（CIP）数据

疼痛精确管理 / 冯艺，熊源长主编 . -- 上海：上海交通大学出版社，2025.3. --ISBN 978-7-313-32039-1

Ⅰ．R441.1

中国国家版本馆 CIP 数据核字第 2024F43G61 号

疼痛精确管理
TENGTONG JINGQUE GUANLI

主　　编：冯　艺　熊源长

出版发行：上海交通大学出版社　　　　　　地　　址：上海市番禺路 951 号
邮政编码：200030　　　　　　　　　　　　电　　话：021-64071208
印　　制：上海万卷印刷股份有限公司　　　经　　销：全国新华书店
开　　本：787 mm×1092 mm　1/16　　　　印　　张：30
字　　数：685 千字
版　　次：2025 年 3 月第 1 版　　　　　　印　　次：2025 年 3 月第 1 次印刷
书　　号：ISBN 978-7-313-32039-1
定　　价：198.00 元

本书编委会

主　编　冯　艺　北京大学人民医院
　　　　　熊源长　海军军医大学第一附属医院

副主编　傅志俭　山东省立医院
　　　　　姜柏林　北京大学人民医院

秘　书　林福清　上海市第十人民医院
　　　　　何　苗　北京大学人民医院

编　委　（按姓氏笔画排序）
　　　　　马　柯　上海交通大学医学院附属新华医院
　　　　　马冰洁　上海交通大学医学院附属新华医院
　　　　　王　玥　上海市第四人民医院
　　　　　王　茂　华中科技大学同济医学院附属同济医院
　　　　　王　莹　郑州大学第一附属医院
　　　　　王　翰　海军军医大学第一附属医院
　　　　　王小平　暨南大学附属第一医院
　　　　　王秀丽　北京大学人民医院
　　　　　王宏伟　浙江省立同德医院
　　　　　申　文　徐州医科大学附属医院
　　　　　冯　艺　北京大学人民医院
　　　　　冯智英　浙江大学医学院附属第一医院
　　　　　刘红军　中国人民解放军东部战区总医院
　　　　　闫　哲　浙江大学医学院附属第一医院
　　　　　许　华　上海中医药大学附属岳阳中西医结合医院
　　　　　纪　运　上海交通大学医学院附属新华医院
　　　　　杜冬萍　上海市第六人民医院
　　　　　李　芸　山东省立医院
　　　　　何　苗　北京大学人民医院

何睿林　广西医科大学第二附属医院

宋　莉　四川大学华西医院

张　欣　上海市第四人民医院

张　哲　上海市第四人民医院

张志发　华中科技大学同济医学院附属同济医院

张咸伟　华中科技大学同济医学院附属同济医院

张熙哲　北京大学人民医院

陈　辉　上海市第四人民医院

林福清　上海市第十人民医院

季　锋　上海中医药大学附属岳阳中西医结合医院

季陈凤　上海交通大学医学院附属仁济医院

金　毅　中国人民解放军东部战区总医院

周华成　哈尔滨医科大学附属第四医院

郑　华　华中科技大学同济医学院附属同济医院

郑碧鑫　四川大学华西医院

单　涛　南京市第一医院

孟庆胜　郑州大学第一附属医院，郑州大学疼痛研究所

姜柏林　北京大学人民医院

骆艳丽　上海交通大学医学院附属仁济医院

徐　漫　南京市第一医院

曹　俊　重庆医科大学附属第一医院

曹雪芹　华中科技大学同济医学院附属同济医院

彭丽桦　重庆医科大学附属第一医院

董思雯　嘉兴市第一人民医院

韩　流　南京市第一医院

程祝强　中国人民解放军东部战区总医院

傅志俭　山东省立医院

鲍红光　南京市第一医院

蔡振华　哈尔滨医科大学附属第二医院

熊源长　海军军医大学第一附属医院

总　序

　　无论中西方，医学发展的早期都基于朴素的自然主义哲学思想。在远古时期，人类的生存主要依赖于狩猎活动。由于生产力低下，那时人类还无法制造高效率的生产工具和武器，只能依赖人海战术去围猎动物，因此受伤乃至死亡都是不可避免的，这就促使人们探索如何去救治这些伤者。人们发现，指压身体某个部位会产生酸麻胀感，以及镇痛作用，因而萌发了经络学说的基础。而在采集野生植物以果腹的同时，人类又对其药用价值有了体会，产生了中医药学的基础。几乎同一时期，中国出现了扁鹊而古希腊出现了希波克拉底，显然这不是偶然。后来，火的发现以及冶炼技术的发展，使医疗器械的发展迈上了快车道。我在希腊博物馆里看到的据称是希波克拉底用过的手术器械，已与现代手术器械几无二致。这些都说明，在医学发展的早期，东西方走的几乎都是相同的路。

　　然而，在随后的历史岁月中，中医逐渐趋于以针灸、汤药、外敷为主要治疗手段，更加强调调理机体内部各脏腑间的功能平衡以及维持与外界的平衡关系。而西方医学的发展之路，则更加偏重于基于理论指导的所谓科学化的发展之路，如对人体解剖结构的研究，魏尔肖细胞病理学概念的提出，培根科学方法论的建立，基于解剖学的外科手术技术的发展，以及现代医院组织形式的确立及在全世界范围的推广。这些都使得西医这种所谓现代医学，在近代逐渐发展成为医学的主流。而在中华人民共和国成立后，有感于西医人才匮乏和广大农村地区缺医少药的现实，毛泽东特别强调要努力发掘中医药这座宝库，大力培养中医人才，把医疗卫生工作的重点放到农村去。这一系列的指示，使得中医药的发展得到了保证。尽管如此，相较于西医系统而言，中医中药学的发展仍然滞后，特别是在麻醉学领域更是如此。以上对中医和西医这两个大类系统进行了简单的比较。

其实，从医学发展的趋势来看，无论西医还是中医，目前大体上仍然都处于经验医学为主的阶段，处于由经验医学向精准医学转化的进程中。精准医学，就我的理解而言，是一个相对于经验医学的概念；其需要被准确地定义，仍有待发展和完善。仔细回忆，"精准"这个词，在20年前，中国大陆是不太常用的。那时常用的词是什么呢？是精确。随着两岸交流的日益增多，一些来自中国台湾的惯用词开始在大陆流行，精准就是其中之一。特别是在美国前总统奥巴马提出发展"precise medicine"后，大陆的医学专家就将其译为精准医学。相对于以患者的症状体征和主诉为主要诊断依据的经验医学，精准医学更加强调客观证据的获取，这样的进步与循证医学的兴起不无关系。其实，精准医学也有不足的一面，很多问题有待进一步厘清。比如，我们经常需要抽取患者一定量的血液来做检查，将化验结果当作患者当前的状态，殊不知这个化验结果，不过是患者抽血时的状态而已。再比如，我们给患者口服用药，每日口服三次的药物，本应间隔8小时，却分别在白天的早、中、晚用药，这样真的合理吗？但大家很难改变现状。毕竟在半夜叫醒患者服药，对于患者和值班护士都是折磨。千旦之行，始于足下，我们应当从最细微之处做起。

长久以来，麻醉界一直以心率、血压是否平稳，或者再加上苏醒是否迅逗等，作为评判麻醉好坏的标准。这就导致在麻醉诱导后，使用小剂量血管收缩药来维持血压成为一种普遍的做法。近年来，以美国为代表的所谓干派麻醉，更是要求麻醉诱导后的整个手术期间都不允许输入较大量的液体，以避免体内液体超负荷，影响术后恢复；随着循证医学的强势崛起，以及国内规范化培训的全面铺开，这种理论和做法成为每一个接受培训的年轻医生都必须掌握的权威。但从结果来看，很多规培毕业生在临床麻醉的实践中"险象环生"，科室不得不对他们进行再培训，甚至强制他们短期脱岗接受再培训。因而，欧美主流麻醉理论在临床科学性方面是有待商榷的。

关于精确麻醉，1999年，我首次提出了"理想麻醉状态"这一中国麻醉的独创理论。理想麻醉状态，是对麻醉过程中所有可监测到的人体指标，都规定它们的正常值范围；在麻醉和手术过程中，只要将这些指标都控制在正常值范围内，就能杜绝患者发生意外的可能性。"理想麻醉状态"理论和欧美主流麻醉理论的最大区别，就在于前者是以人体各脏器的良好灌注为目标，而并非仅以血压这一相对表象的指标为判断标准。在1999年到2009年，我担任中华医学会麻醉学分会第十届委员会主任委员的十年间，就"理想麻醉状态"这一理论进行了全国巡讲，并举办了几十期的县级医院麻醉科主任培训班。约有数千人参加了这些培训，使得中国麻醉的整体安全水平得到迅速改善。在2018年国家卫生健康委新闻发布会上，国家卫生主管部门领导就中国何以能在短短十几年的时间里，将医疗可及性和医疗质量指数排名从110位快速提升到48位做了回答，其中就特别提到麻醉学科的进步所做的贡献。这是卫生主管部门领导对我们努力的高度肯定。在新冠病毒流行期间，应用这一理论指导新冠肺炎危重症患者的救治，也取得了良好的成绩。以上是精确麻醉在临床实际应用方面的贡献。

　　"精确麻醉系列"是"精准医学出版工程"丛书的一个组成部分。本系列目前已有13个分册，其内容涵盖了产科、儿科、骨科、胸外科、神经外科、整形外科、老年患者、肿瘤患者、手术室外及门诊手术的精确麻醉，以及中西医结合的精确麻醉、疼痛精确管理、精确麻醉护理、精确麻醉中的超声技术等。各分册的主编均为国内各相关麻醉领域的知名专家，均有扎实的理论基础和丰富的临床实践经验，从而保证了本系列具有很高的专业参考价值。本系列可作为临床专科医生工作中的参考书，规培医生和专培医生的自学参考书，对于已经获得高级职称的专业人员，也有望弥补经验方面的某些不足。总体而言，这是一套非常有意义、值得推荐的参考书籍。

　　精确麻醉今后将走向何方？以我个人之愚见，大概率有两个目标。其一是以人工智能为基础的自动化麻醉，这一突破，可能就在不远的将来。其二则是以遗传药理学为基础、完全个体化的、基于患者自身对药物不同敏感性所做出的给药剂量演算以及反馈控制计算机的给药系统，真正实现全自动的精确麻醉管理。只有完成了这两个目标，我们才真正意义上实现了完整的精确麻醉。

于布为

2024 年 6 月 20 日

草于沪上寓所

前　言

疼痛是人类生活中普遍存在的一种不适感和困扰。无论是由于疾病、创伤，还是其他生理和心理原因，疼痛都会对我们的生活质量产生巨大的影响。因此，寻找并实施精确的疼痛治疗方法成为迫切的需求。

本书旨在为读者提供关于精确疼痛治疗的全面指南。我们的目标是帮助读者了解不同类型的疼痛及其背后的原因，从而使他们能够更准确地评估和识别患者的疼痛状况。同时，我们介绍了一系列科学且经过验证的治疗方法，帮助读者选择最符合患者需求的疼痛缓解方案。

本书分为急性疼痛和慢性疼痛两个部分。我们深入探讨了各种疼痛发生的可能原因以及精确治疗技术，包括药物治疗、康复和物理治疗、心理治疗以及其他替代疗法。我们将根据不同疼痛类型及其程度，为读者提供相应的治疗建议和注意事项。此外，我们还分享了关于疼痛管理的实用技巧和建议，以帮助读者更好地应对长期疼痛状况。

我们深信，通过精确的疼痛治疗方法，我们可以改善患者的生活质量并帮助他们得到长期的缓解。因此，我们希望本书能提供清晰而准确的信息，成为读者解决疼痛问题的有益工具，为患者的治疗旅程提供指导。

最后，我们要感谢所有参与本书编写的专业人士和相关研究者。他们的努力和独特见解使得本书得以成为一本内容丰富、实用性强的专著。同时，我们也要感谢读者的阅读和信任，希望读者能从本书中获得对疼痛治疗的更深入了解，并帮助患者实现身体健康和舒适的生活。

祝您阅读愉快！

冯艺　熊源长

目　录

第二篇　慢性疼痛精确治疗

第一篇

手术后急性疼痛精确治疗

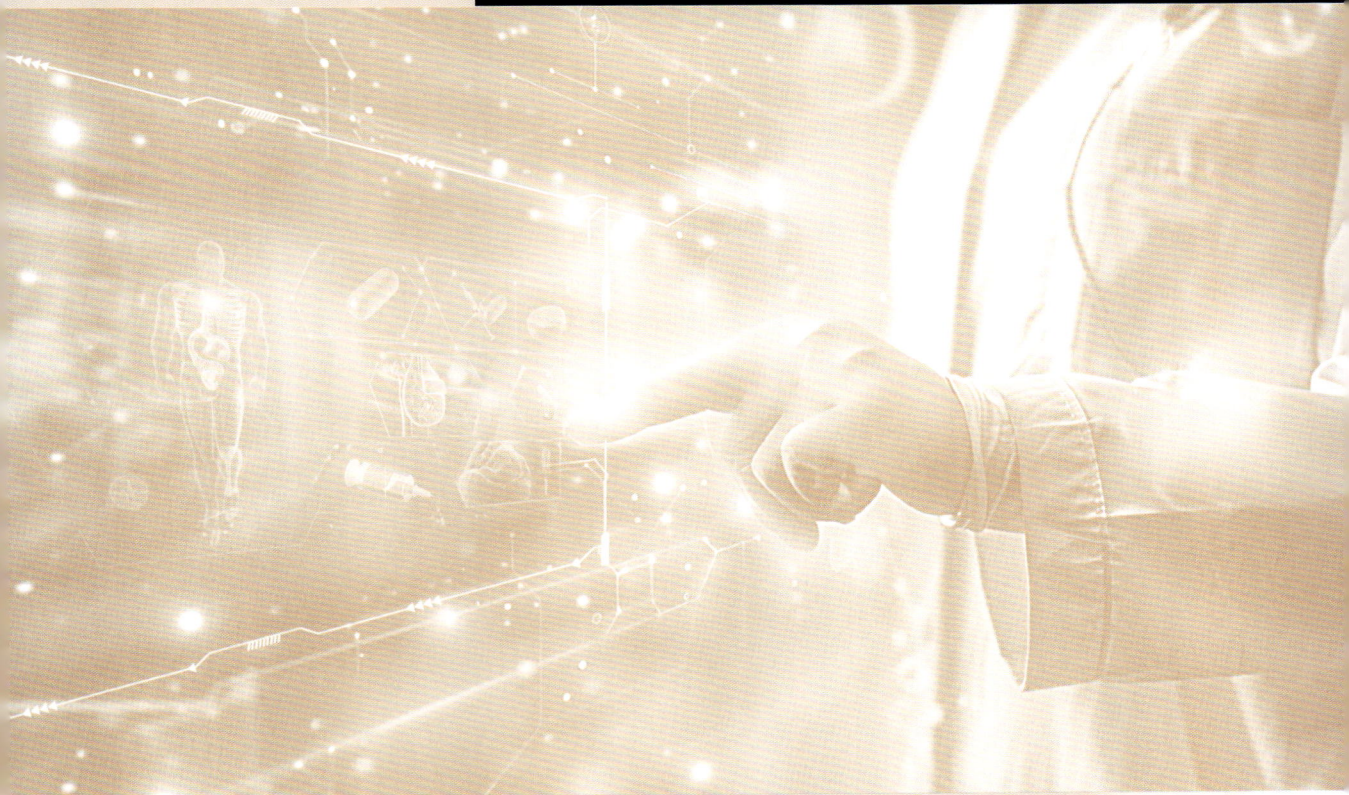

第一章
手术后急性疼痛概论

1979 年，国际疼痛研究协会（International Association for the Study of Pain，IASP）将疼痛定义为"一种与组织损伤或潜在组织损伤（或描述的类似损伤）相关的不愉快感觉和情感体验"。2020 年 7 月 16 日，IASP 在线发布了特别专家组对"疼痛"（pain）定义的修改，这是 IASP 对自 1979 年开始在全世界使用的疼痛定义的首次修订，新版疼痛定义为"一种与实际或潜在组织损伤相关的不愉快感觉和情绪情感体验，或与此相似的经历"，新定义的注释中强调了疼痛的生物、心理和社会内涵。因此，疼痛是人的理性因素、情感因素和生理因素相互作用的结果，人人都有缓解疼痛的权利，每一位医务工作者都应尊重患者对疼痛的表达及得到充分镇痛的需求。

手术后疼痛（postoperative pain）是手术后即刻发生的急性疼痛，是术后化学、机械或温度改变刺激伤害性感受器导致的炎性疼痛，属于伤害性疼痛。术后疼痛如果不能在早期被充分控制，则可能发展为慢性手术后疼痛（chronic post-surgical pain，CPSP），其性质也可能转变为神经病理性疼痛（neuropathic pain，NP）或混合性疼痛。本章主要介绍术后疼痛精确定位方法，术后疼痛的常见特点与评估，术后镇痛方法选择原则，以加速康复为导向的精确药物镇痛方法和非药物镇痛方法，以及术后镇痛随访及管理。

第一节　术后疼痛的精确定位方法

随着经济和社会的发展，术后疼痛治疗越来越受到重视，精确的疼痛定位有助于术后镇痛的开展。术后疼痛既包含躯体痛，又包含内脏痛，浅表躯体痛可精确定位，但深部躯体痛及内脏痛定位弥散或模糊，且伴有体表牵涉痛，精确定位困难。

躯体痛是由体表（皮肤组织）或深部组织（骨骼肌肉组织）的痛觉感受器受到各种伤害性刺激所引起的。手术后切口痛属于躯体痛，其定位可参考手术切口和手术操作部位的解剖定位，与可能损伤的或被伤害感受器兴奋的感觉神经有关。以胸科手术为例，开胸手术的不同切口可能损伤相应的肋间神经，前侧胸腔切开术的不同切口可能损伤第 2、3、4 或 5 肋间神经，从而出现相应神经分布区域的疼痛，后侧胸腔切开术及胸腹联合切口可能损伤第5、6、7、8或以下肋间神经，从而出现相应神经分布区域的疼痛。传统的胸腔镜手术主观察孔切口通常选在腋中线至腋后线的第7或第8肋间，另外两个操作孔的切口位置根据病变部位确定，通常位于腋前线或腋后线第4或第5肋间，疼痛部位一般出现在相应肋间神经分布的区域。由于胸腔镜手术切口小，神经损伤较少，疼痛部位相对局限，疼痛程度较开胸手术明显减轻。近年来单孔胸腔镜手术的出现，使手术后切口痛范围进一步缩小，疼痛程度进一步减轻。腹部手术中，开腹手术采用腹直肌切口或腹直肌旁切口，可能损伤下部肋间神经和肋下神经，从而出现相应区域的疼痛，下腹部手术则可能损伤髂腹下或髂腹股沟神经，继而出现相应区域的疼痛。腹腔镜手术的普及使腹部手术的外周神经损伤大大减少，手术后切口疼痛明显减轻，通常出现在操作孔周围。

内脏痛是由渗透、压迫、牵拉或扭转胸、腹、盆腔脏器导致这些部位的痛觉感受器活化而引起的疼痛。与一般定位明确、性质较清晰的躯体痛不同，内脏痛的性质多模糊，疼痛部位不定，常可投射到体表，并伴有强烈的情绪反应和自主神经反射。涉及胸腔、腹腔或盆腔脏器的手术常出现术后内脏痛。从内脏痛发生的神经生物学机制来看，内脏器官受到迷走神经和交感神经的双重支配，虽然内脏传入神经只占总传入纤维的10%，但内脏传入纤维和躯体传入纤维间存在广泛的汇聚，同时二级内脏传入神经元弥漫投射的特点，导致内脏痛性质模糊、定位不明确的特性。内脏痛也存在痛觉高敏的现象，传入纤维的敏化可能不需要明显的组织损伤或炎症，同时内脏感觉神经具有高度可塑性，在接受快速及可逆的兴奋性刺激后即可出现内脏感觉的变化。综上所述，术后内脏痛的精确定位十分困难。

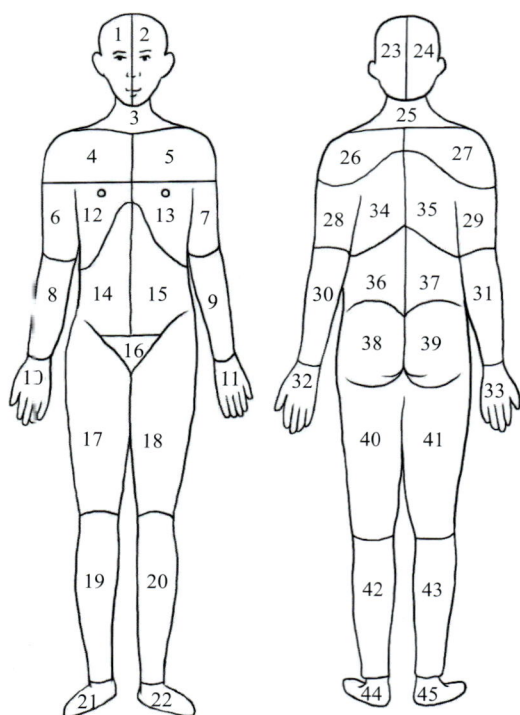

图 1-1　45 区体表面积评分法

术后疼痛定位在实际临床工作中记录并不多。目前临床上经常使用的术后自我评价疼痛强度工具，例如视觉模拟评分（visual analogue scale，VAS）、语言分级评分（verbal rating scale，VRS）、数字分级评分（numerical rating scale，NRS）等，多为一维的疼痛强度评分量表，无法在身体不止一处疼痛的时候记录疼痛的部位及强度。在麦吉尔疼痛问卷（McGill Pain Questionnaire，MPQ）及简明疼痛量表（Brief Pain Inventory，BPI）中加入了身体图，便于患者自评疼痛的部位，从而进行疼痛定位。但 MPQ 因内容多，检测花费时间长，且较繁琐，常用于临床科研工作和慢性疼痛的评估，而较少用于术后疼痛的评估。45 区体表面积评分法（45 Body Area Rating Scale）把人体表面分成 45 个区域，每个区域内标有该区号码，医师或患者均可在人体图上画出疼痛位置（图 1-1）。其可直接提供较为准确的疼痛位置和范围，但对麻醉医师确定损伤的神经支配可能用处不大，此种定位方法多用于康复医学，较少用于术后疼痛的定位。

上述几种疼痛定位方法均为患者自评工具，目前术后疼痛精确定位方法尚缺乏客观工具。用于协助疼痛诊疗的影像学方法，如 X 线、CT、MRI 及超声检查均无法进行术后疼痛精确定位，近年来在疼痛治疗领域迅速发展的红外热像图也尚未应用于术后疼痛精确定位。术后疼痛精确定位方法仍需进一步的探讨及研究。

第二节　术后疼痛的常见特点与评估

术后疼痛包括躯体痛和内脏痛，通常持续不超过 7 天，重度疼痛常见于创伤大的胸科手术和需较长时间功能锻炼的关节置换术等手术，有时镇痛需持续数周。术后疼痛是伤害性疼痛，如果不能在初始状态下被充分控制，则可能发展为 CPSP。研究表明，小至腹股沟疝修补术，大至心脏外科手术，都可发生 CPSP，多为中度疼痛，亦可为轻度或重度疼痛，持续痛可达半年甚至数十年。CPSP 形成的易发因素包括：术前有 1 个月以上的中到重度疼痛、精神易激、抑郁、多次手术；术中或术后损伤神经；采用化疗、放疗。其中最突出的因素是术后疼痛控制不佳和精神抑郁。因此，有效的术后镇痛不但能减轻患者的痛苦，有利于疾病的康复，而且有巨大的社会和经济效益。

一、术后疼痛的常见特点

术后疼痛与手术创伤的大小、侵袭内脏器官的强度及手术时间的长短有密切的关系，也与患者的精神状态有关。患者主诉术后疼痛，表现为手术切口处疼痛和（或）深部内脏疼痛。① 手术切口处疼痛：该类疼痛感觉定位精确，患者在静息状态下疼痛较为轻微，可表现为钝痛或刺痛，患者深呼吸、咳嗽或翻身时由于切口受到牵引，可产生强烈疼痛，多为锐痛、刺痛或灼痛。如有皮下血肿、切口炎症、局部缺血存在，疼痛可加重。② 深部内脏疼痛：该类疼痛多由手术时对内脏器官的压迫、牵拉或扭转造成，疼痛部位较深，定位模糊，可能伴有体表牵涉痛和自主神经系统的症状，如恶心、呕吐、出汗等。开胸手术后引流不畅致胸腔积液或积血，开腹手术后胃、肠内气体贮留等均可使疼痛加重。患者常因疼痛刺激产生各种情绪异常，如抑郁、焦虑、烦躁、睡眠异常等。

相对而言，胸部和上腹部手术后疼痛比下腹部手术后疼痛严重，四肢手术后疼痛较轻，但涉及大关节面和深部组织的术后疼痛通常较剧烈。在上腹部手术中，有学者认为腹直肌切口手术比肋缘下横切口手术导致的疼痛更剧烈。不同类型手术疼痛的分级见**表 1-1**，但对于患者而言，仍应以具体的疼痛评分分值为准。术后 48 ~ 72 h 后仍可能出现中、重度疼痛的手术包括创伤外科手术、开胸术、上腹部开腹手术、大血管手术及全膝关节置换术。

表 1-1　不同类型手术疼痛分级

预期术后疼痛程度	手术类型
轻度疼痛	腹股沟疝修补术
	下肢静脉曲张手术
	腹腔镜手术
中度疼痛	髋关节置换术
	子宫切除术
	颌面外科手术
重度疼痛	开胸术
	上腹部开腹手术
	大血管手术
	全膝关节置换术

　　手术性质和手术目的对患者的精神影响巨大，也会直接影响患者对疼痛的感受。若手术可能使患者恢复正常生理功能或给患者带来希望，如畸形修复手术、剖宫产术，患者术后可能会主诉疼痛尚能忍受；而对一些手术效果不明确的疾病，如癌症，患者术后可能会有更多的焦虑和恐惧，对疼痛的感受可能会更加剧烈。同时，患者对医师的信任程度和术前建立的对治疗的信心也会对术后疼痛产生影响，充分、易懂及友善的术前访视和宣教是减轻患者焦虑、抑郁的最好方法。

二、术后疼痛的评估

　　疼痛是主观的感受，所以术后疼痛的评估非常重要，术后疼痛评估应考虑到患者的个体因素，例如临床疾病、文化差异、年龄、性别的影响，并根据患者的认知功能加以评估。有效的术后镇痛管理应包括一个有组织的急性疼痛服务（acute pain service，APS）团队，APS 团队负责对患者家属和医护人员进行培训，使用规范的评估手段定期评估疼痛并及时调整治疗方案，以满足患者的具体要求。

　　1. 疼痛评估原则

　　术后疼痛评估的总体原则：定时评估疼痛，根据评估结果做出动态调整，并在疼痛治疗结束后由患者评估满意度。

　　具体原则如下：

　　（1）评估静态和动态的疼痛强度，只有活动时疼痛减轻才能保证患者术后机体功能的最大康复。

　　（2）在疼痛被稳定控制时，应反复评估每次药物和治疗方法干预后的效果。原则上静脉给药后 5～15 min、口服给药后 1 h，药物达最大作用时评估治疗效果。

（3）对于自控镇痛患者，应该了解无效按压次数，是否寻求其他镇痛药物治疗。1 h内有效按压次数超过3次，也应该适当调整镇痛泵设置。

（4）治疗效果包括不良反应，均应记录在案。

（5）对突发的剧烈疼痛，尤其是有体征改变（如低血压、心动过速或发热）时，应立即评估，同时对可能的伤口裂开、感染、深静脉血栓等情况做出及时诊断和治疗，或邀请外科医师及时处理。

（6）疼痛治疗结束时，应由患者对医护人员处理疼痛的满意度及对整体疼痛处理的满意度分别做出评估。

2. 疼痛评估方法

疼痛是一种复杂的现象，受病理生理、心理、文化修养、生活环境等诸多因素影响，经神经中枢对这些信息进行调整和处理，最终得出感受。因此，对疼痛进行定性和定量是复杂和困难的。目前，没有任何一个仪器能够评估术后疼痛的性质和强度，临床上多采用主观评估方法。临床上常用的术后疼痛评估方法如下：

（1）视觉模拟评分（VAS）：进行VAS测定的基本方法是使用一条游动标尺，正面是无刻度10 cm长的滑道，背面有"0～10"的刻度，"0"端和"10"端之间是一个可以滑动的标定物。临床检查时，医务人员将有刻度的一面背向患者，并告知患者0分表示无痛，10分代表难以忍受的最剧烈的疼痛。患者根据疼痛的强度滑动标定物至相应的位置。根据标定物的位置，医务人员可以直接读出疼痛程度指数，0分为无痛，1～3分为轻度疼痛，4～7分为中度疼痛，8～10分为重度疼痛。VAS简单易行、有效，相对比较客观且敏感，在表达疼痛强度时，较少受到其他因素影响，广泛用于临床治疗前后和相关研究工作中。VAS方法一般用于8岁以上，能够正确表达自己感受和身体状况的患者。老年人、儿童、精神错乱和服用镇静剂的患者，以及情绪不好的晚期癌痛患者，一般难以完成VAS评价。VAS方法的最大不足是仅对疼痛强度进行了测量，忽略了疼痛内涵的其他问题。

（2）语言分级评分（VRS）：VRS方法列举一系列描绘疼痛强度的词汇，让患者从中选择最适合于形容自身疼痛程度的词语。该方法以4级评分和5级评分较为常用，4级评分将疼痛用"无痛""轻度痛""中度痛"及"重度痛"表达，5级评分将疼痛用"无痛""轻度痛""中度痛""重度痛"和"剧痛"表达（**图1-2**）。但在临床上，患者常常感到很难准确选择描绘疼痛强度的词汇，常需要使用更多描述语言加以模拟说明。使用VRS方法时，由于患者的文化素

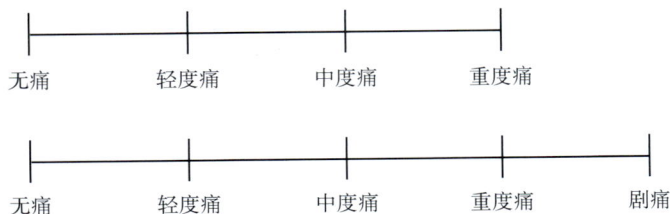

图1-2　语言分级评分量表

养和理解能力的差异，需要医护人员对表达疼痛强度的关键词汇加以解释和描述，使患者能够正确理解和使用相应的词汇表达自身的疼痛强度。在使用该方法时，医护人员应注意患者在表达疼痛强度时会受到情绪的影响，要正确对待患者的情绪化因素并进行评价。

（3）数字分级评分（NRS）：是最常用的数字评分法。患者被要求用数字（0～10）表达出感受的疼痛强度，"0"为无痛，"10"为最剧烈疼痛。由于患者易于理解和表达，明显减轻了医务人员的负担，因此 NRS 是一种简单有效的评价方法。通常可用疼痛与睡眠的关系提示疼痛的强度，若疼痛完全不影响睡眠，疼痛应评为 4 分以下，为轻度痛；若疼痛影响睡眠但仍可自然入睡，疼痛应评为 4～6 分，为中度痛；若疼痛导致不能睡眠或睡眠中痛醒，需用镇痛药物或其他手段辅助睡眠，疼痛应评为 7～10 分，为重度痛；也有研究人员将 7～9 分定义为重度痛，将 10 分定义为极重度痛。此法的不足之处是患者容易受到数字和描述字的干扰，降低了其灵敏性和准确性。此法不适用于无数字概念的幼儿。

（4）Wong-Baker 面部表情评分（Wong-Baker FACES Pain Rating Scale）：由 6 张从微笑或幸福直至流泪的不同表情的面部图像组成（图 1-3）。与线性的 VAS 方法相比，Wong-Baker 面部表情评分法更适用于儿童、老人、文化程度较低、表达困难、意识不清及有认知功能障碍的患者。目前认为 Wong-Baker 面部表情评分可以用于 3 岁以上患者的疼痛评估。有研究人员认为，Wong-Baker 面部表情评分是老年患者疼痛评估的首选。但是，Wong-Baker 面部表情评分有一个缺点，患者需要在评估前仔细观察辨识卡通表情，而患者对每个面部表情所表现的疼痛程度感受不同，会导致测试结果受到影响。此外，测试结果也会受到文化和其他干扰因素的影响。

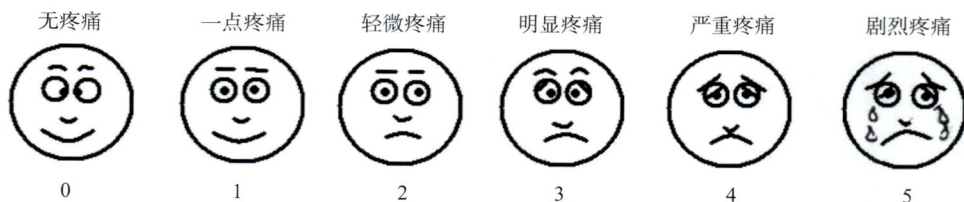

| 无疼痛 | 一点疼痛 | 轻微疼痛 | 明显疼痛 | 严重疼痛 | 剧烈疼痛 |
| 0 | 1 | 2 | 3 | 4 | 5 |

图 1-3　Wong-Baker 面部表情评分

（5）简明疼痛量表（BPI）：疼痛量表是威斯康星大学神经科疼痛研究小组为研究目的而研制的，使用该调查量表时，患者的疼痛强度和疼痛对活动的干扰均要记分。记分参数的等级为 0～10。虽然它提供了大量的临床资料，但在临床常规应用显得过于麻烦。研究人员在此量表的基础上简化，得出 BPI（表 1-2）。BPI 主要用于评估过去 2 h 或过去 1 周内的疼痛。评估的主要内容包括疼痛的程度（"0"无痛到"10"非常疼痛）、疼痛性质（如刀割痛和闪电痛），以及疼痛对日常生活功能的影响（"0"无影响到"10"非常影响）。除上述内容外，BPI 还要求患者对疼痛的位置进行描述，即在一张人体轮廓图上通过涂色的方法标示所有疼痛的位置，并以"×"标记出最疼的部位。

表 1-2　简明疼痛量表（BPI）

1. 大多数人一生中都有过疼痛经历（如轻微头痛、扭伤后痛、牙痛），除了这些常见的疼痛外，现在您是否还感到有其他类型的疼痛？

（1）是　　（2）否

2. 请您在下图中标出您的疼痛部位，并在疼痛最剧烈的部位标出"×"。

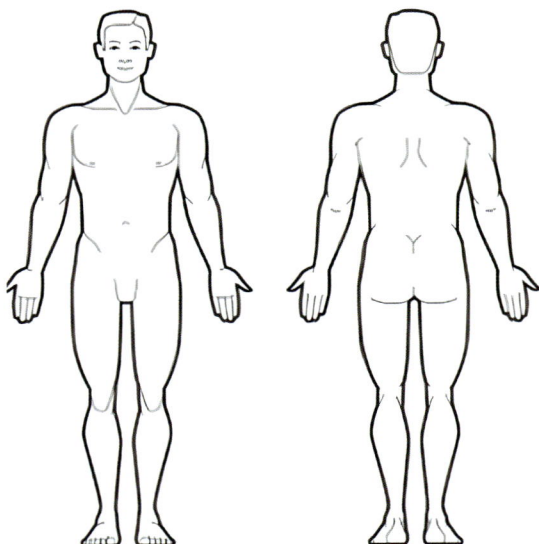

3. 请选择下面的一个数字，以表示过去24小时内您疼痛最剧烈的程度。

（不痛）0　　1　　2　　3　　4　　5　　6　　7　　8　　9　　10（最剧烈）

4. 请选择下面的一个数字，以表示过去24小时内您疼痛最轻微的程度。

（不痛）0　　1　　2　　3　　4　　5　　6　　7　　8　　9　　10（最剧烈）

5. 请选择下面的一个数字，以表示过去24小时内您疼痛的平均程度。

（不痛）0　　1　　2　　3　　4　　5　　6　　7　　8　　9　　10（最剧烈）

6. 请选择下面的一个数字，以表示您目前的疼痛程度。

（不痛）0　　1　　2　　3　　4　　5　　6　　7　　8　　9　　10（最剧烈）

7. 您希望接受何种药物或治疗来控制您的疼痛？

8. 在过去的24小时内，由于药物或治疗的作用，您的疼痛缓解了多少？请选择下面的一个百分数，以表示疼痛缓解的程度。

（无缓解）0　　10%　　20%　　30%　　40%　　50%　　60%　　70%　　80%　　90%　　100%（完全缓解）

9.请选择下面的一个数字，以表示过去24小时内疼痛对您的影响。

1）对日常生活的影响。

（无影响）0　1　2　3　4　5　6　7　8　9　10（完全影响）

2）对情绪的影响。

（无影响）0　1　2　3　4　5　6　7　8　9　10（完全影响）

3）对行走能力的影响。

（无影响）0　1　2　3　4　5　6　7　8　9　10（完全影响）

4）对日常工作的影响（包括外出工作和家务劳动）。

（无影响）0　1　2　3　4　5　6　7　8　9　10（完全影响）

（5）对与他人关系的影响。

（无影响）0　1　2　3　4　5　6　7　8　9　10（完全影响）

6）对睡眠的影响。

（无影响）0　1　2　3　4　5　6　7　8　9　10（完全影响）

7）对生活兴趣的影响。

（无影响）0　1　2　3　4　5　6　7　8　9　10（完全影响）

（6）麦吉尔疼痛问卷（MPQ）和简易麦吉尔疼痛问卷（short-form of McGill Pain Questionnaire, SF-MPQ）：MPQ 是一种多因素疼痛调查评分方法，它的设计较为精密，重点观察疼痛的性质、特点、强度、伴随状态和疼痛治疗后患者所经历的各种复合因素及其相互关系。MPQ 采用的是调查表形式，表内包括人体图像指示疼痛的部位，并附有 78 个代表词，这些代表词分为 4 类 20 个亚组，分别为从时间、空间、压力、热和其他性质等方面来描述疼痛的感觉特性（1～10 组），从紧张、恐惧和自主性质等方面描述疼痛的情感特性（11～15 组），描述受试者全部疼痛过程总强度的评价词（16 组）和非特异性类（17～20 组）。MPQ 有效、可靠，在不同文化程度的人群中可以得到相一致的结果，在临床使用中可测定有关疼痛的多种信息和因素，常用于临床科研工作或较为详细的疼痛调查工作。但 MPQ 所使用的部分词汇较为抽象，难以理解和使用，对患者的要求较高，并且费时较多，临床应用中具有一定局限性。SF-MPQ 由 MPQ 中的 15 个代表词组成，11 个为感觉类，4 个为情感类，让患者对每个描述语都进行强度等级的排序："0"表示无痛，"1"表示轻度疼痛，"2"表示中度疼痛，"3"表示重度疼痛（**表 1–3**）。SF-MPQ 对各种疼痛治疗产生的临床变化敏感，对癌痛引起的慢性疼痛也同样有效，但不如 VAS、VES、NRS 及 Wong-Baker 面部表情评分应用广泛。

表 1-3 简易麦吉尔疼痛问卷

Ⅰ.疼痛评级指数的评估			
	无痛（0）	轻度（1）	中度（2）	重度（3）

A.感觉项

	无痛（0）	轻度（1）	中度（2）	重度（3）
跳痛				
刺痛				
刀割痛				
锐痛				
痉挛痛				
咬痛				
烧灼痛				
酸痛				
坠胀痛				
触痛				
劈裂痛				

感觉项总分：_____

B.情感项

	无痛（0）	轻度（1）	中度（2）	重度（3）
疲惫耗竭感				
病恹样				
恐惧感				
受惩罚感				

情感项总分：_____

疼痛总分（感觉项总分＋情感项总分）：_____

Ⅱ.视觉模拟评分

0 ———————————— 10

无痛　　　　　　　　　　　　　　　　　　可能想象的最痛

Ⅲ.现在的疼痛状况

0　无痛_____
1　轻痛_____
2　难受_____
3　痛苦、烦躁 _____
4　可怕_____
5　极度疼痛_____

对于特殊患者，如 3 岁以上的小儿患者，可使用 VAS、NRS、Wong-Baker 面部表情评分及 Eland 彩色评分进行术后疼痛强度的评估，3 岁以下的婴幼儿和智障患者可使用行为评估法，如 CRIES 评分（crying，requires increased oxygen administration，increased vital signs，expression，and sleeplessness）、新生儿疼痛评分（Neonatal Infant Pain Scale，NIPS）、FLACC 评分（face，legs，activity，crying，and consolability）及东安大略儿童医院疼痛评分（Children's Hospital of Eastern Ontario Pain Scale，CHEOPS），在此不展开叙述。

在患者进行术后疼痛治疗的过程中，定期评估患者的疼痛强度十分重要，同时也需及时准确评估患者的镇静程度，适度镇静有利于患者获得良好的术后镇痛效果，避免患者躁动不安，利于患者恢复。但是，医生更需警惕患者出现过度镇静，导致呼吸道梗阻和自主呼吸抑制等不良反应。有关镇静程度的评估，临床以 Ramsay 镇静分级（表 1-4）、镇静反应程度分级（levels of sedation，LOS）（表 1-5）和警觉/镇静评分（Observer's Assessment of the Alertness/Sedation，OAA/S）（表 1-6）较为常用。术后患者镇静程度以 Ramsay Ⅱ 或 Ⅲ 级、LOS 低于 2 级或 OAA/S 不低于 4 分为宜。

表 1-4　Ramsay 镇静分级

分级	评估依据
Ⅰ级	患者焦虑和（或）躁动不安
Ⅱ级	患者安静合作，定向准确
Ⅲ级	患者仅对指令有反应
Ⅳ级	患者入睡，对轻叩眉间或声光刺激反应灵敏
Ⅴ级	患者入睡，对轻叩眉间或声光刺激反应迟钝
Ⅵ级	患者深睡或麻醉状态

表 1-5　镇静反应程度分级

分级	评估依据
0级	清醒
1级	轻度镇静，容易唤醒
1S级	正常入睡状态，容易唤醒
2级	中度镇静，不易唤醒，或谈话时昏昏欲睡
3级	难以唤醒

表 1-6　警觉/镇静评分

评分	反应性	语言	面部表情	眼睛
5分	对正常语调呼名的应答反应正常	正常	正常	无眼睑下垂
4分	对正常语调呼名的应答反应迟钝	稍减慢或含糊	稍微放松	凝视或眼睑下垂

评分	反应性	语言	面部表情	眼睛
3分	仅对反复大声呼名有应答反应	不清或明显减慢	明显放松	凝视或眼睑明显下垂
2分	对反复大声呼名无应答反应，轻拍身体才有应答反应	吐字不清		
1分	对轻拍身体无应答反应，对伤害性刺激有应答反应			

对于行区域神经阻滞或进行椎管内神经阻滞的患者，因运动神经阻滞会给患者带来一定的不便，在评估疼痛强度的同时，应对运动神经阻滞进行充分评估。通常使用改良 Bromage 评分**（表 1-7）**进行评估，其可用于评估上肢或下肢运动阻滞情况。

表 1-7　改良 Bromage 评分

	评估上肢运动阻滞		评估下肢运动阻滞
0分	无运动神经阻滞	0分	无运动神经阻滞
1分	感上肢沉重	1分	不能抬腿
2分	不能抬肩但能屈肘	2分	不能弯曲膝部
3分	不能屈肘	3分	不能弯曲踝关节
4分	不能屈腕		
5分	不能活动手指		

3. 术后镇痛不良反应的评估

在重视术后疼痛强度评估的同时，也应重视评估术后镇痛给患者带来的潜在不良反应。不良反应的发生与患者的一般状况、术后镇痛用药种类和剂量、镇痛方法选择等因素相关。不良反应直接与患者的恢复及镇痛满意度相关，因此，在镇痛策略的选择上应尽量避免不良反应的发生，而对已经发生的不良事件应给予充分的评估。常见的术后镇痛不良反应及评估方法如下。

（1）呼吸抑制：呼吸抑制是常见的术后呼吸系统并发症，与术后镇痛中不恰当的静脉内使用阿片类药物有关，严重者可危及生命。阿片类药物会导致呼吸变慢，术后较大剂量持续给药、单次给药后疼痛明显减轻又未及时调整药物剂量、高龄、慢性阻塞性肺疾病和合并使用镇静药物的患者，易发生呼吸抑制。呼吸频率 ≤ 8 次/min、脉搏氧饱和度（pulse oxygen saturation，SpO_2）< 90% 或出现浅快呼吸，视为出现呼吸抑制，应立即给予治疗。

（2）术后恶心呕吐（postoperative nausea and vomiting，PONV）：PONV 是术后最常见的不良反应，PONV 的高危因素见**表 1-8**。常用的评分方法有 VAS、NRS 和恶心呕吐评分法**（表 1-9）**。

表 1-8　PONV 高危因素

主要危险因素	其他危险因素
女性	术前有焦虑或胃瘫
年龄 50 岁以下	吸入麻醉药
非吸烟者	血容量不足
PONV 病史或晕动病史	手术时间长
服用阿片类药物	腹腔镜手术、胃肠道手术、胆囊切除术、神经外科手术、妇产科手术、斜视手术

表 1-9　恶心呕吐评分标准

评分	恶心评分标准	呕吐评分标准
0 分	无恶心	无呕吐
1 分	休息时无恶心，运动时稍有恶心感	轻度呕吐，每天 1～2 次
2 分	休息时有间断的恶心感	中度呕吐，每天 3～5 次
3 分	休息时有持续恶心感，运动时有严重恶心感	重度呕吐，每天 ≥6 次

（3）低血压：出现下列三种情况即为低血压：① 动脉血压下降超过基础值的 20%；② 收缩压低于 90 mmHg；③ 平均动脉压低于 60 mmHg。导致术后低血压的原因有很多，如术中失血、禁食时间过长、过度镇静等，但应警惕由于硬膜外镇痛药物剂量过大引起的术后低血压。因此，对于高危患者，术后应给予 24～48 h 的心电监护，及时发现低血压，积极寻找原因并给予纠正。

（4）椎管内镇痛相关不良反应：椎管内镇痛是有效的术后镇痛方法，能减少阿片类药物的使用量及相关不良反应。在过去的一段时间内，由于术后抗凝药物的使用，椎管内镇痛的使用率有所下降，但随着近年来对阿片类药物不良反应认知的不断加深，以及低阿片多模式镇痛的提出，术后椎管内镇痛的使用率逐渐增加，其潜在的不良反应需引起重视。椎管内镇痛的主要不良反应包括：① 后背疼痛，常由反复多次穿刺、患者长时间卧床或保持同一个体位引起，罕见但严重者可有相关神经损伤及功能障碍。在临床工作中，应对患者后背疼痛的部位、疼痛性质、持续时间、是否伴有突发的大小便功能改变等情况予以评估，排除紧急、严重的并发症。② 运动、感觉障碍，通常见于给药过量，可使用改良 Bromage 评分进行评估。但需要注意的是，对于椎管内镇痛操作不顺利的患者，如果出现超过药物有效时间的长时间运动、感觉神经阻滞，需要排除硬膜外血肿的可能。

疼痛精确管理

第三节　术后镇痛方法选择原则

急性疼痛管理的目标如下：① 在安全的前提下，持续、有效镇痛；② 无或仅有易于忍受的轻度不良反应；③ 最佳的躯体、心理和生理功能，最高的患者满意度；④ 利于患者手术后康复。有效的术后镇痛需由团队完成，成立全院性或以麻醉科为主、包括外科主治医师和护士参加的 APS 团队或多学科联合手术后疼痛管理团队（pain multi-disciplinary team，PMDT），能有效提高术后镇痛质量。术后镇痛的方法较多，选择原则为根据手术部位、手术大小、估计术后疼痛程度和患者意愿等多种因素综合考虑，综合评价镇痛模式的风险和效果，个体化地选择最适合的镇痛方法和药物，以达到最佳的镇痛目标。常见的镇痛方法如下。

1. 局部给药

局部给药包括三种方法：切口局部浸润、外周神经阻滞和椎管内给药。在手术后早期，对于未使用抗凝药和抗栓药以及无出血倾向的患者，若术中采用椎管内麻醉，手术后可沿用硬膜外镇痛（epidural analgesia）。硬膜外镇痛效果确切，制止手术后过度应激反应更加完全，也有助于预防心脏缺血（胸段脊神经阻滞）和下肢深静脉血栓的形成，硬膜外镇痛常用局麻药联合高脂溶性阿片类药物（如芬太尼或舒芬太尼）的方法，可达到相应平面的脊神经镇痛，且很少引起脑神经的不良反应。如椎管内镇痛使用局麻药加低脂溶性吗啡（$1 \sim 3$ mg/次），可达到几乎全部脊神经分布范围的镇痛，应注意偶可发生迟发性的呼吸抑制（吗啡随脑脊液上行到呼吸中枢所致）。椎管内镇痛不用于手术后早期使用抗凝或抗栓药物的患者。手术后切口局部浸润可明显减少手术后镇痛药物的使用，但依赖于外科医师的配合。超声引导下外周神经阻滞单独应用或联合全身使用非甾体抗炎药（nonsteroidal anti-inflammatory drug，NSAID）或阿片类药物是四肢和躯体部位手术后镇痛的主要方法之一。

2. 全身给药

全身给药包括口服给药，舌下给药，直肠给药，皮下注射给药，肌内注射给药，胸膜腔或腹膜腔给药，经皮、经黏膜、吸入及经鼻给药，以及静脉给药。

（1）口服给药：适用于神志清醒、非胃肠手术和手术后胃肠功能良好的患者手术后轻、中度疼痛的控制。可在使用其他方法（如静脉给药）镇痛后，以口服镇痛作为延续，常用作多模式镇痛的组成部分。口服给药有无创、使用方便、患者可自行服用的优点，但因首过效应以及有些药物可与胃肠道受体结合，生物利用度不一。口服给药药物起效较慢，常在术前即用药，若在术后应用，只限于胃肠道功能良好的患者。调整剂量时既应考虑药物到达血液和达峰的时间，又要参照血浆蛋白结合率和组织分布容积。禁用于吞咽功能障碍（如颈部手术后）和肠梗阻患者。手术后重度恶心、呕吐和便秘者慎用。

（2）舌下给药：适用于神志清醒的患者手术后轻、中度疼痛的控制，也可用作多模式镇痛的组成部分，但不推荐用于紧急镇痛。药物吸收后直接进入体循环，因此没有首过效应。但因代谢的原因，即使吞下也不会造成毒性反应。并非所有药物都可经此途径给药，最常经此途径应用的药物是丁丙诺啡，该药吸收迅速，作用时间长（6 h），但引起恶心、呕吐、镇静的概率较高。

（3）直肠给药：部分阿片类药物可以使用栓剂给药，优点是可减少与胃肠道阿片受体结合，减少胃肠道不良反应，避免首过效应。在维持镇痛方面比较理想，但在即刻缓解急性疼痛方面效果不佳，因为该方法吸收缓慢，有时吸收不稳定。常用于癌痛患者的镇痛治疗，在术后镇痛应用不多，可用于无法吞咽的患者或儿童手术后轻、中度疼痛的控制。

（4）皮下注射给药、肌内注射给药以及胸膜腔或腹膜腔给药：皮下注射给药虽有注射痛的不便，但可通过植入导管较长时间给药。肌内注射给药起效快于口服给药。但注射痛、单次注射用药量大、不良反应明显，重复给药易出现镇痛盲区，不推荐用于手术后镇痛。胸膜腔和腹膜腔给药镇痛作用不确定，又易发生局麻药中毒，不推荐常规使用。

（5）经皮、经黏膜、吸入及经鼻给药：芬太尼透皮贴剂、丁丙诺啡透皮贴剂、枸橼酸芬太尼棒糖、芬太尼雾化吸入剂以及布托啡诺滴鼻剂常用于癌痛治疗，不推荐在术后镇痛中常规使用。

（6）静脉给药：单次或间断静脉注射给药，适用于门诊手术和短小手术，但药物血浆浓度峰谷比大，镇痛效应不稳定，对手术后持续疼痛者需按时给药。若使用对静脉有刺激的药物，静脉炎为常见并发症。常用药物有对乙酰氨基酚、NSAID、曲马多、阿片类药物（包括激动剂和激动-拮抗剂）的注射剂。持续静脉注射给药即用等渗盐水或葡萄糖液稀释镇痛药物后持续输注。一般先给予负荷剂量（loading dose），阿片类药物最好以小量分次注入的方式，滴定至合适剂量，达到镇痛效应后，以维持量或按药物的作用时间维持或间断给药。由于手术后疼痛阈值会发生改变，药物恒量输注的效应不易预测，更主张使用患者自控方法进行术后镇痛。

3. 患者自控镇痛

患者自控镇痛（patient controlled analgesia，PCA）具有起效较快、无镇痛盲区、血药浓度相对稳定、可通过冲击（弹丸）剂量及时控制暴发痛、用药个体化、患者满意度高等优点，是目前术后镇痛最常用的方法，适用于手术后中到重度疼痛的治疗。

PCA常用参数如下：

（1）负荷剂量：即术后首次给药，旨在迅速达到有效镇痛时所需的血药浓度。患者自控静脉镇痛（patient controlled intravenous analgesia，PCIA）单次按压的剂量比较小，因此在使用PCIA之前需要先给予负荷剂量。由于患者的负荷剂量存在较大的个体差异，因此需要根据患者的实际情况实施个体化的给药剂量。通常在患者手术结束之前经验性给予一定的镇痛剂量，然后在麻醉恢复室里，根据患者的疼痛情况使用镇痛药进行快速滴定。

（2）单次注射剂量（bolus dose，bolus剂量）：指患者在按压电子镇痛泵自控按键时，镇痛泵一次所给予镇痛药物的剂量，又称冲击剂量或弹丸剂量。一般情况下，冲击剂量相当于日剂量的1/15～1/10。很多阿片类药物都可以使用PCIA的方法。不建议使用作用时间过短或者过长的阿片类药物，部分阿片受体激动剂或者激动-拮抗剂也没有纯阿片受体激动剂使用广泛。

单次注射剂量和锁定时间的设置决定了 PCIA 的有效性。如果单次注射剂量过小，则患者得不到充分的镇痛效果；如果单次注射剂量过大，又会导致不良反应。适宜的单次注射剂量既能让患者充分镇痛，又没有不良反应。与传统的间断性给药方案一样，单次注射剂量也随着患者年龄的增大而减少，老年患者单次注射剂量设置要相应减少。老年患者需要的给药次数不一样，PCIA 的每日用量也不一样。

（3）锁定时间（lockout time）：指一个单次注射剂量给予之后到下次镇痛泵能产生反应的时间，其目的是保证在前一次单次注射剂量达到最大作用后，才能给予后一次单次注射剂量，从而避免药物使用过度。镇痛泵可设定 1 h 限量（如吗啡 10～12 mg）、4 h 限量等。临床上，通常设置的锁定时间是 5～10 min。尽管静脉使用吗啡（常用的 PCA 药物）需要至少 15 min 才能达到药效高峰，但是临床上通常还是将静脉使用吗啡的锁定时间设置为 5～10 min，如果锁定时间过长，就无法让患者更有效地进行剂量调整，也就起不到很好的效果。因此使用起效更快的药物会更安全，比如羟考酮，静脉给药 5～6 min 即可达到药效高峰。

（4）持续剂量（continuous dose）或背景剂量（background dose）：大部分电子镇痛泵都能够设置背景输注模式。很多麻醉医师认为，使用低浓度的背景剂量联合 PCA 模式，在维持一个持续、较低的药物血浆浓度的基础上，注入 1 个单次注射剂量后，血药浓度能够很快到达镇痛窗，从而减少患者按压次数，改善患者睡眠。但事实上，没有证据表明常规背景输注能够有更好的效果，而且可能会增加阿片类药物总用药量，从而增加相关不良反应（如呼吸抑制）的发生，常规背景输注也不能带来更好的镇痛效果，不能改善睡眠质量。在急性疼痛治疗中，患者每天阿片类药物的需求量通常随着疾病的愈合而很快地下降，所以对于使用背景输注的患者，麻醉医师需要不断重新评估，调整其输注速率。为了 PCA 的连贯性和安全性，每家医院都应该尽可能把浓度标准化。大部分厂家生产的电子镇痛泵建议单次给药剂量不小于 0.5 ml。

PCA 的镇痛效果以是否良好，是否安全，并达到最小不良反应和最大镇痛作用来评定。镇痛效果的评价指标包括：平静时 VAS 0～1 分，镇静评分 0～1 分，无明显运动阻滞；不良反应轻微或无，PCA 泵有效按压/总按压比值接近 1，无睡眠障碍，患者评价满意度高。

PCA 的常用给药途径有 PCIA、患者自控硬膜外镇痛（patient controlled epidural analgesia，PCEA）、患者自控皮下镇痛（patient controlled subcutaneous analgesia，PCSA）和患者自控神经丛镇痛（patient controlled nerve analgesia，PCNA）。PCIA 是最常使用的术后镇痛方法，适用于手术后中、重度疼痛。PCIA 采用的主要镇痛药有阿片类药物（吗啡、羟考酮、氢吗啡酮、舒芬太尼、芬太尼、布托啡诺、纳布啡、地佐辛等）、曲马多、氟比洛芬酯、酮咯酸氨丁三醇等。PCEA 适用于胸腹部手术或下肢手术后中、重度疼痛，常采用低浓度局麻药复合阿片类药物。PCSA 适用于静脉穿刺困难的患者，药物在皮下可能有存留，如吗啡生物利用度约为静脉给药的 80%，起效慢于静脉给药，镇痛效果与 PICA 相似，如采用留置管，应注意可能发生导管堵塞或感染。常用药物为吗啡、曲马多、羟考酮、氯胺酮和丁丙诺啡。哌替啶具有组织刺激性，不宜用于 PCSA。PCNA 指留置神经丛或神经干阻滞导管，采用 PCA 持续给药，常采用低浓度局麻药复合阿片类药物，适用于四肢手术后中、重度疼痛。

疼痛治疗是一个贯穿围术期始终的过程，而 PCA 应用不能贯穿整个围术期疼痛的治疗过程。因此，对于不同的患者，应制订不同的 PCA 停用后的序贯疼痛治疗策略。对于可以口服用药的患者，中度疼痛者口服 NSAID 或对乙酰氨基酚，亦可以使用弱阿片类药物，如果合并神经病理性疼痛，可联合使用加巴喷丁、普巴瑞林等药物；重度疼痛者口服阿片类药物如羟考酮等，或联合 NSAID，如果合并神经病理性疼痛，可以联合使用加巴喷丁、普巴瑞林等药物。对于不能口服用药的患者，中度疼痛者使用 NSAID 或弱阿片类药物透皮贴剂或黏膜吸收剂型；重度疼痛者使用阿片类药物透皮贴剂或黏膜吸收剂型，或联合使用 NSAID 透皮贴剂或黏膜吸收剂型。

4. 多模式镇痛

随着对术后镇痛认识的深入，多模式镇痛逐渐普及。多模式镇痛是指联合应用作用机制不同的多种药物或镇痛方法以获得镇痛作用的相加或协同，减少药物剂量，降低相关不良反应，获得最大的效应/风险比，同时起到加快作用时间、延长疗效的作用。多模式镇痛的原则包括：① 术前、术中、术后镇痛；② 多水平镇痛，即包括末梢神经、外周神经、脊髓水平、大脑皮质镇痛；③ 使用多种药物和镇痛技术；④ 联合方案中各种药物、技术的选择，需充分利用各自的优点，避免缺点，注意平衡，使患者能早日活动、早日恢复肠道营养，缩短住院时间。多模式镇痛既可控制急性疼痛，又能预防外周和中枢敏化导致的术后持续疼痛，被认为是高效术后康复的"临床途径"或"快通道"，但在应用时需注意药物选择、给药剂量、给药途径及治疗时间的个体化。

目前国内尚未充分研究术后镇痛的费用问题，其明显的经济学效应体现在早期活动、减少术后并发症和缩短住院时间等方面，影响术后镇痛成本效益的另一个重要因素是预防术后慢性疼痛。术后镇痛的目标应是为患者提供效果好、不良反应少、具有最佳成本效益比的良好镇痛。

第四节　以加速康复为导向的精确药物镇痛方法

加速术后康复（enhanced recovery after surgery，ERAS），指采用一系列经循证医学证实有效的围术期优化措施，减少外科应激，促进术后康复。ERAS 利用现有手段对围术期各种常规治疗措施加以改良、优化和组合，旨在减少外科应激，维持患者内环境稳定，加快术后康复，缩短住院时间。ERAS 概念从提出到现在数十年的发展过程中，越来越被外科医师接受并运用，同时外科医师针对不同的手术类型，纷纷建立了相应的 ERAS 指南。术后疼痛的治疗在 ERAS 中占有重要的地位，因为术后良好的镇痛是 ERAS 得以顺利进行的关键。

以 ERAS 为导向的精确药物镇痛方法提倡采用多模式镇痛策略，现将常用的药物种类、使用方法及剂量总结如下。

1. 局麻药

具体的方法包括使用长效局麻药对手术切口进行局部浸润，以及外周神经或神经丛阻滞技术。希望单独采用一种局部麻醉技术即可使每一位患者达到 100% 镇痛是错误的，因为术后疼痛有很多原因。局部麻醉应该是全面镇痛管理的一部分，和其他镇痛药物一起使用才是合理的。使用长效局麻药如布比卡因、罗哌卡因对伤口进行浸润可提供数小时的有效镇痛，也可由导管重复加药来达到持续镇痛。单次注射和持续输注技术可用于椎管内给药，也可用于阻滞臂丛、腰丛、肋间神经、坐骨神经、股神经或任何其他支配特定手术区域的神经。长期使用高浓度的局麻药硬膜外注射可能产生脊神经毒性，而单用阿片类药物止痛，药物的不良反应如瘙痒、恶心、呕吐、尿潴留的发生率高，且镇痛作用并不比静脉镇痛作用更强，故两种药物联合应用已成为共识，局麻药和阿片类药物的联合应用可减低两种药物的毒性，增强镇痛效果。在一些不需要下肢运动阻滞的术后患者或分娩镇痛中，使用舒芬太尼或芬太尼联合低浓度罗哌卡因阻滞痛觉神经而保留运动功能已成为硬膜外镇痛的首选配方。常用于术后镇痛的局麻药见**表 1-10**。

表 1-10　常用于术后镇痛的局麻药

药物	镇痛阻滞的溶液百分比浓度 (%)	时效 (h)	最大单次剂量 (mg) (无/有肾上腺素)	输注溶液百分比浓度 (%)	注释
利多卡因					
局部浸润	0.5 ~ 1	1 ~ 2	300 / 500	—	起效快
硬膜外注射	1 ~ 2	1 ~ 2	350 / 500	0.3 ~ 0.7	运动阻滞严重
神经丛或神经阻滞	0.75 ~ 1.5	1 ~ 3	350 / 500	0.5 ~ 1	
甲哌卡因					
局部浸润	0.5 ~ 1	1.5 ~ 3	300 / 500	—	起效快
硬膜外注射	1 ~ 2	1.5 ~ 3	350 / 500	0.3 ~ 0.7	运动阻滞严重
神经丛或神经阻滞	0.75 ~ 1.5	2 ~ 4	350 / 500	0.5 ~ 1	比利多卡因时效长
布比卡因					
局部浸润	0.125 ~ 0.25	1.5 ~ 6	175 / 200	—	避免在产科患者使用 0.75% 以上浓度
硬膜外注射	0.25 ~ 0.75	1.5 ~ 5	175 / 225	0.0625 ~ 0.125	低浓度主要阻滞感觉神经
				0.125 ~ 0.25	快速静脉注射后可出现心脏毒性
神经丛或神经阻滞	0.25 ~ 0.5	8 ~ 24*	175 / 225		
氯普鲁卡因					
局部浸润	1	0.5 ~ 1	800 / 1000	—	所有药物中全身毒性最低
硬膜外注射	1.5 ~ 3	0.5 ~ 1	700 / 900	0.5 ~ 1	鞘内注射后可能出现运动/感觉缺陷

药物	镇痛阻滞的溶液百分比浓度（%）	时效（h）	最大单次剂量（mg）（无/有肾上腺素）	输注溶液百分比浓度（%）	注释
罗哌卡因					
局部浸润	0.15 ~ 0.30	2 ~ 8	200/250	—	低浓度（低于0.15%）时感觉和运动分离明显
硬膜外注射	0.5 ~ 0.75	1 ~ 4	200/250	0.0625 ~ 0.15	
神经丛或神经	0.25 ~ 0.75	2 ~ 8	200/250		

注：* 无禁忌的患者可在局麻药溶液中加入 1:200 000 的肾上腺素。如果溶液中不含肾上腺素，括号内最大剂量应降低40%。如注入血管，很小剂量即可致命。

2. 非阿片类止痛药

最常用的非阿片类止痛药为对乙酰氨基酚、NSAID。

对乙酰氨基酚几乎没有抗炎作用，但一般情况下也不与其他药物产生交叉反应，口服吸收很好，几乎全部通过肝脏代谢。正常剂量下几乎没有不良反应，被广泛用于疼痛的第一线治疗或作为合剂用于平衡镇痛。剂量范围：常用剂量为每 4 h 口服 350 mg，最大剂量为每日口服 2 g，与其他镇痛药合用时，最大剂量不超过每日 2 g。过量服用可能会产生肝毒性。

术后镇痛常用的 NSAID 有：氟比洛芬酯、双氯芬酸、氯诺昔康、酮咯酸、美洛昔康等（**表 1-11**）。非选择性 NSAID 具有镇痛和抗炎作用。所有 NSAID 通过同一途径起作用，加上该类药物都是高血浆结合率药物，同时给予两种以上 NSAID 可能发生与血浆蛋白结合的竞争，导致药物游离部分增多，治疗作用有封顶效应，而不良反应将显著增加，因而是不合理的。此外，此类药物个体反应差异很大，因此没有首选药物或治疗作用最强的药物。由于作用方式不同，NSAID 与阿片类药物合用可能有相加或协同效果。

表 1-11　术后镇痛常用的 NSAID

药物名称	给药途径	剂量(mg)	半衰期(h)
氟比洛芬酯	静脉	50（必要时可重复）	5.8
双氯芬酸	口服/肌注	75 ~ 150	1 ~ 2
氯诺昔康	静脉/肌注	8 ~ 16	3 ~ 4
酮咯酸	口服/静脉/肌注	10 ~ 20（口服） 30（静脉） 30 ~ 60（肌注）	5 ~ 6
美洛昔康	口服	7.5 ~ 15	20

注：酮咯酸在肾功能不全及65岁以上老人中半衰期延长，剂量酌减。

布洛芬是常用的口服 NSAID，该药具有良好的临床效果，价格低廉，为非处方类药物，用于急性的轻、中度疼痛和发热，常用用量为 0.2 ～ 0.4 g/次，每 4 ～ 6 h 一次，最大限量为 2.4 g/d。布洛芬缓释胶囊的用法为成人及 12 岁以上儿童，0.3 ～ 0.6 g/次，2 次/天。

选择性 COX-2 抑制剂避免了上消化道不良反应，保留了镇痛及抗炎作用。塞来昔布是一种选择性 COX-2 抑制剂，被推荐用于关节炎尤其是骨关节炎和类风湿关节炎的镇痛治疗，以及头痛、牙痛、创伤后疼痛、下背部急性疼痛、癌痛等的治疗。越来越多的研究表明，塞来昔布不仅对全膝关节置换术（total knee arthroplasty，TKA）、脊柱融合术等大型手术的镇痛效果显著，还对门诊手术（包括长骨骨折复位及内固定术、截骨术、椎板切除术、前交叉韧带修复术及拇囊炎切除术等）、牙科手术、耳鼻喉手术、甲状腺手术、子宫切除手术、隆胸术以及前列腺术后膀胱痉挛性疼痛的治疗等都有很好的镇痛效果。除此之外，塞来昔布在治疗各种急性扭伤、肩腱炎、原发性痛经等方面也显示出确切疗效。塞来昔布对脊柱融合术后急性疼痛和慢性供体部位镇痛的疗效研究表明，塞来昔布能明显降低术后急性疼痛，并明显降低阿片类药物用量。另一项塞来昔布在外科关节镜手术中镇痛作用的疗效研究显示，塞来昔布联合阿片类药物的镇痛效果优于单用阿片类药物。急性疼痛的推荐剂量为第一天首剂 400 mg，必要时可再服 200 mg，随后根据需要服药，每日 2 次，每次 200 mg；结肠腺瘤的剂量可达到每日 400 ～ 800 mg。

帕瑞昔布作为第一种昔布类针剂，主要应用于术后急性疼痛和不能口服患者的治疗，很好地填补了塞来昔布等口服昔布类药物在治疗术后急性疼痛方面的不足，丰富了多模式超前镇痛。帕瑞昔布主要用于术后急性疼痛的治疗，能降低术后疼痛评分，减少吗啡等麻醉性镇痛药物的用量，减少阿片类药物相关的不良反应，提高患者满意率。推荐剂量为 40 mg，静脉注射或肌内注射给药，随后视需要间隔 6 ～ 12 h 给予 20 mg 或 40 mg，每天总剂量不超过 80 mg，疗程不超过 3 d。

3. 阿片类药物

（1）阿片受体激动剂：常用于术后镇痛的阿片受体激动剂包括吗啡、芬太尼、舒芬太尼、氢吗啡酮、羟考酮等。对于其他镇痛药物或方法控制不佳的中、重度术后疼痛或其他药物方法有禁忌的术后疼痛，可考虑应用阿片受体激动剂。给药方法包括口服给药、舌下给药、直肠给药、肌内注射给药及静脉给药等，术后镇痛最常用的给药方法为 PCA。PCIA 常用的阿片受体激动剂有吗啡、舒芬太尼、芬太尼、氢吗啡酮及羟考酮（**表 1-12**）。阿片受体激动剂同样可用于 PCEA，通常使用与低浓度长效局麻药的混合液（**表 1-13**）。

表 1-12　PCIA 常用的阿片受体激动剂及推荐方案

药物	负荷量	背景量	冲击量	锁定时间
吗啡	1 ～ 3 mg	0 ～ 1 mg/h	1 ～ 2 mg	10 ～ 15 min
芬太尼	10 ～ 30 μg	0 ～ 10 μg/h	10 ～ 30 μg	5 ～ 10 min
舒芬太尼	1 ～ 3 μg	1 ～ 2 μg/h	2 ～ 4 μg	5 ～ 10 min
羟考酮	1 ～ 3 mg	0 ～ 1 mg/h	1 ～ 2 mg	5 ～ 10 min
氢吗啡酮	0.1 ～ 0.3 mg	0 ～ 0.4 mg/h	0.2 ～ 0.4 mg	5 ～ 10 min

表 1-13　PCEA 常用的药物及推荐方案

局麻药/阿片类药物	罗哌卡因 0.15% ~ 0.25%，布比卡因 0.1% ~ 0.2%，左布比卡因 0.1% ~ 0.2%，或氯普鲁卡因 0.8% ~ 1.4%；上述药内可加舒芬太尼 0.4 ~ 0.8 μg/ml，芬太尼 2 ~ 4 μg/ml 或吗啡 20 ~ 40 μg/ml
PCEA 方案	首次剂量 6 ~ 10 ml，维持剂量 4 ~ 6 ml/h，冲击剂量 2 ~ 4 ml，锁定时间 20 ~ 30 min，最大剂量 12 ml/h

由于大多数阿片受体激动剂随注射时间的延长而有一定蓄积作用，因此手术开始时常频繁用药，随时间的推移需要量逐渐减少。以脂溶性高、蓄积作用强的芬太尼为例，开始频繁给药使组织中累积药物增多，血液组织中的药物浓度趋向稳定，患者按压次数越来越少。阿片受体激动剂的背景剂量设置也应较小或不用背景剂量。研究表明，阿片受体激动剂的 PCA 总量少于肌注给药，两者的不良反应发生率相似，PCA 呼吸抑制的发生率更低。PCA 泵通常应与专门的静脉通路连接，如果与现有的持续静脉通路连接，则必须使用单向阀门以防止阿片类药物在静脉管路中蓄积，否则输注速度加快时会导致大剂量的药物一次性进入体内，导致不良反应发生。

阿片受体激动剂常见的不良反应包括恶心、呕吐、呼吸抑制、瘙痒及尿潴留，采用此类药物的患者应由接受受过专门训练的人员（如 APS）管理，按规定的时间间隔检查患者的镇痛情况，尤其应注意呼吸频率、幅度和意识水平，在开始治疗 24 h 内，如发生不良反应，应及时处理。

（2）阿片受体激动-拮抗剂：常用于术后镇痛的阿片受体激动-拮抗剂有布托啡诺、纳布啡及地佐辛，推荐用于中小型手术的术后镇痛，因该类药物恶心、呕吐发生率较阿片受体激动剂低，也推荐用于对阿片类药物极敏感患者的术后镇痛。

布托啡诺主要作用于 κ 受体，具有剂量依赖性和天花板效应，对 δ 受体作用不明显，对 μ 受体具有激动和拮抗的双重作用，并有一定的镇静作用，首剂量 1 ~ 2 mg 静脉缓慢注射，若镇痛满意，则每 4 h 重复一次。纳布啡为 κ 受体激动剂和 μ 受体部分拮抗型镇痛药，能与 μ、κ 和 δ 受体结合，具有天花板效应，当剂量大于 0.6 mg/kg 时，镇痛作用不再随着剂量的增加而增高，可部分逆转或阻断 μ 受体激动型镇痛药物引起的呼吸抑制。地佐辛是阿片受体混合激动-拮抗剂，对 μ 受体有部分激动、部分拮抗作用，对 κ 受体不产生典型的受体效应，对 δ 受体几乎无活性，可以通过结合去甲肾上腺素和 5-羟色胺转运体而抑制去甲肾上腺素和 5-羟色胺的重吸收。这三种药物常用于 PCIA（表 1-14）。

表 1-14　PCIA 常用的阿片受体激动-拮抗剂推荐方案

药物	负荷量	背景量	冲击量	锁定时间
布托啡诺	0.25 ~ 1 mg	0.1 ~ 0.2 mg/h	0.2 ~ 0.5 mg	10 ~ 15 min
地佐辛	2 ~ 5 mg	30 ~ 50 mg/48 h	1 ~ 3 mg	10 ~ 15 min
纳布啡	1 ~ 3 mg	0 ~ 3 mg/h	1 mg	10 ~ 20 min

4. 曲马多

曲马多是一种结构与可待因及吗啡类似的中枢镇痛药，含有两种对映异构体，它们通过不同机制发挥镇痛作用。（+）-曲马多及其代谢产物（+）-O-去甲基曲马多是 μ 受体的激动剂，（+）-曲马多和（-）-曲马多分别抑制 5-羟色胺和去甲肾上腺素的再摄取，增强了对脊髓疼痛传导的抑制作用。两种异构体的补充和协同作用增加了镇痛作用并提高了耐受性，曲马多应归类为一种非传统性的中枢性镇痛药。曲马多的镇痛作用为吗啡的 1/10，可用于术后急性疼痛的联合用药。成人每次 50～100 mg，每日 2～3 次，日剂量不超过 400 mg，也可用于 PCIA，负荷量 1.5～3 mg/kg，推荐在手术结束前 30 min 给予，背景量 10～15 mg/h，冲击量 20～30 mg，锁定时间 6～10 min。

第五节　以加速康复为导向的精确非药物镇痛方法

随着对术后镇痛研究的不断深入，非药物治疗方法得到越来越多的重视，不断有临床研究发现，非药物治疗能降低术后疼痛的评分及减少镇痛药物用量。常见的非药物镇痛方法如下。

1. 经皮神经电刺激疗法

经皮神经电刺激疗法（transcutaneous electrical nerve stimulation，TENS）是基于针刺镇痛的原理，将电极置于邻近神经的皮肤上，采用电流刺激神经达到镇痛的目的，其应用于术后急性疼痛具有一定疗效，作为多模式镇痛可增加镇痛药物的效果。TENS 产生镇痛作用的机制可能与调节脊髓伤害性冲动、激动内源性脑啡肽与 5-羟色胺的作用有关。TENS 的优点是操作简单、无创和无全身不良反应。

2. 针刺疗法

针刺疗法不仅可以治疗疾病和缓解急慢性疼痛，对缓解术后急性疼痛也有一定效果。其镇痛作用的神经生理学机制与 TENS 相似。中医学认为，针刺疗法通过疏通经脉，使机体血气疏通，从而产生止痛效果。针刺镇痛的器材简单，操作容易、安全，费用低廉。

3. 心理治疗

研究已证实，术后疼痛的原因既包括生理成分，又包括心理成分，只有对两种成分都进行干预，才能显著提高术后镇痛效果。疼痛的感受与人的心理因素有关，认知行为和行为学治疗能有效缓解疼痛。围术期患者的心理状态，如对手术麻醉的认知会引起心理应激，可成为影响疼痛的因素之一。因此对术前患者、术中采用区域阻滞麻醉的清醒患者和术后患者都应贯彻心理治疗。医务人员应关爱患者，做好解释工作，安慰和鼓励患者，消除患者恐惧心理和焦虑情绪。研究表明，消除焦虑可减轻患者术后疼痛并减少镇痛药物用量。

4. 音乐治疗

随着社会的进步和发展，医学模式从传统的"生物医学"模式转变为新的"生物—心理—社会—环境医学"模式，音乐对身心健康的影响逐渐受到关注，而音乐疗法也逐渐发展成为一门独立的学科。目前的研究表明，音乐主要通过如下途径发挥镇痛作用：① 人体各种性质的律动会产生一种音乐上的"共鸣"，能激发人体内储存的潜能；② 音乐能影响大脑神经递质如乙酰胆碱和去甲肾上腺素的释放，应激改善后，人的血压下降、呼吸频率减缓、皮温增高、肌电下降、血容量增加；③ 音乐刺激听觉中枢，对疼痛有抑制作用，同时音乐可提高垂体脑啡肽的浓度，脑啡肽能抑制疼痛；④ 音乐具有心理宣泄作用。研究表明，使用音乐疗法的患者在全麻苏醒后 10 min，焦虑和疼痛水平明显下降，从苏醒期到第一次使用镇痛药物的时间也显著延长。

5. 其他

冷、热敷是临床中常用的两种物镇痛方法。冷疗法的作用：冷刺激可增加人体交感神经对血管收缩的冲动，使小动脉收缩，毛细血管通透性减少，从而使渗出减少；冷刺激可以抑制组织细胞的活性，降低神经末梢的传导速度，使其敏感性降低。热疗法的作用：热敷可以降低痛觉神经的兴奋性，以提高疼痛阈值，加速组胺等物质的运动，消除水肿，使肌肉、肌腱等组织松弛，从而缓解疼痛。冷、热敷的时间选择很关键，一般炎症初期适宜冷敷，而不存在出血及渗血的情况下可以热敷。

第六节　术后镇痛随访及管理

术后镇痛随访是手术后急性疼痛治疗中的一个重要环节，随访时需对患者镇痛、镇静及不良反应等情况进行评估，评估药物、治疗方法、疗效及不良反应，并据此做出相应调整，注重评估-治疗-再评估的动态过程，为患者提供精准镇痛治疗。

建立规范化的术后疼痛随访及管理方案，需要具备专业人员和相应的管理模式，目前较为常见的是术后急性疼痛服务（APS）团队。APS 团队有多种模式，目前较常见的有以麻醉医师为基础的传统管理模式（customary acute pain service，C-APS），以护士为基础、麻醉医师为督导的管理模式（nurse based，anesthesiologist supervised acute pain service，NBAS-APS），以及以护士为基础、麻醉医师和专科医师共同督导的管理模式（nurse based，anesthesiologist and specialist supervised acute pain service，NBASS-APS）。APS 团队的基本任务包括：① 实施和监测术后疼痛的治疗；② 疼痛诊疗知识的普及和对病房护士的培训。APS 团队的合理运作可有效减少术后严重疼痛的发生，同时改善患者睡眠，促进患者功能恢复，缩短住院时间。通过 APS 团队的工作，在常用镇痛方法（静脉镇痛、硬膜外镇痛及神经阻滞镇痛）的基础上，合理应用各种镇痛药物，根据临床评价及时调整治疗方案，能够全面提高患者的镇痛质量和满意度。

APS 团队在实施术后镇痛随访时应检查患者的生命体征、PCA 泵参数设置等，询问患者 PCA 泵的使用效果，采用标准化的评估手段（如 VAS 评分）进行疼痛程度评估，包括静态痛和动态痛，指导患者正确使用 PCA 泵，处理并发症，处理镇痛泵故障，根据患者具体情况调整 PCA 泵的参数，进行加药或者撤泵等。如条件允许，APS 团队应对实施术后镇痛的患者进行远期随访，以提高术后镇痛的有效性和安全性。

由背景专业、目标统一、训练有素的多学科团队合作管理术后急性疼痛将更为有效。2009年，英国关于急性术后疼痛防治的专家共识中提出了使用 RADAR 模式进行术后镇痛管理。由英文字母 R（responsibility，职责），A（anticipation，预处理），D（discussion，讨论），A（assessment，评估），R（response，反馈）组成的 RADAR 原则构建了有效的急性术后疼痛管理及培训框架。RADAR 原则：① R，职责，对所有可能参与急性术后疼痛管理的人员进行教育、培训是术后 APS 团队的重要职责。教育及培训的对象应包含护工、社工等可能参与术后患者管理过程的全部人员。② A，预处理，急性疼痛管理计划应始于术前。术前评估、准备应包括完善的疼痛病史采集、体格检查以及镇痛方案。③ D，讨论，术后急性疼痛成功诊治的关键在于团队协作。鼓励全部团队成员讨论、分享、定期更新及回顾围术期镇痛方案和策略非常重要。此外，与患者进行术前、术后的讨论也十分必要，了解患者的预期、态度、信仰都可能会对镇痛方案产生影响，同时可增加患者满意度并减少焦虑。④ A，评估，疼痛是第五大生命体征，早期、常规、规范评估疼痛对于急性术后疼痛管理至关重要。APS 团队应根据患者的实际情况（生理、情绪、意识状态、年龄等）以及医务人员需求选择正确的评估手段和工具，准确的记录本可使疼痛管理更为高效，从而显著提升患者满意度。推荐使用的疼痛评估工具应包含大字体、盲文数字、图画面部表情及文字描述。⑤ R，反馈，APS 团队应根据患者的实际情况及需求及时做出反馈。处理疼痛的手段包含药物及非药物，时间包含术前、术中及术后。应根据每位患者的实际情况权衡利弊选择合适的镇痛手段。R、A、D、A、R 五个英文字母构成了 APS 团队进行镇痛管理的基础框架，也组成了英文单词"雷达"，患者疼痛应在每位医务工作者的"雷达"扫描范围内。多学科合作实施 RADAR，强调合作团队应包含更为广泛的参与人群，如健康工作者、社会工作者、护工等，RADAR 原则可协助术后镇痛管理团队更加规范、高效地进行镇痛管理工作。

（王莹　王秀丽　冯艺）

参考文献

［1］ Raja S N, Carr D B, Cohen M, et al. The revised International Association for the Study of Pain definition of pain: concepts, challenges, and compromises［J］. Pain, 2020, 161(9):1976-1982.

［2］ 郭政，王国年. 疼痛诊疗学［M］.4版. 北京:人民卫生出版社, 2016.

［3］ Gordon D B. Acute pain assessment tools: let us move beyond simple pain ratings［J］. Curr Opin Anaesthesiol, 2015, 28(5):565-569.

［4］ 中华医学会麻醉学分会. 成人手术后疼痛处理专家共识［J］.临床麻醉学杂志, 2017, 33(9):911-917.

［5］ 万丽，赵晴，陈军，等. 疼痛评估量表应用的中国专家共识(2020版)［J］.中华疼痛学杂志, 2020, 16(3):177-187.

［6］ 恽晓平. 康复疗法评定学［M］.2版.北京:华夏出版社, 2014.

［7］ 杨立群,周双琼,俞卫锋,等.围术期规范化镇痛管理基本技术及药物的专家共识［J］.中华麻醉学杂志,2017,37(9):增刊.

［8］ 张冉,王宏伟,费敏,等.围术期规范化镇痛管理实施原则的专家共识［J］.中华麻醉学杂志,2017,37(9):增刊.

［9］ 中华医学会外科学分会,中华医学会麻醉学分会.加速康复外科中国专家共识暨路径管理指南(2018)［J］.中华麻醉学杂志,2018,38(1):8-13.

［10］ 陈思,徐仲煌.术后镇痛随访及管理方案的专家共识［J］.中华麻醉学杂志,2017,37(9):增刊.

第二章
头面部及颈部手术术后精确镇痛

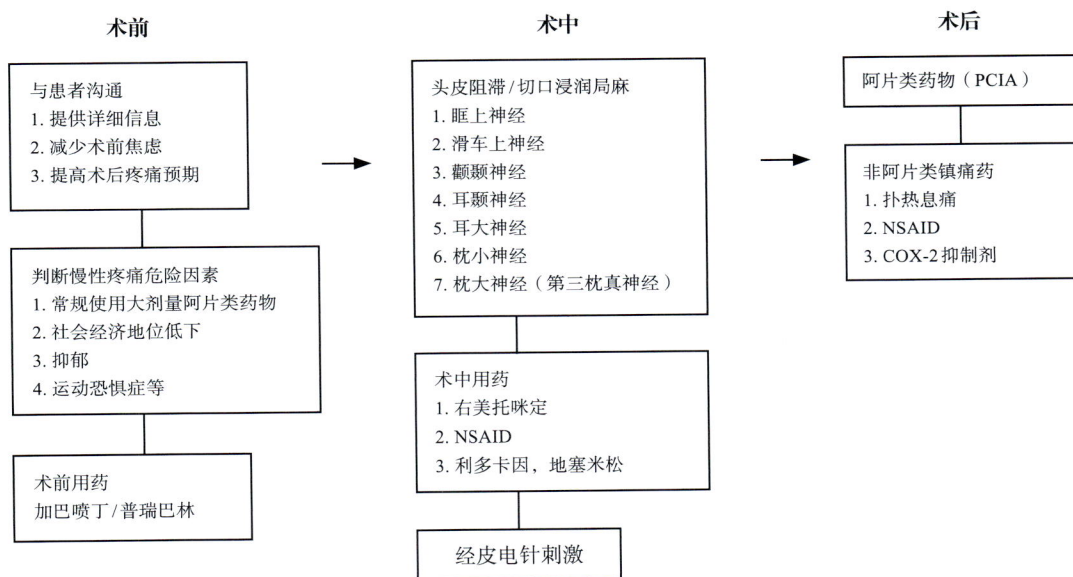

术前

与患者沟通
1. 提供详细信息
2. 减少术前焦虑
3. 提高术后疼痛预期

判断慢性疼痛危险因素
1. 常规使用大剂量阿片类药物
2. 社会经济地位低下
3. 抑郁
4. 运动恐惧症等

术前用药
加巴喷丁／普瑞巴林

术中

头皮阻滞／切口浸润局麻
1. 眶上神经
2. 滑车上神经
3. 颧颞神经
4. 耳颞神经
5. 耳大神经
6. 枕小神经
7. 枕大神经（第三枕真神经）

术中用药
1. 右美托咪定
2. NSAID
3. 利多卡因，地塞米松

经皮电针刺激

术后

阿片类药物（PCIA）

非阿片类镇痛药
1. 扑热息痛
2. NSAID
3. COX-2 抑制剂

第一节 头面部及颈部感觉神经分布、常见切口部位及创伤应激部位

一、头面部及颈部感觉神经分布

脑颅前半部及面部的感觉神经来自三叉神经（trigeminal nerve）；脑颅后半部浅层结构及颈部的感觉神经来自枕大神经和颈丛的皮支；脑膜、耳郭及外耳道皮肤的感觉神经来自迷走神经的躯体传入纤维（**图 2-1**）。

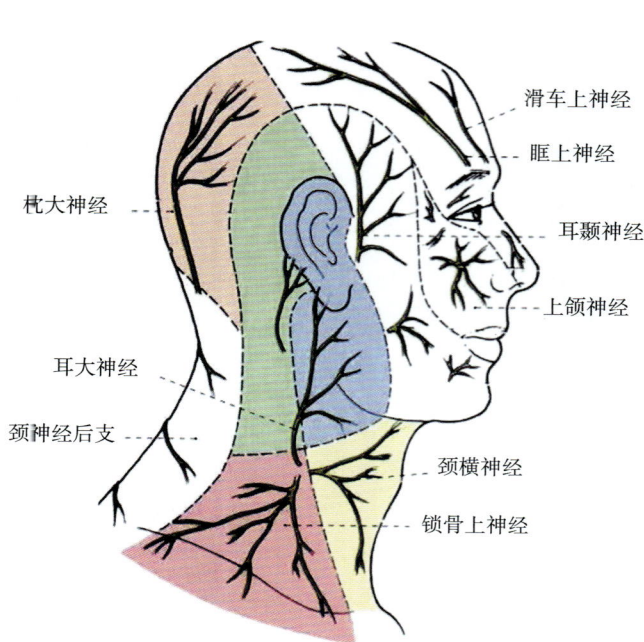

图 2-1　头面部感觉神经分布

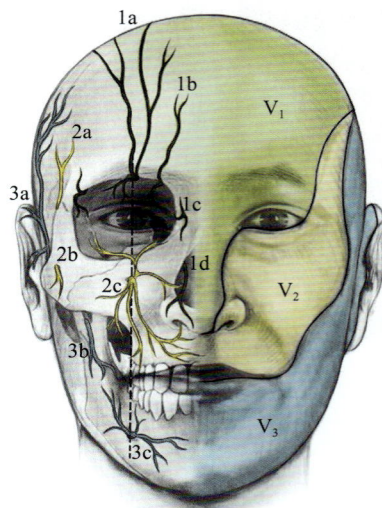

V₁—眼神经，1a—框上神经，1b—滑车上神经，1c—滑车下神经，1d—鼻外侧神经；V₂—上颌神经，2a—颧颞神经，2b—颧面神经，2c—眶下神经；V₃—下颌神经，3a—耳颞神经，3b—颊神经，3c—颏神经。

图 2-2　面部神经分布

1. 三叉神经

三叉神经为混合神经，发出眼神经（ophthalmic nerve）、上颌神经（maxillary nerve）和下颌神经（mandibular nerve）3 大分支。在睑裂以上由眼神经的分支分布，在睑裂和口裂之间，下颌支前缘的前面由上颌神经分布，而在口裂以下，沿下颌支上叶到颞区由下颌神经的分支分布（图 2-2）。其主要分支如下。

（1）眶上神经（supraorbital nerve）：眼神经的分支，与同名血管伴行。由眶上切迹或孔穿出至皮下，浅支分布于额部皮肤，深支为额顶叶头皮提供感觉。

（2）眶下神经（infraorbital nerve）：为上颌神经的分支，与同名血管伴行，穿出眶下孔，在提上唇肌的深面下行，分为数支，分布于下睑、鼻背外侧及上唇的皮肤。

（3）颏神经（mental nerve）：为下颌神经的分支，与同名血管伴行，出颏孔，在降口角肌深面分为数支，分布于下唇及颏区的皮肤。

2. 枕大神经及颈丛皮支

枕大神经（greater occipital nerve）是第 2 颈神经后支的分支，在斜方肌的起点上项线下方浅出，伴枕动脉的分支上行，分布至枕部皮肤。颈丛皮支从胸锁乳突肌后缘中点浅出时，位置表浅且相对集中（图 2-3），其主要分支如下。

（1）枕小神经（lesser occipital nerve）：起源于 C_2，沿胸锁乳突肌后缘上行，分布于上颈部及耳后面的皮肤。

（2）耳大神经（greater auricular nerve）：颈丛皮支中最大的分支，来自 C_2 和 C_3。绕胸锁

乳突肌后缘，并沿胸锁乳突肌浅面向前上方走行，分布至耳郭及腮腺区的皮肤。

（3）颈横神经（transverse cervical nerve）：颈丛皮支之一，起源于 C_2 和 C_3 前支，横过胸锁乳突肌中部，穿颈阔肌浅面向前，分布至颈前区皮肤。

（4）锁骨上神经（supraclavicular nerve）：从胸锁乳突肌后缘穿出，于颈筋膜浅层和颈阔肌深面下行，分为前、中、后数支，分布于颈前外侧部、胸前壁第 2 肋以上及肩部皮肤。

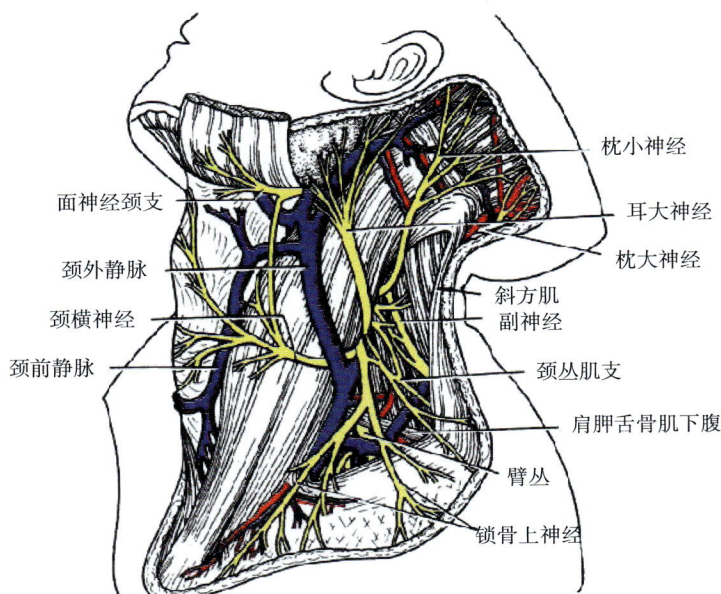

图 2-3　颈丛皮支

二、头面部及颈部手术的常见创伤部位

1. 颅脑手术

开颅手术引起的疼痛多年来一直被低估，而且可能没有得到充分的评估和适当的治疗。一些研究表明，这种疼痛是中度到重度的。开颅术后疼痛的发生率和后果令人担忧，高达 80% 的患者报告术后即刻出现严重疼痛，25%～50% 的患者在干预数月后可能出现慢性头痛。大脑对疼痛的感觉不敏感，但是附着在颅骨上的头皮、肌肉、骨膜以及硬脑膜对疼痛感知非常敏感。支配头面部的三叉神经和第 1～3 脊神经都可以被阻滞。一般切口引起的头痛在术后 12～48 h 较明显，但是颅内压增高引起的头痛发生在脑水肿高峰期，常伴有恶心呕吐等，而且患者术后往往会伴随慢性头痛。总体来说，幕上手术术后 1 年的头痛发生率为 11%，而后颅窝手术的发生率更高，约为 30%。

控制开颅手术患者术后的急性疼痛至关重要，以期尽量减少并发症，如震颤、呕吐或高血压。所有这些因素都可能导致颅内高压和（或）脑出血，从而增加住院时间和治疗费用。术后急性疼痛也可加重慢性疼痛。尽管急性开颅术后疼痛的发生率高，且有不良后果，但尚缺乏循证医学证据，在这方面也没有临床指南或建议。

外科医生根据不同的手术类型来设计颅脑手术切口，不同的医院和外科医生可能做出不同的最佳手术入路。例如，创伤性急性硬膜下血肿的切口包括冠状瓣切口、枕瓣切口、颞顶瓣切口、额颞顶标准外伤大骨瓣切口、颅后窝开路切口；硬膜外血肿常采取骨瓣开颅硬膜外血肿清除术以及去骨瓣减压等方法。脑出血根据出血部位的不同，手术入路也各不相同，包括颞中回入路、颞下入路、翼点入路、三角区入路、顶尖沟入路、枕下后正中入路和枕下旁正中入路等。目前立体定位、机器人定位、导航定位等引导的血肿钻孔抽吸或者内镜下清除手术，可作为开颅血肿清除术的新兴微创补充手段。脑膜瘤或者脑胶质瘤手术的切口设计需要根据肿瘤的位置和大小决定，兼顾肿瘤显露、皮瓣血运以及患者美容等因素。切口设计通常以肿瘤为中心，形成"马蹄形"皮瓣。垂体瘤手术可经额冠状入路开颅、经鼻蝶入路等。三叉神经痛常采取经后颅窝入路、颞硬膜内入路和颞下硬膜外入路。面肌痉挛常采取乙状窦后入路。癫痫有多种手术方式，最为常用的包括杏仁核海马的颞叶切除术、癫痫病灶切除术、新皮质切除术、多处软脑膜下横纤维切断术、大脑半球切除术以及胼胝体切开术。

2. 眼部手术

眼部手术包括角膜手术、晶状体手术、玻璃体手术以及眼部外伤等。术后疼痛有损伤和炎症两方面。眼部手术的术后疼痛往往比较轻，持续时间也相对较短。

3. 耳部手术

耳部手术部包括鼓膜手术、中耳和乳突手术等。术后疼痛有损伤和炎症两方面。耳部手术的术后疼痛往往比较轻，持续时间也相对较短。

4. 鼻部手术

鼻部手术包括鼻骨整复、鼻腔出血、鼻中隔手术以及功能性鼻窦手术等。术后疼痛有损伤和炎症两方面。鼻部手术的术后疼痛往往比较轻，持续时间也相对较短。

5. 咽喉部手术

咽喉部的手术主要包括声带息肉切除术、扁桃体手术、鼾症矫正手术以及喉癌手术。

（1）声带息肉切除术：主要为声带息肉摘除术和激光声带息肉切除术。

（2）扁桃体手术：主要采用扁桃体剥离法和扁桃体挤切法。

（3）鼾症矫正手术：在对阻塞性睡眠呼吸暂停患者的治疗过程中，扁桃体切除术和悬雍垂腭咽成形术（uvulopalatopharyngoplasty，UPPP）是最常见的手术方式，是耳鼻喉科医师最常用的术式。激光辅助悬雍垂腭咽成形术（laser-assisted uvulopalatopharyngoplasty，LAUP）对UPPP的手术方式做出了改进。在对LAUP的患者进行VAS评分时，发现与LAUP相关的疼痛可能明显低于传统的UPPP，但与联合消融和射频（radio frequency，RF）的手术相比，疼痛时间和程度明显延长。

前腭成形术（anterior palatoplasty，AP）是一种改进的方法，使用电灼的方法使得腭瘢痕和纤维化，腭咽前后距离增加。无论有无扁桃体切除术，前腭成形术的VAS疼痛评分都在中至高范围内。悬雍垂软腭皮瓣术（uvuplopalatal flap，UPF）是一种可逆的技术，旨在实现相同的UPPP解剖结果，同时降低咽部功能不全的风险。Z形腭成形术（Z-palatopharyngoplasty，

ZPPP）是一种改良的 UPPP，旨在产生瘢痕挛缩，确保腭水平的前后和外侧口咽拓宽，特别是在没有扁桃体的患者中。与 UPPP 相比，ZPPP 使服用对乙酰氨基酚联合可待因患者的止痛药使用时间显著缩短。

（4）喉癌手术：喉癌临床上分为声门上型、声门型和声门下型 3 种类型，具有局部浸润和扩散转移等特点。肿瘤切除应该遵循肿瘤外科原则，在肿瘤外围进行切除。声门型喉癌手术切除时应保留 3 mm 以上的安全界，声门上型喉癌应保留 5 mm 以上的安全界，可在手术中进行切缘病理检查，保证切缘安全。无论是经口激光手术还是开放性手术治疗喉癌，对颈部的处理原则都是一致的。应按照病变的范围和颈部检查的情况，在激光手术切除局部病变的同时进行颈部淋巴组织的处理。声门上型喉癌在激光手术的同时行同侧或双侧的择区性颈淋巴清扫术。对于不愿意接受开放手术的患者，可行术后颈部放疗以控制淋巴转移。如局部病变非常局限，且颈部检查未发现淋巴结肿大，也可选择观察随诊。

声门上型喉癌保留喉功能手术方式的选择：T1 期声门上型喉癌，支撑喉镜下暴露不佳者，可选择喉水平部分切除术。T1 ~ T3 期病变局限于会厌、喉前庭或杓会厌皱襞，未累及杓状软骨、喉室底及前连合者，可选择喉水平部分切除术。T3 期声门上型喉癌累及一侧杓状软骨，该侧声带固定，对侧声带活动好，可选择扩大的喉水平部分切除术或喉水平加垂直（3/4）部分切除术。也可以选择环状软骨上喉部分切除-环舌骨固定术（supracricoid partial laryngectomy-cricohyoidopexy，SCPL-CHP）。T4 期声门上型喉癌累及会厌谷或舌根，向前未超过轮廓乳头，术前肺功能评估估计患者能够耐受吞咽训练时的误吸，双侧声带活动好，可选择扩大的喉水平部分切除术，带状肌肌筋膜瓣延长修复舌根。

声门型喉癌保留喉功能手术方式的选择：支撑喉镜下暴露不佳的 T1a 或 T2 期声门型喉癌，可选择喉垂直部分切除术。T1b 期声门型喉癌，可选择喉垂直部分切除术。T2 期声门型喉癌向前累及前连合者，可选择喉水平部分切除术。T3 期声门型喉癌，肿瘤累及半喉，声带固定者，可选择喉垂直部分切除术。T3 期声门型喉癌，肿瘤累及一侧半喉及前连合、对侧声室带前端，一侧声带固定，对侧声带活动正常，可选择喉次全切术，也可以选择环状软骨上喉部分切除-环舌骨会厌固定术（supracricoid partial laryngectomy with cricohyoidoepiglottopexy，SCPL-CHEP）。全切除术也可以选择 SCPL-CHEP 或 SCPL-CHP。另外，T1a 期声门型喉癌伴有前连合受累、T1b 期声门型喉癌伴或不伴前连合受累、单或双侧 T2 期声门型喉癌伴或不伴一侧声带固定、部分 T3 期声门型喉癌至少一侧杓状软骨活动好的患者，也可选择 SCPL-CHEP 或 SCPL-CHP。

声门下型喉癌保留喉功能手术方式的选择：原发于一侧声门下区的肿瘤，向上累及声带、喉室、室带，对侧喉腔正常，声带活动好，可选择喉垂直部分切除术。原发于前连合声门下区的肿瘤，累及双侧声、室带前端，会厌未受累，双侧构状软骨未受累，可选择扩大的喉垂直部分切除术。

对于喉部分切除术后的缺损，可根据实际需要采用颈前带状肌肌筋膜瓣（如单蒂或双蒂胸骨肌肌筋膜瓣、双蒂接力肌甲状软骨膜瓣）、颈阔肌皮瓣、胸锁乳突肌锁骨骨膜瓣和会厌下移等单独或联合应用进行修复，以重建喉功能。对于因局部晚期喉癌以及手术和放疗后复发性喉癌而不适合做上述保留喉功能手术的患者，需要实施喉全切除术或放化疗等综合与辅助治疗。

喉癌颈部淋巴结转移有一定规律性，转移癌沿淋巴引流方向从近处转移至远处淋巴结。临床无肿大淋巴结者（cN0），即通过各种影像学诊断及发现肿大淋巴结的患者中，声门上型喉癌有易于发生颈淋巴结转移的特点，潜在或隐匿转移的可能性较高。声门型早期很少发生颈淋巴结转移。喉癌颈淋巴结转移经常发生的区域是Ⅱ～Ⅳ区，Ⅴ区转移并不常见，超择区性颈淋巴结清扫术是指 2 个或少于 2 个区域清扫术，在喉癌主要指Ⅱa 和Ⅲ区清扫。

6. 整形手术

重睑成形术：通过缝合方式，直接把缝线（或高分子缝合线）埋藏于皮肤及睑板之间，使上睑皮肤同睑板发生粘连，形成重睑。

下颌角整形术：于两侧下颌缘下，下颌角前方距离下颌角 4.5～6 cm 处切开皮肤，长约 15 cm，蚊氏钳钝性分离皮下组织直至骨膜，行骨膜下剥离。重点是下颌角至下颌骨升支的后内侧面咬肌和翼内肌的附着点处充分剥离后，置入来复锯，根据 X 线片决定截骨的大小。

7. 颈椎手术

颈椎前路：根据颈椎病变的节段可以有不同的入路，经口入路常用于暴露齿状突和寰椎前弓，以切除肿瘤；高位咽后入路以及颈段延后外侧入路用于上颈段的手术；横行切口前外侧入路常用于中下段颈椎的手术。

颈椎后路：颈椎后路手术适用于多节段颈脊髓压迫造成的颈脊髓病和（或）神经根病。通常采用经项韧带的后正中线切口，而且需要俯卧位将头部置于头架固定。

8. 甲状腺手术

开放甲状腺手术的切口有：颈前弧形切口（Kocher 切口），适用于绝大多数的甲状腺良性疾病手术及甲状腺癌原发灶加中央区淋巴结清扫的手术；颈前"T"形切口，常用于需要胸骨劈开者。颈侧区淋巴结清扫术的切口选择有：长低位弧形切口，为最常用的甲状腺癌颈侧区淋巴结清扫手术切口；"L"形切口，用于术野暴露不充分或者淋巴结较大且外侵明显的患者。

另随着观念的改变还出现各种腔镜甲状腺术，有颈前入路（Miccoli 术或改良 Miccoli 术），切口短小，其余接近开放手术；颏下入路，皮下隧道的长度较短，避免了胸前区域大范围的分离；胸前入路，包括胸乳入路和全乳晕入路；腋乳入路和腋窝入路；口腔入路。

9. 颈动脉内膜剥脱术

颈动脉内膜剥脱术（carotid endarterectomy，CEA）有 3 种基本的切口可供选择。最优先选择的是垂直切口，位于胸锁乳突肌前缘，拐向耳垂的后方朝向乳突的方向；一些外科医生建议使用横切口，该切口正好位于颈前三角的皮肤皱褶中；第三种切口是来自 Sundt 的建议，为了显露更高部位而采用的耳前向上到沿着面颊下缘的切口。

第二节　头面部及颈部术后疼痛特点

一、头颈部术后疼痛的机制

1. 伤害痛

主要是手术创伤直接引起的躯体痛（皮肤切开、肌肉撕裂、骨膜和硬脑膜等）。伤害性躯体传入是患者疼痛的主要来源，由头面部损伤激活、经三叉神经或者脊神经传导。

2. 神经痛

主要是手术对神经造成的部分或者全部损伤，与术后慢性疼痛有关的手术区域均有主要神经通过，将会导致神经纤维瘤的形成。

3. 炎性痛

手术过程中可以引起局部疼痛或细胞受伤。促炎介质包括氢、钾离子、缓激肽、前列腺素（prostaglandin，PG）和细胞因子（IL-2、IL-6、IL-8 和 TNF-α），手术刺激可以导致炎症因子不断释放，激活细胞内复杂的传导过程变化，使感觉神经阈值下降，伤害感受器的敏感性提高，进而引起中枢和外周的痛觉敏化，促进痛觉形成并加重其程度。

手术创伤周围的血管内皮细胞通透性增加，可促进白细胞和其他免疫活性细胞从血管内向创伤部位迁移。中性粒细胞和巨噬细胞是最易被募集的细胞。活化的巨噬细胞释放的信号分子 TNF-α 能显著增强局部与全身炎症反应。激活的肥大细胞可分泌各种免疫活性肽，包括组胺、趋化因子以及蛋白酶。来自中性粒细胞的弹性蛋白酶可激活胞质金属蛋白酶，引起转化生长因子（transforming growth factor-β，TGF-β）的释放，后者进一步引起中性粒细胞和巨噬细胞的聚集。诱导产生的局部转录因子 NF-κB 以及随后表达的多种炎症快速反应基因，使 IL-6、IL-8、TNF-α 和环氧合酶（cyclooxygenase，COX）-2 的释放达到高峰。外周持续激活导致脊髓中的 N-甲基-D-天冬氨酸（N-methyl-D-aspartate，NMDA）受体激活，使脊髓神经元更敏感，造成中枢疼痛敏化。NMDA 受体的激活还降低了神经元对阿片受体激动剂的敏感性。

二、头颈部术后疼痛的特点及类型

国际头痛协会（International Headache Society，IHS）根据开颅术后头痛持续时间是否大于3 个月，将其分为急性或持续性。在急性疼痛中，疼痛来源主要是浅层组织（73%），仅 14% 的情况除来源于浅层组织外尚合并深部来源的疼痛。疼痛主要是躯体性的，由颅周肌肉和鼓膜的机械及化学刺激引起。在其他情况下，疼痛是发自内脏的，起源于硬脑膜和（或）血管，为典型的搏动性疼痛。幕下开颅术的疼痛评分高于幕上入路。颅切除术或颅骨成形术已被证明比开颅术有更高的术后头痛风险。

在开颅术后发生急性头痛的患者中，25% 的患者会出现持续性头痛，且通常位于手术切口部位（55%～79%），但还有许多患者描述双侧疼痛（36%～55%）。它可能表现为由身体和精神压力、体位或咳嗽引起的持续刺激，这种疼痛是神经病理性的。82% 的患者会出现手术瘢痕上的触摸痛，30%～60% 的患者日常生活受到影响，15% 的患者会被干扰情绪。慢性的神经病理性疼痛不能完全用损伤解释，常与多种神经递质的致敏和疼痛调节有关。常规使用大剂量阿片类药物、社会经济地位低下、抑郁、运动恐惧症等均是出现慢性疼痛的危险因素。持续性疼痛危险因素的存在提醒临床医师在这些患者中实现最佳疼痛控制的重要性。术前提供详细信息有助于医师与患者的沟通，减少术前焦虑，提高术后疼痛预期。

（一）非手术性疼痛

1. 尿道刺激引起的疼痛

尤其在男性患者中更为严重，这类疼痛也可能是术后苏醒期间患者躁动的主要原因。

2. 气管插管引起的咽喉部疼痛

特别是神经外科手术，手术时间长，如果术中气管导管套囊压力过大，会加重咽喉部和气管黏膜损伤。

3. 肩部疼痛和颈部疼痛

原因主要为：① 体位不当导致肩部或颈丛神经受到直接压迫或持续牵拉，包括俯卧位的神经外科手术和过度后仰的甲状腺手术；② 手术刺激或牵拉神经引起的疼痛。

（二）手术性疼痛

这类疼痛是由手术创伤直接引起的，也是大多数术后镇痛管理的主要内容。手术创伤不可避免，所有措施的目的都是尽量减少创伤或降低创伤程度、控制疼痛强度。

1. 切口疼痛

除了皮肤伤口外，合并骨骼损伤（例如颈椎手术）时的术后疼痛通常相对严重。

2. 引流管刺激引起的疼痛

如甲状腺以及颈椎等手术后引流管等引起的刺激。

3. 术后慢性疼痛

国际疼痛研究协会（IASP）将慢性手术后疼痛（CPSP）定义为"超过正常的组织愈合时间（3个月）的疼痛"，也就是伤害性刺激伤已痊愈，而不能以疾病、炎症等解释的疼痛依然存在的一种状态。研究显示，CPSP 的发生率远远高于预期，为 5%～50%，其中 2%～10% 为重度疼痛。CPSP 与急性疼痛的程度呈正相关，与对急性疼痛是否适当处理有关，该观点已被学者普遍认可。

三、头颈部术后疼痛的术前评估

术前通过仔细、全面的评估，鉴别对术后疼痛敏感的高危人群，预计术后疼痛的部位和严重程度，有利于术中和术后采取恰当、有效的镇痛措施，提高镇痛成功率。术后疼痛与外科手术、麻醉和患者本身均有关联。

1. 外科因素

手术创伤越大，引起的术后疼痛程度越严重，不同的手术部位对疼痛的敏感度也有差异。所以，麻醉医师在术前有必要与外科医师沟通，了解拟采用的手术方式、范围、体位等。

2. 患者因素

不考虑手术因素，术后疼痛的强度和持续时间也有很大的个体差异。女性和年轻人被认为是增加术后疼痛强度的独立危险因素。成年人中，年纪越小，疼痛越剧烈，术后所需的阿片类药物越多；体重指数（body mass index，BMI）大、吸烟也是术后疼痛的危险因素。患者的术前精神心理状态也对术后疼痛有影响，主要危险因素包括焦虑、抑郁和对手术（疼痛）的担忧。术前存在疼痛的患者更容易发生术后疼痛，可能与该类患者的周围痛觉感受器敏感性增强有关。术前服用阿片类药物的患者会产生耐受性，可能会影响其术后应用阿片类药物的获益程度。

3. 麻醉因素

良好的术中麻醉和镇痛可降低患者手术应激反应和炎症反应，减轻术后疼痛。患者在麻醉恢复室的阿片类药物用量与病房用药量之间呈正相关，提示至少在一定程度上可通过麻醉恢复室用量估计患者在病房的阿片类药物需要量。

第三节　头面部及颈部手术康复镇痛目标

目前采用多模式镇痛已经成为一种共识，在手术结束前应使用不同机制的药物、不同的技术以及不同的途径来达到完善的镇痛，减少各种药物所带来的不良反应。尤其随着加速康复外科的推行，手术中越来越倾向于使用短效药物来实施麻醉，此时苏醒前的镇痛措施尤为重要。这时的有效镇痛可使患者平稳苏醒，预防患者因苏醒期剧烈的暴发痛而出现躁动或者其他不良事件。其措施包括：切口部位的局部麻醉、神经阻滞、硬膜外给药、使用 NSAID 和中长效阿片类药物等。此外，预防性镇痛也是围术期疼痛管理中需要掌握的核心思想，即在术前、术中、术后都需要进行良好的镇痛，以减少疼痛带来的炎症和应激引起的痛觉过敏，从而导致慢性疼痛发生率增加。使用局麻药具有很好的超前镇痛意义，可以减少疼痛刺激的传入，可能可以减少患者术后对阿片类药物的需求。因此，建议划皮前先进行局麻药的局部浸润、神经阻滞或硬膜外阻滞等。

大部分头颈部手术术后疼痛较轻，不影响术后的康复。但喉癌手术往往涉及气管刺激以及呼吸等因素，会引起刺激性咳嗽、排痰，且存在误吸的风险，会影响患者术后康复的进程。一些颈椎手术或许会使用镇痛泵控制术后 4 h 的急性中、重度疼痛，建议此类手术镇痛泵的设置尽量不给予背景流量，以患者自控为主。这样既可以减少阿片类药物使用的总量，又可以减少不必要的相关风险。

一、颅脑手术的镇痛目标

通常来说，对于颅内手术疼痛的治疗常常不足，因为有假设认为，阿片类药物可能会掩盖神经系统检查的阳性症状，容易因处理不及时对患者造成严重后果，所以对于这类疼痛的治疗往往是不足的。

即使是在现代成像技术的支持下，神经系统的检查在围术期评估中也占据了主要地位。但是，有研究认为，开颅手术造成的疼痛比内科医师预计的程度要重，有 69% 的患者在术后第 1 天有中到重度的疼痛，48% 的患者在术后第 2 天产生了中到重度的疼痛。颅内手术的镇痛目标是控制患者中至重度的疼痛（VAS 评分小于 4），减少因疼痛产生的不良反应。但由于颅脑手术患者的特殊性，我们需要尽可能做到有效镇痛，但是不影响意识以及其他神经体征的观察。

二、眼、耳、鼻部手术以及甲状腺手术的镇痛目标

这些手术的术后疼痛往往比较轻微，给予弱的止痛药物就可以缓解，而且持续时间也较短。

三、喉癌手术的镇痛目标

在喉癌术后 1 h 内对患者的急性术后疼痛进行评估，VAS 评分的均分能够达到 7 分（中至重度疼痛）。在手术结束第 30 h 后，VAS 评分才降低至 3 分及以下。总的来说，喉癌手术会产生高度疼痛，镇痛目标是将 VAS 评分控制在 3 分以内，防止术后急性疼痛转换为慢性疼痛。

四、鼾症矫正术的镇痛目标

鼾症矫正术术后患者往往存在上呼吸道梗阻的风险，手术会引起组织水肿等，增加了上呼吸道梗阻的风险。尤其在复苏期，患者由于药物残余作用，呼吸事件的发生率特别高，而且非常致命。因此，这类手术的术后镇痛宜以非阿片类药物为主，尽可能采用局部用药等方法解除术后疼痛。

五、颈椎手术的镇痛目标

采用 NRS 与 VAS 评估患者疼痛度，根据评估结果实时调整用药方案。预防性镇痛期间需定时定量给药，维持镇痛药物的有效血药浓度。VAS 评分 0~3 分时可继续维持用药方案，4~6 分时需调整镇痛药物或增加其他镇痛途径；评估疼痛时，应排除感染、血肿、内植物移位等原因后再加用弱阿片类药物，避免急性疼痛转为慢性疼痛。术后镇痛应重点关注运动疼痛，力争通过围术期多模式预防性疼痛管理，将运动疼痛的 VAS 评分控制在 3 分左右，以不影响功能锻炼为评价标准。

第四节　头面部及颈部手术常用镇痛方法

一、总体原则

1. 预防性镇痛

预防性镇痛是指在痛觉敏化发生之前给予镇痛措施以阻止中枢和外周敏化，而不限定给药的时机。切皮前使用 COX-2 受体抑制剂、静脉注射小剂量氯胺酮、切口局部浸润阻滞、周围或区域神经阻滞等，如术前联合给予 COX-2 抑制剂和普瑞巴林等。

2. 多模式镇痛

尽管有多种手段用于术后镇痛，但仍有不少患者经历术后中、重度疼痛，在很大程度上影响了患者的康复，甚至演变为慢性疼痛。在 ERAS 理念引导下，为减少不良应激，术中联合局部麻醉、神经阻滞、硬膜外麻醉和静脉使用阿片类止痛药的多模式镇痛，可提供充分的镇痛，减少手术操作带来的伤害性应激。

二、颅脑术后疼痛管理

开颅术后疼痛通常用 VRS 或 VAS 进行评估，两者具有相似的敏感性。无法沟通的患者最常用的 3 种量表为 FLACC 评分、修订 FLACC（rFLACC）评分和伤害性昏迷量表（Nociception Coma Scale，NCS），三者均有效可靠。然而，在实用性方面，NCS 被认为最具有实践性，因为它能够进行简单、快速的管理。因此，传统的疼痛量表（VRS 或 VAS）最适用于能够沟通的神经外科患者，而 NCS 和修订 NCS 则应用于不能沟通的患者。

开颅术后中、重度疼痛可导致交感神经兴奋和高血压，这是开颅术后血肿发生的危险因素。由于担心镇静、瞳孔变化、恶心和抑制气道反射等不良反应，阿片类药物在围术期使用常常不足。然后许多研究表明，吗啡的使用并未显著增加这些不良反应的发生率。麻醉医师可使用评分系统（口头或视觉）来评估疼痛，以帮助指导治疗。开颅术后的疼痛治疗仍然不足，且具有挑战性和争议。疼痛管理的原则为既提供充分镇痛，又避免过度镇静，因为后者会掩盖新的神经系统阳性症状。

头皮神经阻滞可以有效减轻术后短期疼痛。静脉使用阿片类药物是管理术后疼痛的基础，尽管最常用的是间歇给药，但也可以使用 PCA。可待因肌内注射效果不佳，应避免使用，因为高达 30% 的患者体内缺少转化酶，无法把可待因代谢为吗啡，而导致药物无效。阿片类药物的不良反应包括恶心、呕吐、瘙痒、过度镇静和呼吸抑制。相比之下，曲马多的呼吸抑制和镇静作用较小，但是恶心、呕吐的发生率较高。

开颅术后疼痛的处理应采取围术期多模式镇痛，包括：使用常规的术后镇痛药（NSAID、对乙酰氨基酚、阿片类药物），在手术切口之前或之后进行头皮阻滞，术中使用右美托咪定，以及围术期给予普瑞巴林作为替代方案等。

1. 头皮区域阻滞

完整的头皮区域阻滞（scalp block，SB），每侧需要考虑7条神经：眶上神经、滑车上神经、耳颞神经、颧颞神经、枕大神经（包括第3枕神经）、枕小神经、耳大神经。然而，一种手术很少需要阻断整个头皮。

（1）眶上神经阻滞：患者取仰卧位，穿刺点在眶上缘内1/3处或在眉中间触及眶上孔切迹，距正中线2~3 cm。高频探头放置在眶缘的内1/3处，眶上切迹显示为高回声骨边缘的中断，即为眶神经和血管的出处。采用平面内法，注射局麻药2~3 m。眶上神经出口常存在巨大变异，从而使非可视化的阻滞操作变得危险。要确定不同分支的位置，需要在穿刺前对眶上缘区域的额骨进行仔细的超声检查，从而识别颅骨上的孔或切迹。眶上动脉靠近眶上神经，应超声识别动脉，避免损伤。

（2）滑车上神经阻滞：患者取仰卧位，超声下采用平面内法，从鼻背根部与眉弓部交汇点进针，注入局麻药2~3 ml，可见局麻药沿眉弓骨皮质和软组织间扩散。如果手术视野涉及前额内侧，则在眼睑内侧皮下注射，阻断滑车上神经。

（3）耳颞神经阻滞：耳颞神经出颅后在下颌骨颈部位置浅表，靠近腮腺。其感觉分支于颞下颌关节后方绕出，与颞浅动脉伴行，跨过颧骨，升至头部的外侧。但其和颞浅动脉之间的位置关系高度可变。因此，超声引导提供了比盲穿更高的可靠性。在外眼角和耳屏之间的线上定位神经，其与颞浅动脉处于同一筋膜层。采用平面内法，穿刺针对准耳颞神经的短轴，注射局麻药2~3 ml。如果神经不能被识别或分成不同的分支，在动脉的每一侧注射2 ml的麻醉药可以提供有效的麻醉。

（4）颧颞神经阻滞：颞神经阻滞范围是从眶上缘到颧弓后部。颧颞神经通过颧骨的一个小管离开眼眶，它沿着眼眶的侧壁上升到达颞窝，行于颅骨和颞肌之间。它与耳颞神经和面神经交通，神经的出口通常位于颧骨弓的上支，但有很大的变异。神经及其出口几乎不可能用超声定位。阻滞针沿颧骨上支外侧边缘进入直抵颧骨，轻微撤回后于骨和颞肌之间注入2~3 ml局麻药。继续回撤至皮下，再注射2~3 ml，因为颧颞神经可能在穿颞筋膜后发出浅表分支。超声可显示颞骨和颞筋膜的深度，以及颞深动脉的位置，从而有助于实现有效和安全的阻滞。超声探头平行于颧弓，定位颧弓上方骨皮质、颞浅深筋膜和颞肌，在骨质和颞肌之间注入局麻药2~3 ml。

（5）枕大神经阻滞：枕大神经为第2颈神经的头端分支（有时接受来自第1和第3颈神经的分支），支配后颅的皮肤，包括枕部、颞部及头顶。枕大神经在颈部行于头半棘肌深面，在上顶线上方浅出。该神经常走行于枕动脉内侧，但存在变异。枕大神经的阻滞可以在两个不同的水平上进行，沿着颈上线（颅入路）或在C_2水平（颈入路）。颅入路：探头沿乳突和枕后结节连线放置，识别枕动脉，大多数情况下枕大神经位于动脉内侧，在同一筋膜平面。颈入路：切口涉及上颈部应采用颈入路，将探头横置于中线以识别C_2棘突，然后将探头向外侧移动，轻微倾斜（外侧偏向头端）以显示C_1的横突，枕大神经通常位于头下斜肌的浅表。通常需要4~5 ml局麻药进行阻滞。患者取俯卧位，头稍向前屈曲，枕大神经约在枕外隆凸和乳突连线的中点处，超声探头从枕外隆突开始扫描，探头外侧端指向乳突下缘，内侧端指向枢椎棘突，超声下枕大神经位于头半棘肌和头下斜肌之间，为椭圆形低回声结构。采用平面内法注入局麻药 2～3 ml，阻滞枕大神经。

第 3 枕神经是第 3 脊神经的浅支，为颅骨皮肤的内侧提供感觉神经支配。它在头下斜肌的颅缘变浅，并迅速穿透颈后筋膜，于枕大神经内侧上行至后颅，并常与枕大神经交通。第 3 枕神经包括 2 个入路。在近端入路中，神经定位于颈部外侧的，探头垂直放置，搜索 C_2 和 C_3 关节柱的连续波状线，第 3 枕神经有时很难找到。远端入路相对容易，在颈上线水平于枕大神经内侧用 2～3 ml 局麻药可阻断第 3 枕神经。

（6）枕小神经阻滞：枕小神经也来自颈浅丛，在耳大神经后方行于胸锁乳突肌表面。该神经位于枕动脉外侧 2.5 cm 处，约在枕骨隆凸和乳突间线之间的中点分支为内侧和外侧支，支配后头皮外侧部分。枕小神经细小，超声下不易识别。枕小神经在乳突间线水平邻近枕动脉外侧，可通过动脉帮助定位。枕小神经在 C_1 或 C_1～C_2 水平出现在胸锁乳突肌的后缘，位置高于耳大神经。可于枕小神经绕行胸锁乳突肌时阻断该神经，也可在阻断枕大神经的同时阻断该神经。枕小神经沿着上项线，在枕大神经外侧 2.5 cm 处进行阻滞。超声探头定位胸锁乳突肌中点，枕小神经在胸锁乳突肌和头夹肌之间的筋膜层，表现为椭圆形的低回声结构，枕小神经与枕静脉伴行，注入局麻药 2～3 ml。

（7）耳大神经：耳大神经发自颈浅丛，在横过环状软骨的水平线从胸锁乳突肌的背侧缘绕行至肌肉表面，并分为两个分支，背侧支支配后耳的头皮，前侧支支配腮腺、乳突、耳轮、耳垂、耳屏和对耳屏的皮肤以及覆盖在下颌角的皮肤。耳大神经通常支配耳轮和耳舟的尾部，并与耳颞神经存在交通。耳大神经可在越至胸锁乳突肌表面的皮下进行阻滞。

头皮浸润麻醉或头皮区域阻滞可减少开颅期间手术刺激对血流动力学的影响，并可用于术后疼痛治疗。在麻醉实施过程中，头皮区域阻滞需要在皮下多个部位注射局麻药，而这些部位血运丰富。低毒性的局麻药（如左布比卡因）被认为是这类麻醉方式的首选药物。全麻联合区域神经阻滞在择期开颅术中可以维持良好的术中血流动力学，减少全麻药物的消耗，并可缓解术后 48 h 内的疼痛。研究显示，头皮区域阻滞组术后前 48 h 疼痛评分降低（2～3 个单位），吗啡消耗量较低（减少 12 mg）。

禁忌证：患者拒绝或不合作、已知服用抗凝药物或凝血功能异常、局麻药物过敏、开放性颅骨缺损、穿刺部位感染或全身感染、神经或皮肤病引起的皮肤感觉异常，以及注射时易出现血管迷走神经反应等。

并发症：神经损伤、药物注入血管引起局麻药中毒、注射部位定位不准确、感染、血管损伤及出血或血肿等。尤其在药物注入后的 15 min 内，一定要严格警惕上述并发症。回抽无血并不能完全排除血管内注射，如果超声引导下没有看到局麻药的扩散，要警惕血管内注射的可能性，因为这种情况往往提示局麻药注入了血管内而非神经旁。头皮神经阻滞中损伤面神经导致面瘫是一个潜在的并发症，虽然文献中还没有相关病例报道，但始终要保持高度警惕。除此之外，感染是任何操作过程中都需要注意的，即使头皮阻滞后感染的病例还未曾有报道。另外，严密监测生命体征也是一个不能忽视的问题，曾有清醒开颅手术行头皮神经阻滞时引起严重心动过缓的报道。

2. 局部麻醉浸润

作为平衡麻醉技术的重要辅助手段，也可以减少围术期疼痛。当切口部位被 0.25% 布比卡因或者罗哌卡因等长效局部麻醉剂浸润时，术中一些血流动力学变化减小，术后即刻疼痛减轻。但切口浸润仅能提供中度镇痛，且不能减少术后 24 h 的阿片类药物用量。

3. 阿片类药物

鉴于急性开颅术后疼痛的强度，阿片类药物是许多医院疼痛治疗不可或缺的一部分。临床实践中最广泛使用的阿片类药物是可待因、曲马多、吗啡和芬太尼，此外羟考酮或纳布啡也被使用。在等镇痛剂量下，患者自控静脉注射吗啡比其他阿片类药物（如肌内注射可待因和曲马多）PCA 提供更好的疼痛控制，没有增加不良反应的风险。可待因不太可能引起呼吸抑制，也不干扰神经系统评估，提供了次优的疼痛管理，但在 10% 因遗传原因不能将可待因去甲基化的人群中无效。曲马多可引起剂量依赖性的恶心和呕吐，且与癫痫发作有关，在开颅手术后并不推荐，或仅考虑 1 mg/kg 的较易耐受剂量。吗啡 PCA 在开颅术后疼痛的治疗中已被证实有效。芬太尼 PCA 也得到了类似的结果，是一种安全的药物，且半衰期比吗啡短，因此是一个很好的选择。联合使用阿片类药物和其他镇痛药物的 PCA 也证明了其有效性。

4. 非阿片类止痛药

在急性开颅术后疼痛的治疗中，非阿片类止痛药起着重要的作用。其主要优势是提供充分的镇痛，而没有阿片类药物的不良反应。非阿片类止痛药包括对乙酰氨基酚、非选择性的 NSAID 和 COX-2 抑制剂等。但这些药物有一个止痛上限，仅使用非阿片类止痛药不足以治疗与开颅手术相关的中度至重度疼痛。然而，它们可以减少阿片类药物需求及其相关的不良反应。

（1）对乙酰氨基酚：能够抑制前列腺素合成中枢。其部分镇痛作用可能是由于其他中枢作用，如抑制 NMDA 受体激活引起的脊髓痛觉过敏；激活降低血清素的途径从而抑制疼痛传递；或激活一氧化氮（nitric oxide，NO）介导的痛觉减退机制。对乙酰氨基酚在治疗开颅术后疼痛方面有相当大的潜在益处，因为它不会导致镇静或呼吸抑制。对乙酰氨基酚可以减少阿片类药物的使用，它不适合作为开颅手术后的唯一镇痛策略，作为开颅术后多模式镇痛策略的一部分，必须与其他更强效的镇痛药联合使用。

（2）非选择性的 NSAID：通过抑制 COX-2 介导消炎和镇痛作用，但也会同时抑制 COX-1，导致血小板功能障碍和出血时间延长。目前并没有广泛用于神经外科术后镇痛，主要顾虑是它们的抗血小板聚集作用，这可能会增加术后出血的风险。

（3）COX-2 抑制剂（如帕瑞昔布）：作为非选择性的 NSAID 的替代，尽管能减少阿片类药物的使用及不良反应的发生率，但会增加血栓和心血管事件的风险。

（4）安乃近：安乃近严格来说是一种 NSAID，因为它可抑制 COX-1 和 COX-2，但它主要作用于中枢神经系统，因此，不太可能在外周产生 COX-1 抑制所特有的不良反应，如出血和肾衰竭。此外，通常认为其镇痛作用较少源于 COX 抑制，而是激活一氧化氮-环鸟苷酸-蛋白激酶 G 通路，导致痛觉感受器脱敏。尽管安乃近是开颅术后的较好选择，但粒细胞缺乏症等不良反应限制了它的应用。

5. NMDA 受体拮抗剂

氯胺酮是一种 NMDA 受体拮抗剂，可调节脊髓疼痛和伤害感受器的致敏，从而减少术后疼痛和阿片类药物需求。然而，它在神经外科中的应用受到了质疑，因为它有增加脑血流量和颅内压的风险，还与认知障碍、负面体验和视觉障碍（视力模糊和头晕）有关，这可能会改变术后神经系统评估。

6. 加巴喷丁类

这类药物已被证明可以减少治疗急性术后疼痛的阿片类药物的消耗。尽管在神经外科患者中的应用证据较少，但研究显示加巴喷丁降低了术后疼痛评分、阿片类药物消耗量和恶心呕吐发生率。需注意的是，达到抗癫痫作用的高剂量（1200 mg/d）应用会导致气管拔管延迟和术后镇静增加。普瑞巴林 150 mg，手术前一晚、术前 90 min、术后 3 天 Bid 应用，可有效减轻术前焦虑，改善睡眠质量，减少术后疼痛分数和减少止痛剂使用。其效果持续至术后 30 天，不增加不良反应。

7. 右美托咪定

右美托咪定在全身麻醉中作为一种辅助药物使用，在开颅后的 24 h 内具有阿片节省作用，并能提供更好的术后镇痛，降低阿片类药物需求和恶心呕吐的发生率。

无阿片麻醉现在被越来越多地用于其他类型的手术，但尚未在开颅手术中引入。然而，术中联合用药如右美托咪定、艾司洛尔、利多卡因、氯胺酮等将在未来神经外科手术中被考虑。例如，在幕上开颅术中输注 2 mg /（kg·h）利多卡因可改善术后镇痛效果。除减轻术后恶心呕吐和脑水肿的作用外，地塞米松也可在术后镇痛中发挥重要作用。

8. 非药理学镇痛选择

针灸是一种古老的镇痛技术，尽管使用并不普遍，但在减少开颅术后疼痛方面也具有一定的作用。术前 30 min 采用经皮多点电针刺激，能够在术后第 1 天缓解疼痛，减少阿片类药物使用，且无不良反应。除镇痛作用外，针灸治疗也可以减少术中挥发性麻醉剂的用量以及 PONV 的出现。

三、阻塞性睡眠呼吸暂停低通气综合征手术

腭成形术后可以使用 NSAID 和麻醉止痛药。

物理镇痛：目前最常用的物理镇痛方法有冰敷、降温贴及口含冰水等。其中冰敷材料多样，包括自制 10% 海水海绵冰敷、15% 乙醇冰敷、生物储能冰敷、生理盐水冰敷、冰沙混合冰敷等，有效的冰敷可促进咽部血管收缩并减慢血流速度，同时降低组织温度和细胞代谢，抑制局部炎症，更有利于术后伤口的愈合。

局麻药的渗透：曲马多可用于扁桃体切除术儿童的疼痛控制，局部使用 5% 曲马多具有局部麻醉作用，且是一种简单、安全、舒适的方法。另外，通过超声雾化吸入利多卡因可有效缓解扁桃体术后疼痛。通过研究利多卡因、吗啡、氯胺酮喷雾剂在扁桃体术后作用的比较发现，

利多卡因喷雾剂适合 40 min 前镇痛，吗啡喷雾剂和氯胺酮喷雾剂 60 min 后的镇痛作用更明显，利多卡因喷雾剂与吗啡或氯胺酮喷雾剂之一组合使用可在儿童扁桃体切除术后达到更好的镇痛效果。

四、其他眼、耳、鼻部手术

一般这些手术术后疼痛较轻，持续时间 1～3 天。术后 1～3 天口服 NSAID 或者对乙酰氨基酚即可获得满意镇痛效果。成人使用对乙酰氨基酚 0.5 g，Bid；或者塞来昔布 200 mg，Bid。儿童使用对乙酰氨基酚混悬滴剂。

五、整形手术

与一般术后疼痛不同的是，重睑成形术的术后疼痛主要由手术过程中眼球的刺激引起，而非手术切口。手术过程中局麻药的渗透可能会引起患者不适和恐惧。利丙双卡因乳膏（由利多卡因和丙胺卡因构成）可作为上睑成形术的注射前治疗。在一项外科医师盲法随机试验中，64% 的未治疗患者在注射过程中出现中度至重度疼痛，在接受利丙双卡因乳膏治疗的患者队列中下降到 14%。只行上睑成形术的患者术后疼痛低，主要依赖对乙酰氨基酚术后镇痛。

由于整容手术的术后疼痛有限，可以术前或者术后均给予塞来昔布，以减少阿片类药物的使用，也可以采用局部注射酮咯酸进行治疗。

六、颈椎手术

术前提倡预防性镇痛的理念，采用以 NSAID 为基础的术前镇痛方案。

1. 术中关闭切口时采用"鸡尾酒"局部预防镇痛（长、短效局麻药混合使用）

手术切口周围浸润镇痛是在切口周围注射以一种局麻药物为主或加多种药物的混合制剂，以达到减轻疼痛的目的，又被称为"鸡尾酒镇痛"。手术切口浸润镇痛在关节外科、脊柱外科、创伤骨科、运动医学等骨科手术中均有广泛应用，临床研究结果认为手术切口周围浸润镇痛可有效减轻患者术后疼痛，减少患者术后阿片类药物需求，同时不影响肢体肌力，有利于术后患者的加速康复。手术切口周围浸润镇痛的要点是对需要缝合的组织和手术操作干扰的组织周围进行多点、逐层浸润。"鸡尾酒"配方以罗哌卡因为主，浓度范围为 0.2%～0.5%，可加入酮咯酸、肾上腺素、糖皮质激素、吗啡等，酮咯酸和吗啡可能发生药物不良反应，应密切观察。糖皮质激素长时间大剂量使用时可引起库欣综合征、糖代谢紊乱、应激性溃疡和增加感染风险等，小剂量局部应用的不良反应可忽略不计。"鸡尾酒"配方中添加肾上腺素时禁止对皮下组织进行浸润，肾上腺素可使皮肤真皮毛细血管收缩致皮肤坏死。

2. 术后基于患者疼痛的个体化评估，采用多模式镇痛方案

提倡以 NSAID（如氟比洛芬酯静脉输注、续贯以塞来昔布口服）为基础，辅以 PCA、中

枢性镇痛药及抗惊厥药（如普瑞巴林、加巴喷丁）等。需注意，使用 PCA 的患者需结合 PONV 风险评估调整泵内阿片类药物使用方案。尽量减少阿片类药物的应用，以减少呕吐、肠麻痹等并发症的发生。重视术后可能出现的神经痛，术后急性神经病理性疼痛的诊断和随后的适当治疗可以预防慢性疼痛的发生，在足量规律使用 NSAID 的基础上，通过联合使用肌肉松弛药（如乙哌立松）、神经修复剂（如甲钴胺）和抗惊厥药（如普瑞巴林、加巴喷丁）来进行神经性疼痛管理。

3. 围术期糖皮质激素的应用

围术期疼痛特别是术后急性疼痛与手术造成的炎症反应密切相关，相关研究发现术后 48 ~ 72 h 是炎症反应的高峰。糖皮质激素不属于镇痛药物，但可抑制炎症反应，作为骨科围术期镇痛的辅助用药。围术期口服或静脉、单剂量或多剂量使用糖皮质激素，如地塞米松、氢化可的松、甲泼尼龙琥珀酸钠等可有效控制骨科手术术后疼痛，减少阿片类药物用量，预防 PONV，有利于患者术后加速康复。大部分文献支持手术开始前使用糖皮质激素，或术后重复使用。精神病、癫痫、消化性溃疡、药物不易控制的感染、角膜溃疡、青光眼、白内障等均为糖皮质激素应用的禁忌证，使用时应慎重决定。糖皮质激素长时间、大剂量使用可引起应激性溃疡、糖代谢紊乱、增加感染风险等并发症，骨科围术期安全应用糖皮质激素应遵循限时、限量的原则，手术 72 h 内小剂量使用糖皮质激素（地塞米松 30 mg）不增加围术期风险和并发症。

七、甲状腺手术

颈丛神经阻滞可以用于颈部腺体手术的术后镇痛，包括颈浅丛神经阻滞和颈深丛神经阻滞，但是颈浅丛神经阻滞在临床实践中更常见。在胸锁乳突肌后缘中点附近，颈丛的浅支神经穿出颈深筋膜浅层，到达颈浅筋膜内形成颈丛神经的皮支（枕小神经、耳大神经、颈横神经和锁骨上神经）。具体操作步骤为：常规消毒、铺巾，以 22 号 4 cm 长的穿刺针沿标记点，垂直颈侧面皮肤刺入颈浅筋膜，刺入深度为 1.0 ~ 1.5 cm，勿过深以避免颈深丛阻滞或误入血管等意外的发生。先在胸锁乳突肌的后缘注射 2 ~ 3 ml 局麻药，而后以穿刺点为中心，向枕后、耳后、颈前、锁骨上方向做"扇形"浸润注射，"扇形"注射进针深度为 2 ~ 3 cm。

在甲状腺切除术后，使用 0.25% ~ 0.5% 布比卡因或 0.75% 罗比卡因，可在甲状腺切除术后 24 h 减少镇痛需求。

八、喉癌手术

喉癌患者术后是否需要给予止痛治疗，什么样的喉癌患者需要常规给予止痛治疗，目前尚没有统一的标准。患者术后疼痛主要为头部闷胀痛，这与颈部手术后加压包扎影响血液循环有关，提示在不影响患者伤口愈合的前提下应尽量减轻加压包扎。目前临床使用的镇痛药物多为阿片类药物，有抑制呼吸及恶心、呕吐等不良反应。喉癌患者术后均有气管切开，且多为老年患者，阿片类药物的作用可以使患者术后痰分泌物增加且对痰感受性下降，容易引起呼吸道阻塞及肺内感染，影响喉癌患者术后恢复时间。

多模式镇痛方法可以减少麻醉剂的使用，提供稳定、可靠的疼痛控制，改善大多数患者术后的恶心、呕吐症状，有利于患者早日下床活动。术前采用 NSAID，能够防止痛觉过敏的发生，改善术后镇痛效果，加速患者康复。切皮前给予对乙酰氨基酚预防性镇痛，术中继续完善镇痛，手术结束前切口使用长效局麻药物如罗哌卡因进行局部阻滞。术后也可按时予镇痛药定时镇痛，如对乙酰氨基酚、NSAID 和曲马多等弱阿片类等镇痛药联合使用。围术期可以应用右美托咪定增加气切导管的耐受，同时也有一定的镇痛作用。

（王宏伟　董思雯　姜柏林）

第三章
胸部手术术后精确镇痛

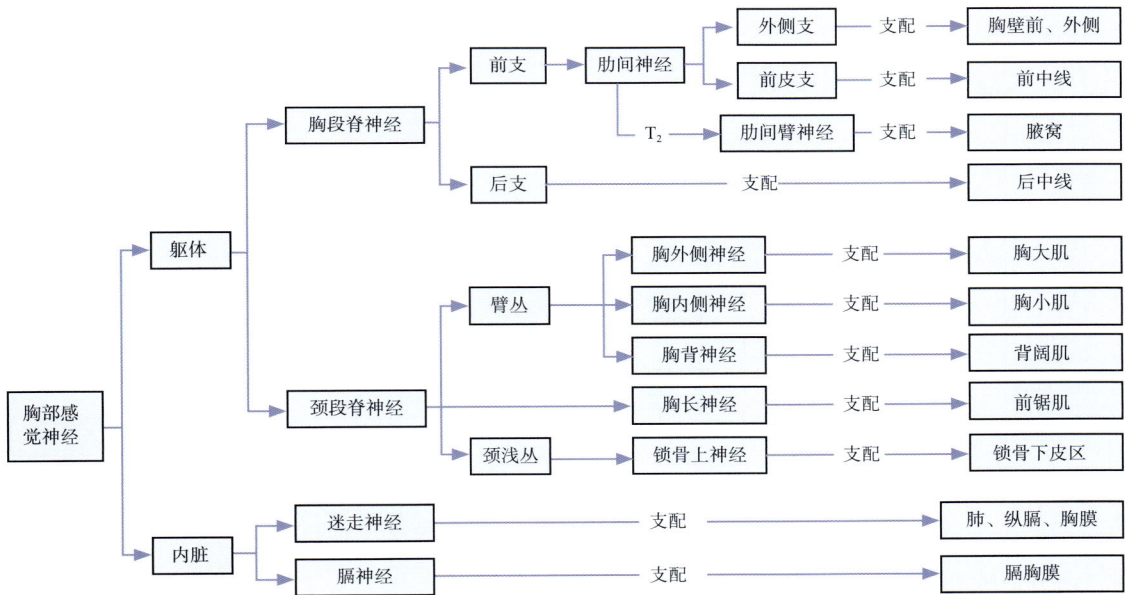

```
                                                                    ┌──────────┐  支配  ┌──────────────┐
                                                              ┌────→│  外侧支  │──────→│ 胸壁前、外侧 │
                                                              │     └──────────┘       └──────────────┘
                              ┌──────────┐   ┌──────────┐     │     ┌──────────┐  支配  ┌──────────────┐
                         ┌───→│   前支   │──→│ 肋间神经 │─────┤────→│  前皮支  │──────→│    前中线     │
                         │    └──────────┘   └──────────┘     │     └──────────┘       └──────────────┘
            ┌──────────┐ │                        │          │     ┌──────────────┐ 支配 ┌────────┐
        ┌──→│胸段脊神经│─┤                       T₂─────────→│     │ 肋间臂神经   │────→│  腋窝  │
        │   └──────────┘ │                                         └──────────────┘     └────────┘
        │                │    ┌──────────┐        支配                              ┌──────────┐
        │                └───→│   后支   │───────────────────────────────────────→│  后中线  │
        │                     └──────────┘                                          └──────────┘
  ┌────┐│
┌→│躯体├┤
│ └────┘│                                  ┌──────────────┐  支配  ┌──────────┐
│       │                              ┌──→│ 胸外侧神经   │──────→│  胸大肌  │
│       │                              │   └──────────────┘       └──────────┘
│       │              ┌──────────┐    │   ┌──────────────┐  支配  ┌──────────┐
│       │          ┌──→│   臂丛   │────┼──→│ 胸内侧神经   │──────→│  胸小肌  │
│       │          │   └──────────┘    │   └──────────────┘       └──────────┘
│       │          │                   │   ┌──────────────┐  支配  ┌──────────┐
│       │ ┌──────────┐                 └──→│ 胸背神经     │──────→│  背阔肌  │
│       └→│颈段脊神经│─┤                    └──────────────┘       └──────────┘
│         └──────────┘ │                   ┌──────────────┐  支配  ┌──────────┐
│                      ├──────────────────→│ 胸长神经     │──────→│  前锯肌  │
│                      │                    └──────────────┘       └──────────┘
│                      │   ┌──────────┐     ┌──────────────┐  支配  ┌────────────┐
│                      └──→│  颈浅丛  │────→│ 锁骨上神经   │──────→│ 锁骨下皮区 │
│                          └──────────┘     └──────────────┘       └────────────┘
│ ┌────┐
└→│内脏├─┤  ┌──────────┐            支配                  ┌────────────────┐
  └────┘ ├→│ 迷走神经 │─────────────────────────────────→│ 肺、纵膈、胸膜 │
         │  └──────────┘                                  └────────────────┘
         │  ┌──────────┐            支配                  ┌──────────┐
         └→│  膈神经  │─────────────────────────────────→│  膈胸膜  │
            └──────────┘                                  └──────────┘
```

胸部的感觉神经支配

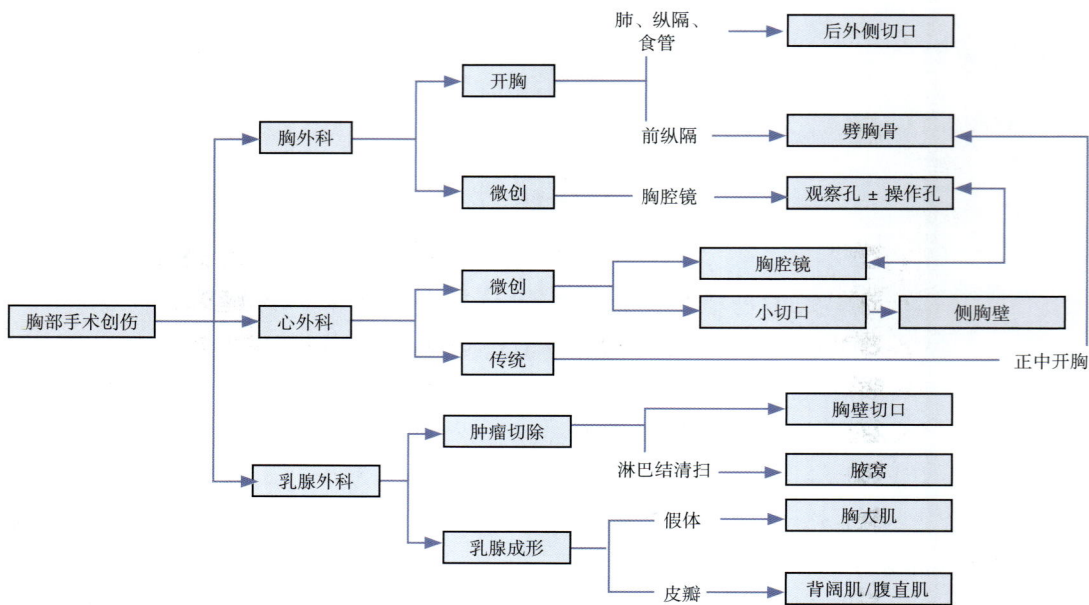

胸部手术的常见创伤部位

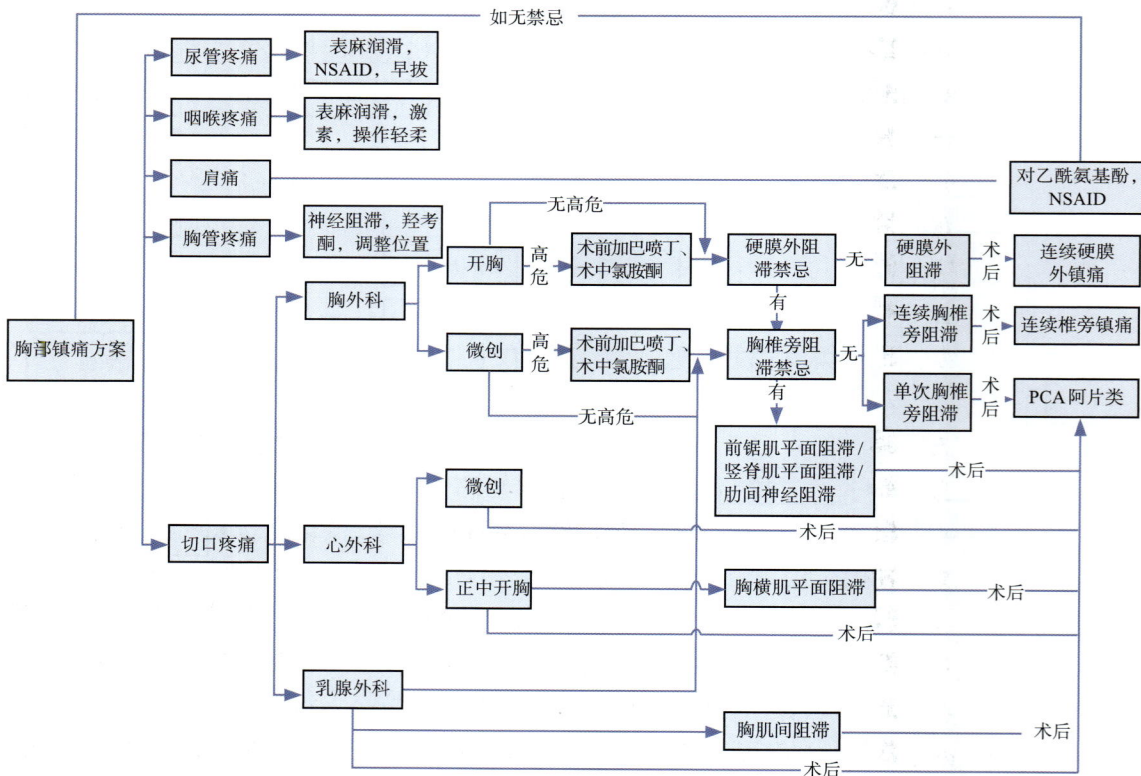

```
                                              肺、纵隔、
                                              食管 ────────────→  后外侧切口
                            ┌─ 开胸 ─┤
                            │         前纵隔 ─────────────────→  劈胸骨  ←─────────┐
              ┌─ 胸外科 ─┤                                                          │
              │            └─ 微创 ──  胸腔镜 ──→  观察孔 ± 操作孔  ←─────────────┤
              │                                                                     │
              │                        ┌──────────────→  胸腔镜                     │
              │            ┌─ 微创 ─┤                                              │
              │            │         └──→  小切口  ──→  侧胸壁                       │
  胸部手术创伤 ─┼─ 心外科 ─┤                                                          │
              │            └─ 传统 ──────────────────────────── 正中开胸 ──────────┘
              │
              │                          ┌────────────→  胸壁切口
              │            ┌─ 肿瘤切除 ─┤
              │            │         淋巴结清扫 ──→  腋窝
              └─ 乳腺外科 ┤
                           │            假体 ──→  胸大肌
                           └─ 乳腺成形 ┤
                                        皮瓣 ──→  背阔肌/腹直肌
```

胸部手术的常见创伤部位

胸部手术的常用镇痛方案

胸部手术的常用镇痛方案

胸部手术主要包括胸外科、心外科、乳腺外科的手术。胸椎手术的术后镇痛参见第六章。

第一节　胸部感觉神经分布、常见切口部位及创伤应激部位

一、胸部的躯干和内脏神经支配

胸背部的感觉神经主要来自胸段脊神经，后者共有 12 对，为混合神经，以其头侧的椎体节段来命名，其中 $T_2 \sim T_6$ 负责胸部感觉。胸神经根从脊髓分支穿过椎间孔后（**图 3-1**），分为腹侧支（前支）和背侧支（后支），每根神经还通过交通支与邻近的交感干神经节相连。腹侧支又称为肋间神经，在肋骨下缘与肋间动静脉一起走行于肋间隙。肋间神经进入肋间隙后，最初在壁层胸膜与肋间内膜之间走行，在靠近肋角处走行于肋间内肌与肋间最内肌之间，在肋沟内继续走行在肋间动脉下方（后者在肋间静脉下方），并在腋中线水平发出外侧支，余者继续向前走行于肋间内肌的内表面，在胸骨附近转向前方，在肋软骨之间穿出成为前皮支。肋间神经提供前、侧胸壁的躯体感觉，包括皮肤、肌肉、肋骨、胸骨、壁层胸膜，肌支则支配胸壁肌肉，包括肋间肌和部分腹直肌鞘。背侧支从关节突的侧后方进入背部肌肉，并提供脊柱中线两侧的皮肤感觉，支配中线及其两侧区域。腋窝的神经支配主要来自肋间臂神经，后者是 T_2 肋间神经的皮支，有些乳腺手术可能涉及此部位。

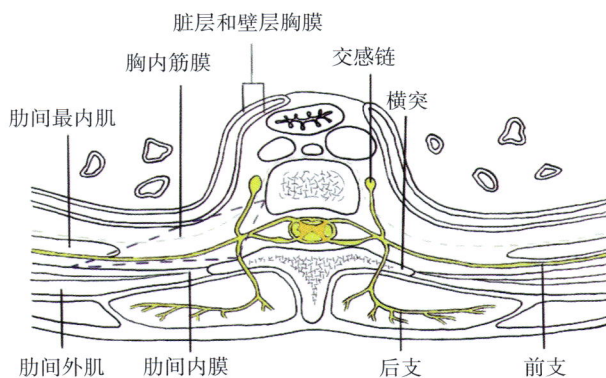

图 3-1　胸段脊神经及椎旁间隙示意图

胸壁还有一些肌肉并不受胸段脊神经支配。胸大肌和胸小肌的支配神经为胸内侧神经（$C_8 \sim T_1$）和胸外侧神经（$C_5 \sim C_7$），两者分别来自臂丛内侧束和外侧束并以此命名。背阔肌的神经支配为胸背神经，起自臂丛后束，内含第 6～8 颈神经的纤维。前锯肌的神经支配为胸长神经，起自第 5～7 颈神经（**图 3-2**）。乳房上部靠近锁骨的皮肤也受颈段脊神经支配，为颈丛

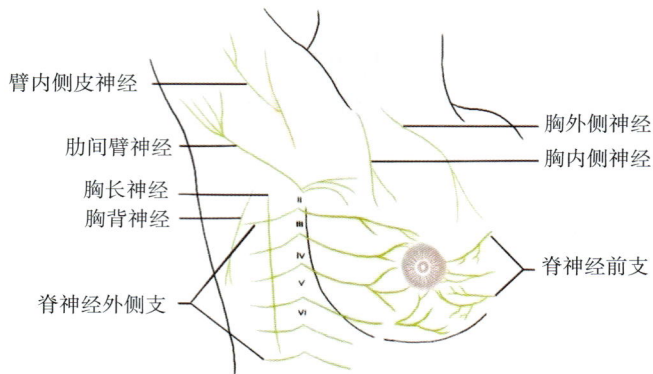

图 3-2 胸部神经支配示意图

的锁骨上神经分支（$C_3 \sim C_4$），绝大部分乳腺手术不涉及这个区域，除了输液港植入术外，后者一般在局部浸润麻醉下完成，通常不需要阻滞锁骨上神经。

胸腔内器官的主要神经支配是自主神经，以内脏神经丛的形式位于相应器官附近，包括食管、心脏、胸主动脉神经丛等。这些神经丛是由交感干、胸内脏神经、喉返神经和迷走神经发出分支构成的。

二、胸部手术的常见创伤部位

（一）胸外科手术

胸外科手术的创伤涉及胸壁（包括皮肤、肌肉、肋骨、胸膜）和胸腔内脏器（主要是肺和食管）。

1. 开胸手术

以往的胸外科手术多采用开胸的术式（适用于肺部、食管和纵隔手术），随着微创手术的发展，开胸术日渐减少，但也仍然是一些大型肺切除术和根治性胸膜手术的唯一技术。① 经典的开胸手术一般采用后外侧切口，肋间隙节段取决于病变部位，多数在 T_5 或其邻近节段。后外侧开胸可提供最佳的手术入路，但手术切口大，可能需要撕裂或切断多层胸壁肌肉（包括背阔肌、前锯肌、菱形肌、斜方肌等），有时还需要切断一个甚至多个节段的肋骨，使用开胸器撑开肋间也会对肋间神经造成强烈的牵拉或损伤，因此被认为是术后疼痛最严重的一种术式。② 小切口开胸手术在一些医疗单位很流行，其目的是避免肌肉撕裂，代价则是外科医师的视野变小，肋骨过度牵拉增加了脱位和肋间神经损伤的风险，而且这项技术往往需要跨越多个皮肤节段。③ 有些前纵隔肿瘤需要正中开胸或（半）蚌式切口，后者除胸壁切口外还需要横断胸骨。④ 食管癌手术则需要做胸、腹部切口，有些还需要做颈部切口。

2.微创手术

微创手术因其创伤小、恢复快而日益普及，包括电视辅助胸腔镜手术（video-assisted thoracoscopic surgery，VATS）和机器人辅助胸腔镜手术（robotic-assisted thoracoscopic surgery，RATS）。胸腔镜手术无须切断胸壁肌肉和撑开肋骨，很大限度上保留了胸廓的完整性，手术创伤、应激反应、术后疼痛、住院时间等都小于开胸手术。传统胸腔镜手术多采用三孔技术，观察孔（即胸腔镜置入位置）通常位于腋中线第7/8肋间，操作孔在腋前/后线第4/5肋间，具体位置依病变部位和医师习惯而有所不同。随着手术技术和器械的进步，现在也有很多医师采用双孔甚至单孔胸腔镜技术。单孔的术后疼痛是否比多孔手术轻还缺乏大样本随机对照研究，所有器械都经一个孔道置入也可能会对肋间神经造成更大损伤。食管癌微创手术通常需要联合胸腹腔镜，除胸部切口外还要在上腹部建立腹腔镜孔道。

虽然VATS切口更小，可减少术后疼痛，但套管的置入仍可能损伤肋间神经，术后镇痛仍具有挑战性。一些回顾性研究表明，与VATS和开胸手术相比，RATS的手术时间更长；由于出血等并发症的发生率较低，RATS的中转开胸比率低于VATS。另有研究显示，RATS患者的术后疼痛更轻，止痛药物使用量更少。

（二）心外科手术

传统的心脏直视手术采用正中开胸，为了充分显露心脏和大血管，通常需要纵向劈开胸骨（全部或部分），并使用撑开器打开胸骨，这是心脏手术的主要创伤来源，劈胸骨也是术中仅次于气管插管的强烈刺激，是患者术后疼痛的主要部位。引流管通常位于剑突下。这类手术区域的躯干神经支配主要是肋间神经的终末支——前皮支。

随着医疗技术的发展，目前有些手术可以采用微创术式，一般从胸壁侧方的肋间隙进入胸腔而不需要劈断胸骨或肋骨，根据病变和手术医师习惯的不同，可采用小切口或以胸腔镜完成手术，切口和创伤与胸外科手术类似。

（三）乳腺外科手术

乳腺外科的手术以乳腺肿瘤为主，后者是中国女性最常见的肿瘤，少数为乳腺整形手术。乳腺手术不进入胸腔，大部分创伤位于胸壁，有些手术还涉及腋窝。传统的乳癌根治术不但要切除整个患病乳腺及其周围皮肤和脂肪组织、全部腋下脂肪和淋巴结，还需要切除胸大肌和胸小肌及其筋膜，手术创伤很大。随着医疗卫生的发展，早期病例的比率增加，乳癌改良根治术逐渐成为常用术式，该术式保留了胸大肌，减少了手术范围和创伤。随着综合治疗理念的深入，保乳手术也逐渐成为早期乳腺癌的首选术式。乳房假体或扩张器植入还会累及胸肌。背阔肌（或腹直肌）皮瓣乳房再造术是乳腺外科最大的手术，涉及背部（和腹部）相关区域的皮肤和肌肉，创伤大、手术时间长。

第二节　胸部术后疼痛特点

一、胸部术后疼痛的机制

胸部手术后的疼痛机制基本可分为三类。

1.伤害痛

主要是手术创伤直接引起的躯体痛（皮肤切开、肌肉撕裂、胸骨劈开、肋骨损伤或切除、胸管引流等）和内脏痛（胸膜、肺实质、支气管、食管、心包损伤等）。伤害性躯体传入是患者疼痛的主要来源，由胸壁和胸膜的损伤激活，经肋间神经传导，胸肌、前锯肌、背阔肌等肌肉的损伤则由相应支配神经传导。伤害性内脏传入有两条通路，从肺、纵隔和纵隔胸膜接收的伤害性冲动主要经迷走神经传导，从膈胸膜接收的冲动经膈神经传导。

2.神经痛

主要是手术或体位不当对肋间神经、膈神经、臂丛神经的直接损伤或牵拉、压迫而引起，可导致感觉障碍、痛觉异常、痛觉过敏等。

3.炎性痛

主要是手术创伤部位释放炎症介质（前列腺素、缓激肽、组胺等）直接激活外周伤害感受器，并导致伤害感受器的反应增强，造成外周疼痛敏化；外周持续激活导致脊髓中的 NMDA 受体激活，使脊髓神经元更敏感，造成中枢疼痛敏化。NMDA 受体的激活还降低了神经元对阿片受体激动剂的敏感性。

二、胸部术后疼痛的类型

胸部手术后的疼痛可分为两种类型。

（一）非手术性疼痛

这类疼痛不是由手术创伤直接引起的，但常见于胸部手术后，有时候也会给患者带来较差的就医体验，应积极预防和治疗。主要包括以下 3 种。

1.尿管刺激引起的疼痛

尤其在男性患者更为严重，这类疼痛也可能是术后苏醒期间患者躁动的主要原因。

2.气管插管引起的咽喉部疼痛

特别是在胸科手术，因为双腔气管导管的直径远大于单腔导管，而且在插管期间需要旋转导管才能使其通过声门，对咽喉部甚至气管的损伤更大。

3.肩部疼痛

常见于胸科手术，可持续较长时间，偶尔成为患者术后疼痛的主要部位，原因主要为：① 体位不当导致肩部和（或）臂丛神经受到直接压迫或持续牵拉，包括侧卧位的胸科手术和患侧上肢外展的乳腺手术；② 手术刺激或损伤膈神经引起的肩部牵涉痛，常见于胸科手术（特别是纵隔肿瘤手术）。

（二）手术性疼痛

这类疼痛是由手术创伤直接引起的，也是大多数术后镇痛管理的主要针对内容。手术创伤无可避免，所有措施的目的都是尽量减少创伤或降低创伤程度，控制疼痛强度。

1.切口疼痛

除了皮肤伤口外，合并骨骼损伤（如胸科手术损伤或切除肋骨、心脏手术劈开胸骨等）和肌肉撕裂（如胸科开胸手术对胸壁肌肉的损伤、乳腺手术对胸肌的损伤等）时的术后疼痛通常较为严重。

2.引流管刺激引起的疼痛

特别是在胸科手术，当引流管位置不当而刺激胸膜时，这种类型的疼痛有时候比切口疼痛更令患者难以忍受。心脏手术的引流管多数在心包或纵隔内，不会刺激胸膜，相关疼痛多集中在引流管的皮肤切口处。乳腺手术的引流管不会额外增加疼痛。

3.慢性手术后疼痛

CPSP 疼痛部位多数位于胸部伤口周围区域，最常见为间歇性或持续性灼痛和触痛，可合并麻木；疼痛强度的 NRS 在 3 分以上。CPSP 是胸部手术后常见的并发症，影响了大部分胸外科手术患者，开胸手术后 CPSP 发生率为 40%～44%，VATS 后 CPSP 发生率可达 47%。随着肺部筛查的普及，更多早期肺癌得到诊断和治疗，这些患者的生存率升高，使得与生活质量相关的 CPSP 更重要。发生 CPSP 的患者中，有三分之一需要服用止痛药，影响了患者的生活质量。CPSP 的原因常被认为是肋间神经损伤（手术损伤或切口组织挛缩/瘢痕对肋间神经的卡压），具有神经病理性成分，而且神经病理性疼痛的可能性越大，慢性疼痛的程度越剧烈。但有研究显示，近一半的慢性疼痛与神经病变成分无关，提示病因除神经损伤外，还有其他成分（如内脏因素）。VATS 造成神经损伤的概率小于开胸手术，而两者的 CPSP 发生率和严重程度没有显著差异，也提示很多 CPSP 属于非神经性疼痛。慢性疼痛的预测因素有女性、年轻人、术前疼痛、术后放疗、胸膜切除术和更长时间的手术。在一项胸外科术后疼痛预测因子的研究中，6个月时疼痛的唯一预测因子是术后前 3 天的疼痛强度。

三、胸部术后疼痛的术前评估

术前通过仔细、全面的评估，鉴别对术后疼痛敏感的高危人群，预计术后疼痛的部位和严重程度，有利于术中和术后采取恰当、有效的镇痛措施，提高镇痛成功率。术后疼痛的影响因素无疑与外科手术、麻醉和患者本身均有关联。

1.外科因素

手术创伤越大，引起的术后疼痛程度越严重；不同的手术部位对疼痛的敏感度也有差异。所以，麻醉医师在术前有必要与外科医师沟通，了解拟采用的手术方式、范围、体位等。

2.患者因素

不考虑手术因素，术后疼痛的强度和持续时间也有很大的个体差异。女性和年轻人被认为是增加术后疼痛强度的独立危险因素，但尚未在胸外科手术中获得证实；BMI 大、吸烟也是术后疼痛的危险因素。患者的术前精神心理状态也对术后疼痛有影响，主要危险因素包括焦虑、抑郁和对手术（疼痛）的担忧。术前存在疼痛的患者更容易发生术后疼痛，可能与该类患者的周围痛觉感受器敏感性增强有关。术前服用阿片类药物的患者具有耐受性，可能会影响其术后应用阿片类药物的获益程度；但与其他外科患者相比，胸部手术的患者在术前接受阿片类药物治疗的可能性较小。

有研究者对患者术前 2 h 的脑电图进行采集分析，发现前额叶区 β 和 γ 频段（21～55 Hz）能量较高的患者术后疼痛的程度更严重，使术后疼痛的预测更加精细化和个体化，但在其成为预测术后疼痛的有效指标之前仍需要进一步研究。

3.麻醉因素

良好的术中麻醉和镇痛可降低手术应激反应和炎症反应，减轻术后疼痛。患者在麻醉恢复室的阿片类药物用量与病房用药量之间呈正相关，提示至少在一定程度上可通过麻醉恢复室用量来估计在病房的阿片类药物需要量。

第三节 胸部手术康复镇痛目标

一、胸外科手术

胸科手术后的疼痛强度大，特别是开胸手术后的疼痛被认为是最严重的术后疼痛之一，疼痛评分可达 8～10 分；即使是微创的胸腔镜手术，术后疼痛也在中度以上，评分可达 6～8 分。术后疼痛的发生率较高，研究发现胸科手术后 31% 的患者会经历严重疼痛，47% 的患者会经历中度疼痛。术后疼痛的另一特点是持续时间长，有研究报道，多达 42% 的患者在术后 14 天仍需要每天应用镇痛药。

疼痛使患者不敢咳嗽和深呼吸，容易发生肺不张、肺炎等；加之术前存在的肺部疾病和手术本身造成的肺部损伤，使胸外科患者面临着极大的术后呼吸系统并发症风险。此外，有研究显示胸科术后慢性疼痛的发生率较高，严重影响了患者的心理和生活质量，而慢性疼痛很大程度上与术后急性疼痛控制不佳有关。

良好的术后镇痛最直观的效果是缓解患者的疼痛，使患者更舒适，提高患者满意度，同时有利于胸科患者早期下床活动，降低深静脉血栓的发生率，尽快恢复患者胃肠道功能和肠内营养。有效的深呼吸和咳嗽有助于减少肺不张，促进分泌物排出，减少肺部并发症。这些都能加速术后康复、缩短住院日，是 ERAS 的重要内容之一。

因此，胸科围术期镇痛管理的目标如下。

（1）在安全的前提下，达到持续、有效的镇痛效果。理想的术后镇痛应使患者在静息状态下的疼痛评分达到 0～1 分；咳嗽、下床活动时的疼痛评分在 4 分以下。术后 1～3 天通常以胃肠道外用药为主，术后 3 天后过渡为口服镇痛药，根据患者疼痛情况应用至术后 1～2 周。

（2）降低镇痛相关不良反应的发生率和严重程度，主要是阿片类药物相关的头晕、恶心、呕吐和硬膜外镇痛相关的低血压、尿潴留等。

（3）使患者的生理、心理功能尽快恢复至最佳状态，加速患者术后康复，缩短住院日，减少医疗费用。

（4）改善患者远期预后，降低慢性疼痛发生率，提高患者满意度。

二、心外科手术

术后镇痛对接受心脏手术的患者有重要意义。疼痛可兴奋交感神经，升高血压和心率，不利于维持心肌的氧供需平衡，尤其是对冠心病患者。同样，疼痛抑制患者咳嗽和深呼吸也会增加术后肺部并发症风险。

心外科围术期镇痛管理的目标如下。

（1）有效镇痛，使患者的静息痛和运动痛的疼痛评分达到 4 分以下。术后 1～3 天通常以胃肠道外用药为主，术后 3 天后过渡为口服镇痛药并持续 1 周。

（2）降低镇痛相关不良反应的发生率和严重程度，加速患者康复。

三、乳腺外科手术

良好的术后镇痛能使患者更舒适，并减少乳腺恶性肿瘤患者的心理和生理应激。阿片类药物和手术创伤引起的应激反应（通过神经内分泌、代谢、细胞因子等途径）可抑制患者的免疫功能，可能与乳腺肿瘤手术后的复发和（或）转移有关，适宜的术后镇痛可降低应激反应和减少阿片类药物用量，有助于降低恶性肿瘤的复发/转移发生率，延长患者的生存期。

乳腺外科围术期镇痛管理的目标如下。

（1）有效镇痛，使患者的静息痛和运动痛的疼痛评分达到 4 分以下。术后 1～3 天通常以胃肠道外用药为主，术后 3 天后有镇痛需求者可改为口服镇痛药并持续 1 周。

（2）降低镇痛相关不良反应的发生率和严重程度，加速患者康复。

3

第四节　胸部手术常用镇痛方法

胸部手术后的镇痛方法主要包括区域阻滞技术和全身用药。

一、区域阻滞技术

（一）胸段硬膜外阻滞

胸段硬膜外阻滞（thoracic epidural analgesia，TEA）在脊髓水平阻断伤害性刺激向中枢的传导，一直被认为是胸科术后镇痛的区域麻醉技术"金标准"，在改善肺功能和镇痛方面优于全身阿片类药物。随着胸腔镜微创手术越来越普及，以及更多其他镇痛技术的发展，TEA 已较少用于胸科手术，但仍是开胸手术的首选和最有效的术后镇痛方法。

TEA 的优点是镇痛效果确切，能明显降低静息痛和运动痛的程度，减少阿片类药物的使用以及由此带来的一些不良反应。TEA 通过其对心血管（良好的镇痛效果和减少围术期应激反应和全身交感活性是 TEA 减少围术期不良心脏事件的主要原因）、呼吸系统（改善呼吸力学，减少肺不张）、胃肠道（只要有效控制 TEA 的血流动力学影响，其对胃肠道灌注可产生有利影响）、免疫系统（手术创伤和阿片类药物可损害患者的免疫功能和清除循环中肿瘤细胞的能力）等的保护作用，改善患者预后，降低围术期并发症和死亡率，对于慢性疼痛的发生也有很好的预防作用。

尽管 TEA 有效时能提供良好的镇痛作用，但也有很多缺点影响其临床应用。

1. 操作难度较大

即使是有经验的麻醉医师 TEA 失败的发生率也很高。因为中胸段相邻脊椎的棘突呈向尾侧叠瓦状排列（相比之下，腰段和下胸段的棘突则基本与皮肤垂直），棘突间隙狭小而倾斜，穿刺针需要以特定的向头侧倾斜的角度才能通过棘突间隙到达硬膜外腔，这需要一定的操作经验，有时需要采用侧方入路避开棘间韧带才能成功。操作特别困难者也可考虑以超声辅助定位，此时只能采用侧入路；或者让患者采用坐位，更方便确定中线（尤其是肥胖患者），但不适用于镇静患者。如果硬膜外导管尖端的位置不正确，也有可能发生硬膜外阻滞失败，更常见的情况是患者的镇痛区域仅为单侧或片状。

2. 严重不良反应可增加术后管理难度

低血压较常见，可能影响患者术后早期下床活动；尿潴留也是常见并发症，会延长患者的尿管留置时间，增加患者的不适和泌尿系感染的概率。因此，TEA 的术后管理可能需要更有经验的护理人员。

3. 并发症

硬膜外血肿是 TEA 的并发症之一，严重者可引起神经损伤甚至截瘫。高龄可能是出血的危

疼痛精确管理

险因素，因为硬膜外腔变窄、脊柱退行性变等增加了穿刺损伤的概率。术前合并凝血功能障碍或正在服用抗凝药（例如在心脏瓣膜置换术后或房颤患者）而停药时间不足的情况在临床上并不少见，这些属于硬膜外阻滞的禁忌证，应严格遵守相关指南关于抗凝药物的停药时间。需要注意的是，这些指南均默认药物的清除正常，而合并肾功能障碍者的药物代谢受到影响（例如，即使轻度肾功能损害也会使低分子肝素的有效抗凝时间从 6.6 h 延长至 9.9 h，严重慢性肾病甚至会延长至 15 h 以上，这些患者可能需要将低分子肝素剂量减半），所以对于肾功能不全的患者应仔细评估、慎重选择。有些深静脉血栓高危患者为了预防肺栓塞，也需要在术后应用抗凝药，麻醉医师应与外科医师沟通好开始抗凝的时机，并依照相关指南建议选择适宜的硬膜外导管拔除时间，拔管后也要继续监测神经功能 24 h。常规神经功能评估也必须作为接受 TEA 患者的术后治疗的一部分。

4. 禁忌证

局部脓毒症、神经系统疾病、脊柱解剖困难也是 TEA 的禁忌证，应根据手术类型和范围选择适当的 TEA 穿刺间隙，大多数手术可选择 $T_5 \sim T_7$ 之间的入路。由于进针角度的关系，硬膜外导管基本上向头侧走行。操作宜在全麻诱导前进行，并经硬膜外导管给予试验剂量（2% 利多卡因 3 ～ 4 ml）以排除导管置入蛛网膜下腔。硬膜外用药后 10 ～ 15 min 不宜进行全麻诱导，以免硬膜外阻滞的作用峰值时间与全麻诱导用药重合，造成严重的血流动力学不稳定，甚至循环虚脱。全麻诱导后再进行硬膜外穿刺可避免患者紧张、疼痛和免除二次翻身，但体位摆放缺乏患者配合，无法确定导管位置和硬膜外阻滞效果，容易发生神经损伤，不推荐采用。术中可经硬膜外导管持续输注 0.3% ～ 0.5% 罗哌卡因 3 ～ 5 ml/h 以复合全麻，可显著减少术中阿片类药物用量。采用 TEA 时，局麻药复合阿片类药物（主要是脂溶性阿片类药物，如芬太尼和舒芬太尼）的镇痛效果优于单独应用局麻药。术后镇痛可应用 0.1% ～ 0.2% 罗哌卡因和 2 μg/ml 芬太尼（或 0.5 μg/ml 舒芬太尼），采用 PCA 模式，背景量 3 ～ 4 ml/h，单次按压剂量 2 ～ 3 ml，锁定时间 15 ～ 20 min，可根据患者的具体情况调整上述方案。

（二）胸椎旁阻滞

胸椎旁阻滞（thoracic paravertebral block，TPVB）的历史已有一百多年。以往一般采用解剖标志（胸椎横突是重要结构）定位的盲视穿刺方法，穿刺针在棘突外侧 3 cm 处垂直于皮肤插入，向前穿刺直到触及横突；然后将穿刺针回退并略向头侧偏斜，越过横突的边缘后继续缓慢前进，直到穿过肋横突上韧带时有突破感，注射空气或盐水无阻力，即进入椎旁间隙，回吸无血、无脑脊液、无气体后即可注射局麻药。此时通常比刚触及横突时深 1 ～ 1.5 cm，如果没有突破感，进一步的穿刺深度不要超过横突深度 2 cm。因为盲穿的效果不确切、穿破胸膜的概率大，使 TPVB 在很长时间里几乎在临床麻醉中绝迹。随着超声引导下神经阻滞的发展和普及，TPVB 越来越受到重视。研究证实，与 TEA 相比，TPVB 同样有效，对 VATS 和开胸手术都能提供良好镇痛；而且 TPVB 的不良反应（如低血压、肺部并发症、尿潴留、PONV、阻滞失败等）显著减少，在病房的管理要求较低。因此，TPVB 联合 PCA 阿片类药物成为常用的胸科术后镇痛技术。特别是在硬膜外阻滞有禁忌时，TPVB 是一项特别有吸引力的选择。

TPVB 通过将局麻药注入椎旁间隙发挥作用。椎旁间隙是位于胸椎两侧的楔形区域，其前外缘为壁层胸膜，后缘为肋横突上韧带/肋骨头/横突，内缘为椎体/椎间盘/椎间孔/关节突，下界止于腰大肌起点，上界可与颈部交通（有报道上胸段椎旁阻滞引起星状神经节阻滞致霍纳综合征）。椎旁间隙向外侧与肋间隙相延续；向内侧通过椎间孔与硬膜外腔相通；通过椎前间隙和硬膜外腔也可与对侧椎旁间隙相通。椎旁间隙内走行着刚从椎间孔发出的脊神经，所以局麻药在这个部位能很好地阻滞同侧脊神经腹侧支（即肋间神经）、背侧支和交通支。由于交感神经链位于胸椎椎体前侧方，也可能被注入椎旁间隙的局麻药阻断，因此 TPVB 与硬膜外阻滞一样也具有交感神经阻滞作用，因为通常只阻滞一侧，所以对循环的影响比硬膜外阻滞小。椎旁间隙是上下贯通的，所以无须每个节段都注药，一个水平注入的药液可向头尾端扩散（当然也会向外侧扩散），扩散的节段取决于药物容量、穿刺针位置等因素。

开胸手术涉及的节段较窄，可在切口相应水平穿刺注药，0.3% ~ 0.5% 罗哌卡因 20 ml 产生的阻滞平面足以满足手术和镇痛需求。胸腔镜手术涉及多个节段（除非是采用单孔技术），例如观察孔通常位于 T_7 ~ T_8 肋间，操作孔则根据不同手术可位于 T_3 ~ T_5。采用单点注药时，可选用 T_5 水平，注入 0.3% ~ 0.5% 罗哌卡因 30 ml。单点注药时发生平面不足的概率更大，而且一次性注入大容量局麻药产生的局部压力更大，更容易发生严重并发症（例如全脊麻），因此推荐两点注药，T_6/T_7 和 T_3/T_4 两个水平分别注入 0.3% ~ 0.5% 罗哌卡因 15 ml，阻滞平面通常可达 T_2 ~ T_8，甚至更为广泛，可完全覆盖胸腔镜手术范围。当然也可选用三点注射，常用穿刺水平为 T_3、T_5 和 T_7。更多点注药（例如每个节段注药 5 ml）的效果会更好，因为即使某一水平的阻滞失败，相邻节段的药物扩散也会起代偿作用，但穿刺增多无疑会增加并发症的风险，应权衡利弊，一般不建议采用。

TPVB 的镇痛效果不输于 TEA，术前应用可大幅度降低术中阿片类药物的用量，减少相关不良反应，加快患者术后苏醒和缩短麻醉恢复室停留时间。单次注药的镇痛效果通常持续 12h 左右，因此需要及时以其他镇痛措施桥接，术后早期通常为阿片类药物静脉镇痛。为了延长作用时间，也可以在椎旁间隙置管进行连续 TPVB，通常在超声引导下操作，建议采用短轴平面内进针，可避免穿刺针与胸膜垂直，后者更容易发生导管穿破胸膜置入胸腔。导管通常置入 3 ~ 5 cm，置管时的手感与硬膜外置管相似，如果置管非常顺利、阻力很小、可轻易置入 6 cm 以上的深度，则导管进入胸腔的可能性大大增加。导管置入胸腔的情况很容易在术中被发现，此时可在直视下将导管尖端退出至恰在胸膜外即可，唯术后会有部分局麻药经胸膜破口漏入胸腔而影响镇痛效果。置管也可由胸外科医师在术中直视下进行，是国外一些医疗中心最常采用的技术，可避免解剖困难、局部脓毒症或凝血功能受损等情况的影响。术中直视下置管应避免对壁层胸膜造成破损，因为会造成局麻药漏入胸膜腔而导致术后镇痛效果较差。椎旁导管的置入和用药时机对其效果也有影响，手术结束前由术者在胸腔镜直视下置入椎旁导管可使导管位置准确、镇痛可靠、有效；而早期置管可提供术中镇痛，使局麻药在患者苏醒前有足够的起效时间。因为没有硬膜外置管时各级韧带的夹持，椎旁导管比较容易脱出，应进行良好固定。术后经导管用药通常采用 0.2% 罗哌卡因，背景剂量 5 ml/h，PCA 剂量 5 ml，锁定时间 30 min，根据患者和手术情况可酌情调整。有文献报道，输注更高剂量的罗哌卡因未见明显不良反应，例如0.375%、12 ml/h，说明连续TPVB的安全性很高。

TPVB与TEA的镇痛作用相似，可明显降低疼痛评分、减少术后阿片类药物用量，改善和加速患者康复，缩短住院日，而不良反应和肺部并发症更少。常见不良反应和并发症如下。

（1）低血压：与TEA相比，TPVB的低血压发生率较低，因为仅阻滞单侧交感神经；如果局麻药经椎体前间隙扩散到对侧也可造成双侧交感阻滞。术中有时可见血压明显降低，通常对血管活性药的反应很好（例如去氧肾上腺素持续泵注），低血压很容易纠正。此外，有报道近10%的患者在穿刺时有明显的副交感神经放电，可导致低血压、心动过缓，甚至晕厥。

（2）气胸：由穿刺针损伤胸膜、肺造成。这种穿刺损伤通常不会造成严重的急性气胸，而且对于胸科手术来说，因为术后通常放置胸腔引流，所以即使发生气胸，造成的风险也极低。但也应在操作时注意避免发生穿破胸膜，进针时应在超声下显示针尖，显示不清时不要盲目进针，应通过水分离技术确定针尖位置。

（3）椎旁血肿：由穿刺针损伤肋间血管造成。即使出现血肿，因为远离脊髓，理论上不会产生脊髓压迫而造成严重后果，但椎旁间隙仍然是一个不可压缩的区域，应尽力避免发生。穿刺前可利用彩色多普勒扫描椎旁间隙以显示肋间血管，但后者通常较为细小而不易发现。穿刺时应避免朝向血管较为集中的区域，即椎旁间隙靠近上位（头侧）横突的部位，而后者是长轴扫描时楔形椎旁间隙中较为宽大的部分，操作者通常更倾向于向该处进针。对于有凝血功能障碍或口服抗凝药停药时间不足的患者，国内外指南和共识均建议按椎管内阻滞的相关规定处理，因为椎旁间隙位置较深，出血后无法压迫止血。

（4）全脊麻：尽管很罕见，但这是TPVB最严重的并发症。穿刺针或导管穿破硬脊膜可造成局麻药鞘内注射，局麻药也可通过其他途径进入蛛网膜下腔。应严格遵守操作章程，例如短轴平面内进针时，针尖不要进入横突声影或越过下关节突平面，以免进入椎间孔；注药之前和注药过程中应频繁回吸（5 ml一次），注药时如阻力较大或患者有异感，应停止注药等。一旦发生全脊麻，只要及时发现，维持呼吸和循环，不会造成严重后果。

（5）阻滞失败：TPVB有一定的阻滞失败率，约为10%，可能是由于胸内筋膜的干扰，后者位于椎旁间隙内，无法通过穿刺手感和超声扫描鉴别，脊神经走行于胸内筋膜背侧，一旦针尖或导管尖端位于筋膜腹侧，则局麻药向神经的扩散会受到严重阻碍，从而影响阻滞效果。局麻药局限在注射部位而未向头/尾侧扩散，或者更多局麻药向外侧扩散到肋间隙，都可能造成阻滞平面不完善。连续TPVB时，镇痛效果很大程度上取决于导管位置，在脊柱异常、外伤或有脊柱手术史的患者中，因为导管的位置受解剖异常的影响，也可能存在镇痛效果不佳的问题。医疗机构的设施和操作者的经验也对成功率有影响。

（6）局麻药中毒：因为椎旁阻滞的局麻药浓度通常高于TEA，且椎旁间隙血管丰富，需要警惕局麻药全身性反应的风险。

总之，TPVB简单、安全、易学、并发症发生率低，是TEA的最佳替代技术。禁忌证包括局麻药过敏、穿刺部位感染、脓胸、椎体/椎旁肿瘤、凝血障碍或抗凝治疗中。

（三）其他外周神经阻滞

1. 前锯肌平面阻滞

胸段脊神经出椎间孔，穿过椎旁间隙后在肋间内肌和肋间最内肌之间走行，在腋中线水平发出外侧支，后者穿出肋间肌和前锯肌，在皮下向前后分支，支配前侧和后侧胸壁，是胸部手术涉及的主要神经。在前锯肌浅面或深面注射局麻药即可阻滞脊神经外侧支，称为前锯肌平面阻滞（serratus anterior plane block，SAPB）。SAPB 在 2013 年由 Blanco 首先提出，初衷是用于乳腺手术后镇痛，后来逐渐获得广泛应用。SAPB 可提供 $T_2 \sim T_9$ 节段的镇痛，因此在胸科手术后疼痛管理方面有重要作用，虽然其麻醉效果不如 TEA 和 TPVB，但用于胸科术后镇痛时的作用确实可靠，可在术后早期提供与 TEA 或 TPVB 相似的镇痛效果，减少疼痛评分和阿片类药物用量，且低血压、PONV 等不良反应的发生率更低。SAPB 是不能进行 TEA 或 TPVB 患者的首选神经阻滞替代方案，具有安全、简单、易学易用的特点。

SAPB 的操作通常在超声引导下进行，将线阵探头置于腋中线水平，长轴或短轴均可，超声下由浅至深依次可见皮肤、皮下、背阔肌、前锯肌、肋间肌、胸膜，前锯肌下还可见高回声的肋骨。通常采用平面内进针，注药部位在背阔肌与前锯肌之间或前锯肌与肋间肌之间的筋膜层内，应用 0.3% ~ 0.5% 罗哌卡因 30 ml。前锯肌下方注药时，因前锯肌与肋间肌之间的空间较为紧密，相同容量的药液扩散范围较前锯肌上方注药略广，但因为部位更深而增加了操作难度。支配前锯肌的胸长神经走行于前锯肌表面，前锯肌上方注药时可能阻滞胸长神经而引起前锯肌麻痹，可表现为患侧翼状肩，但对呼吸或循环系统没有影响。

SAPB 的风险很低，因为它不靠近主要血管、神经或胸膜。在抗凝患者中，SAPB 被认为比神经轴操作（TEA、TPVB）更安全；而且在有血肿发生时，SAPB 的注药区域是一个容易被压缩的空间，可避免灾难性的神经轴损伤。

SAPB 通常在术前进行，也可以作为术后补救性镇痛措施，但由于手术部位敷料的影响以及手术切口累及胸壁肌肉后导致无法预测局麻药在肌肉平面内的扩散，术后操作可能很困难。SAPB 的缺点是单次注药不能提供足够长时间的术后镇痛，作用时间一般不超过 12 h，也有研究发现显著降低疼痛评分的时效仅为 8 h。置管进行连续阻滞可延长作用时间，但对于胸科手术来说不适合术前操作，因为穿刺区域位于术野。连续输注可应用 0.2% 罗哌卡因，0.1 ml/(kg·h)。

2. 竖脊肌平面阻滞

超声引导的竖脊肌平面阻滞（erector spinae plane block，ESPB）是最早由 Forero 在 2016 年提出的一种区域镇痛技术，将局麻药注入竖脊肌与胸椎横突之间平面内，用于胸部神经病理性疼痛、肋骨骨折和乳腺手术等。理论上 ESPB 应该仅阻滞脊神经的背侧支，因为背侧支绕过横突向后方走行，经过 ESPB 的注药区域。但是，临床上观察到 ESPB 对前、侧胸壁也有镇痛作用，即也作用于脊神经或其腹侧支（脊神经的腹侧支向外侧走行即为肋间神经）。

关于 ESPB 的作用机制尚无明确定论，主要有以下假说：① 局麻药沿肌肉之间的筋膜层向外扩散而阻滞肋间神经的外侧支。② 局麻药向内侧扩散至椎旁间隙而起到椎旁阻滞的作用，至椎旁间隙的扩散途径可能有几种，局麻药沿背侧支周围的孔道逆向扩散至其起始处，即椎旁间隙；局麻药也可弥散过横突间韧带和肋横突上韧带（这两处韧带并非水密性）而至椎旁间隙。③ 也有学者认为，局麻药扩散是因为其靠近肋横突孔，这里是脊神经背侧支和腹侧支发出的地方。④ 胸腰筋膜从后胸腹部延伸至与颈部筋膜相连，也促进了局麻药的扩散。无论是哪种机制，局麻药扩散至起效部位都需要时间，所以临床上可观察到 ESPB 的起效时间很长，往往需要半小时以上甚至数小时。

ESPB 阻滞起效后可覆盖 $T_2 \sim T_{10}$ 皮区（取决于注射点和药量）。ESPB 可用于术前镇痛或术后补救性镇痛，显示出与 TPVB 相当的镇痛效果和较少的不良反应。ESPB 在开胸术后疼痛综合征患者中也展现了应用前景，可改善术后数周的疼痛，并使一些患者在单次注射后产生了长时间的镇痛。

ESPB 比 TEA 和 TPVB 的操作相对更容易，通常在超声引导下进行，解剖结构容易识别。线阵探头置于脊柱中线旁开 2.5 ~ 3 cm 处，长轴或短轴均可，一般采用长轴以便观察局麻药向头尾两端的扩散情况。阻滞常在 T_5 横突水平进行（T_4 棘突对应的是 T_5 横突）。超声下可见三层肌肉（**图 3-3**），最上面是斜方肌，中层是大菱形肌，紧邻横突为竖脊肌。采用平面内进针方式，一般从尾侧向头侧，针尖抵达竖脊肌深面、横突表面后注药，应用 0.3% ~ 0.5% 罗哌卡因 20 ~ 30 ml，可见竖脊肌与横突分离，并在超声下观察药液向头尾两侧扩散的情况；也可置管进行连续阻滞，导管置入深度 3 ~ 5 cm。盲穿时，可在 T_4 棘突旁开 2 ~ 3 cm 处垂直进针，直至触及骨质，即为 T_5 横突，略退针后注药，将药物注于横突与竖脊肌之间。

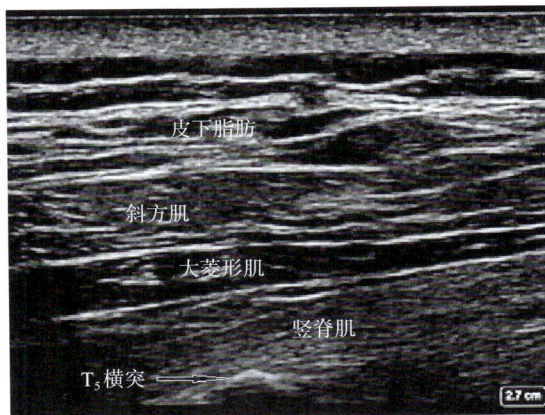

图 3-3　竖脊肌平面阻滞时的超声图像

ESPB 的安全性很高，因为它不靠近胸膜、脊髓、神经或主要血管，通常无严重并发症，对抗凝的要求不像 TEA 或 TPVB 那样严格。

3. 肋间神经阻滞

直接阻滞肋间神经也可起到很好的镇痛作用。因为肋间神经发出的外侧支是支配大部分胸壁的重要神经，所以应在其发出之前对肋间神经进行阻滞才能发挥作用。而且相邻肋间神经的支配范围有重叠，所以单个节段的阻滞效果并不完善，需要进行连续多个节段阻滞。

肋间神经阻滞（intercostal nerve block，ICNB）操作在超声引导下进行，应用线阵探头，长轴或短轴均可，注药点应在腋中线近端（即靠近脊柱一侧），这样可以在外侧支发出之前阻滞完整的肋间神经，成人通常在棘突旁开 6 ~ 8 cm 处进行阻滞。通常采用平面内进针方式，穿刺针穿过肋间隙的肋间外肌和肋间内肌，在肋间内肌与肋间最内肌之间的筋膜层内注药，每点注射 0.3% ~ 0.5% 罗哌卡因 3 ~ 5 ml。盲视法穿刺的效果并不可靠，因为很难保证针尖位于正确的筋膜层水平。有些医院习惯在术中由外科医师在台上注药，从胸腔内、外进针均可。但是，如果注药部位在腋中线前方则基本无效，因为外侧支已经发出。

ICNB的镇痛效果优于全身应用阿片类药物，但麻醉医师较少选择ICBN，因为充分的阻断需要多次注射（5~6次），每次注射都有气胸、神经损伤和血管损伤的危险；而且局麻药在肋间部位的全身吸收率很高，使得镇痛时间较短、局麻药全身毒性的风险较高，所以通常在术后操作，术前阻滞适合时间较短的手术。长效局麻药（脂质体布比卡因）的出现可能会为延长ICNB的作用时间提供新的选择。

4. 胸神经阻滞

胸神经（pectoral nerves，PECS）阻滞是近几年发展的一种胸壁阻滞方法，有PECS1和PECS2两种阻滞方法。PECS1阻滞时将线阵探头置于锁骨下区域，超声下可见胸大肌及其深面的胸小肌，在两者之间找到胸肩峰动脉的胸肌支，动脉旁即为注药点，将局麻药注射于胸大肌与胸小肌之间的目标是阻滞胸外侧神经和胸内侧神经，两者支配胸肌的感觉，因此适用于植入胸肌下假体或乳房扩张器、起搏器或输液港植入术等涉及胸大肌的手术；用药为0.3%~0.5%罗哌卡因10 ml（0.15~0.2 ml/kg）。继续进针，在第4肋水平将局麻药注射于胸小肌与前锯肌之间，即为PECS2阻滞，目标是阻滞肋间神经（T_2~T_6）和胸长神经，适用于手术范围更广泛者（例如乳房全切、前哨淋巴结活检、腋窝淋巴结清扫等）；用药为0.3%~0.5%罗哌卡因20 ml。PECS的操作简单、风险低（主要是气胸、局麻药中毒，避免穿刺针进入肋间隙、控制药量、注药前回吸等措施可基本避免这些并发症），可减少术后镇痛药的用量，也可作为补救镇痛手段。缺点是局麻药用量较大，有时候会干扰外科医师对正常解剖结构的判断；单次阻滞的作用时间有限，可置入导管行连续阻滞，但术前放置会在术野消毒范围内。

5. 胸横肌平面阻滞

胸横肌平面阻滞（transverse thoracic muscle plane block，TTP）是一种新型的周围神经阻滞技术，常被用于心外科手术的镇痛，其改良技术为胸大肌筋膜层阻滞。该类阻滞的目标是肋间神经的终末支——前皮支，双侧阻滞可用于正中切口的镇痛。如上文所述，胸段脊神经在发出外侧支后继续在肋间肌之间向前走行，在胸骨旁则走行于肋间内肌与胸横肌之间，继而穿出至皮下形成前皮支，支配胸前中线附近的感觉。前皮支在穿行过程中依次通过肋间内肌和胸大肌，因此在肋间内肌与胸横肌之间或肋间内肌与胸大肌之间注药即可阻滞前皮支，分别称为胸横肌平面阻滞和胸大肌筋膜层阻滞，作用原理与前锯肌平面阻滞类似。当然，阻滞需要在双侧进行。操作时，将线阵探头置于胸骨旁，长轴和短轴均可，如采用短轴应将探头置于肋间。超声下由浅及深可见三层肌肉，及胸大肌、肋间肌和胸横肌，肋间肌和胸横肌之间可见胸廓内血管。可在第3和第5肋水平各注射0.3%罗哌卡因15 ml。因为需要双侧注射，药液总量大，体重小的患者应适当降低局麻药浓度。TTP的镇痛效果好，术前实施可抑制切皮和劈胸骨反应，减少术中和术后的阿片类药物用量。主要风险是损伤胸廓内血管和气胸，如采用胸大肌筋膜层阻滞则无此顾虑，而阻滞效果不受影响。

6. 其他周围神经阻滞方法

近年来随着超声技术的普及，还涌现出很多新的周围神经阻滞方法用于胸部镇痛，例如椎板后阻滞（retrolaminar block，RLB）、横突-胸膜中点阻滞（mid-point transverse process to pleura block，MTPB）、多点肋横突阻滞（multiple-injection costotransverse block，MICB）、横突下韧带间（subtransverse process interligamentary，STIL）平面阻滞、菱形肌-肋间肌-前锯肌（rhomboid intercostal and subserratus，RISS）平面阻滞等，作用原理均类似 SAPB 和 ESPB，但作用效果还需要更多的临床验证。

7. 切口局部浸润

术毕由术者对切口进行局麻药浸润也能提供良好的镇痛，可应用 0.75% ~ 1% 罗哌卡因。缺点是作用时间有限，仅能维持数小时，如能使用作用时间超长的局麻药（例如脂质体布比卡因），也不失为一种选择。

二、全身用药

1. 阿片类药物

阿片类药物通常通过静脉、椎管内、口服或经皮途径给药。在镇痛技术日新月异的今天，阿片类药物仍然是所有镇痛方案的重要组成部分，对于不能实施中枢或外周神经阻滞者，PCA 阿片类药物是胸科手术后的主要镇痛措施；即使已进行了神经阻滞，静脉使用阿片类药物仍是重要的补救镇痛手段。阿片类药物的缺点是治疗窗窄、有成瘾风险和存在有害的不良反应，包括呼吸抑制、嗜睡、PONV、肠梗阻、尿潴留、瘙痒等；尤其对于老年患者，反复大剂量应用阿片类药物可导致认知功能障碍甚至谵妄。因此，在保证良好镇痛的前提下尽量减少阿片类药物的使用已成为共识。

药物选择可根据各医院的实际情况和麻醉医师的经验而定，常用的强效阿片类药物有舒芬太尼、羟考酮等。舒芬太尼的起效较快（起效时间和达峰时间分别为 1 ~ 3 min 和 5 ~ 6 min）、镇痛效能强，但是患者头晕、恶心的发生率较高。常用镇痛方案为背景量 0 ~ 3 μg/h，PCA 剂量 2 ~ 3 μg，锁定时间 10 ~ 20 min。羟考酮是半合成阿片类药物，具有独特的 κ 阿片受体作用特性，后者可产生对内脏痛的镇痛效果，更适合用于胸科手术这类能造成内脏痛的手术。羟考酮的起效时间和达峰时间分别为 2 ~ 3 min 和 5 min，半衰期较长（3.5 ~ 4 h），不良反应的发生率和严重程度小于舒芬太尼。常用镇痛方案为 PCA 剂量 1 ~ 2 mg，锁定时间 5 ~ 10 min，因为作用时间较长，通常不设背景量。曲马多是一种弱阿片受体激动剂，与其他阿片类药物相比，其不良反应有所改善，主要表现为恶心、呕吐，静脉使用 50 ~ 100 mg 曲马多常作为补救镇痛药物。

2. 非甾体抗炎药

非甾体抗炎药（NSAID）是一类不含甾体结构的抗炎药，主要通过抑制环氧合酶（COX），减少前列腺素、前列环素和血栓素的合成而发挥作用。COX 有几种同工酶，COX-1 参与内环境稳定，对其抑制被认为是非选择性 NSAID 不良反应的主要原因，这些不良反应表现为：① 在胃肠道系统中，前列腺素减少导致胃酸分泌增加、碳酸氢盐分泌减少、黏液分泌减少，造成黏膜衬里受损，使消化性溃疡和出血的风险增加；② 前列腺素抑制可引起肾血管收缩，在那些既往有肾脏、肝脏或心脏疾病的患者中，这种抑制可能导致急性肾功能衰竭；③ NSAID 可能导致暂时性血小板功能障碍，增加全身出血的风险，不过这一因素在胸外科手术中并不显著。COX-2 是导致炎症和疼痛的首要因素，因此选择性 COX-2 抑制剂的不良反应更少。

炎性疼痛是术后疼痛的主要作用机制之一，而不论是神经阻滞还是阿片类药物，对手术创伤引起的炎症均无作用或作用有限，因此 NSAID 是术后镇痛不可或缺的一部分，可抑制手术创伤引起的外周炎症，还可降低痛觉敏化作用。此外，NSAID 与其他药物合用时，镇痛效果具有相加作用。无禁忌证（主要是过敏、消化性溃疡、血小板减少、肾功能不全等，参见药物说明书）者均建议接受 NSAID 治疗。虽然 NSAID 有不良反应，但改善镇痛和减少阿片类药物的益处往往大于这些药物的风险。

NSAID 的作用具有封顶效应，因此应避免不必要的大剂量应用，也不建议长期应用（一般不超过术后 1 周）和同时应用两种或两种以上的 NSAID，以免不良反应叠加。长效 NSAID（如帕瑞昔布）可单次静注（40mg/12 h），短效 NSAID（如氟比洛芬酯）可静注负荷量（50～100 mg）后以微量泵持续泵入（150～200 mg/d）。至于哪种特定的 NSAID、剂量或给药方法比另一种更有效，还有待确定。

3. 对乙酰氨基酚

对乙酰氨基酚对疼痛作用的确切机制尚不清楚，不过，它确实在中枢抑制前列腺素的合成，从而发挥镇痛和解热作用。对乙酰氨基酚也可发挥外周抗炎作用，尽管与 NSAID 相比，其作用很小。对乙酰氨基酚在临床剂量下非常安全，几乎没有禁忌证。它主要由肝脏代谢，严重肝病的患者应用时应谨慎，因为其中一种代谢物 N-乙酰对苯醌亚胺可导致肝毒性。一项荟萃分析表明，在胸部手术中服用对乙酰氨基酚可减少阿片类药物 20% 的消耗量。对乙酰氨基酚有口服和静脉制剂，前者更易获得，通常在术前应用 1 g，术后每 6 h 应用 1 g。

4. 其他药物

（1）NMDA 受体拮抗剂：代表药物为氯胺酮，在亚麻醉剂量下可提供深度镇痛并减少炎症因子释放；大剂量会有明显的不良反应，包括感觉分离、幻觉、交感神经兴奋和心脏抑制。与阿片类药物相比，氯胺酮的优点是不会引起呼吸抑制。围术期镇痛方案中应用小剂量氯胺酮可减少阿片类药物的用量，与单纯 PCA 阿片类药物相比，联合应用氯胺酮可降低开胸术后疼痛评分，改善通气和氧合，而不会显著增加不良事件。NMDA 受体拮抗剂理论上具有减少痛觉敏化的作用，但是迄今为止，并未证明围术期应用氯胺酮能减少 CPSP 的发生。镁剂也是一种 NMDA 受体拮抗剂，有一定的镇痛作用，可减少阿片类药物的用量。不过这两种药物尚未形成临床上统一认识的用法、用量，在其他镇痛措施效果不佳时可考虑应用。

（2）加巴喷丁类神经镇痛药：常用药物包括普瑞巴林和加巴喷丁，作为 γ-氨基丁酸（γ-aminobutyric acid，GABA）类似物，通过阻断电压依赖性钙通道提供神经镇痛作用，可降低术后疼痛评分，减少阿片类药物用量，同时在一定程度上减少和治疗术后神经病理性疼痛。这类药物的安全性较高，不良反应包括嗜睡、疲劳和头晕，合并肾功能不全、跌倒风险增加或头晕的患者应考虑减少剂量。这些药物的最佳剂量、给药时间和持续时间以及适当的患者选择仍有待确定。常用的方案为加巴喷丁 300 mg 口服 Tid，普瑞巴林 50 mg 口服 Tid。

（3）α$_2$肾上腺素受体激动剂：代表药物为可乐定和右美托咪定。开胸手术患者围术期给予右美托咪定可减少阿片类药物的用量，并有足够的镇痛作用，在多模式镇痛方案中显示出良好的前景。但由于应用这类药物时存在低血压和过度镇静的风险，因此需要加强监测，可能会限制其在术中镇痛中的应用。

三、胸部术后镇痛的常用方案

美国麻醉医师协会急性术后疼痛管理工作组建议围术期应用多模式疼痛管理，包括区域镇痛、静脉镇痛、口服镇痛，术后疼痛的多因素起源支持这种多模式镇痛方法。所选择的多模式镇痛方案必须有效，在深呼吸和运动时能提供良好的镇痛，以利于患者咳嗽和接受物理治疗，而且不良反应应最小，最终目的是减少胸部手术对患者近期和长期健康的潜在危害。

如果可能，应尽量在伤害性刺激之前给予术前镇痛，这样可以通过阻止伤害的传入和放大（痛觉敏化）来减少术后疼痛，这一概念适用于全身和局部技术。在对胸部手术患者的系统性回顾中，术前即开始 TEA 可以减少术后急性疼痛，虽然并未降低慢性疼痛的发生率。而在另一项研究中，预防性应用 NSAID、阿片类药物或 NMDA 受体拮抗剂后，术后急性和慢性疼痛评分并没有差异，提示对于预防性镇痛的具体实施（包括时机、剂量等）还需要进一步研究。尽管目前还缺乏预防性镇痛的有力证据，临床实践中仍有很多医师倾向于提供术前镇痛。

（一）胸科手术

针对胸科术后不同部位和性质的疼痛可采取相应措施。① 尿管相关疼痛：男性患者最好在全麻后置入尿管，插管时应用表面麻醉；术后尽早拔除尿管，应用 NSAID 可有效缓解此类疼痛。② 气管导管相关疼痛：尽量选择较小型号的双腔管（例如男性 37 F，女性 35 Fr，体型较小的患者可选用更小型号的导管），插管时动作轻柔，导管表面涂抹含局麻药的润滑剂（例如利多卡因乳膏），麻醉诱导时静脉应用甲泼尼龙琥珀酸钠以减轻黏膜水肿；NSAID 对此类疼痛有效。③ 正确摆放体位和安放体位垫，避免臂丛神经受到过度牵拉，术中注意避免术者站位对患者上肢的推挤；术中注意保护膈神经，膈神经刺激引起的肩部牵涉痛由于其起源于颈神经根，因此不能通过 TEA 或 TPVB 获得缓解，应用 NSAID 可有效治疗此类疼痛。④ 切口疼痛涉及胸段脊神经，通过采用以神经阻滞为基础的多模式镇痛可有效缓解此类疼痛。⑤ 引流管相关疼痛：采用细引流管，放置引流管时注意避免对胸膜的刺激，静脉应用镇痛药（尤其是对内脏痛有效的药物如羟考酮），有时候最有效的措施是调整引流管的位置/深度（例如拔出 1～2 cm）。⑥ 有效控制急性期术后疼痛可降低 CPSP 的发生率。这类慢性疼痛多具有显著的神经病变性质，使阿片类药物的疗效降低。已被证明能改善 CPSP 的药物包括加巴喷丁类、氯胺酮、三环类抗抑郁药、5-羟色胺去甲肾上腺素再摄取抑制剂，以及利多卡因贴剂。区域麻醉（如 ESPB）也可以改善 CPSP。

如无禁忌证（绝大多数患者没有禁忌），麻醉前和术后应用对乙酰氨基酚（用法见上文）。如果没有禁忌证，所有患者都应给予 NSAID，首剂在麻醉诱导时应用，可起到预防性镇痛作用；术后可持续泵入（中短效药物）或间断应用（长效药物）。术后慢性疼痛高危患者可在术前和术后应用加巴喷丁类药物，术中可应用小剂量氯胺酮。

如果没有禁忌证（常见如凝血障碍或应用抗凝药、穿刺部位感染等），所有患者均宜接受神经阻滞，最好在术前进行。TEA 和 TPVB 是最常用于胸科术后镇痛的一线区域镇痛技术。开胸手术首选 TEA，如果有椎管内阻滞禁忌证，可选择连续 TPVB；这两种镇痛方法通常无须联合 PCA 阿片类药物；由 VATS 转为开胸手术者，可由术者在术中置入椎旁导管。次选单次 TPVB，椎旁阻滞有禁忌时考虑 SAPB 或 ESPB（单次注射或持续导管输注），通常需要联合 PCA 阿片类药物；肋间神经阻滞也是一种替代选择。胸腔镜手术首选连续 TPVB，无须联合 PCA 阿片类药物；次选单次 TPVB、SAPB、ESPB 或 ICNB，联合 PCA 阿片类药物。对于无法进行神经阻滞者（如合并播散性菌血症或局部感染），在术毕由外科医师进行局麻药切口浸润，术后应用 PCA 阿片类药物，同时采用多模式药理学方法来减少阿片类药物的使用，氯胺酮可能是个不错的选择。

食管切除术的镇痛比较复杂，主要是因为手术方法多种多样（开放式、微创式、混合式等），不同的手术方式也会影响口服镇痛药的选择。对于开放式手术，TEA 仍是金标准，但要注意低血压和吻合口瘘的风险。微创手术多为胸腹腔镜联合手术，连续 TPVB 可为胸腹切口提供镇痛，但仍需进一步研究。NSAID 在食管切除术患者中必须谨慎使用，有增加吻合口瘘的风险。静脉 PCA 给予阿片类药物是这类手术经常使用的镇痛方法，但从静脉用药过渡到口服药物常受到限制。

任何镇痛方案都做不到尽善尽美。如果疼痛评分超过 4 分，或者应患者要求，则需要采用补救镇痛措施，通常为阿片类药物或 NSAID，例如芬太尼 1 μg/kg，双氯芬酸 1 mg/kg，酮咯酸 30 mg 等，曲马多和氢吗啡酮也是常用药物。

胸外科围术期疼痛管理是个系统工程，还需要护士的配合（包括术前宣教、术中体位摆放、术后随访等）和外科医师的参与（包括尽量减少创伤、术中保护肋间神经和膈神经、实施神经阻滞等）。

（二）心外科手术

心脏手术的麻醉通常应用大剂量阿片类药物，而且很多患者术后因循环等问题仍需要继续接受机械通气治疗和适度镇静，所以术后早期的镇痛需求不高。

NSAID 不能用于冠状动脉旁路移植术的术后镇痛，瓣膜手术等需要术中体外循环者应用 NSAID 也有影响凝血功能的可能。

神经阻滞也可用于心外手术镇痛。硬膜外阻滞无疑是镇痛效果最好的，大多数心脏手术在术中需要应用肝素，应注意硬膜外穿刺与静脉肝素的间隔时间，有时候可能需要术前一天提前置管。胸椎旁阻滞在正中开胸手术时需要进行双侧操作，一般不建议采用以免增加相关风险；如需采用侧开胸手术，凝血相关问题参考椎管内阻滞的相关指南。胸横肌平面阻滞或胸大肌筋膜层阻滞在正中开胸时非常适合，有条件者建议常规应用；需要取乳内动脉的冠状动脉旁路移植术应采用胸大肌筋膜层阻滞，以免损伤乳内动脉或因注药造成局部解剖异常而影响外科操作。

引流管相关疼痛可通过双侧腹直肌鞘阻滞来处理，每侧注射 0.3% ~ 0.5% 罗哌卡因 5 ~ 10 ml。同时进行多处阻滞时（例如双侧胸横肌平面阻滞复合双侧腹直肌鞘阻滞），要注意药物的总剂量不要超过局麻药的最大剂量以免发生局麻药中毒，总容量较大时可降低局麻药浓度，0.2% 罗哌卡因亦可起到镇痛效果，但作用时间稍短。

总体来说，心外科手术后的镇痛还是以静脉应用阿片类药物为主。复合神经阻滞者可减少术后阿片类药物的用量，阿片类药物 PCA 泵可作为补救镇痛的手段。

（三）乳腺外科手术

乳腺外科的术后镇痛相对简单，主要措施有下列两种，根据具体情况可复合或单独应用。

1. 静脉镇痛

包括应用 NSAID 和阿片类药物，无禁忌证者建议常规应用 NSAID（间断静注或持续泵入）。因为女性是 PONV 的危险因素之一，合并其他危险因素者在应用阿片类药物时应注意对 PONV 的防治。

2. 神经阻滞

（1）胸椎旁阻滞：TPVB 的效果确切，基本上能完全覆盖手术区域，有些手术在单次 TPVB 下即能完成。乳腺手术涉及的脊神经为 T_2 ~ T_6 节段，一般在 T_3/T_4 和 T_5/T_6 两点进行阻滞，分别注入 0.3% ~ 0.5% 罗哌卡因 10 ~ 15 ml。TPVB 的注意事项见上文，与胸科手术相比，气胸是需要更多关注的 TPVB 并发症。

涉及腋窝部位的手术镇痛略复杂，因为腋窝的神经支配主要在 T_2 节段，可通过 TPVB 治疗；但是手术也可能涉及臂内侧皮神经的支配区域，后者是臂丛内侧束的分支，TPVB 无法对其阻滞，必要时可行锁骨下臂丛神经阻滞（可仅阻滞内侧束，在腋动静脉之间注药即可），但多数可通过静脉用药进行镇痛。

（2）胸神经阻滞：如前文所述，PECS 阻滞适合各种类型的乳腺手术镇痛，鉴于其对相关局部解剖关系的影响，建议术后应用或作为补救镇痛措施。

（3）其他周围神经阻滞：ESPB、SAPB 或 ICNB 也可用于乳腺外科术后镇痛，参见上文。如果手术涉及乳腺内侧，则 SAPB 的镇痛效果可能不完善，因为后者仅阻滞肋间神经外侧支。

第五节　胸部手术术后镇痛临床案例

一、胸科手术案例

患者，男，66 岁，172 cm，74 kg。因"发现右肺上叶占位 1 个月"入院。既往高血压 4 年，最高 160/110 mmHg，口服硝苯地平控释片、比索洛尔控制，血压控制尚可。初步诊断为右肺癌，拟行胸腔镜下右肺上叶切除术。术前各项化验、检查未见显著异常。

手术当日在病房口服对乙酰氨基酚 1 g。入室后在局麻下开放静脉、桡动脉置管。麻醉诱导应用依托咪酯 16 mg、羟考酮 14 mg、甲泼尼龙琥珀酸钠 40 mg、利多卡因 100 mg、瑞芬太尼 200 mg、罗库溴铵 50 mg，插入 37 F 左双腔导管（表面涂以利多卡因乳膏）。静脉应用氟比洛芬酯 100 mg。左侧卧位后，在超声引导下行右椎旁阻滞，0.3% 罗哌卡因，T_4、T_7 水平各注射 15 ml，并在 T_4 置入导管，置管深度 5 cm，超声下确定导管位于壁层胸膜外。术中持续输注丙泊酚、右美托咪定和间断静注罗库溴铵，未应用阿片类药物。术毕经椎旁导管 PCA 泵注 0.2% 罗哌卡因，5 ml/h，按压剂量 5 ml，锁定时间 30 min；联合应用静脉氟比洛芬酯泵，400 mg/100 ml，2 ml/h。术后镇痛效果好，静息和运动状态下疼痛评分均未超过 3 分，无补救镇痛需求；无头晕、恶心、呕吐。术后第 2 天拔除胸管，术后第 3 天撤镇痛泵，当天下午出院。

二、心外科手术案例

患者，女，55 岁，157 cm，65 kg。因"活动后胸闷憋气 1 年余"入院。既往高血压 20 余年，长期口服氨氯地平，血压控制可；糖尿病病史 12 年，口服二甲双胍、格列吡嗪，血糖控制可。冠脉造影示三支病变；超声心动图检查示阶段性室壁运动异常，左室舒张功能减退。诊断为冠心病，不稳定型心绞痛，拟行非体外循环冠状动脉旁路移植术。

入室后在局麻下开放静脉、桡动脉置管，静注咪达唑仑 2 mg。麻醉诱导应用依托咪酯 12 mg、舒芬太尼 50 μg、罗库溴铵 50 mg 后行气管插管、机械通气。超声引导下行双侧胸横肌平面阻滞，在 T_3、T_5 水平各注射 0.3% 罗哌卡因 15 ml（总量 180 mg）。术中持续输注丙泊酚、右美托咪定，间断静注罗库溴铵，间断追加舒芬太尼共 30 μg。切皮及劈胸骨时血流动力学无明显波动。术毕应用舒芬太尼 1 μg/ml 静脉 PCA，无背景剂量，按压剂量 3 ml，锁定时间 15 min。

三、乳腺外科手术案例

患者，女，43 岁，162 cm，59 kg。因"发现左乳肿物 1 个月"入院。肿物穿刺病理提示浸润性导管癌。既往体健。诊断为乳腺癌（左侧），拟行左侧乳房全切、前哨淋巴结活检术。

术前于麻醉准备间行超声引导下左竖脊肌平面阻滞，注射 0.4% 罗哌卡因 25 ml。麻醉诱导应用依托咪酯 12 mg、羟考酮 12 mg、罗库溴铵 30 mg 后置入喉罩。静脉应用氟比洛芬酯 100 mg。术中持续输注丙泊酚、瑞芬太尼、右美托咪定。术毕应用静脉氟比洛芬酯泵，400 mg/100 ml，2 ml/h。

（张熙哲　何苗　冯艺）

疼痛精确管理

参考文献

［1］ Chou R, Gordon D B, de Leon-Casasola O A, et al. Management of Postoperative Pain: A Clinical Practice Guideline From the American Pain Society, the American Society of Regional Anesthesia and Pain Medicine, and the American Society of Anesthesiologists' Committee on Regional Anesthesia, Executive Committee, and Administrative Council［J］. J Pain, 2016,17(2):131-157.

［2］ Mathiesen O, Wetterslev J, Kontinen V K, et al. Adverse effects of perioperative paracetamol, NSAIDs, glucocorticoids, gabapentinoids and their combinations: a topical review［J］. Acta Anaesthesiol Scand, 2014,58(10):1182-1198.

［3］ Wick E C, Grant M C, Wu C L. Postoperative multimodal analgesia pain management with nonopioid analgesics and techniques: a review［J］. JAMA Surg, 2017,152(7):691-697.

［4］ Balaban O, Aydın T. A modified approach of rhomboid intercostal block for postoperative analgesia in modified radical mastectomy: ultrasound guided bi-level high thoracic injection［J］. J Clin Anesth, 2019, 57: 29-30.

［5］ Tulgar S, Selvi O, Thomas D T, et al. Rhomboid intercostal block in a modified radical mastectomy and axillary curettage patient; a new indication for novel interfascial block［J］. J Clin Anesth, 2019, 54: 158-159.

［6］ Costache I, de Neumann L, Ramnanan C J, et al. The mid-point transverse process to pleura (MTP) block: a new end-point for thoracic paravertebral block［J］. Anaesthesia, 2017,72(10): 1230-1236.

［7］ Piraccini E, Pretto E A, Corso R M, et al. Analgesia for thoracic surgery: the role of paravertebral block［J］. HSR Proc Intensive Care Cardiovasc Anesth, 2011, 3(3):157-160.

［8］ Forero M, Adhikary S D, Lopez H, et al. The erector spinae plane block: a novel analgesic technique in thoracic neuropathic pain［J］. Reg Anesth Pain Med, 2016, 41(5):621-627.

［9］ Kolettas A, Lazaridis G, Baka S, et al. Postoperative pain management［J］. J Thorac Dis, 2015, 7(Suppl 1):S62-S72.

［10］ Marshall K, McLaughlin K. Pain management in thoracic surgery［J］. Thorac Surg Clin, 2020, 30(3): 339-346.

［11］ Reuben S S, Yalavarthy L. Preventing the development of chronic pain after thoracic surgery［J］. J Cardiothorac Vasc Anesth, 2008,22(6): 890-903.

［12］ Helander E M, Webb M P, Kendrick J, et al. PECS, serratus plane, erector spinae, and paravertebral blocks: a comprehensive review［J］. Best Pract Res Clin Anaesthesiol, 2019, 33(4): 573-581.

［13］ Maxwell C, Nicoara A. New developments in the treatment of acute pain after thoracic surgery［J］. Curr Opin Anaesthesiol, 2014, 27(1): 6-11.

［14］ Goto T. What is the best pain control after thoracic surgery［J］. J Thorac Dis, 2018, 10(3):1335-1338.

［15］ Yokoyama Y, Nakagomi T, Shikata D, et al. Combined analgesic treatment of epidural and paravertebral block after thoracic surgery［J］. J Thorac Dis, 2017, 9(6): 1651-1657.

［16］ Daly D J, Myles P S. Update on the role of paravertebral blocks for thoracic surgery: are they worth it［J］. Curr Opin Anaesthesiol, 2009, 22(1):38-43.

［17］ Raveglia F, Rizzi A, Leporati A, et al. Analgesia in patients undergoing thoracotomy: epidural versus

3

paravertebral technique. A randomized, double-blind, prospective study [J]. J Thorac Cardiovasc Surg, 2014, 147(1): 469-473.

[18] Sabanathan S, Smith P J, Pradhan G N, et al. Continuous intercostal nerve block for pain relief after thoracotomy [J]. Ann Thorac Surg, 1988, 46(4): 425-426.

[19] Rice D C, Cata J P, Mena G E, et al. Posterior intercostal nerve block with liposomal bupivacaine: an alternative to thoracic epidural analgesia [J]. Ann Thorac Surg, 2015,99(6): 1953-1960.

[20] Davies R G, Myles P S, Graham J M. A comparison of the analgesic efficacy and side-effects of paravertebral vs epidural blockade for thoracotomy--a systematic review and meta-analysis of randomized trials [J]. Br J Anaesth, 2006, 96(4): 418-426.

[21] Semenkovich T R, Hudson J L, Subramanian M, et al. Enhanced recovery after surgery (ERAS) in thoracic surgery [J]. Semin Thorac Surg, 2018,30(3): 342-349

第四章
腹部手术术后精确镇痛

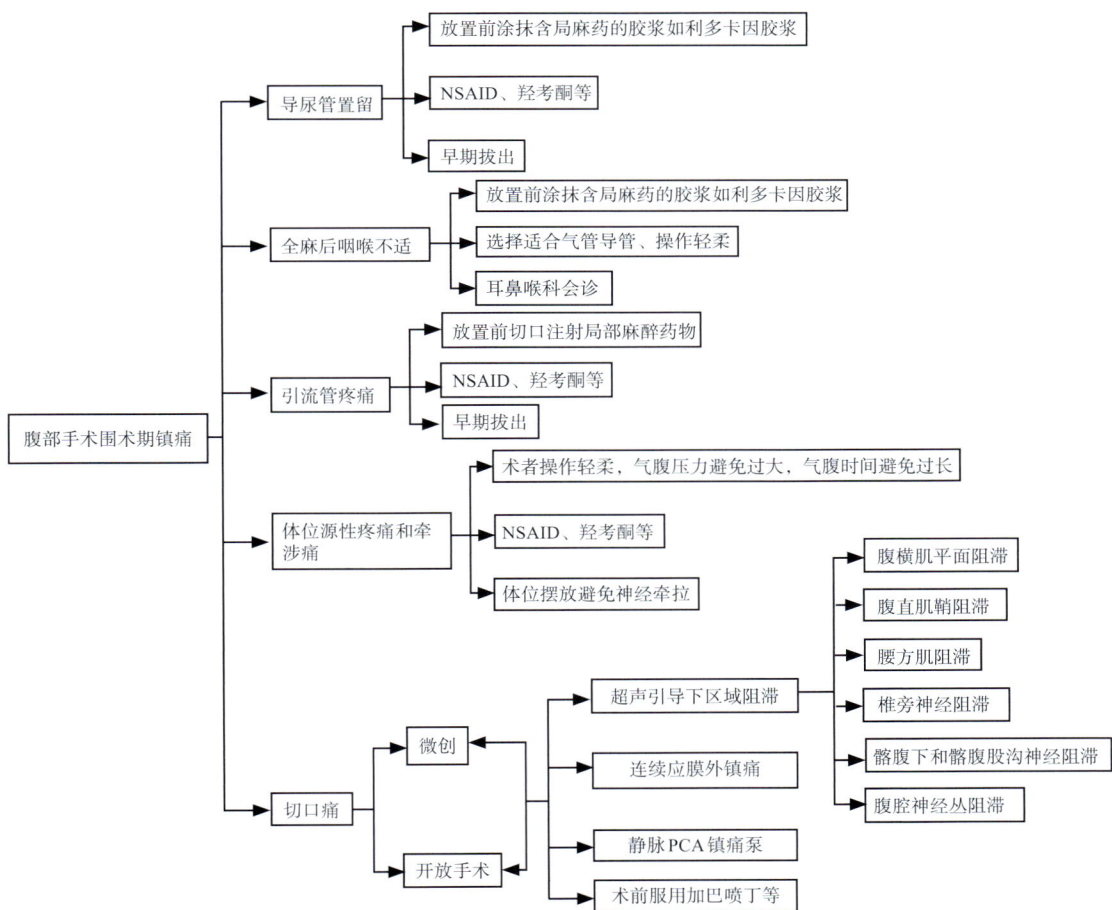

```
                                                    ┌─────────────────────────────────────┐
                                              ┌────▶│ 放置前涂抹含局麻药的胶浆如利多卡因胶浆 │
                                              │     └─────────────────────────────────────┘
                                    ┌───────┐ │     ┌──────────────┐
                              ┌────▶│导尿管置留├─┼────▶│ NSAID、羟考酮等 │
                              │     └───────┘ │     └──────────────┘
                              │               │     ┌──────┐
                              │               └────▶│ 早期拔出 │
                              │                     └──────┘
                              │                     ┌─────────────────────────────────────┐
                              │               ┌────▶│ 放置前涂抹含局麻药的胶浆如利多卡因胶浆 │
                              │     ┌─────────┐│     └─────────────────────────────────────┘
                              ├────▶│全麻后咽喉不适├────▶│ 选择适合气管导管、操作轻柔 │
                              │     └─────────┘│     └──────────────────────┘
                              │               │     ┌──────────┐
                              │               └────▶│ 耳鼻喉科会诊 │
                              │                     └──────────┘
                              │                     ┌────────────────┐
                              │               ┌────▶│ 放置前切口注射局部麻醉药物 │
                              │     ┌───────┐ │     └────────────────┘
          ┌──────────────┐    ├────▶│引流管疼痛├─┼────▶│ NSAID、羟考酮等 │
          │腹部手术围术期镇痛├────┤     └───────┘ │     └──────────────┘
          └──────────────┘    │               └────▶│ 早期拔出 │
                              │                     └──────┘
                              │                     ┌───────────────────────────────────┐
                              │               ┌────▶│ 术者操作轻柔，气腹压力避免过大，气腹时间避免过长 │
                              │     ┌────────┐│     └───────────────────────────────────┘
                              ├────▶│体位源性疼痛和牵├────▶│ NSAID、羟考酮等 │
                              │     │涉痛     ││     └──────────────┘
                              │     └────────┘│     ┌──────────────┐          ┌────────────┐
                              │               └────▶│ 体位摆放避免神经牵拉 │    ┌───▶│ 腹横肌平面阻滞 │
                              │                     └──────────────┘    │   └────────────┘
                              │                                         │   ┌────────────┐
                              │                                         ├──▶│ 腹直肌鞘阻滞 │
                              │                                         │   └────────────┘
                              │                                         │   ┌──────────┐
                              │                                         ├──▶│ 腰方肌阻滞 │
                              │               ┌───────┐   ┌─────────────┐│   └──────────┘
                              │          ┌───▶│ 超声引导下区域阻滞├┼──▶│ 椎旁神经阻滞 │
                              │     ┌──┐ │   └─────────────┘│   └──────────┘
                              │     │微创│─┘                │   ┌─────────────────────┐
                              │     └──┘                    ├──▶│ 髂腹下和髂腹股沟神经阻滞 │
                              │      ↑  ┌─────────────┐      │   └─────────────────────┘
                              └────▶│切口痛├──▶│ 连续应膜外镇痛 │      │   ┌────────────┐
                                    └──┬──┘  └─────────────┘      └──▶│ 腹腔神经丛阻滞 │
                                       │     ┌───────────┐            └────────────┘
                                    ┌───┐───▶│ 静脉PCA镇痛泵 │
                                    │开放手术│  └───────────┘
                                    └───┘───▶│ 术前服用加巴喷丁等 │
                                             └────────────┘
```

4

第一节　腹部感觉神经分布、常见切口部位及创伤应激部位

一、腹部解剖概述

为便于描述腹腔脏器的位置，可将腹部分成若干区域。临床上常用的简便方法是四分法，即通过脐各做一水平面和矢状面，将腹部分为左上腹、右上腹、左下腹和右下腹 4 个区。更实用的是 9 区分法，即通过两侧肋弓最低点（或第 10 肋的最低点）所做的肋下平面和通过两侧髂结节所做的结节间平面将腹部分成上腹部、中腹部和下腹部，再由经两侧腹股沟韧带中点所做的两个矢状面，将腹部分成 9 个区域，包括上腹部的腹上区和左、右季肋区，中腹部的脐区和左、右腹外侧（腰）区，下腹部的腹下（耻）区和左、右髂（腹股沟）区。

二、腹部感觉神经分布概述

脊神经（spinal nerve）为连接于脊髓的周围神经部分，脊神经的前根和后根在椎间孔处合为脊神经干后立即分为 4 支，即前支、后支、脊膜支和交通支。腹部皮肤、肌肉和各重要脏器的感觉支配主要由 $T_7 \sim T_{12}$ 脊神经，以及部分腰丛神经支配。腹部脊神经前支包含第 7～11 肋间神经和第 12 肋的肋下神经，各神经在相应肋间隙内向前下方走行出肋间隙进入腹壁后，续行于腹横肌和腹内斜肌之间，最后在腹直肌外侧缘穿腹直肌鞘，分布于腹直肌，支配腹部的皮肤、前外侧壁肌群和壁层腹膜。腹部脊神经后支为混合型神经支，向躯干背面走行，经相邻椎骨横突之间或骶后孔向后走行，绕上关节突外侧向后行至相邻横突之间再分为内侧支和外侧支，支配背部的皮肤、肌肉和椎体（图 4-1）。腹部脊神经前支在腹壁皮肤的分布具有一定程度的节段性特点，临床工作中，可以根据躯体皮肤感觉障碍的发生区域来大致分析和推断具体的受损脊神经，但每一支脊神经皮支的分布区并不是与相邻脊神经皮支的分布区绝对分开的，相反，相邻两条皮神经的分布区域存在一定程度的相互重叠。因此，当一条皮神经受损时，一般不会出现该皮神经分布区的感觉丧失，而仅仅表现为感觉迟钝。两条以上相邻的脊神经受到损伤时，才会出现损伤神经分布区的感觉完全消失的体征。

支配腹部内脏感受器的内脏感觉神经（visceral sensory nerve）存在于脊神经节内，随交感神经和骶副交感神经构成的交通支走行，一方面直接或经中间神经元与内脏运动或躯体运动神经元相联系，完成内脏-内脏或内脏-躯体的各种反射活动；另一方面经过复杂的传导途径，将冲动传导到大脑皮质，形成内脏感觉。此外，腰丛主要支配腹部与大腿交界区感觉，其由第 12 胸神经前支的一部分、第 1～3 腰神经前支及第 4 腰神经前支的一部分组成，位于腰大肌深面、腰椎横突的前方（表 4-1）。

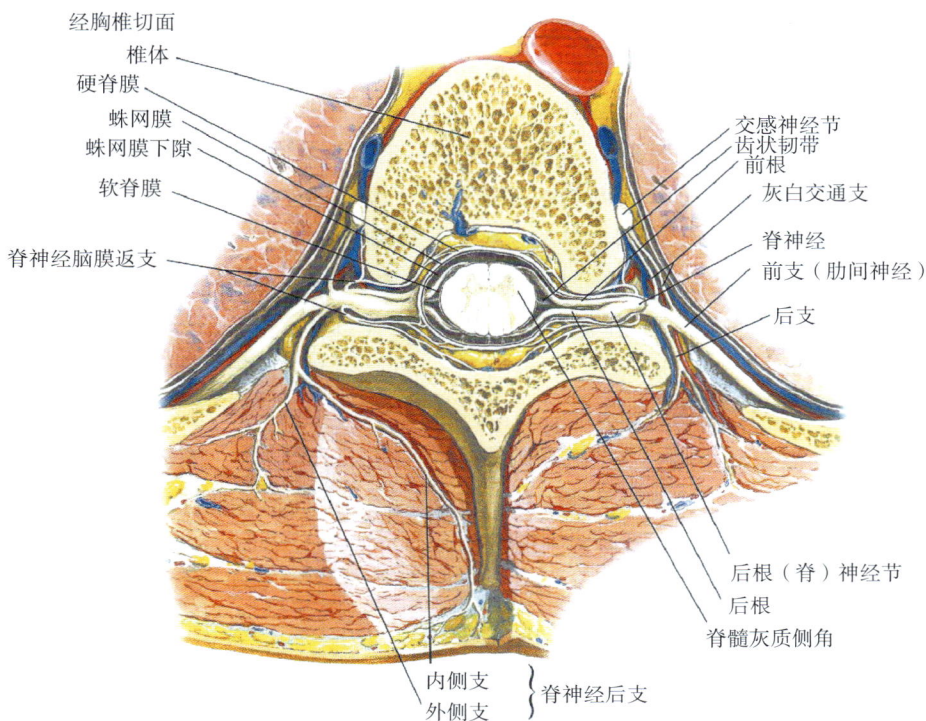

图 4-1　脊神经及其分支

表 4-1　重要腹腔内脏的神经支配

器官	神经	沿内脏神经的传入径路	节前纤维
胃、小肠、结肠左曲以上	交感	腹腔丛 → 内脏大、小神经 → $T_6 \sim L_1$，L_1 → 脊髓后角	脊髓侧角
	副交感	迷走神经 → 延髓束核	迷走神经背核
降结肠、直肠	交感	腰内脏神经和交感干骶部分支，到达 $L_1 \sim L_2$ 脊髓后角	$T_{12} \sim L_3$ 脊髓侧角
	副交感	肠系膜下丛，盆丛 → 盆内脏神经 → $S_2 \sim S_4$ 脊髓后角	$S_2 \sim S_4$ 副交感核
肝、胆、胰	交感	腹腔丛 → 内脏大小神经 → $T_4 \sim T_{10}$ 脊髓后角	$T_4 \sim T_{10}$ 脊髓侧角
	副交感	迷走神经 → 延髓束核	迷走神经背核

三、腹部常见切口部位及创伤应激部位

腹部常见手术分为腹腔镜手术和普通开放手术。

1. 腹腔镜手术

随着设备及手术技术的进步，腹腔镜技术在外科的应用越来越广泛，通过脐周小切口插入 1～5 个不等的套管至腹腔，注入 CO_2 形成气腹暴露手术野，目前广泛应用于胃肠（直肠、胃、脾脏和肝手术）、妇产和泌尿（肾切除和前列腺切除）等领域。与传统的开腹手术相比，腹腔镜手术可最大限度地减少手术切口过长导致的疼痛应激反应，利于患者恢复。传统的开腹手术后患者多以腹壁疼痛为主，而腹腔镜手术后患者主要为内脏疼痛、盆腔痉挛及横膈刺激引起的肩部疼痛。研究发现，气腹的压力、膈神经牵拉、CO_2 气体和水分相互作用后转变为碳酸，酸性物质刺激膈肌和壁腹膜，这些因素都可反射性地引起肩部疼痛和上腹部疼痛。由于支配膈肌的神经（颈丛肌支，位于 $C_3 \sim C_5$）和肩部皮肤的神经（颈丛皮支，位于 $C_3 \sim C_4$）同位于 C_3，因而膈神经受到刺激时常反射性地引起肩部疼痛；壁腹膜的感觉神经分布主要来自 $T_7 \sim T_{11}$ 肋间神经和 T_{12} 肋下神经，对机械、温热、化学物质等刺激十分敏锐，故后腹腔镜术后受到碳酸刺激导致腹膜刺激症时可出现反射性上腹疼痛。降低术中 CO_2 气腹的压力，术毕尽量排空 CO_2 可以减轻术后疼痛。

2. 腹部普通开放手术

腹部切口选择的原则可概括为：① 最容易到达病变所在位置，能够充分显露手术部位；② 既便于延长或扩大切口，又能最大限度减少腹壁损伤；③ 缝合后张力不大，腹壁具有足够强度，愈合牢固；④ 避免损伤或切断神经、肌肉和血管。

目前常用的腹部切口有以下三类。

（1）纵行切口：无论在上腹部还是下腹部，都可取正中切口、旁正中切口或经腹直肌切口，根据病变所在的不同部位，切口可以选择在左侧或右侧。① 正中切口：切口准确地做在正中线上，在上腹部自剑突尖至脐，在下腹部自脐至耻骨联合，切开皮肤、皮下组织、腹白线、腹膜外脂肪和腹膜进腹。也可取脐部的正中切口，即脐上和脐下各半，向左或向右绕脐。腹白线内无血管与神经，故正中切口有损伤轻、出血少、疼痛轻等优点。② 旁正中切口：切口距中线 2 cm，根据病变的不同部位，切口可在上腹或下腹正中线的左侧或右侧。在切开皮肤、皮下组织和腹直肌前鞘后，将腹直肌与内侧的前鞘剥离开，并把它牵向外侧，在腹白线旁纵行切开腹直肌后鞘、腹横筋膜和腹膜。这种切口仅切开腹直肌前后鞘，并不损伤肌肉和神经；缝合后腹直肌介于前后鞘的切开线之间，既有保护作用，又能承受腹内压力，因此腹壁缝合后具有足够强度，愈合也最好。上腹的右侧旁正中切口常用于十二指肠、胆囊、胆道及胰腺手术；左侧旁正中切口则多用于胃癌、胃溃疡及脾切除等手术。下腹的旁正中切口主要用于回盲部、结肠、乙状结肠和盆腔器官的手术，是下腹部切口中应用最多的一种，而且较下腹部正中切口更为理想，后者容易发生切口疝。③ 经腹直肌切口：切口距中线 4 cm，根据需要可选左侧或右侧腹直肌的上半部分或下半部分。在皮肤、皮下组织和腹直肌前鞘纵行切开后，于内 1/3 处或内 1/6 处纵行分开腹直肌，按皮肤切口切开后鞘及腹膜。上腹右侧的腹直肌切口起于肋缘下，止于脐平面或稍下，多用于胆囊和胆道的手术。左侧的切口可用于胃造口或结肠脾曲部的手术。下腹的切口则可用于盲肠、阑尾、乙状结肠等部位的手术。

（2）横切口：横切口比许多纵行切口应用得更早，腹部常用横切口和斜切口。与纵切口相比，横切口的优点是：① 切断肋间神经及相伴行的肋间血管少于纵行切口，对腹壁功能影响小。切口方向与腹壁力线垂直，承受的张力小，因此切口愈合牢固，手术后发生切口裂开或切口疝等并发症的概率较小。② 显露良好，有利于同时使用牵开器械。③ 对腹式呼吸干扰相对较小，肺部并发症少。④ 切口方向与皮纹方向一致，皮肤瘢痕纤细；根据需要可两侧延长，切口位置的高低和左右均可依据实际情况而定。一般来说，对于诊断已经明确的择期或限期手术，优先选择横切口。上腹部横切口包括起自两侧第 8 肋游离端连线的上腹部横切口和位于脐上 5 cm 水平处，横贯上腹，两端越过腹直肌外缘的脐上横切口。切口处皮肤、皮下组织、腹直肌前鞘、腹直肌、腹直肌后鞘和腹膜均在同一水平切开。常应用于如全胃切除、十二指肠和胆道手术、门静脉高压症脾切除门奇断流或门腔分流手术、胰腺手术及横结肠手术等。下腹部横切口是沿髂前上棘间皮纹弧形切开，中点在耻骨联合上约 5 cm，同样切开腹直肌前鞘、腹外斜肌和腹内斜肌的腱膜。

（3）斜切口：包含 3 种切口类型。① 肋缘下斜切口：在右侧或左侧，常用于胆囊、胆道、肝脏或脾脏手术，尤其适用于肥胖或肋角较宽的患者。切口通常自剑突尖下 3 cm 处开始，距肋缘下 3 cm 向外下斜行 5～15 cm，但不宜延伸至腰部，否则将有更多的肋间神经被切断。按皮肤切线切断腹直肌鞘、腹直肌和侧腹壁肌群。② 阑尾切口：在右侧髂前上棘和脐连线的外、中 1/3 交界做一与连线垂直的切口，长约 5 cm，此即麦氏切口，切开皮肤、皮下组织后，深层的腱膜和肌肉按其纤维方向分离而不切断，不伤及血管和神经，腹膜可沿腹横筋膜的方向横行切开。③ 胸腹联合切口：先做右侧或左侧上腹部经腹直肌的切口，如需扩大显露范围，可经右或左第 7 或第 8 肋间开胸与腹部纵切口相连；亦可沿第 7 或第 8 肋床进入胸腔，切断肋弓后，延长至腹正中线。胸腹联合切口使显露范围增大，适于较困难的膈下手术，如右肝较大的肿瘤切除、常温下全肝血流阻断切肝术和累及食管下端的贲门癌根治术等。

常见的腹部开放切口如图 4-2。

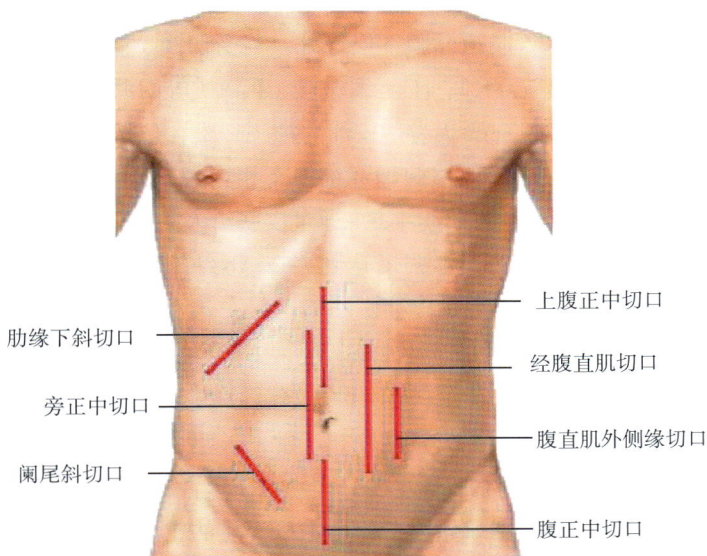

图 4-2　腹部常见切口部位

标注：
肋缘下斜切口
旁正中切口
阑尾斜切口
上腹正中切口
经腹直肌切口
腹直肌外侧缘切口
腹正中切口

第二节　腹部术后疼痛特点

腹部术后疼痛是手术损伤组织后继发的急性疼痛，与手术创伤的大小、侵袭内脏器官的强度以及手术时间的长短紧密相关，持续时间短暂，多局限于损伤或其周围区域，具有一定自限性。随着损伤组织正常充分愈合，部分疼痛随之消失或缓解。但亦有部分疼痛持续存在甚至加重，临床称之为慢性手术后疼痛（CPSP）。CPSP 是手术后并发的一类疼痛综合征，国际疼痛研究协会（IASP）将 CPSP 定义为术后超出正常组织修复时间（3 个月）且并没有明显生物学作用的疼痛状态，其特征归纳为以下几点：CPSP 是在术后出现至少 3 个月，并排除其他原因所致的疼痛（如恶性肿瘤的延续或复发，慢性感染或慢性术前疼痛状态的延续）。术后疼痛会对患者产生十分不利的影响，而完善的术后镇痛能使患者早期活动，也可促进胃肠功能的早期恢复，从而减少了手术的并发症和死亡率。因此，临床麻醉和术后镇痛是一个不可分割的整体，术后镇痛是提高围术期患者生活质量的重要环节，理应予以重视。

一、腹部术后疼痛的机制

分布于腹部皮肤的痛觉感受器按照所感受的刺激大致可以分为三类：机械性伤害感受器、C 多觉型感受器和有髓机械-热伤害感受器。这三类痛觉感受器广泛分布于皮肤各层毛细血管旁结缔组织、腹膜脏层和壁层、胃肠道黏膜下层等处，当受切割、烧灼、压迫和寒冷等刺激时均可导致局部组织破坏，释放组胺、K^+、H^+、缓激肽、P 物质等内源性致痛因子，引起痛觉。

传导痛觉冲动的神经纤维，一般认为是较细的神经纤维，包括 Aδ 纤维和 C 类纤维。Aδ 纤维传导快痛，C 类纤维传导慢痛。但这两种纤维中有相当数量是传导非痛觉冲动的（如触觉、温觉等），只有一部分是传导痛觉冲动的。如果通过皮肤给人的皮下神经干以电刺激，在只兴奋较粗的神经纤维时不引起痛觉；当刺激强度达到兴奋 Aδ 纤维时，就产生明显的刺痛；达到兴奋 C 类纤维的强度时，引起难以忍受的疼痛。

腹腔内脏痛感受器的组织结构为游离神经末梢，受刺激时反应多变。除伤害性刺激外，脏器本身的运动及疾病状态（如扩张、痉挛等），以及伴随产生的致痛物质都可以成为刺激物，如肠道对切割、烧灼等刺激不敏感，但对机械牵拉、缺血、痉挛和炎症很敏感，常引起恶心、呕吐、反射性心动过缓或严重的牵涉痛。

组织损伤后释放的炎症介质即致痛因子，是术后疼痛的主要病理基础。这些致痛因子主要由肥大细胞、巨噬细胞、淋巴细胞等释放，如钾离子、缓激肽、P 物质、组胺、H^+、前列腺素、嘌呤等，它们一方面作为化学感受性刺激传入，引起疼痛，另一方面使高阈值的 Aδ 和 C 类纤维末梢释放谷氨酸、神经激肽 A、速激肽、P 物质，这些物质作用于脊髓背角神经元 NMDA 受体和速激肽受体，使脊髓背角神经元处于去极化状态，从而使其兴奋性和反应性增加而导致中枢敏感化。其结果为，组织对正常的非伤害性刺激和阈上刺激反应增加，导致痛觉超敏，产生持久性疼痛。因此，肛肠病术后疼痛除了创伤所致外，还可因术后排便、换药及炎症等刺激，在外周和中枢神经敏化条件下，产生持续疼痛。

目前多认为腹部皮肤、肌肉和壁层腹膜等一系列躯体伤害性刺激引起的痛觉冲动沿脊神经直接进入脊髓，而腹腔脏器内脏痛觉冲动主要由交感神经干、副交感神经干和迷走神经内的传入纤维上传。支配腹部的 $T_5 \sim L_1$ 脊神经节的感觉神经纤维由后根进入脊髓后分成上、下两支，上支上行 4~5 个节段，下支下行 1~2 个节段，这些纤维在行进过程中不断发出分支进入脊髓灰质背角的周围部分，最后终止于脊髓灰质的 I~VI 层。其中 A 类有髓鞘纤维主要终止于 I 层，C 类无髓鞘纤维终止于 II 层，它们与第二级神经元形成突触。在脊髓灰质背角的 II 层，既有兴奋性神经元，又有抑制性神经元，其突触结构极为复杂，通过它们之间的相互作用，对痛觉传入冲动进行易化与抑制性调制，然后沿上行通路向上级中枢传导。位于 V 层的传导特异性痛觉的第二级神经元，发出纤维通过前联合交叉到对侧脊髓的前外侧后上达丘脑和大脑皮层。而大部分腹腔、盆腔脏器（胰、肝、肠、肾）的内脏痛主要由走行于内脏中的交感神经传入纤维传导，而膀胱颈、前列腺、尿道、子宫等的痛冲动是由走行于盆神经中的副交感神经传入纤维传到脊髓。手术中牵拉内脏、刺激肠系膜和体壁产生的痛觉冲动也可由肋间神经和膈神经传入脊髓。在脊髓背角换元后，其轴突在同侧或对侧脊髓前外侧索中上行，经脊髓丘脑束至丘脑的腹后内侧核，然后投射到大脑皮质。经迷走神经传入的痛觉冲动，传至延髓的孤束核后发出上行纤维，在网状结构换元后向丘脑投射。内脏痛觉传入纤维进入脊髓后也可经脊髓固有束上行，经多次中继后、经灰质后连合交叉至对侧网状结构换元后，再上行至丘脑髓板内核群和丘脑下部，然后投射到大脑皮质和边缘系统（**图 4-3、图 4-4**）。

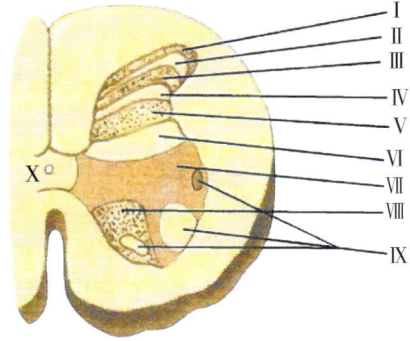

图 4-3 脊髓灰质分层模式图

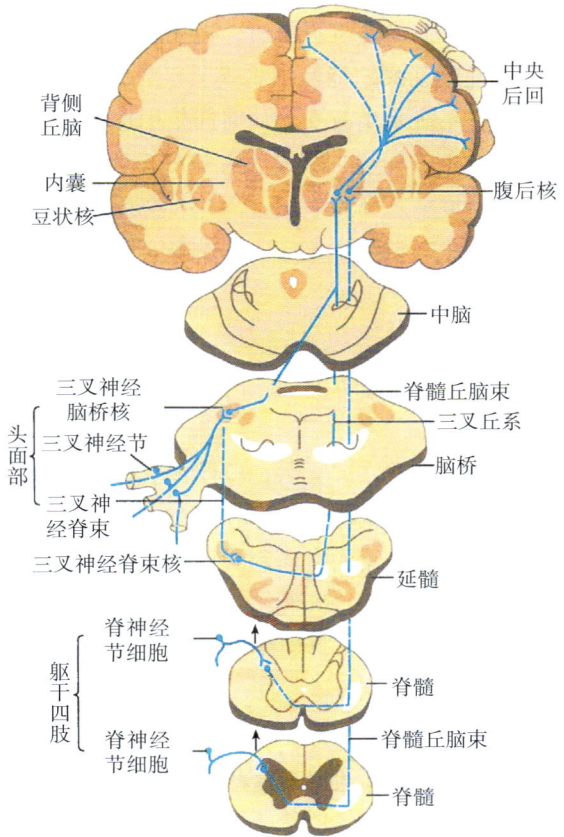

图 4-4 痛觉传导通路

二、腹部术后疼痛的类型

1. 术后急性疼痛

（1）切口疼痛：腹壁切口痛在患者静息时，主要表现为由 A 类纤维所传递的锐性痛，在切口受到严重牵拉时表现为由 C 类和 A 类纤维共同传递的钝性和锐性痛并存的混合性痛。

（2）深部疼痛：常因脊髓反射造成关节周围肌肉痉挛性收缩，引起疼痛，这种疼痛常与切口痛同时发作，在痉缩频繁发作时难以忍受。

（3）内脏疼痛：手术牵拉、撕扯腹腔内脏器官使内脏运动被反射性地抑制引起的疼痛，常伴有自主神经反应。例如，手术牵拉胃肠造成脏器紧张性下降，抑制胃和肠道的运动，结果致使胃和肠腔膨胀，产生疼痛；牵引肾区脏器可刺激膈神经丛，反射性引起肩部酸痛不适等。

（4）牵涉痛：此类疼痛多涉及远离手术区域，可能是腹腔内脏疼痛引起的牵涉痛，或手术体位放置为头低足高位时，肩托对肩部的压迫造成的肩部术后疼痛，或腹腔气腹压力过大造成的季肋部疼痛，与周围神经在背根神经节（dorsal root ganglion，DGR）水平的轴突反射有关。

（5）管道刺激引发的疼痛：胃管、引流管、导尿管的留置等可能会牵拉局部皮肤，导致黏膜阻滞或者刺激腹膜，加重患者的疼痛和不舒适感。

2. 慢性手术后疼痛

手术造成的组织损伤、炎症反应和神经损伤形成伤害性传入刺激，引起脊髓后角细胞释放兴奋性氨基酸，神经细胞膜去极化，并激活 NMDA 受体，提高神经元的兴奋性，使细胞内信息传递系统发生改变，从而产生中枢神经系统结构和功能的改变，导致中枢敏化。此外，神经组织发生损伤后，激发固有免疫及适应性免疫反应，在外周神经、背根神经节及脊髓后角中，多种免疫细胞及胶质细胞活化，产生大量细胞因子、趋化因子等免疫物质，导致组织微环境中炎症因子与抗炎症因子、致痛物质与镇痛物质比例失衡，引发神经系统免疫反应或炎性损伤，进而导致慢性痛的产生。

三、腹部术后疼痛的术前评估

腹部手术方式复杂、多样，术前需对患者既往疼痛病史、疼痛程度、手术方式和麻醉术后疼痛方案进行系统性评估和制订，以有效提高术后镇痛。如果在手术开始阶段，未对疼痛进行有效管理，持续的疼痛刺激可引起中枢神经系统发生病理性重塑，急性疼痛有可能发展为难以控制的慢性疼痛。因此，针对术前评估结果制订规范化、个体化的围术期疼痛管理有助于缓解患者疼痛，促进其早期恢复进食和活动，减少术后并发症的发生。

1. 外科因素

外科手术是根治疾病的一种重要手段，但手术不仅会对自身组织造成不同程度的创伤，还使组织细胞释放大量致痛物质，引起术后疼痛。麻醉前访视需了解手术术式和可能损伤的组织结构，针对可能导致术后不同类型的疼痛选择相应的镇痛药物：炎性疼痛可选用 NASID，切口痛可选用神经阻滞或阿片类药物如舒芬太尼，内脏痛可选用 κ 受体激动剂如羟考酮，神经病理性疼痛可选用加巴喷丁或普瑞巴林等。必要时可与外科医师沟通局部使用局麻药物，以更好地缓解术后疼痛。

2. 患者因素

患者情绪、年龄、术前疼痛病史、是否服用止痛药物以及药物种类等与术后疼痛转归关系密切。因此，麻醉前访视需要了解患者通常对疼痛的反应，询问如下问题：过去使用过什么镇痛药物？效果如何？过去经历过怎样的疼痛？使用过非药物治疗方法吗？何种药物有效？何种方法有效？有研究认为，性别与疼痛之间的关系可能与性激素水平有关；年轻患者往往更容易发生 CPSP，年龄越大，CPSP 的发生率越低；患者术前合并的基础疾病，如偏头痛（migraine）、纤维肌痛综合征、肠易激综合征等可能是 CPSP 的高危因素；患者对疼痛的认知水平也会影响术后疼痛程度；术前焦虑状态是术后 6 个月后发生慢性疼痛的独立危险因素。术前宣教指导患者如何正确使用术后 PCA，将极大地有利于术后镇痛。

3. 麻醉因素

系统完善的麻醉前评估，是缓解术后急性疼痛、减少术后慢性疼痛发生的重要措施。现代疼痛管理倡导预防性镇痛，即于术前给予患者效果良好的麻醉或神经阻滞，并在疼痛出现之前给予足够的镇痛药物，以减少创伤性应激的发生，防止中枢敏化导致的疼痛阈值降低，减少术后镇痛药物用量和延长镇痛时间。术前通过区域阻滞可有效抑制和减少外周伤害性刺激的传入，极大地减少机体应激反应和术后疼痛程度。

因此，在腹部手术中，麻醉医师需根据手术部位来选择麻醉方式及药物，又要注意个体差异和特异性，充分评估围术期影响机体术后疼痛的因素，采用多模式镇痛，积极开展以麻醉医师为主导的镇痛治疗，提供快速且有效的镇痛，使患者从术后的痛苦中解脱出来。

第三节　腹部手术康复镇痛目标

腹部容纳了胃、肠、膀胱等人体重要空腔脏器，肝、胆、胰、脾、肾等重要实质脏器以及子宫（女性）、卵巢（女性）、前列腺（男性）等重要盆腔脏器，因此腹部外科手术复杂、多样。腹部手术后，患者不仅面临着剧烈的腹壁切口疼痛，还往往伴随着定位不明确、性质不确定且难以处理的内脏疼痛。传统的腹部手术常采用开放术式，这大大增加了患者围术期疼痛发生的概率。近年来，随着腹部外科技术的发展，腔镜手术、机器人手术等微创术式的应用一定程度上减少了腹部开放切口引起的疼痛应激反应，但内脏疼痛仍不能得到有效缓解，且微创手术操作不当、长时间气腹等可能会产生诸如盆腔痉挛、肩部放射痛等新的疼痛问题。剧烈疼痛会显著增加术后并发症的风险，影响患者早期活动和康复。如在手术开始阶段未对疼痛进行有效管理，持续的疼痛刺激可能引起中枢神经系统发生病理性重塑，急性疼痛可能发展为难以控制的慢性疼痛，严重影响患者术后远期生活质量。因此，实施规范化的围术期疼痛管理具有重要意义。在临床实践中，良好的围术期疼痛管理需要麻醉科医师、外科医师和护士等多学科团队的参与和协作，根据不同的手术方式，结合患者自身因素，制订个体化的术后疼痛管理方案，使手术患者获得安全、有效、舒适和满意的镇痛效果。

腹部手术康复镇痛目标包括：

（1）尽早镇痛。根据手术及患者需求在术前或术毕即刻实施镇痛，尽早阻止伤害性刺激的传入和放大（痛觉敏化），阻断疼痛的慢性化发展。

（2）有效镇痛。在保证安全的前提下，尽量使患者术后疼痛控制在理想状态下，即静息状态下疼痛评分在 0~1 分，咳嗽、下床活动时疼痛评分在 4 分以下。

（3）持续镇痛。在保证安全的前提下，在整个围术期内予以不同方式和不同程度的镇痛，防止术后急性疼痛演变为慢性复杂性疼痛。

（4）安全镇痛。降低镇痛相关不良反应的发生率和严重程度，主要包括阿片类药物相关的头晕、恶心、呕吐和硬膜外镇痛相关的低血压、尿潴留等。严防因过度镇痛引起呼吸抑制及长期镇痛引起阿片类药物成瘾等问题。

（5）个体化镇痛。根据不同种类和不同部位的手术，结合不同患者的身体状况和镇痛需求，制订不同的镇痛方案。

（6）多模式镇痛。联合应用不同镇痛方法和不同作用机制的镇痛药物，采用不同的给药途径，作用于疼痛发生的不同部位、时相和靶点，使镇痛作用叠加或协同，同时减少药物不良反应的发生。

（7）满意镇痛。使患者的生理、心理功能尽快恢复至最佳状态，加速患者术后康复，缩短住院时长，减少医疗费用。改善患者远期预后，降低慢性疼痛发生率，提高患者满意度。

第四节　腹部手术常用镇痛方法

腹部手术后的镇痛方法主要包括区域阻滞技术和全身镇痛用药。

一、区域阻滞技术

（一）硬膜外镇痛

硬膜外镇痛通过将局麻药注射于硬脊膜外间隙，阻滞脊神经根部，使其支配的区域产生暂时性麻痹，从而在脊髓水平阻断伤害性刺激向中枢传导，一直被视为腹部手术术后一种安全有效的急性疼痛管理方式，是术后镇痛的"金标准"。腹部手术硬膜外镇痛穿刺部位多在中下胸段及腰段各棘突间隙，可以单次硬膜外阻滞，也可以通过放置硬膜外导管连接 PCA 装置，实现患者自控硬膜外镇痛（PCEA）。

硬膜外镇痛的优点是镇痛效果确切，无论是静息痛还是运动痛，都能得到有效控制，并明显减少阿片类药物的使用及其不良反应。此外，低浓度低剂量硬膜外镇痛用药对患者的呼吸、循环、运动等生理功能影响较小。相对于全身用药，其发生呼吸抑制、术后恶心呕吐（PONV）等不良反应的概率较低，对患者的意识无影响，且利于患者术后早期下床活动。腹部手术后硬膜外镇痛可改善肠道血流，降低胰岛素抵抗，促进肠蠕动和肠功能的恢复，有助于改善患者预后，降低围术期并发症和死亡率；对于慢性疼痛的发生也有很好的预防作用。

尽管有效的硬膜外镇痛能提供良好的镇痛，但也有很多缺点影响其临床应用。

（1）阻滞不完全或阻滞失败。尽管下胸段和腰段棘突基本与皮肤垂直，相比上、中胸段棘突呈向尾侧叠瓦状排列，穿刺操作难度有所减小，但受术者操作经验及患者操作难度影响，仍存在阻滞不完全或阻滞失败的情况，表现为镇痛区域仅为单侧或片状甚至无镇痛效果，有研究表明发生率可达 20% ~ 30%。

（2）低血压和心动过缓。由于硬膜外镇痛节段性地阻滞交感神经传出纤维，引起阻力血管及容量血管扩张，同时硬膜外间隙的局麻药吸收后心输出量减少，因此对于联合全身麻醉、低血容量或术前使用抗高血压药物、心血管代偿功能不足者，硬膜外镇痛可导致严重低血压发生。下胸段和腰段硬膜外镇痛阻滞平面较低，很少直接阻滞心脏交感神经，一般对心率影响不大，但对于本身伴有心动过缓或传导阻滞、术前使用 β 受体阻滞剂者也可加重心动过缓的发生。部分硬膜外镇痛的患者在体位突然变动时可发生严重低血压、心动过缓，甚至诱发心搏骤停。

（3）硬膜外血肿。硬膜外血肿是硬膜外镇痛的并发症之一，严重时可引起神经损伤甚至截瘫，一般情况下发生率较低，但接受抗凝或抗血小板药物治疗的患者硬膜外血肿发生率显著增高。因此，肝功能严重障碍、凝血功能异常的患者禁用硬膜外阻滞镇痛。此外，高龄可能是出血的危险因素，因硬膜外腔变窄、脊柱退行性变等增加了穿刺损伤的概率。

（4）下肢麻木、肌力下降。术后下肢运动障碍多由硬膜外镇痛使用高浓度局麻药所致，也可能是硬膜外血肿、硬膜外导管在硬脊膜外腔压迫一侧相应的脊神经根所致。因此在行硬膜外镇痛时需严查所用药物的种类和浓度，避免穿刺造成神经损伤和硬膜外血肿的可能，避免导管刺激或损伤神经根。

（5）尿潴留。术后 8 h 内患者不能自行排尿或膀胱内尿量 > 600 ml 称为术后尿潴留。尿潴留是硬膜外镇痛常见的并发症之一，其原因可能为排尿反射受抑制，阿片类药物减弱了膀胱平滑肌和括约肌的张力。术后尿潴留的发生延长了患者的尿管留置时间，增加了患者的不适和泌尿系感染的概率。

（6）局部脓毒症、神经系统疾病、脊柱解剖困难等是硬膜外镇痛的禁忌证。

（7）死亡。研究表明，围术期硬膜外阻滞造成永久性损伤或死亡的风险在（8 ~ 17）/10 万。这种风险须与使用胸段硬膜外阻滞（TEA）的获益进行权衡。

根据手术类型和范围选择适当的硬膜外穿刺间隙，大多数腹部手术可选择 T_6 ~ T_{12} 之间的入路，盆腔手术可选择腰部各穿刺入路。由于进针角度的关系，硬膜外导管基本上向头侧置管走行。操作宜在全麻诱导前进行，并经硬膜外导管给予试验剂量（2% 利多卡因 3 ~ 4 ml）以排除导管置入蛛网膜下腔。硬膜下用药与全麻诱导时间宜错开，以免硬膜外阻滞的作用峰值时间与全麻诱导用药重合，造成严重的血流动力学不稳定，甚至循环虚脱。全麻诱导后再进行硬膜外穿刺可避免患者紧张、疼痛和免除二次翻身，但体位摆放缺乏患者配合、无法确定导管位置和硬膜外阻滞效果、容易发生神经损伤，因此不推荐采用。术中可经硬膜外导管持续输注 0.3% ~ 0.5% 罗哌卡因 3 ~ 5 ml/h 以复合全麻，可显著减少术中阿片类药物用量。采用硬膜外镇痛时，局麻药复合阿片类药物（主要是脂溶性阿片类药物，如芬太尼和舒芬太尼）的镇痛效果优于单独应用局麻药。术后镇痛可应用低浓度局麻药复合阿片类混合液采用 PCEA，推荐方案见**表 4-2**。

表 4-2　硬膜外镇痛推荐配方和 PCEA 设置参数

局麻药	阿片类药物
罗哌卡因 0.1% ~ 0.2%	舒芬太尼 0.3 ~ 0.6 μg/ml
布比卡因 0.1% ~ 0.125%	芬太尼 2 ~ 4 μg/ml
左布比卡因 0.1% ~ 0.2%	吗啡 20 ~ 40 μg/ml
氯普鲁卡因 0.8% ~ 1.4%	布托啡诺 10 ~ 20 μg/ml

注：首次剂量 6 ~ 10 ml，维持剂量 4 ~ 6 ml/h，冲击剂量 4 ~ 6 ml，锁定时间 20 ~ 30 min，最大剂量 12 ml/h。

（二）外周神经阻滞

1. 腹横肌平面阻滞

腹横肌平面阻滞（transversus abdominis plane block，TAPB）是指将局麻药物注射到腹横肌与腹内斜肌之间的筋膜间隙内，阻滞走行于此平面的腹壁神经，以达到腹壁区域镇痛效果。2001 年，该方法最早由 Rafi 等以 Petit 三角为定位标志，进行盲探操作成功。2007 年，Hebbard 等首次把超声技术应用于 TAPB，获得了更高的阻滞成功率及更好的安全性。TAPB 适用于各种腹部手术和腹股沟区手术的麻醉和术后镇痛，如疝气修补术、妇科手术、常规腹腔镜手术、阑尾切除术等。

腹部外侧壁的肌肉由浅到深依次是腹外斜肌、腹内斜肌和腹横肌，腹横肌与腹内斜肌之间的平面称为腹横肌平面（transversus abdominis plane，TAP）。TAP 内主要有 T_6 ~ T_{12} 以及 L_1 脊神经的前支穿过。这些神经前支离开各自的椎间孔后在椎间隙间走行，然后穿入侧腹壁的肌肉组织，经过腹内斜肌与腹横肌间的神经筋膜平面（腹横肌浅面），感觉神经分支在腋中线发出皮神经侧支后，继续在该平面向前支配皮肤，远至正中线。其中，T_6 肋间神经主要支配剑突区皮肤感觉，T_7、T_8 肋间神经支配上腹部皮肤感觉，T_9 ~ T_{11} 肋间神经支配脐平面和脐周及脐下平面皮肤的感觉。超声下 TAP 腹部肌肉层次见**图 4-5**。

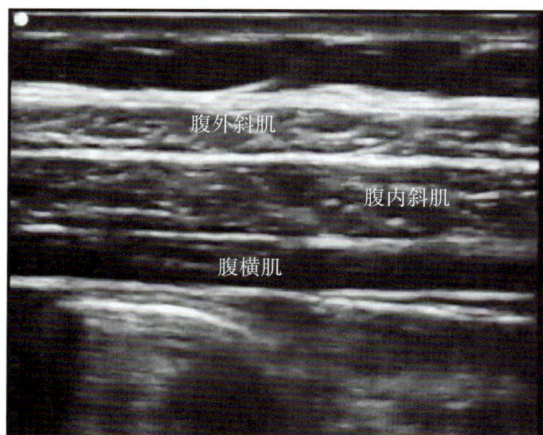

图 4-5　超声下 TAP 腹部肌肉层次

传统上常以 Petit 三角（也称为腰下三角）为定位标志，采用双次突破感法进行盲探穿刺。Petit 三角位于腋中线背侧，其后面为背阔肌，前面为腹外斜肌，下面为髂嵴。此三角由浅入深的层次依次为皮下组织、腹外斜肌筋膜、腹内斜肌、腹横肌。穿刺针进入皮下刺破腹外斜肌筋膜时可产生第一次突破感，再往前进针刺破腹内斜肌筋膜时可产生第二次突破感，回抽排除血管内穿刺后，给予适量局麻药。因超声引导下，局麻药注药部位相似，有学者认为：Petit 三角的腹横肌平面阻滞应归入腰方肌外侧入路阻滞。经 Petit 三角的腹横肌平面阻滞能提供 $T_{10} \sim L_1$ 的感觉阻滞平面，适用于下腹部手术的术后镇痛。

随着超声应用的普及，超声引导下 TAPB 成功率更高，穿刺并发症的发生率大大降低。超声引导下 TAPB 使用线阵探头，采用平面内进针方法，其穿刺入路总体可分为以下两种。

（1）腋中线入路 TAPB（又称外侧入路 TAPB）：镇痛范围以下腹部手术为主，阻滞区域主要覆盖同侧 $T_{10} \sim T_{12}$ 支配区域，适用于腹股沟疝修补术、开腹阑尾切除术、腹腔镜肠切除术、经耻骨前列腺切除术、腹腔镜肾切除术、子宫下段剖宫产术及腹腔镜妇科手术。阻滞要点如下。① 体位：患者仰卧位。② 操作方法：超声探头垂直腋前线轴向置于腹壁髂嵴与肋缘之间，**如图 4-6A** 所示扫查该区域腋中线至腋前线水平，由浅入深依次为皮下脂肪、腹外斜肌、腹内斜肌、腹横肌、腹膜及腹膜内组织，获得最清楚的 TAP 图像。在超声探头纵轴中位线进针（平面内技术），当针尖刺破腹外斜肌和腹内斜肌到达腹横肌平面后，回抽无血无气，注入药液。超声图像可显示药液扩散及渗透，形成椭圆形液性暗区，腹横肌被下压。③ 注药部位：腋中线至腋前线水平，注射在腹内斜肌和腹横肌之间平面。④ 推荐局麻药浓度和剂量：每侧 0.25% 罗哌卡因 30 ml 或每侧 0.375% 罗哌卡因 20 ml。

（2）肋缘下入路 TAPB：根据探头放置位置又分为上肋缘下、下肋缘下及斜肋缘下入路。镇痛范围以中上腹部手术为主，阻滞区域主要覆盖同侧 $T_7 \sim T_1$ 支配区域，适用于胃切除、胆囊切除、肝切除、脾切除等手术。阻滞要点如下。① 体位：患者仰卧位。② 操作方法：超声探头平行肋骨放置于最低肋缘下方，**如图 4-6B** 所示扫查该区域，在锁骨中线外侧探查找到腹外斜肌、腹内斜肌和腹横肌三层结构。穿刺针从前内侧向下外侧进针，当针尖达到腹内斜肌与腹横机之间，回抽无气无血后注入药物。超声图像可显示药液扩散及渗透，形成椭圆形液性暗区，腹横肌被下压（**图 4-6C**）。③ 注药部位：沿最低肋缘下方内侧，针尖进入腹直肌与腹内斜肌之间的平面或腹内斜肌与腹横肌之间的平面。④ 推荐局麻药浓度和剂量：每侧 0.25% 罗哌卡因 30 ml 或每侧 0.375% 罗哌卡因 20 ml。

TAPB 用于腹部手术术后镇痛具有多项优点：① 可减轻疼痛，降低 VAS 评分；② 可减少阿片类药物的用量，继而减少阿片类药物相关不良反应；③ 由于目标平面内血管分布极少，药物经血管吸收少而慢，故能维持较长的镇痛时间；④ 与硬膜外镇痛相比，TAPB 仅阻断相应神经的感觉支，可减少运动阻滞的发生。⑤ 对有凝血功能障碍而不能行硬膜外镇痛的患者，TAPB 可作为一种新的选择方式，提高了腹部手术患者对术后镇痛的满意度。

2. 腹横筋膜平面阻滞

腹横筋膜平面阻滞（transversalis fascia plane block，TFPB）镇痛范围以下腹部手术为主，阻滞区域主要覆盖同侧 $T_{12} \sim L_1$（部分 L_1）支配区域，适用于肠道手术、阑尾切除术、妇科手术等中下腹部手术。阻滞要点如下：① 体位：患者仰卧位或侧卧位。② 操作方法：超声探头截断面放置于腋中线稍后的肋缘和髂脊之间，**如图 4-7A** 所示扫描该区域腋中线至腋后线水平，腋

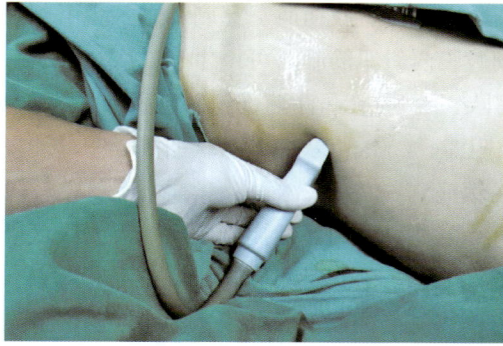

A

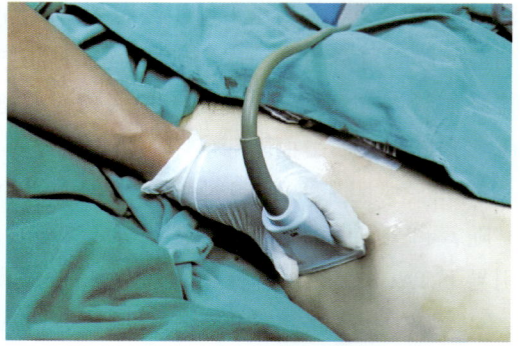

B

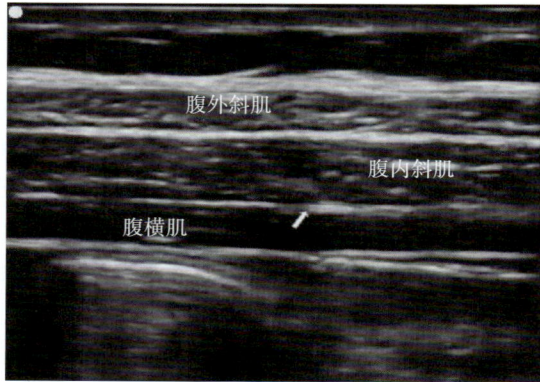

腹外斜肌

腹内斜肌

腹横肌

C

图 4-6　超声引导下 TAPB 探头放置及穿刺入路示意图

A. 超声引导下腋中线入路 TAPB；B. 超声引导下肋缘下入路 TAPB；C. 箭头所示为 TAPB 注药位置

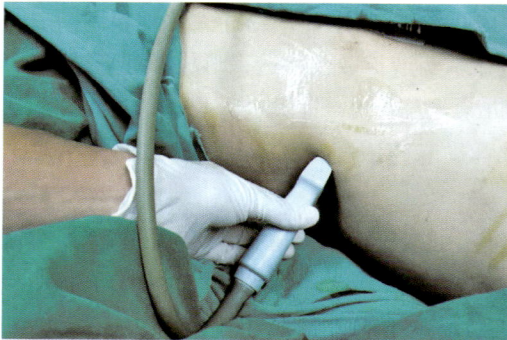

A

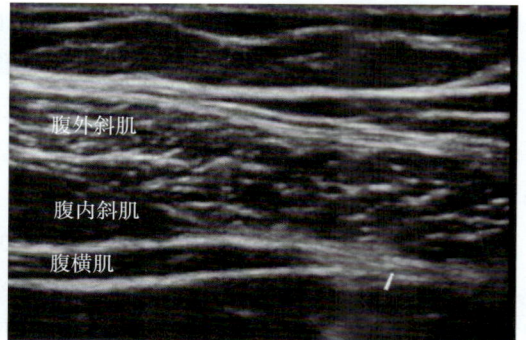

腹外斜肌

腹内斜肌

腹横肌

B

图 4-7　超声引导下 TFPB 探头放置及穿刺入路示意图

A. 超声引导下 TFPB 探头置于腋后线水平；B. 箭头所示为穿刺注药位置

中线水平看清各层腹部肌肉层次后探头继续往后移，直至腹横肌消失并且延续为胸腰筋膜，在侧腹壁腹横筋膜与胸腰筋膜之间注药。③ 注药部位：针尖进入腹横肌消失处腹横筋膜和腰方肌外侧胸腰筋膜之间的平面（**图 4-7B**）。④ 推荐局麻药浓度和剂量：每侧 0.25% 罗哌卡因 30 ml 或每侧 0.375% 罗哌卡因 20 ml。

3. 腹直肌鞘阻滞

腹直肌位于腹壁正中线的两侧，起于耻骨联合和耻骨嵴，止于剑突和第 5～7 肋软骨前面。腹直肌被包裹在由腹壁三层肌肉（腹外斜肌、腹内斜肌和腹横肌）形成的双层腱膜中，其中腹外斜肌腱膜、腹内斜肌腱膜前层汇入形成腹直肌前鞘，腹横肌腱膜、腹内斜肌腱膜后层汇入形成腹直肌后鞘。腹直肌鞘阻滞（rectus sheath block，RSB）是将局麻药注入腹直肌与腹直肌后鞘之间，阻滞走行于两者之间的 T_7～T_{11} 肋间神经和肋下神经前皮支，为正中前腹壁切口的腹膜、肌肉、皮肤提供镇痛的技术。RSB 适用于经腹直肌切口手术的术后镇痛，如胃肠道手术、单孔腹腔镜手术、腹腔镜腹股沟斜疝修补术等。

1899 年，Schleich 首次将 RSB 应用于成年人前腹壁手术。1996 年，Ferguson 等将 RSB 用于小儿疝修补术镇痛，但由于盲穿时易出现并发症，临床应用有限。2006 年，Willschke 等率先提出在超声引导下行 RSB。近年来，随着超声设备的发展和穿刺技术的成熟，RSB 在临床多模式镇痛中越发受到重视。

RSB 可采用盲探穿刺法进行，从腹直肌外侧缘进针（因支配腹壁的神经从两侧入腹直肌鞘），穿刺针刺破皮肤后，达到腹直肌前鞘时会有阻力感，刺破前鞘后会有落空感，继续在腹直肌内进针，当遇到第二次阻力时表明达到腹直肌后鞘，回抽无血后注药。RSB 也可由外科医师在关腹时直视下，将局麻药直接注入至腹直肌与腹直肌后鞘之间。此外也可在超声下实行双侧 RSB。阻滞要点如下。① 体位：患者仰卧位。② 操作方法：根据手术切口位置，超声线性探头旁矢状面置于白线旁，**如图 4-8** 所示扫描该区域，超声下依次为高回声的腹直肌前鞘、低回声的腹直肌、高回声的腹直肌后鞘、高回声的腹膜、蠕动的高回声的肠管。再采用彩色多普勒模式辨认腹壁动静脉，规划安全穿刺路径后，采用平面内进针，针尖进入腹直肌与腹直肌鞘之间，注药后可见腹直肌与腹直肌后鞘分离，也可先注射生理盐水，待腹直肌与腹直肌后鞘分离后，再注射局麻药。③ 注药部位：针尖进入腹直肌外缘内侧，在腹直肌和腹直肌后鞘之间平面。④ 推荐局麻药浓度和剂量：每侧 0.25% 罗哌卡因 30 ml 或每侧 0.375% 罗哌卡因 20 ml。

RSB 作为腹部手术多模式镇痛的有效组成成分，其优势如下：① 减少阿片类药物的用量及

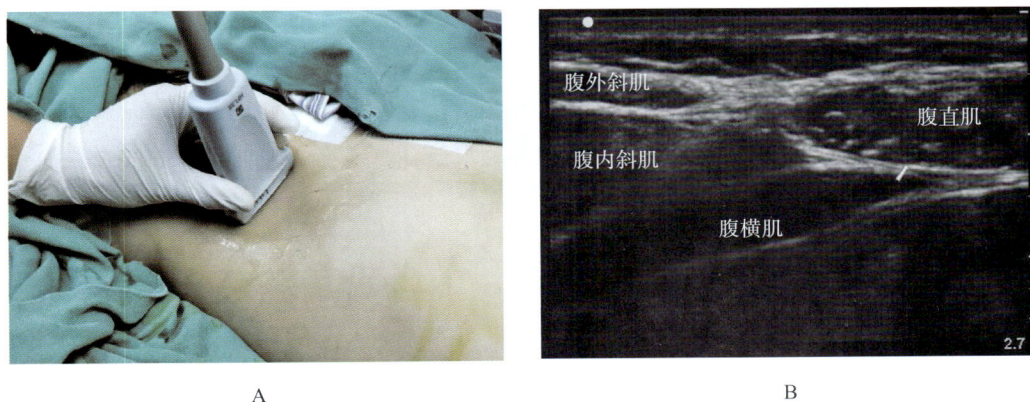

图 4-8　超声引导下 RSB 探头放置及穿刺入路示意图

A. 超声引导下 RSB 探头放置位置；B. 箭头所示为腹直肌后鞘

其相关不良反应的发生；② 提高镇痛效果，减轻术后早期疼痛；③ 平面内血管少，加肾上腺素能够减少药物的吸收速度，延长镇痛时间；④ 避免硬膜外镇痛引起的血压下降、运动阻滞，能够促进患者早期运动，降低血栓发生率和肺部感染率；⑤ 对于凝血功能障碍、脓毒症、脊柱畸形等硬膜外镇痛禁忌者以及硬膜外阻滞失败者，RSB 可作为替代疗法；⑥ 腹腔镜转为开腹手术，关腹前由外科医师进行 RSB；⑦ 相比 TAPB，RSB 若想取得完全的阻滞效果，不需要多点注射，大大减少了误穿等并发症的发生率和局麻药中毒的风险；⑧ 有助于肠功能的早期恢复；⑨ 良好的术后镇痛，有利于患者快速康复。

4. 腰方肌阻滞

腰方肌阻滞（quadratus lumborum block，QLB）于 2007 年首次提出，理论上能提供 $T_7 \sim L_4$ 的镇痛平面，适用于腹部、髋部、下肢手术等的辅助麻醉和围术期镇痛，如疝修补术、腹腔镜手术、阑尾切除术、剖宫产、下肢手术等，还可以用于一些慢性疼痛的治疗。

QLB 的作用机制主要为局麻药作用于胸腰筋膜（thoracolumbar fascia，TLF）。TLF 不仅作为局麻药向椎旁间隙扩散的通路，其本身亦有脊神经（$L_1 \sim L_3$ 脊神经后支的外侧支）及交感神经分布。此外，局麻药还可扩散至椎旁间隙，产生椎旁神经阻滞，因此与 TAPB 相比，QLB 能同时阻断体表痛及内脏痛，镇痛效果更好，持续时间更长，有利于患者术后早期恢复运动。目前临床常用的 QLB 有以下 4 种入路。

（1）外侧腰方肌阻滞（lateral QLB）：阻滞注药位置在腰方肌前外侧，胸腰筋膜与腰方肌肌肉之间筋膜间隙。局麻药扩散方式与后路 TAPB 相似，可向胸椎旁间隙扩散，可阻滞肋下神经、髂腹下神经、髂腹股沟神经。其阻滞范围理论上可以达到同侧 $T_7 \sim L_1$，适用于剖宫产手术、胃部和结肠手术、腔镜手术和肾部手术。关于外侧腰方肌阻滞与 TFPB 是否等同一直存在争议，有研究通过在此筋膜间隙注入造影剂后行 CT 检查发现造影扩散方式、范围与 TFPB 相同，认为外侧腰方肌阻滞与 TFPB 等同；而另有学者通过显微结构研究发现，外侧腰方肌阻滞是将药液注入腰方肌表层胸腰筋膜与腰方肌肌肉之间间隙，而 TFPB 是将药液注入胸腰筋膜与腹横筋膜之间间隙，两者注药位置不同，认为两者是不同的阻滞方式，**如图 4-9**。外侧腰方肌阻滞操作相对简单安全，阻滞要点如下。① 体位：患者取侧卧位或仰卧位。

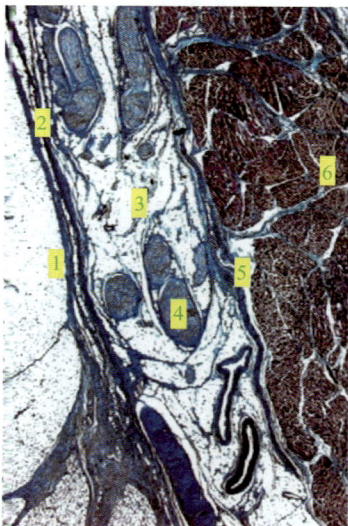
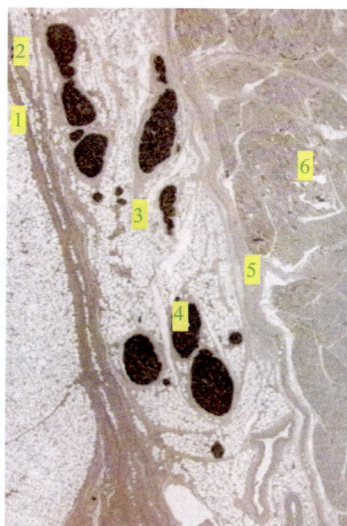

A   B

1—腹膜；2—腹横筋膜；3—结缔组织；4—神经；5—胸腰筋膜；6—腰方肌。

图 4-9　腰方肌显微镜下切片（×20）

A. Van Gieson 染色；B. S100 免疫染色

② 操作方法：高频线阵探头或低频凸阵探头截断面放置于腋中线稍后的肋缘和髂棘之间，**如图 4-10A** 所示扫描该区域腋中线至腋后线水平，腋中线水平看清各层腹部结构后探头继续往后移，当腹横肌和腹内外斜肌汇合为腹横筋膜，可见腰方肌在腹横筋膜深面，在腹横筋膜与腰方肌之间注药（**图 4-10B**）。③ 注药部位：针尖进入腹横筋膜和腰方肌外侧之间的平面。④ 推荐局麻药浓度和剂量：每侧 0.25% 罗哌卡因 30 ml 或每侧 0.375% 罗哌卡因 20 ml。

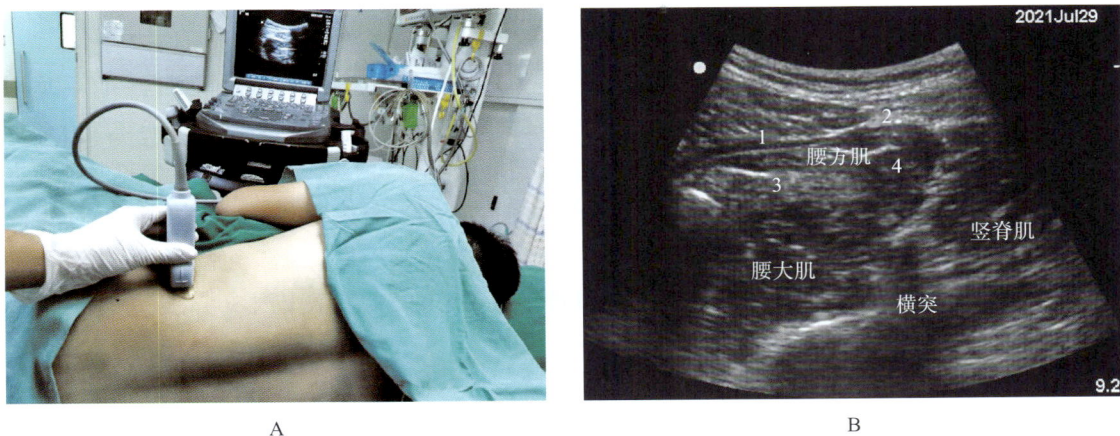

A   B

图 4-10　超声引导下 QLB 探头放置及穿刺入路示意图

A. 超声引导下QLB探头放置位置；B. 超声引导下QLB四种穿刺入路：1为外侧腰方肌阻滞，2为后路腰方肌阻滞，3为前路腰方肌阻滞，4为腰方肌肌内阻滞

（2）后路腰方肌阻滞（posterior QLB）：注药位置在腰方肌的后侧、竖脊肌的外侧缘，称为腰筋膜三角（lumbar interfascial triangle，LIFT）的区域。该方法操作相对安全，能够避免腹腔内注射及肠损伤风险。阻滞范围同外侧入路，为 $T_7 \sim L_1$，手术适应证同外侧入路。阻滞要点如下。① 体位：患者取侧卧位。② 操作方法：高频线阵探头或低频凸阵探头截断面放置于腋中线稍后的肋缘和髂棘之间，**如图 4-10A** 所示扫描该区域腋中线至腋后线水平，腋中线水平看清各层腹部结构后探头继续往后移，直至显示腰方肌、腰大肌和竖脊肌（三叶草征）。如患者腰方肌超声显影不清，可以采用腰椎横突定位法，先将低频凸阵探头矢状面平行放置于腰骶椎棘突上，定位腰椎，探头旋转90°垂直放置于腰椎棘突上，超声影像可见横突、关节突和棘突，向阻滞侧滑动超声，追踪横突，当连接于横突尖端的腰方肌显影清晰后，可以区分腰方肌、腰大肌和竖脊肌（三叶草征）超声影像，使用平面内技术进针，直至针尖到达竖脊肌和腰方肌之间间隙（**图 4-10B**）。③ 注药部位：针尖进入竖脊肌和腰方肌背侧之间的平面。④ 推荐局麻药浓度和剂量：每侧 0.25% 罗哌卡因 30 ml 或每侧 0.375% 罗哌卡因 20 ml。

（3）前路腰方肌阻滞（anterior QLB）：前路因为阻滞位置较深，可能阻滞腰丛，因此镇痛范围可以覆盖同侧 $T_{10} \sim L_4$。适用于下腹部手术、下肢近端手术镇痛。操作相对技术要求高，距离肾脏较近，有损伤肾脏的可能。阻滞要点如下。① 体位：患者取侧卧位。② 操作方法：高频线阵探头或低频凸阵探头截断面放置于腋中线稍后的肋缘和髂棘之间，**如图 4-10A** 所示扫描该区域腋中线至腋后线水平，腋中线水平看清各层腹部结构后探头继续往后移，直至显示腰方肌、腰大肌和竖脊肌（三叶草征）。如患者腰方肌超声显影不清，可以采用腰椎横突定位法，先将低频凸阵探头矢状面平行放置于腰骶椎棘突上，定位腰椎，探头旋转90°垂直放置于腰椎棘突上，超声影像可见横突、关节突和棘突，向阻滞侧滑动超声，追踪横突，当连接于横突尖端的腰方肌显影清晰后，可以区分腰方肌、腰大肌和竖脊肌（三叶草征）超声影像，部分患者可见腰大肌深部肾脏，使用平面内技术进针，直至针尖到达腰方肌和腰大肌之间间隙（见图4-13 b-3）。③ 注药部位：针尖进入腰方肌和腰大肌之间的平面。④ 推荐局麻药浓度和剂量：每侧0.25%罗哌卡因30 ml或每侧0.375%罗哌卡因20 ml。

（4）腰方肌肌内阻滞（intramuscular QLB）：镇痛范围理论上可以覆盖同侧$T_7 \sim T_{12}$，适用于腹部手术，如腔镜手术、股骨搭桥术。操作方法简单易行，机制尚不明确，可能与局麻药渗出至TLF有关。阻滞要点如下。① 体位：患者仰卧位或侧卧位。② 操作方法：参见其他腰方肌阻滞入路，超声下找到腰方肌图像，平面外或平面内进针，针尖穿破筋膜至腰方肌内（见图4-10B），先进行试验注射，观察局麻药是否在肌肉内扩散，随后将局麻药全部注入。③ 注药部位：针尖进入腰方肌内。④ 推荐局麻药浓度和剂量：每侧0.25%罗哌卡因30 ml或每侧0.375%罗哌卡因20 ml。

QLB不良反应包括低血压、心动过速、下肢肌力减弱等，但发生率很低。另外有穿刺部位感染、血肿、器官损伤等局麻相关并发症。

5. 髂腹下-髂腹股沟神经阻滞

2005年，Willschke等首次描述了超声定位髂腹下神经和髂腹股沟神经阻滞技术。髂腹下-髂腹股沟神经（ilioinguinal/iliohypogastric nerve，IIN/IHN）是腰丛的分支，均走行于腹股沟区。INH起源于T_{12}和L_1，皮支支配臀外侧、腹股沟区及下腹部皮肤，肌支支配腹壁肌。IIN起源于L_1，皮支支配腹股沟和阴囊前部皮肤，肌支支配腹壁肌。IIN/IHN阻滞适用于腹股沟手术（如腹股沟疝修补术）和盆腔手术术后镇痛。IIN/IHN阻滞要点如下。① 体位：患者取仰卧位。② 操作方法：线性超声探头平行置于髂前上棘与脐之间连线上，如图4-11A扫查该区域，由外至内超声可见皮下脂肪、腹外斜肌、腹内斜肌、腹横肌和腹膜，在腹内斜肌和腹横肌之间采用彩色多普勒模式辨认旋髂深动脉。在超声探头纵轴中位线进针（平面内技术），当针尖刺破腹外斜肌和腹内斜肌到达腹横肌平面后，于旋髂深动脉附近回抽无血无气，注入药液（图4-11B）。③ 注药部位：针尖进入下腹壁前方腹内斜肌和腹横肌之间的平面，旋髂深动脉附近可见IIN/IHN。④ 推荐局麻药浓度和剂量：每侧0.5%罗哌卡因10 ml或每侧0.375%罗哌卡因15 ml。

6. 椎旁阻滞

椎旁阻滞最早由Sellheim在1905年提出，Eason等于1978年在临床中开展。椎旁间隙是脊柱两侧的楔形空间，前面为壁层胸膜，中间为椎体，后面为肋横突上韧带、横突和肋骨，此处包含了经椎间孔穿出的交感神经网和脊神经。椎旁阻滞是将局麻药注入胸椎旁间隙产生同侧的躯体运动、感觉及交感神经阻滞，所以不仅适用于胸部镇痛，还适用于全腹部镇痛，例如腹股沟疝气手术、腹腔镜胆囊切除手术、子宫切除术、膀胱切除术、肾切除术（侧切口）及剖腹术（中线切口）。

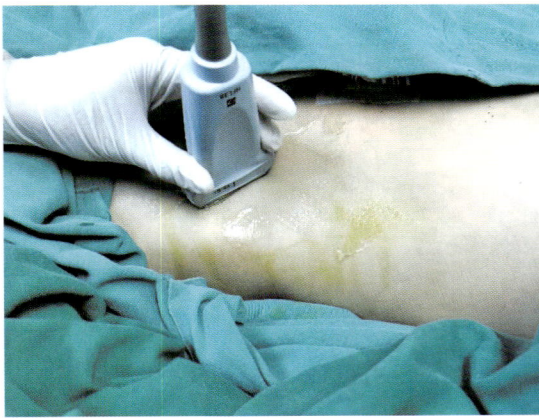
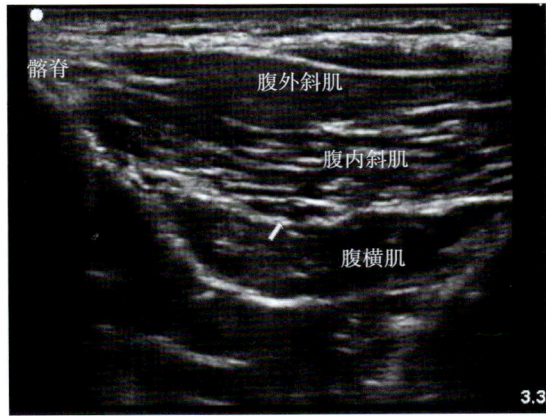

A   B

图 4-11　超声引导下 IIN/IHN 阻滞探头放置位置及穿刺入路示意图

A. 超声引导下 IIN/IHN 探头放置位置；B. 黄色箭头所示为 IIN、IHN

椎旁阻滞方法可参见第三章第四节，此处不赘述，建议椎旁阻滞使用平面内技术，始终实时监测穿刺针针尖位置，预防气胸。

7. 切口局部浸润

术毕由术者对切口进行局麻药浸润也能提供良好的镇痛，可应用 0.75% ~ 1% 罗哌卡因。缺点是作用时间有限，仅能维持数小时。如能使用作用时间超长的局麻药（例如脂质体布比卡因）也不失为一种选择。

二、全身镇痛用药

1. 阿片类药物

腹部手术术后镇痛应用阿片类药物通常可通过静脉、椎管内、口服或经皮途径给药。药物选择可根据患者的镇痛需求、各医院的实际情况和麻醉医师的经验而定。常用的强效阿片类药物有舒芬太尼、羟考酮等。舒芬太尼起效较快（起效时间和达峰时间分别为 1 ~ 3 min 和 5 ~ 6 min）、镇痛效能强，但是患者头晕、恶心的发生率较高；羟考酮是半合成阿片类，具有独特的 κ 阿片受体作用特性，可产生对内脏痛的镇痛效果，更适用于腹部手术存在内脏痛患者。羟考酮的起效时间和达峰时间分别为 2 ~ 3 min 和 5 min，半衰期较长（3.5 ~ 4 h），不良反应的发生率和严重程度小于舒芬太尼。因为作用时间较长，通常不设背景量。曲马多是一种弱阿片受体激动剂，与其他阿片类药物相比，其不良反应较轻，主要为恶心呕吐，曲马多（静脉用药 50 ~ 100 mg）常作为补救镇痛药物。实施患者自控静脉镇痛（PCIA）时，阿片类药物推荐配方见**表 4-3**。

表 4-3　阿片类药物 PCIA 推荐配方

药物(浓度)	负荷剂量	单次注射剂量	锁定时间	持续输注
吗啡	1～4 mg	1～2 mg	5～15 min	0.5～1 mg/h
芬太尼	10～30 μg	20～40 μg	5～10 min	0～10 μg/h
舒芬太尼	1～3 μg	2～4 μg	5～15 min	1～2 μg/h
布托啡诺	0.5～1 mg	0.2～0.5 mg	10～15 min	0.1～0.2 mg/h
羟考酮	1～3 mg	1～2 mg	5～10 min	0～1 mg/h
曲马多	50～100 mg	20～30 mg	6～10 min	10～15 mg/h

2. 非甾体抗炎药

非甾体抗炎药（NSAID）主要通过抑制 COX，进而减少前列腺素、前列环素和血栓素的合成而发挥作用。COX 有几种同工酶，COX-1 主要参与内环境稳定，抑制 COX-1 被认为是非选择性 NSAID，易致消化性溃疡和出血、加重肾功能损害和增加全身出血风险等不良反应，但在腹部外科手术中的作用并不显著。COX-2 是导致炎症和疼痛的首要因素，选择性 COX-2 抑制剂的不良反应更少，但仍有关于选择性 COX-2 抑制剂可能引发胃肠道及肾脏不良反应的报道。因此，对于接受胃肠手术，或有基础胃肠疾病和肾脏损害的患者，需谨慎使用 NSAID。此外，选择性 COX-2 抑制剂可能促进血栓形成，不适用于冠心病及高凝状态的患者。

炎性疼痛是术后疼痛的主要作用机制之一，NSAID 是手术镇痛不可或缺的一部分，可抑制手术创伤引起的外周炎症，还可降低痛觉敏化作用。NSAID 应用的注意事项详见第三章第四节。

3. 对乙酰氨基酚

对乙酰氨基酚在临床剂量下相对安全，它主要由肝脏代谢，严重肝病的患者应用时应谨慎，因为其中一种代谢物 N-乙酰对苯醌亚胺可导致肝毒性。对乙酰氨基酚有口服制剂和静脉制剂，前者更常用，通常在术前应用 1 g，术后每 6 h 应用 1 g。

4. 其他药物

（1）NMDA 受体拮抗剂：代表药物为氯胺酮，其优缺点详见第三章第四节。围术期镇痛方案中应用小剂量氯胺酮可减少阿片类药物的用量，与单纯 PCA 阿片类药物相比，联合应用氯胺酮可降低腹部手术术后疼痛评分，改善通气和氧合，而不会显著增加不良事件。镁剂也是一种 NMDA 受体拮抗剂，有一定的镇痛作用，可减少阿片类药物的用量。两种药物尚无标准的用法用量，在其他镇痛措施效果不佳时可考虑应用。

（2）加巴喷丁类神经镇痛药：常用药物包括普瑞巴林和加巴喷丁，可降低术后疼痛评分、减少阿片类药物用量，同时在一定程度上减少和治疗术后神经病理性疼痛。这类药物的安全性较高，不良反应包括嗜睡、疲劳和头晕，合并肾功能不全、跌倒风险增加或头晕的患者应考虑减少剂量。这些药物的最佳剂量、给药时间和持续时间以及适当的患者选择仍有待确定，常用的方案为加巴喷丁 300 mg 口服 Tid，普瑞巴林 50 mg 口服 Tid。

（3）α_2 肾上腺素受体激动剂：代表药物为可乐定和右美托咪定。开腹手术患者围术期给予右美托咪定可减少阿片类药物的用量，在多模式镇痛方案中显示出良好的前景。但由于应用这类药物时存在血流动力学改变和过度镇静的风险，因此需要加强监测。

三、腹部术后镇痛的常用方案

腹部手术因手术方式及手术部位不同，可产生不同程度和不同性质的疼痛，其疼痛特点也不尽相同。通常认为开腹手术后的疼痛是最严重的术后疼痛之一，VAS 评分可达 7~10 分；腔镜手术、机器人手术等所谓的"微创"术式，其术后疼痛也可能在中度以上，VAS 评分可达 6~8 分。腹腔脏器手术如胃、肠、肝、胰等手术往往创伤较大，且常常因牵拉、缺血、痉挛等刺激而伴有内脏痛，其术后疼痛往往强度大、定位不明确、性质不确定、持续时间长。盆腔脏器手术特别是妇科手术后，常常因盆腔组织解剖结构改变导致粘连，其术后疼痛极易转变为慢性疼痛及弥漫性全腹痛，疼痛性质也随之转变为非周期性、慢性持续性钝痛。腹股沟手术如疝气手术等往往疼痛不强烈，多为轻度、钝性疼痛，VAS 评分在 3 分以下，但巨大切口疝或其他复杂疝手术的疼痛程度也可达中度甚至重度，性质可变为持续性绞痛。因此，腹部手术后的疼痛特点不一，其强度、部位、性质、持续时间等可能不同，针对不同腹部手术制订不同镇痛方案尤为重要。

腹部手术的疼痛根据来源主要分为切口痛、内脏痛和炎性痛三类。针对这三类不同性质的疼痛，应当在给予预防性镇痛、多模式镇痛和规范性镇痛，积极关注患者心理，加强宣教，治疗急性疼痛、预防慢性疼痛发生的同时，积极推进加速康复。

（一）不同部位腹部手术的镇痛方案

1. 上腹部手术术后镇痛方案

（1）轻度疼痛：对乙酰氨基酚和局麻药切口浸润 +NSAID（无禁忌证）+ 肋缘下入路腹横肌平面阻滞。

（2）中、重度疼痛。① 微创术后镇痛方案推荐：对乙酰氨基酚和局麻药切口浸润 +NSAID（无禁忌证）+ 肋缘下入路腹横肌平面阻滞 /T_7 横突旁阻滞 / 腹直肌鞘阻滞 +PCIA；② 开腹手术术后镇痛方案首推荐：对乙酰氨基酚 +NSAID（无禁忌证）+T_7~T_9 胸段硬膜外局麻药复合阿片类药混合液 PCEA；③ 开腹手术术后镇痛方案次推荐：如患者有硬膜外镇痛禁忌，可按照方案①镇痛。

2. 中腹部手术术后镇痛方案

（1）轻度疼痛：对乙酰氨基酚和局麻药切口浸润 +NSAID（无禁忌证）+ 肋缘下入路腹横肌平面阻滞。

（2）中、重度疼痛。① 微创术后镇痛方案首推荐：对乙酰氨基酚和局麻药切口浸润 +NSAID（无禁忌证）+ 肋缘下入路腹横肌平面阻滞 / 腰方肌阻滞（外侧入路、后入路或肌内入路）/T_9 横突旁阻滞 / 腹直肌鞘阻滞 +PCIA；② 开腹手术术后镇痛方案首推荐：对乙酰氨基酚 +NSAID（无禁忌证）+T_8~T_{10} 胸段硬膜外局麻药复合阿片类药混合液 PCEA。③ 开腹手术术后镇痛方案次推荐：如患者有硬膜外镇痛禁忌，可按照方案①镇痛。

3. 下腹部手术术后镇痛方案

（1）轻度疼痛：对乙酰氨基酚和局麻药切口浸润 +NSAID（无禁忌证）+ 外侧入路腹横肌平面阻滞。

（2）中、重度疼痛。① 微创术后镇痛方案推荐：对乙酰氨基酚和局麻药切口浸润 +NSAID（无禁忌证）+ 外侧入路腹横肌平面阻滞/腰方肌阻滞/T_{10} 横突旁阻滞/腹直肌鞘阻滞/髂腹下-髂腹股沟神经阻滞/腹横筋膜平面阻滞 +PCIA；② 开腹手术术后镇痛方案首推荐：对乙酰氨基酚和局麻药切口浸润 +NSAID（无禁忌证）+T_9～T_{11} 胸段硬膜外局麻药复合阿片类药混合液 PCEA；③ 开腹手术术后镇痛方案次推荐：如患者有硬膜外镇痛禁忌，可按照方案①镇痛。

（二）不同腹部手术类型的镇痛方案

在切口浸润和外周神经阻滞中，局麻药物作用时间有限，即使加入可乐定、右美托咪定、地塞米松等辅助用药延长阻滞时间，也少有维持 24 h 以上。虽然布比卡因脂质体可维持作用 72 h，但现有临床研究对其在切口浸润和外周神经阻滞中的有效性存有争议，不支持常规使用。对于术后疼痛超过 24 h 的患者，推荐使用 PCA 进行桥接，为避免出现痛觉超敏，镇痛宣教至关重要，教会患者正确使用 PCA 泵，必要时使用小剂量强阿片类药物静脉滴定注射实施补救镇痛。

1. 普外科腹部手术

1）腹股沟疝修补术、腹腔镜探查手术和经皮穿刺活检手术

一般而言，腹股沟疝修补术、腹腔镜探查手术和经皮穿刺活检手术等疼痛程度多为轻度，采用对乙酰氨基酚和局麻药切口浸润即可满足镇痛需求，如患者仍诉有疼痛，可联合使用 NSAID（无禁忌证）。若仍为中、重度疼痛，可根据切口部位选择相应神经阻滞镇痛联合弱阿片类药物或曲马多，必要时可使用小剂量强阿片类药物静脉注射。腹股沟区手术也可在基础镇痛方案上复合超声引导下髂腹下-髂腹股沟神经阻滞，满足镇痛要求。推荐方案如下。

（1）基础镇痛方案（轻度疼痛镇痛方案）：对乙酰氨基酚和局麻药切口浸润 +NSAID（无禁忌证）。

（2）中、重度疼痛镇痛方案。① 首推荐：基础镇痛方案 + 腹横肌平面阻滞/髂腹下-髂腹股沟神经阻滞 + 阿片类药物或曲马多（静脉滴定）；② 次推荐：基础镇痛方案 + 腰方肌阻滞（外侧入路、后入路或肌内入路)/T_{10} 横突旁阻滞/腹直肌鞘阻滞/腹横筋膜平面阻滞。

2）结肠、直肠、阑尾和腹部大血管手术

结肠、直肠、阑尾和腹部大血管手术等中下腹手术多为中、重度疼痛，推荐方案如下。

（1）微创术后镇痛方案推荐。① 首推荐：对乙酰氨基酚和局麻药切口浸润 +NSAID（无禁忌证）+ 外侧入路腹横肌平面阻滞；② 次推荐：对乙酰氨基酚 +NSAID（无禁忌证）+ 外侧入路腹横肌平面阻滞/腰方肌阻滞/T_{11} 横突旁阻滞/腹直肌鞘阻滞/髂腹下-髂腹股沟神经阻滞 + PCIA。

（2）开腹手术术后镇痛方案推荐。① 首推荐：对乙酰氨基酚 +NSAID（无禁忌证）+T_{10}～T_{12} 胸段硬膜外局麻药复合高脂溶性阿片类药混合液 PCEA；② 次推荐：对乙酰氨基酚 +

NSAID（无禁忌证）+ 外侧入路腹横肌平面阻滞 / 腰方肌阻滞 /T11 横突旁阻滞 / 腹直肌鞘阻滞 / 髂腹下–髂腹股沟神经阻滞 +PCIA。

3）胆囊、胃、肝脏、胰腺等器官手术

胆囊、胃、肝脏、胰腺等器官手术多为中、重度疼痛，对于肝移植术、剖腹探查术等开腹手术以及腹腔镜胰腺、直肠（非保肛）、大血管手术等重度疼痛者，首选在术前及术中使用连续硬膜外镇痛，术后采用硬膜外局麻药复合阿片类药混合液 PCEA；对于有硬膜外镇痛禁忌或难以配合者，可根据切口部位推荐择外周神经阻滞（椎旁阻滞、腹横肌平面阻滞等）联合曲马多或阿片类药物 PCIA；此外，对于手术创伤较大者，在术毕行局麻药切口浸润可即刻缓解切口痛，并且能够给 NSAID 和（或）对乙酰氨基酚等全身用药的药效达峰争得有利时间。推荐方案如下。

（1）微创术后镇痛方案推荐。① 首推荐：对乙酰氨基酚和局麻药切口浸润 +NSAID（无禁忌证）+ 肋缘下入路和外侧入路腹横肌平面阻滞；② 次推荐：对乙酰氨基酚 +NSAID（无禁忌证）+T_7 和 T_9 横突旁阻滞 / 腹直肌鞘阻滞 +PCIA。

（2）开腹手术术后镇痛方案推荐。① 首推荐：对乙酰氨基酚 +NSAID（无禁忌证）+$T_7 \sim T_{10}$ 胸段硬膜外局麻药复合高脂溶性阿片类药混合液 PCEA；② 次推荐：对乙酰氨基酚 +NSAID（无禁忌证）+ 肋缘下入路和侧入路腹横肌平面阻滞 /T_7 和 T_9 横突旁阻滞 / 腹直肌鞘阻滞 +PCIA。

对于肝胆及胰腺手术，制订术后镇痛方案时应密切关注患者肝功能情况、血小板计数及功能情况。如患者肝功能无明显异常、血小板计数及其功能均正常，全身用药选择以对乙酰氨基酚和（或）NSAID 为基础。微创手术患者术后早期如能恢复饮食，可口服镇痛药物。血小板计数减少和（或）功能减低患者，在行区域阻滞镇痛时应权衡穿刺操作的安全性。

2. 泌尿外科腹部手术

NSAID 可以抑制前列腺素合成，导致肾入球动脉收缩，此外药物本身及代谢产物有肾脏功能损害作用，所以术前一定要详细评估患者的肾功能，对于肾功能不全的泌尿外科患者，尤其是行单侧全肾切除术，使用更需谨慎。

泌尿外科手术种类繁多，对于经皮穿刺活检手术、经皮肾镜碎石术、经尿道膀胱镜检查、经尿道前列腺电切术、会阴浅表手术、尿道修补、畸形矫正术以及临床常见的腹腔镜肾脏、输尿管、膀胱手术等轻度疼痛者，采用对乙酰氨基酚和局麻药切口浸润即可满足镇痛需求，如患者仍诉有疼痛，可联合使用 NSAID（无禁忌证），若疼痛难以忍受，可根据切口部位选择相应神经阻滞镇痛联合弱阿片类药物或曲马多，必要时可使用小剂量强阿片类药物静脉注射。

对于剖腹探查及开腹肾脏、输尿管、膀胱、前列腺手术等中度疼痛者，术后可在切口处行局麻药浸润，全身用药选择 NSAID 和（或）对乙酰氨基酚，根据切口部位选择外周神经阻滞（椎旁阻滞、腹横肌平面阻滞等）联合曲马多或阿片类药物 PCIA，对于预估疼痛难以忍受者，可采用硬膜外局麻药复合阿片类药混合液 PCEA。

对于肾移植术、开腹泌尿系统恶性肿瘤根治手术等重度疼痛者，首选在术前及术中使用连续硬膜外镇痛，术毕在切口处行局麻药浸润，术后采用硬膜外局麻药复合阿片类药混合液 PCEA；对于有硬膜外镇痛禁忌或难以配合者，可根据切口部位选择外周神经阻滞（椎旁阻滞、腹横肌平面阻滞等）联合曲马多或阿片类药物 PCIA。推荐方案如下。

1）基础镇痛方案（轻度疼痛镇痛方案）

对乙酰氨基酚和局麻药切口浸润 +NSAID（无禁忌证）。

2）中、重度疼痛镇痛方案

（1）微创术后镇痛方案。① 首推荐：对乙酰氨基酚和局麻药切口浸润 +NSAID（无禁忌证）+ 外侧入路腹横肌平面阻滞/外侧入路腰方肌阻滞 +PCIA；② 次推荐：对乙酰氨基酚和局麻药切口浸润 +NSAID（无禁忌证）+ 腰方肌阻滞（后入路或肌内入路)/T_{10} 横突旁阻滞/腹直肌鞘阻滞 +PCIA。

（2）开腹术后镇痛方案。① 首推荐：对乙酰氨基酚 +NSAID（无禁忌证）+T_{10}~T_{12} 胸段硬膜外局麻药复合高脂溶性阿片类药物混合液 PCEA；② 次推荐：对乙酰氨基酚 +NSAID（无禁忌证）+ 外侧入路腹横肌平面阻滞/腰方肌阻滞（外侧入路、后入路或肌内入路)/T_{11} 横突旁阻滞/腹直肌鞘阻滞/髂腹下–髂腹股沟神经阻滞 +PCIA。

3. 妇科腹部手术术后镇痛

对于宫腔镜手术、腹腔镜卵巢输卵管手术、妇科盆底重建术等术后疼痛为轻度者，采用对乙酰氨基酚和局麻药切口浸润即可满足镇痛需求，如患者仍诉有疼痛，可联合使用 NSAID（无禁忌证）。若疼痛难以忍受，可根据切口部位选择相应神经阻滞镇痛联合弱阿片类药物或曲马多，必要时可使用小剂量强阿片类药物静脉注射。

子宫切除术（开腹或阴道入路）、开腹卵巢输卵管手术、腹腔镜或阴式子宫手术等多为中度疼痛，术后可在切口处行局麻药浸润，全身用药选择 NSAID 和（或）对乙酰氨基酚，根据切口部位选择外周神经阻滞（椎旁阻滞、腹横肌平面阻滞等）联合曲马多或阿片类药物 PCIA，对于预估疼痛难以忍受者可采用硬膜外局麻药复合阿片类药混合液 PCEA。

对开腹子宫肌瘤剔除术、开腹妇科恶性肿瘤根治手术等疼痛程度为重度者，首选在术前及术中使用连续硬膜外镇痛，术毕在切口处行局麻药浸润，术后采用硬膜外局麻药复合阿片类药混合液 PCEA；对于有硬膜外镇痛禁忌或难以配合者，可根据切口部位选择外周神经阻滞（椎旁阻滞、腹横肌平面阻滞等）联合曲马多或阿片类药物 PCIA。推荐方案如下。

1）基础镇痛方案（轻度疼痛镇痛方案）

对乙酰氨基酚和局麻药切口浸润 +NSAID（无禁忌证）。

2）中、重度疼痛镇痛方案

（1）微创术后镇痛方案。① 首推荐：对乙酰氨基酚和局麻药切口浸润 +NSAID（无禁忌证）+ 外侧入路腹横肌平面阻滞 +PCIA；② 次推荐：对乙酰氨基酚和局麻药切口浸润 +NSAID（无禁忌证）+ 腰方肌阻滞/腹直肌鞘阻滞 +PCIA。

（2）开腹手术术后镇痛方案。① 首推荐：对乙酰氨基酚 +NSAID（无禁忌证）+T_{11}~L_2 胸段硬膜外局麻药复合高脂溶性阿片类药混合液 PCEA；② 次推荐：对乙酰氨基酚 +NSAID（无禁忌证）+ 外侧入路腹横肌平面阻滞/腰方肌阻滞/腹直肌鞘阻滞/腹横筋膜平面阻滞/髂腹下–髂腹股沟神经阻滞 +PCIA。

4. 产科手术术后镇痛

对于剖宫产术术后镇痛，临床研究和指南推荐以椎管内镇痛和 NSAID 为主的多模式镇痛方案，但椎管内使用阿片类药物的不良反应如恶心、呕吐、瘙痒和镇静等，可能会阻碍产妇康复、影响母乳喂养，且 NSAID 的应用对一些特殊产妇如合并肾功能障碍或凝血功能障碍者、胃肠疾病者等是使用禁忌，且硬膜外镇痛亦有失败率。所以近年来，越来越多的学者尝试使用区域镇痛技术，包括椎旁阻滞、腰方肌阻滞、腹直肌鞘阻滞、腹横肌平面阻滞等。推荐镇痛方案如下。① 首推荐：对乙酰氨基酚 +NSAID（无禁忌证）+T$_{11}$~L$_2$ 胸段硬膜外局麻药复合高脂溶性阿片类药混合液 PCEA。② 次推荐：对乙酰氨基酚 +NSAID（无禁忌证）+ 外侧入路腹横肌平面阻滞／腰方肌阻滞／腹直肌鞘阻滞（竖切口）／髂腹下-髂腹股沟神经阻滞 +PCIA。

第五节　腹部手术术后镇痛临床案例

患者，男，66 岁，176 cm，62 kg。患者于 4 天前无明显诱因下出现右上腹部及剑突下胀痛不适，呈持续性胀痛，不伴有恶心，未呕吐，不向肩背部放射，无发热，无胸闷、心慌、呼吸困难，无黄疸。患者在外院予以腹部 CT 平扫及增强示：肝多发血管瘤，未予治疗。今来院就诊，门诊以肝血管瘤收入院治疗。自诉有慢性浅表性胃炎多年，行"三联治疗"2 个月。无手术及外伤史，否认乙肝、丙肝、糖尿病、高血压及心脏病病史，无药物过敏史及家族史。

查体：体温 36.4℃，心率 100 次／分，呼吸 20 次／分，血压 131/86 mmHg。神志清楚，精神稍差。全身皮肤黏膜及巩膜无黄染，全身浅表淋巴结无肿大，头项部及心肺未及明显异常。腹平软，肝脾肋下未及，右上腹轻压痛，全腹部无明显反跳痛，墨菲征弱阳性，肝区无叩痛，肠鸣音可，脊柱及神经系统均未查及明显异常。

专科情况：腹平软，肝脾肋下未及，右上腹轻压痛，全腹部无明显反跳痛，墨菲征弱阳性，肝区无叩痛，肠鸣音可，脊柱及神经系统均未查及明显异常。

门诊及院外重要检查结果：外院 CT 平扫加增强示肝内多发血管瘤。胸部 CT 未见明显异常。CT 增强示肝右叶及肝左外叶血管瘤。心电图正常。血脂：低密度脂蛋白胆固醇 2.04 mmol/L，血糖测定：葡萄糖 7.87 mmol/L，肾功能：β$_2$ 微球蛋白 0.76 mg/L，肝功能：5-核苷酸酶 1 U/L。余结果未见明显异常。

手术当日在病房口服对乙酰氨基酚 1 g。入室常规监测 SpO$_2$、心率、呼吸和呼气末二氧化碳分压，左桡动脉穿刺置管测压监测动脉血压，开放上肢周围大静脉，缓慢补醋酸钠林格晶体液及羟乙基淀粉等胶体液。静脉顺序给予戊乙奎醚 0.2 mg，依托咪酯乳剂 20 mg，舒芬太尼 30 μg，顺阿曲库铵 14 mg。5 min 后可视喉镜插管（ID 7.0 mm 加强型导管，深度 22 cm），确认在气管内后接麻醉机行控制呼吸，监测麻醉深度，超声引导下右颈内静脉穿刺置管测压及输液。术中静脉麻醉为主（瑞芬太尼 + 丙泊酚泵注），吸入小量七氟烷。术中患者仰卧位，取右侧肋缘下斜切口，长约 20 cm，依次解剖进腹，探查见肝右后叶（Ⅶ、Ⅷ段交界处）肝实质内可触及一大小约 10.0 cm×7.0 cm 肿块，质偏软，边界尚清楚，呈蔓状血管瘤样；肝脏无硬化改变。肝脏Ⅷ段可见 5.0 cm×4.0 cm 血管瘤，肝左外叶Ⅱ、Ⅲ段交界处可见约 2.0 cm×1.0 cm 血管瘤，分离粘连，切断肝圆韧带及镰状韧带，再切断肝右三角韧带、冠状韧带及肝肾韧带，完全游离出肝右叶，见瘤体距腔静脉约 0.5 cm，解剖第三肝门，显露肝短静脉并逐一结扎，离断，直至瘤体与腔静脉分离。首先处理Ⅶ、Ⅷ段交界处血管瘤，沿瘤体表面距瘤体实质约 0.5 cm 做一预切线，超声刀深入肝实质，切除血管瘤，术中将肝脏与瘤体交通血管及胆管分别予以结扎、缝合。注意保护肝中静脉及腔静脉，直至完整切除瘤体，移去标本，肝创面止血，检查肝创面无胆漏。同理，做肝脏Ⅷ段及肝左外叶Ⅱ、Ⅲ段交界处血管瘤切除，创面止血。右肝下及膈下置引流管各一根，分别另做切口引出。术中出血量大，约 1000 ml 以上，行自体血回收。阻断肝门前后立即测动脉血气分析，根据血气分析值决定是否使用碳酸氢钠。围术期给予 NSAID 预防性镇痛。

术毕停药，经超声引导下行双侧 T_7 和 T_9 胸椎旁神经阻滞，注入 0.25% 罗派卡因 40 ml，复合静脉 PCA 泵（150 mg 舒芬太尼＋托烷司琼 4 mg＋0.9% 氯化钠）；术后镇痛效果好，静息和运动状态下疼痛评分均未超过 3 分，无补救镇痛需求；无头晕、恶心、呕吐。术后第 2 天拔除腹腔引流管，术后第 3 天撤镇痛泵，口服 NSAID 进行桥接镇痛。术后患者入 ICU 监护、治疗。术后予抗炎（头孢噻肟），止血（白眉蛇毒血凝酶），护肝（复方甘草酸单铵 S），护胃（奥美拉唑）及营养（脂肪乳、白蛋白等）等支持及对症治疗，术后 8 天痊愈出院。

该患者围术期急性疼痛精准管理总结：

（1）预防性镇痛：术前口服对乙酰氨基酚，术中静注 NSAID 和舒芬太尼，手术结束前 20 min 静注羟考酮。

（2）多模式镇痛：术后超声引导下行双侧 T_7 和 T_9 胸椎旁神经阻滞，注入 0.25% 罗派卡因 40 ml，复合静脉电子 PCA 泵（150 mg 舒芬太尼＋托烷司琼 4 mg＋0.9% 氯化钠）。

（3）术后第 3 天撤镇痛泵，口服 NSAID 进行桥接镇痛。

（4）围术期急性疼痛管理小组反复疼痛宣教、心理疏导和疼痛查房，根据患者情况，给予个性化疼痛管理。

（鲍红光　韩流　孟庆胜　徐漫　单涛）

参考文献

［1］ Lewis W H, Gray H. Anatomy of the human body［M］. Philadelphia: Lea & Febiger, 1930.

［2］ Netter F H. Netter's atlas of human anatomy［M］.6th ed. Amsterdam: Elsevier, 2014.

［3］ Gebhart G F, Schmidt R F. Encyclopedia of pain［M］. 2nd ed. Berlin: Springer, 2013.

［4］ 郑方,邓迺封.疼痛诊疗学［M］.上海:上海科学技术文献出版社,1996.

［5］ Cook T M, Counsell D, Wildsmith J A. Major complications of central neuraxial block: report on the third national audit project of the royal college of anaesthetists［J］. Br J Anaesth, 2009, 102(2):179-190.

［6］ 中华医学会麻醉学分会.成人手术后疼痛处理专家共识［J］.临床麻醉学杂志,2017,33(9):911-917.

［7］ Rafi A N. Abdominal field block: a new approach via the lumbar triangle［J］. Anaesthesia, 2001, 56

(10):1024-1026.

[8] Hebbard P, Fujiwara Y, Shibata Y, et al. Ultrasound-guided transversus abdominis plane TAP block[J]. Anaesth Intensive Care, 2007, 35(4):616-617.

[9] Matulewicz R S, Patel M, Jordan B J, et al. Transversus abdominis plane blockade as part of a multimodal postoperative analgesia plan in patients undergoing radical cystectomy[J]. Bladder Cancer, 2018, 4 (2):161-167.

[10] El-Boghdadly K, Wolmarans M, Stengel A D, et al. Standardizing nomenclature in regional anesthesia: an ASRA-ESRA Delphi consensus study of abdominal wall, paraspinal, and chest wall blocks[J]. Reg Anesth Pain Med, 2021, 46(7):571-580.

[11] Hebbard P. TAP block nomenclature[J]. Anaesthesia, 2015, 70(1):112-113.

[12] Finnerty O, McDonnell J G. Transversus abdominis plane block[J]. Curr Opin Anaesthesiol, 2012, 25(5): 610-614.

[13] Finnerty O, Sharkey A, Mc D J. Transversus abdominis plane block for abdominal surgery[J]. Minerva Anestesiol, 2013, 79(12):1415-1422.

[14] Chin K J, Chan V, Hebbard P, et al. Ultrasound-guided transversalis fascia plane block provides analgesia for anterior iliac crest bone graft harvesting[J]. Can J Anaesth, 2012, 59(1): 122-123.

[15] Smith B E, Suchak M, Siggins D, et al. Rectus sheath block for diagnostic laparoscopy[J]. Anaesthesia, 1988, 43(11):947-948.

[16] Jin F, Li Z, Tan W F, et al. Preoperative versus postoperative ultrasound-guided rectus sheath block for improving pain, sleep quality and cytokine levels in patients with open midline incisions undergoing transabdominal gynecological surgery: a randomized-controlled trial[J]. BMC Anesthesiol, 2018, 18(1):19.

[17] Muir J, Ferguson S. The rectus sheath block—well worth remembering[J]. Anaesthesia, 1996, 51(9):893-894.

[18] Willschke H, Bosenberg A, Marhofer P, et al. Ultrasonography-guided rectus sheath block in paediatric anaesthesia—a new approach to an old technique[J]. British Journal of Anaesth, 2006, 97(2): 244-249.

[19] Cho S, Kim YJ, Jeong K, et al. Ultrasound-guided bilateral rectus sheath block reduces early postoperative pain after laparoscopic gynecologic surgery: a randomized study[J]. J Anesth, 2018, 32(2):189-197.

[20] Quek K H, Phua D S. Bilateral rectus sheath blocks as the single anaesthetic technique for an open infraumbilical hernia repair[J]. Singapore Med J, 2014, 55(3):e39-e41.

[21] Ueshima H, Otake H, Lin J A. Ultrasound-guided quadratus lumborum block: an updated review of anatomy and techniques[J]. Biomed Res Int, 2017, 2017: 2752876.

[22] Carline L, McLeod G A, Lamb C. A cadaver study comparing spread of dye and nerve involvement after three different quadratus lumborum blocks[J]. Br J Anaesth, 2016, 117(3):387-394.

[23] Blanco R, Ansari T, Girgis E. Quadratus lumborum block for postoperative pain after caesarean section: a randomized controlled trial[J]. Eur J Anaesthesiol, 2015, 32(11):812-818.

[24] Willschke H, Marhofer P, Bosenberg A, et al. Ultrasonography for ilioinguinal/iliohypogastric nerve blocks in children[J]. Br J Anaesth, 2005, 95(2):226-230.

[25] Kiran L V, Sivashanmugam T, Kumar V, et al. Relative efficacy of ultrasound-guided ilioinguinal-iliohypogastric nerve block versus transverse abdominis plane block for postoperative analgesia following lower segment cesarean section: a prospective, randomized observer-blinded trial[J]. Anesth Essays Res, 2017, 11(3):713-717.

4

［26］ Stav A, Reytman L, Stav M Y, et al. Transversus abdominis plane versus ilioinguinal and iliohypogastric nerve blocks for analgesia following open inguinal herniorrhaphy［J］. Rambam Maimonides Med J, 2016, 7 (3):e0021.

［27］ Nair S, Gallagher H, Conlon N. Paravertebral blocks and novel alternatives［J］. BJA Educ, 2020, 20(5).

［28］ Gerbershagen H J, Aduckathil S, Wijck A V, et al. Pain intensity on the first day after surgery［J］. Anesthesiology, 2013, 118(4):934-944.

［29］ 上海市医学会麻醉科专科分会, 上海市医学会普外科专科分会. 普通外科围术期疼痛管理上海专家共识［J］. 上海医学, 2021, 44(1):1-7.

［30］ Ilfeld B M, Eisenach J C, Gabriel R A. Clinical effectiveness of liposomal bupivacaine administered by infiltration or peripheral nerve block to treat postoperative pain［J］. Anesthesiology, 2020, 134(2):283-344.

［31］ Dinges H C, Wiesmann T, Otremba B, et al. The analgesic efficacy of liposomal bupivacaine compared with bupivacaine hydrochloride for the prevention of postoperative pain: a systematic review and meta-analysis with trial sequential analysis［J］. Reg Anesth Pain Med, 2021, 46(6):490-498.

［32］ Feldheiser A, Aziz O, Baldini G, et al. Enhanced Recovery After Surgery (ERAS) for gastrointestinal surgery, part 2: consensus statement for anaesthesia practice［J］. Acta Anaesthesiol Scand, 2016, 60(3):289-334.

［33］ Gustafsson U O, Scott M J, Hubner M, et al. Guidelines for perioperative care in elective colorectal surgery: Enhanced Recovery After Surgery (ERAS®) Society Recommendations［J］. World J Surg, 2019, 43 (3):659-695.

［34］ Melloul E, Hübner M, Scott M, et al. Guidelines for perioperative care for liver surgery: Enhanced Recovery After Surgery (ERAS) Society Recommendations［J］. World J Surg, 2016, 40(10):2425-2440.

［35］ Melloul E, Lassen K, Roulin D, et al. Guidelines for perioperative care for pancreatoduodenectomy: Enhanced Recovery After Surgery (ERAS) Recommendations［J］. World J Surg, 2020, 44(7):2056-2084.

［36］ Azhar R A, Bochner B, Catto J, et al. Enhanced recovery after urological surgery: a contemporary systematic review of outcomes, key elements, and research needs［J］. Eur Urol, 2016, 70(1):176-187.

［37］ Pozo C, Shariat S F, D'Andrea D, et al. Enhanced recovery after radical cystectomy［J］. Curr Opin Urol, 2019, 29(3):227-238.

［38］ Nelson G, Bakkum-Gamez J, Kalogera E, et al. Guidelines for perioperative care in gynecologic/oncology: Enhanced Recovery After Surgery (ERAS) society recommendations-2019 updat e［J］. Int J Gynecol Cancer, 2019, 29(4):651-668.

［39］ Macones G A, Caughey A B, Wood SL, et al. Guidelines for postoperative care in cesarean delivery: Enhanced Recovery After Surgery (ERAS) society recommendations (part 3)［J］. Am J Obstet Gynecol, 2019, 221(3):247.e1-247.e9.

［40］ Roofthooft E, Joshi G P, Rawal N, et al. PROSPECT guideline for elective caesarean section: updated systematic review and procedure-specific postoperative pain management recommendations［J］. Anaesthesia, 2021, 76(5):665-680.

［41］ Canakci E, Gultekin A, Cebeci Z, et al. The analgesic efficacy of transverse abdominis plane block versus epidural block after caesarean delivery: which one is effective? TAP Block? Epidural Block?［J］. Pain Res Manag, 2018, 2018:3562701.

［42］ Hussain N, Brull R, Weaver T, et al. Postoperative analgesic effectiveness of quadratus lumborum block for cesarean delivery under spinal anesthesia［J］. Anesthesiology, 2021, 134(5):72-87.

第五章
四肢手术术后精确镇痛

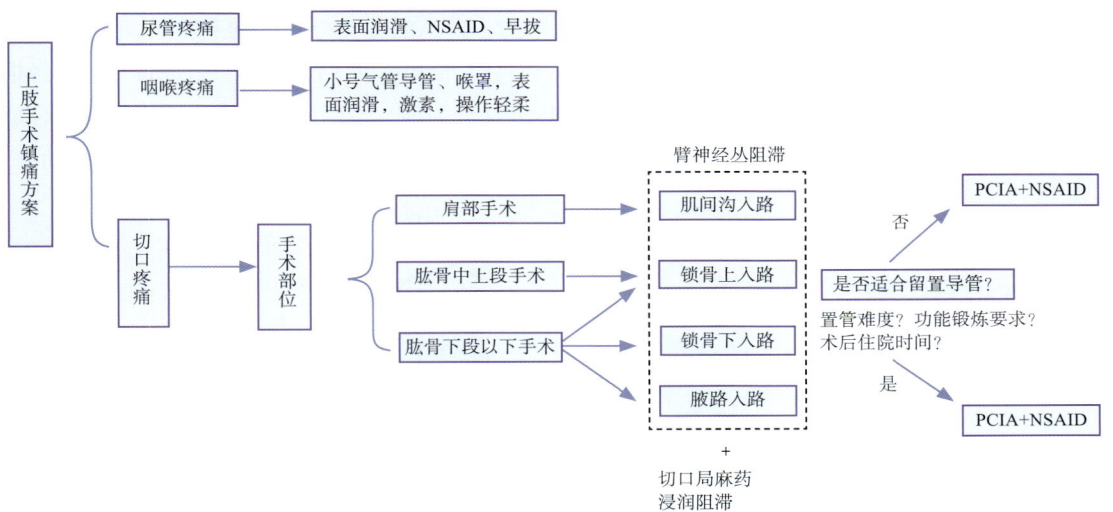

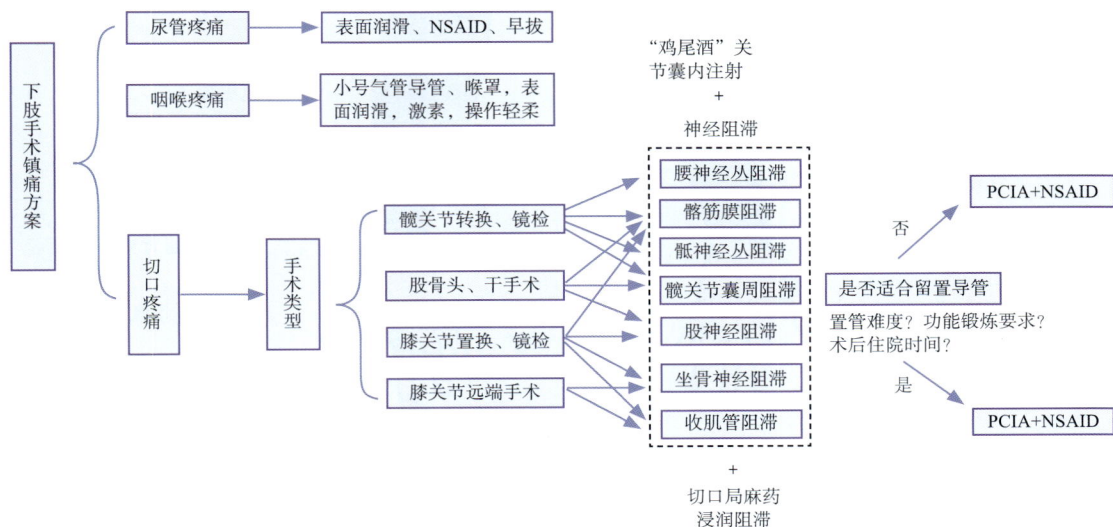

第一节　四肢感觉神经分布、常见切口部位及创伤应激部位

一、上肢解剖及神经支配

上肢与胸部和颈部相接，与颈部的分界为颈部的下界，与胸部的分界为三角肌前后缘与腋前后壁中点的连线。上肢由近至远分为 5 部，即肩部、臂部、肘部、前臂部和手部。上肢骨骼包括肱骨、桡骨、尺骨及掌指骨。锁骨及肩关节上部感觉由颈丛神经分支支配，即锁骨上神经（颈丛 3～4 分支组成）。臂丛由第 5～8 颈神经前支和第 1 胸神经前支的大部分纤维组成，经斜角肌间隙走出，行于锁骨下动脉后上方，经锁骨后方进入腋窝。臂丛的分支分布于胸上肢肌、上肢带肌、背浅部肌（斜方肌除外）以及臂、前臂、手的肌、关节、骨和皮肤（**图 5-1**）。组成臂丛的神经根先合成上、中、下三个干，每个干在锁骨上方或后方又分为前、后两股，由上、中干的前股合成夕侧束，下干前股自成内侧束，三干后股汇合成后束。三束分别从内、外、后三面包围腋动脉。

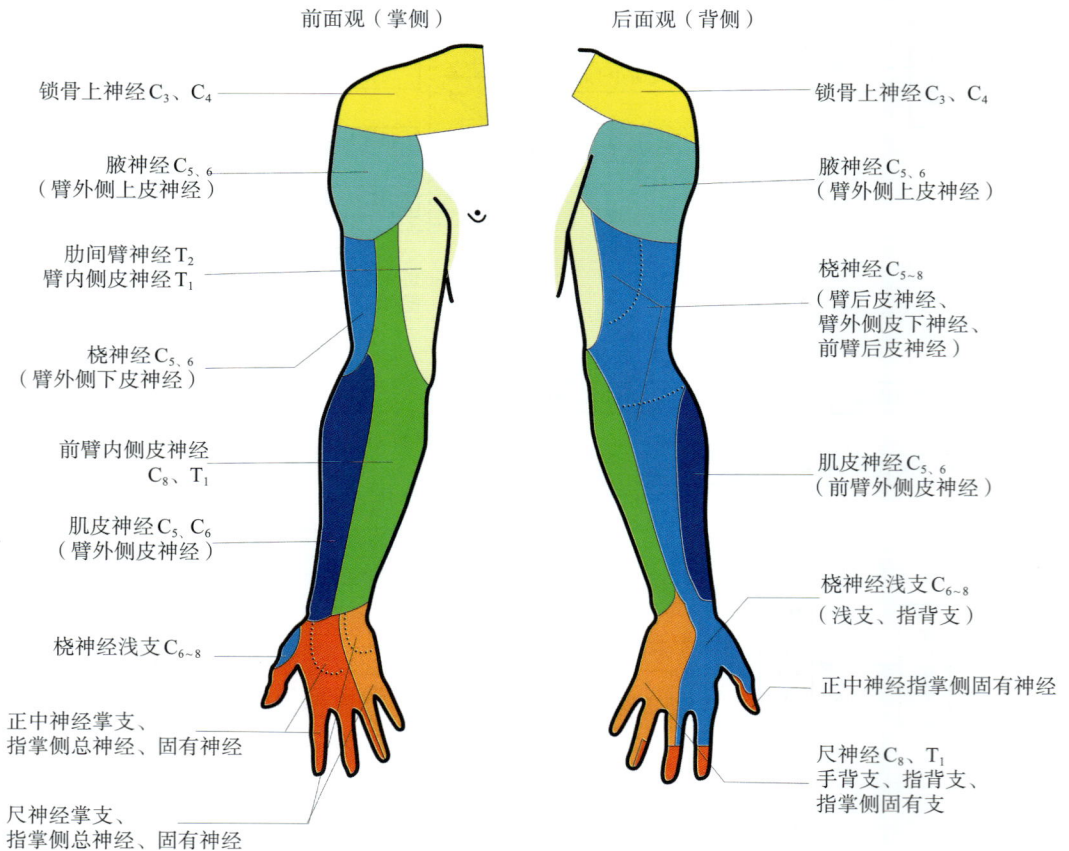

前面观（掌侧）　　　后面观（背侧）

锁骨上神经 C_3、C_4

腋神经 $C_{5,6}$
（臂外侧上皮神经）

肋间臂神经 T_2
臂内侧皮神经 T_1

桡神经 $C_{5,6}$
（臂外侧下皮神经）

前臂内侧皮神经 C_8、T_1

肌皮神经 C_5、C_6
（臂外侧皮神经）

桡神经浅支 $C_{6\sim8}$

正中神经掌支、
指掌侧总神经、固有神经

尺神经掌支、
指掌侧总神经、固有神经

锁骨上神经 C_3、C_4

腋神经 $C_{5,6}$
（臂外侧上皮神经）

桡神经 $C_{5\sim8}$
（臂后皮神经、
臂外侧皮下神经、
前臂后皮神经）

肌皮神经 C_5、C_6
（前臂外侧皮神经）

桡神经浅支 $C_{6\sim8}$
（浅支、指背支）

正中神经指掌侧固有神经

尺神经 C_8、T_1
手背支、指背支、
指掌侧固有支

图 5-1　上肢神经支配图

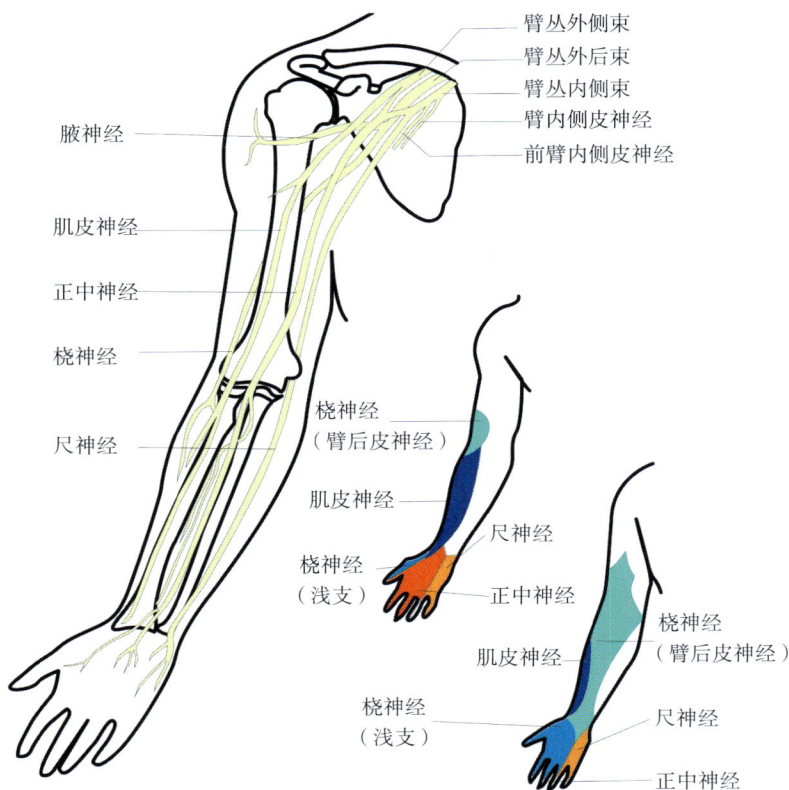

图 5-2　臂丛神经走行图

臂丛神经束发出上肢的五大神经：腋神经、肌皮神经、桡神经、正中神经和尺神经（**图 5-2**）。

　　1. **肌皮神经（来自外侧束）**

　　它从肱二头肌和肱肌之间穿过，到达上臂外侧，并继续走行至前臂。该神经支配前臂外侧的感觉（前臂外侧皮神经）及上臂屈肌（肱二头肌、喙肱肌和肱肌）。

　　2. **腋神经（来自后束）**

　　它是臂丛神经后束的终末支。该神经在肩胛下肌外侧缘出现，沿肱骨外科颈后侧面走行，其位于肩关节下方关节囊下 2～3 mm 处。腋神经与旋肱后动脉伴行，从小圆肌（上界）、大圆肌（下界）、肱二头肌长头（内侧界）和肱骨近端（外侧界）围成的四边结构中穿过。该神经支配下侧、外侧和前侧肩关节囊，肱骨头，上段肱骨颈，以及三角肌上覆皮肤的感觉功能。腋神经还支配三角肌和小圆肌的运动功能。

　　3. **桡神经（来自后束）**

　　它持续走行在腋动脉的后方，然后缠绕肱骨，并发出分支以支配上臂伸肌。该神经在肘部外上髁前方穿过后，继续走行进入前臂，支配前臂及手部的伸肌。其感觉支支配前臂和手的背侧以及上臂部分。

　　4. **正中神经（来自外侧束和内侧束）**

　　它沿腋动脉的后外侧表面走行，然后沿肱动脉内侧下行。该神经途经并支配前臂屈肌，然后穿过腕管，支配手部的运动和感觉功能。

5. 尺神经（来自内侧束）

它最初紧邻肱动脉沿上臂内侧下行，并在上臂远端偏离肱动脉后从肱骨内上髁后方穿过进入前臂，沿尺骨走行并在此发出分支以支配部分前臂屈肌。然后，它沿尺动脉走行，穿过手腕尺侧腕屈肌深部并进入手部，支配手部的运动和感觉功能。

二、下肢解剖及神经支配

下肢是指人体腹部以下部分，包括臀、股、膝、小腿、踝及足部。下肢骨结构包括髋骨、股骨、髌骨、胫骨、腓骨和足骨。下肢神经主要包括腰丛和骶丛。

1. 腰丛

腰丛（图5-3）由前3支腰神经（L_1、L_2、L_3）的腹侧支和第4腰神经（L_4）的部分组成。第12胸神经（T_{12}）的一条分支常汇入L_1神经根。腰丛位于腰大肌后1/3处，腰椎横突前方。

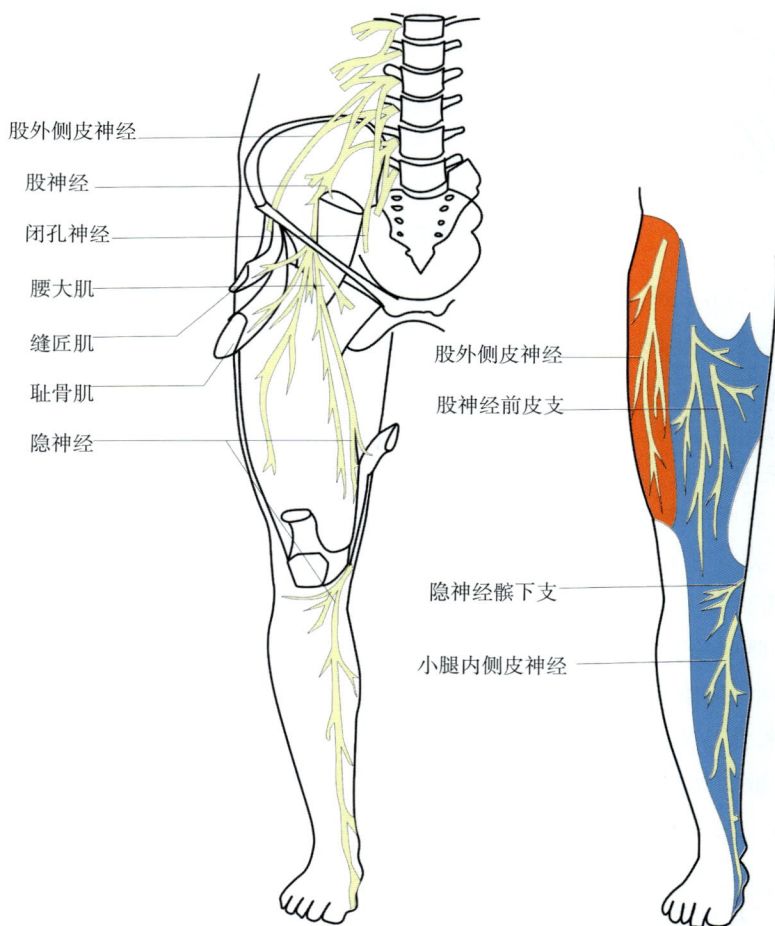

股外侧皮神经
股神经
闭孔神经
腰大肌
缝匠肌
耻骨肌
隐神经

股外侧皮神经
股神经前皮支

隐神经髌下支

小腿内侧皮神经

图 5-3　腰丛神经走行图

其发出支配下肢肌肉和皮肤的神经分支，包括髂腹下神经、髂腹股沟神经、生殖股神经、股神经、股外侧皮神经和闭孔神经。前三支神经主要支配下腹部、腹股沟及会阴区域。

（1）股神经（$L_2 \sim L_4$）：穿过腰大肌，从腰大肌与髂肌之间的下边界穿出，在腹股沟韧带下方走行于股总动脉外侧。股神经支配参与髋关节屈曲和膝关节伸展的肌肉，还发出感觉支支配大腿、股骨、膝关节前侧及小腿内侧。隐神经是股神经的终末感觉支。

（2）股外侧皮神经：也称大腿外侧皮神经（L_2 和 L_3），自腰大肌外侧缘穿出，穿过髂肌，最后从后方经过或穿过腹股沟韧带，在缝匠肌前方或穿过缝匠肌进入大腿。股外侧皮神经支配大腿外侧皮肤的感觉。

（3）闭孔神经：源自 $L_2 \sim L_4$ 神经的前支。其沿腰大肌内侧缘走行，穿过闭孔进入大腿内侧，分为前后两支。前支位于长收肌和短收肌之间，后支位于短收肌和大收肌之间。源自闭孔神经后支的关节支支配膝关节内侧的小部分区域。

2. 骶丛

骶丛（图 5-4）由腰骶干（L_4、L_5）以及全部骶神经和尾神经的前支组成。由骶丛发出，支配下肢的主要神经如下。

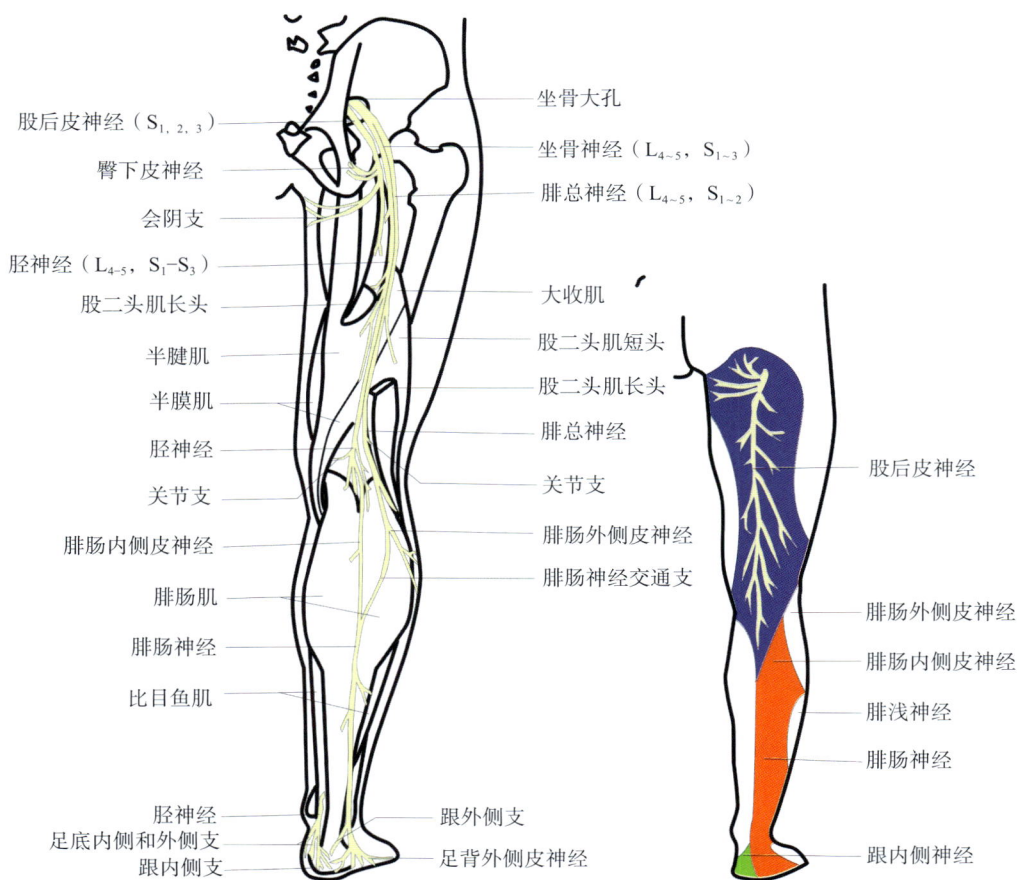

图 5-4　骶丛走行图

（1）坐骨神经：是人体最粗大的神经，其源自 L_4 ~ S_3 脊神经，沿大腿后侧下行，分为胫神经和腓总神经后继续走行至膝关节以下。坐骨神经支配髋关节伸肌、膝关节屈肌，支配小腿的运动功能以及膝部以下的大部分感觉功能（**图 5-4**）。

（2）股后皮神经：也称大腿后侧皮神经，支配大腿后方的感觉神经，其是骶丛（S_1 ~ S_3）的分支。该神经自骶神经根发出，与坐骨神经一起从梨状肌下方的坐骨大孔穿出。

（3）胫神经（L_4、L_5、S_1 ~ S_3）：为坐骨神经本干的直接延续。在腘窝内与腘血管伴行，在小腿经比目鱼肌深面伴胫后动脉下降，过内踝后方，在屈肌支持带深面分为足底内侧神经和足底外侧神经二终支入足底，支配足底皮肤。胫神经在腘窝及小腿还发出肌支，支配小腿肌后群。

（4）腓总神经（L_4、L_5、S_1、S_2）：自坐骨神经发出后沿股二头肌内侧走向外下，绕腓骨颈外侧向前，穿腓骨长肌分为腓浅神经和腓深神经。腓总神经的分布范围是小腿前、外侧肌群和小腿外侧、足背和趾背的皮肤。

三、上肢常见手术及切口

上肢常见手术部位包括锁骨、肩关节、肱骨、肘关节、桡骨、尺骨、腕部和手。一般依据病变部位，如骨折断端中心指导手术切口设计。

1. 锁骨手术

对于锁骨手术，沿锁骨前上面做切口，其部位和长短根据病变情况而定。对于肩锁关节手术，从肩峰前上缘沿锁骨外 1/4 做弯型切口；也可从喙突开始向外上沿锁骨外端下缘，绕肩锁关节至肩峰与肩胛骨的交界处（**图 5-5**），此处支配神经包括臂丛和部分颈丛。实施胸锁关节手术时，切口从锁骨内侧胸骨端约 4 cm 起始，向内经胸锁乳突肌锁骨部，再弯行向下至胸骨前面，距胸骨中线旁开约 1 cm（**图 5-6**），此处支配神经包括臂丛和部分颈丛。对于肩胛骨手术，肩胛骨背侧显露径路，对肩胛冈上窝及冈下窝上部沿肩胛冈做横切口，对肩胛冈内侧缘或肩胛下窝内侧也沿内侧缘做纵行切口（**图 5-7**），此处支配神经主要为臂丛，特别是肩胛上神经。

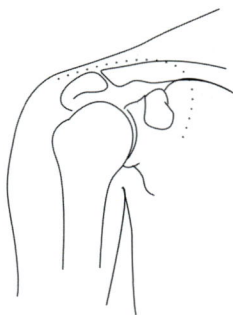

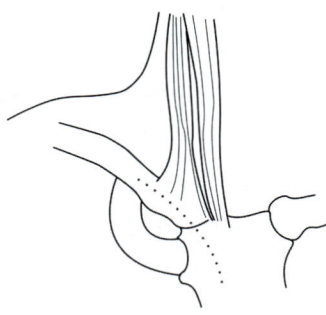

图 5-5　肩锁关节手术切口　　图 5-6　胸锁关节手术切口　　图 5-7　肩胛骨手术切口

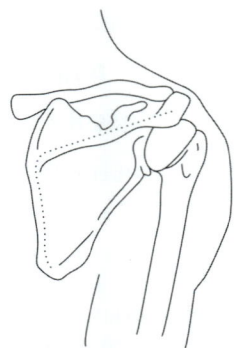

疼痛精确管理

2. 肩关节手术

肩关节手术切口径路一般包括前内侧径路（**图 5-8**）、经肩峰径路（**图 5-9**）、前后外侧径路（**图 5-10**），以及肩胛冈径路（**图 5-11**），上述切口支配神经包括臂丛和部分颈丛。

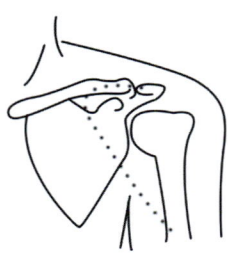

图 5-8　肩关节手术前内侧径路

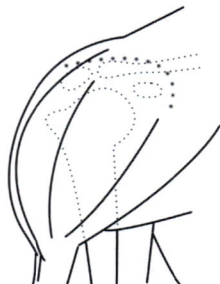

图 5-9　肩关节手术经肩峰径路

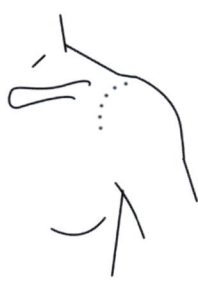

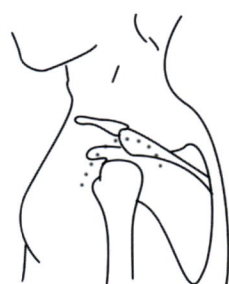

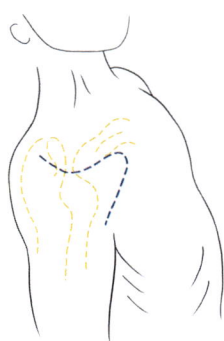

图 5-10　肩关节手术前后外侧径路

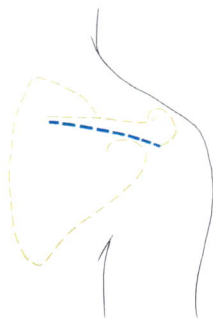

图 5-11　肩关节手术经肩峰径路

3. 肱骨手术

实施肱骨干上部手术时，前方径路一般为自喙突下方起始沿三角肌前缘做弧形切口，向下至三角肌粗隆。后方径路则在肩后自肩峰后侧向外下沿三角肌后缘及肱三头肌之间并稍外做弧形切口至三角肌粗隆（**图 5-12**）。实施肱骨干中下部手术时，根据病变部位，可做前内侧切口，自三角肌前下缘沿肱二头肌内侧沟向下（**图 5-13**）；或做前外侧切口，沿肱二头肌外侧沟纵行向下；若病变在肱骨干下部，骨科医师一般在上臂肱二头肌外侧做纵行切口，直至肘窝（**图 5-14**）。上述切口支配神经主要为臂丛神经。

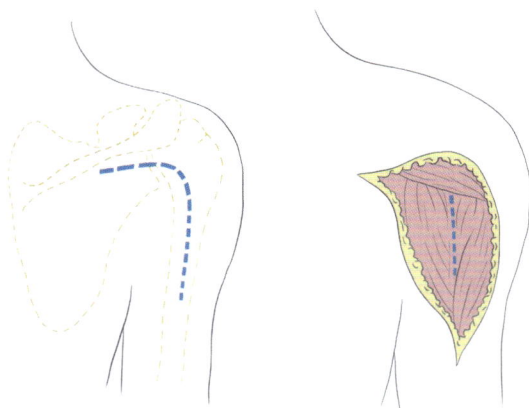

图 5-12　肱骨手术后方径路

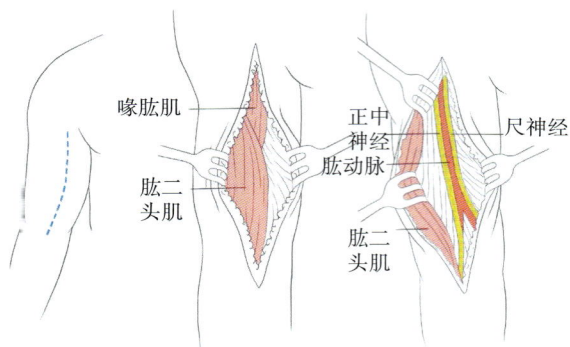

图 5-13　肱骨手术前内侧径路

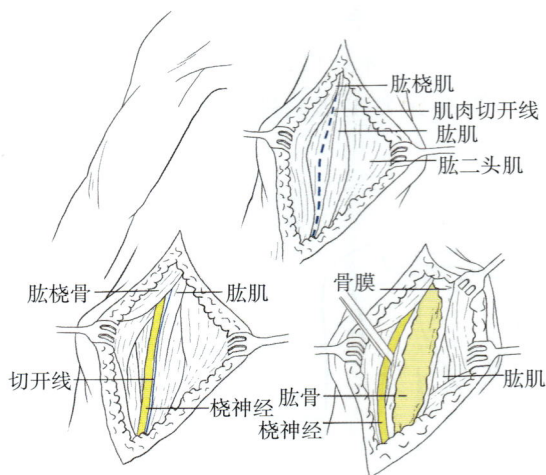

图 5-14　肱骨手术前外侧径路

4. 肘关节手术

实施肘关节手术时，根据病变部位可做后、前、内、外侧切口，但因前侧肘窝重要血管、神经较多，一般选择后侧或后外侧径路，即自肘上约 10 cm 开始，在上臂后外侧、肱三头肌后口部或后侧做纵行切口，直至鹰嘴下 4～6 cm，也可做 S 型切口，自肘后内上或外下经鹰嘴尖弯向下外或下内。切口为外侧入路时，一般自肱骨外上髁上 3～4 指沿髁上嵴向下，越过外上髁后再弯向后内至尺骨后缘，切口呈倒 J 型（**图 5-15**、**图 5-16**）。前侧径路切口则自肘上向下，沿肘横襞横行再向外下，做 S 型切口（**图 5-17**）。内侧径路则以内上髁为中心，上下做微弯型切口（**图 5-18**）。上述切口支配神经主要为臂丛，特别是尺神经、臂内侧皮神经及前臂内侧皮神经。

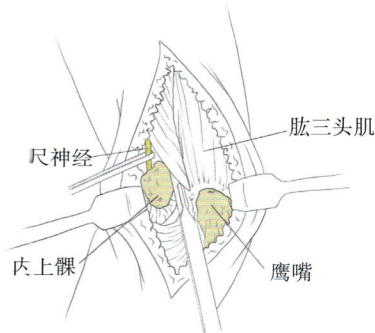

图 5-15　肘关节手术后侧径路

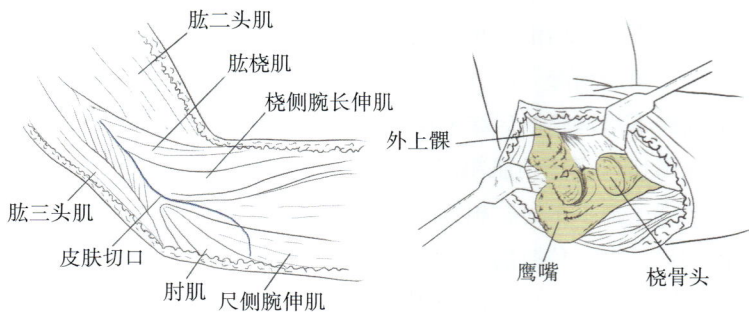

图 5-16　肘关节手术后侧径路

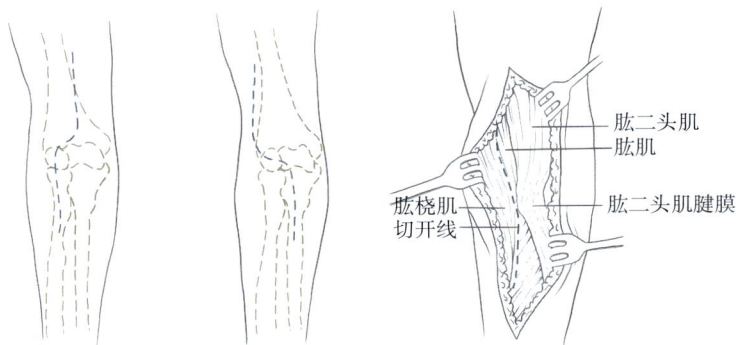

图 5-17 肘关节手术前侧径路

肱二头肌
肱肌
肱桡肌
切开线
肱二头肌腱膜

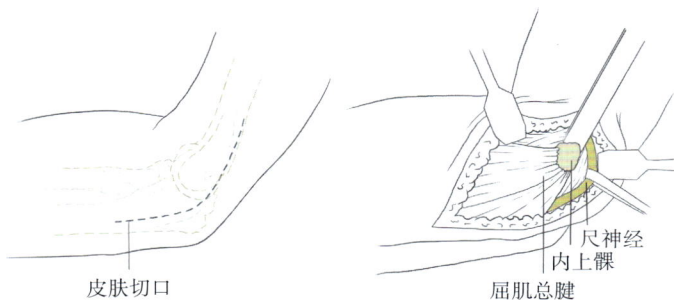

皮肤切口

尺神经
内上髁
屈肌总腱

图 5-18 肘关节手术内侧径路

5. 尺桡骨手术

实施尺桡骨手术时，孟氏骨折（尺骨上 1/3 骨折合并桡骨小头脱位）、桡骨头手术可采用后外侧显露径路，手术切口一般自肘关节上 2.5 cm 或肱骨外上髁后面斜行向下，至尺骨后缘或尺骨上 1/3（**图 5-19**）。行桡骨干上中部手术时，切口可选择前外侧显露径路，自肘部在肱二头肌肌腱外侧及肱桡肌之间弯型向下，朝向桡骨茎突（**图 5-20**）。实施后侧径路时，从肱骨外上髁的后上侧沿桡骨外侧向下，朝向腕背中心（**图 5-21**）。实施桡骨干下部手术时，通常选择前外侧切口径路，在前臂下部于肱桡肌与桡侧腕屈肌之间做纵行切口，直至桡骨茎突

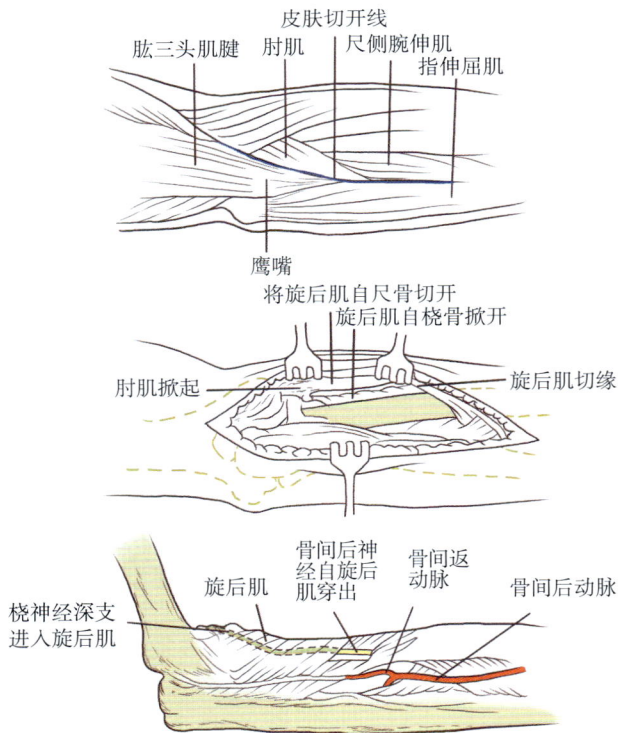

肱三头肌腱　肘肌　皮肤切开线　尺侧腕伸肌　指伸肌

鹰嘴

将旋后肌自尺骨切开
旋后肌自桡骨掀开
肘肌掀起
旋后肌切缘

桡神经深支进入旋后肌
旋后肌
骨间后神经自旋后肌穿出
骨间返动脉
骨间后动脉

图 5-19 尺桡骨手术后外侧径路

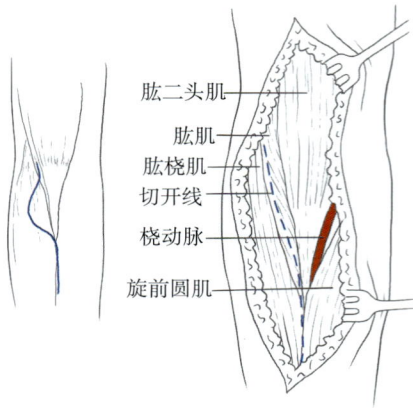

图 5-20　尺桡骨手术前外侧径路

（**图 5-22**）。实施尺骨中下部手术时，手术切口从鹰嘴远侧开始，沿尺骨后缘向下，其长短视需要而定。上述切口支配神经主要为臂丛，包括桡神经、尺神经及正中神经。

6. 腕部手术

根据病变部位，选择背侧显露径路（如腕关节融合、腕关节人工关节置换术）（**图 5-23**）、掌侧显露径路（如腕管侧肿瘤切除术、腕管综合征手术）（**图 5-24**）或尺桡侧显露径路。手掌部手术，可沿鱼际纹起始处，向近端至腕部做一弧形

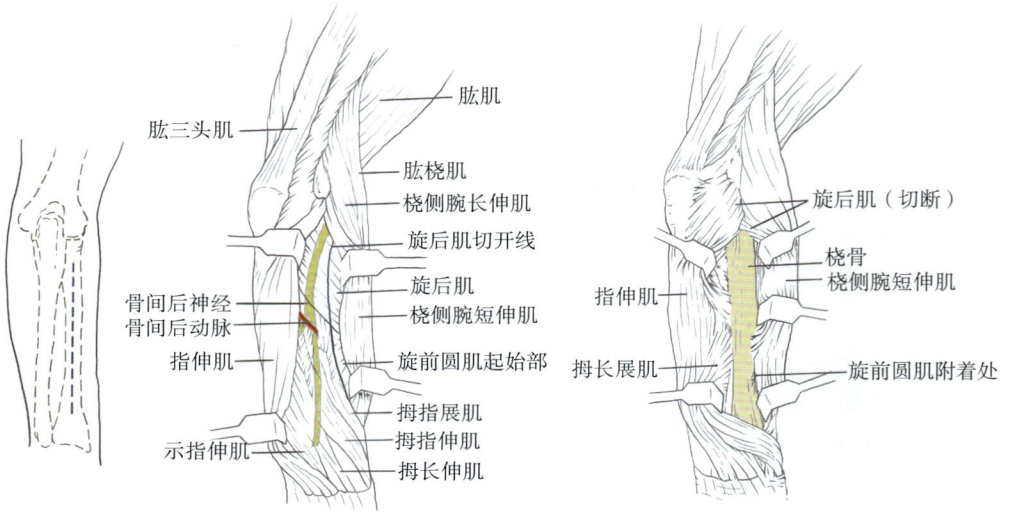

图 5-21　尺桡骨手术后侧径路

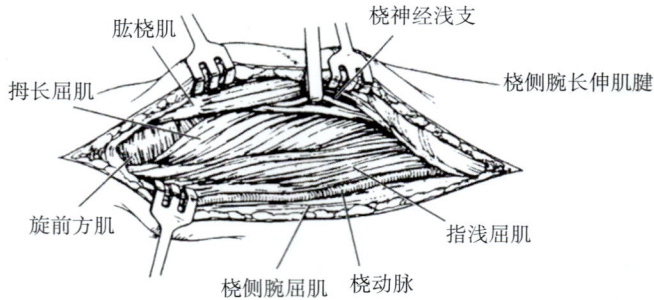

图 5-22　尺桡骨手术前外侧径路

疼痛精确管理

切口；或沿着近侧掌横纹从桡侧到尺侧，沿小鱼际桡侧至腕部；或沿小鱼际桡侧缘呈弧形向近端，于腕部尺侧越过腕横纹，纵行至前臂远端尺侧（**图 5-25**、**图 5-26**）。手指的切口径路包括经掌侧、侧方和背侧径路（**图 5-27 ~ 图 5-29**）。上述切口支配神经主要为臂丛，包括桡神经、尺神经及正中神经。

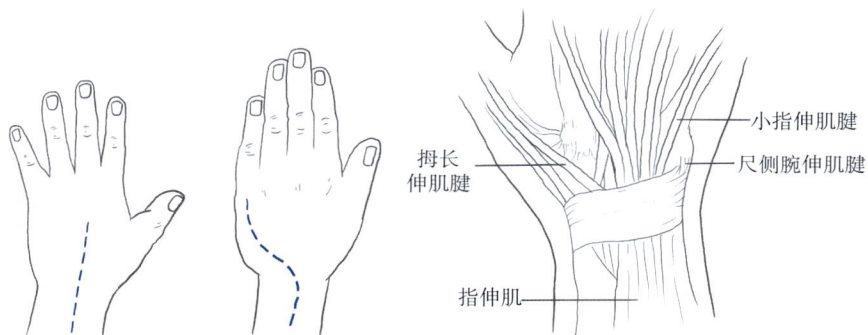

拇长伸肌腱
指伸肌
小指伸肌腱
尺侧腕伸肌腱

图 5-23 背侧径路

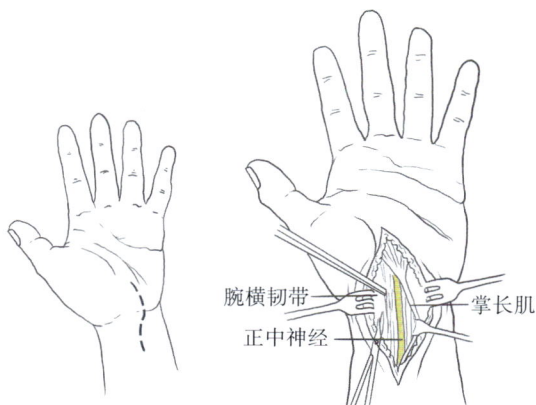

腕横韧带
正中神经
掌长肌

图 5-24 掌侧径路

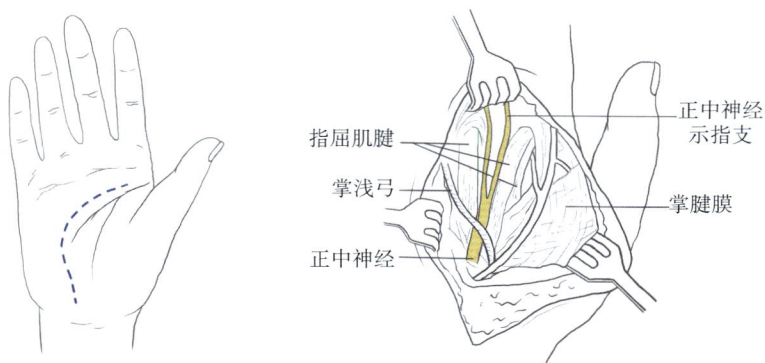

指屈肌腱
掌浅弓
正中神经
正中神经示指支
掌腱膜

图 5-25 经鱼际侧径路

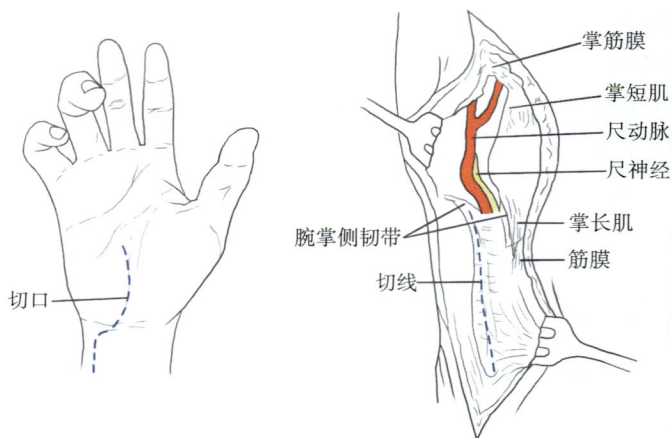

掌筋膜
掌短肌
尺动脉
尺神经
腕掌侧韧带
切线
掌长肌
筋膜
切口

图 5-26　经小鱼际侧径路

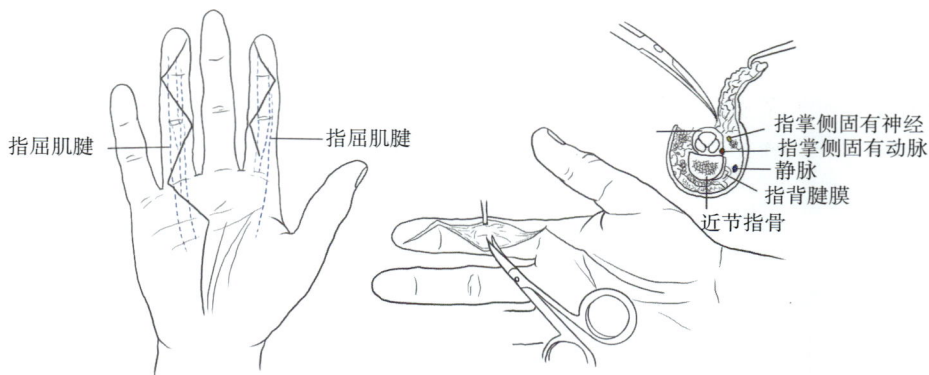

指屈肌腱　　　　　指屈肌腱

指掌侧固有神经
指掌侧固有动脉
静脉
指背腱膜
近节指骨

图 5-27　手指掌侧径路

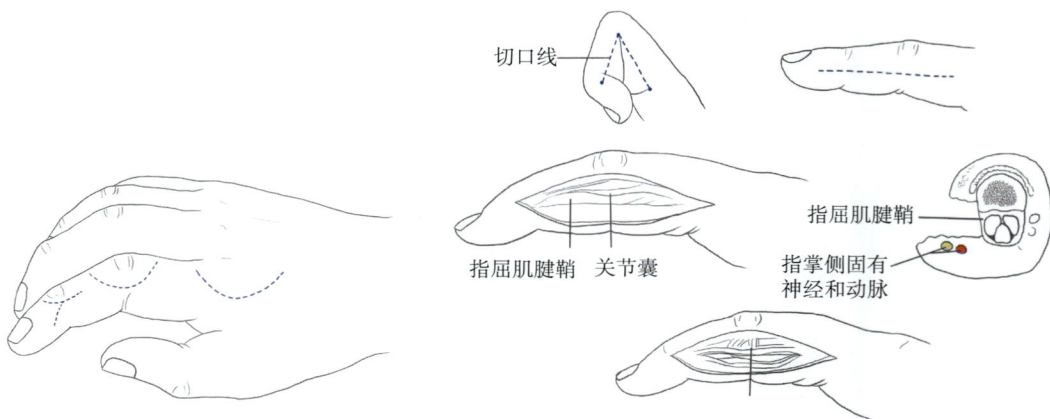

切口线

指屈肌腱鞘
指屈肌腱鞘　关节囊
指掌侧固有
神经和动脉

图 5-28　手指背侧径路　　　　　图 5-29　手指侧方径路

疼痛精确管理

四、下肢常见手术及切口

1. 髋关节手术

髋关节骨折是一种常见损伤，通常发生于年龄较大且有共存疾病的患者。根据骨折部位及患者病情，可行经皮髓内针固定、切开复位内固定（open reduction and internal fixation，ORIF）、半髋关节置换术和全髋关节置换术等手术。全髋关节置换术也普遍应用于其他髋关节疾病中。髋关节的手术径路分为前外侧径路、后外侧径路、前方径路和内侧径路，目前应用最广泛的是前两种。

实施前外侧径路手术时，患者屈髋，并内收越过对侧膝关节，以转子顶端为中心，做长约15 cm的直切口，切口通过大转子后方三分之一延伸至股骨干（**图 5-30**）。后外侧径路切口以大转子后缘为中心，做一长10～15 cm的弧形切口，切口起自大转子后上方6～8 cm，沿此点分离臀大肌纤维至大转子后缘，经大转子后缘沿股骨干向下（**图 5-31**）。外侧径路则将切口始于尖端上方5 cm，纵行向下经过大转子顶端中心，再沿股骨干向远端延长约8 cm（**图 5-32**）。内侧径路则在大腿内侧做纵行切口，以耻骨结节下3 cm为起点，切口沿大收肌下行，长度由需要暴露的股骨长度决定（**图 5-33**）。支配皮肤及皮下的神经主要包括臀上皮神经、股外侧皮神经、髂腹下神经外侧皮支、肋下神经外侧皮支，髋关节囊和骨骼的神经支配主要包括股神经、闭孔神经和坐骨神经。因此上述切口的支配神经主要来自腰丛、骶丛和T_{12}神经根。

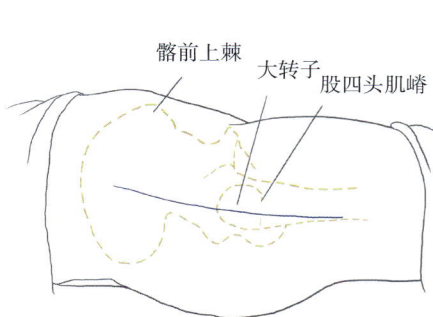

图 5-30　髋关节前外侧径路

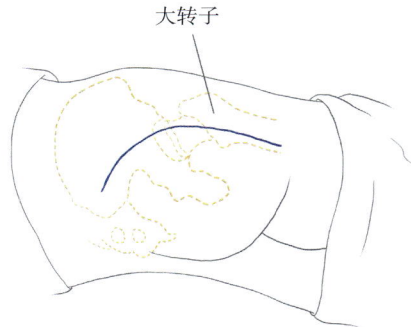

图 5-31　髋关节后外侧径路

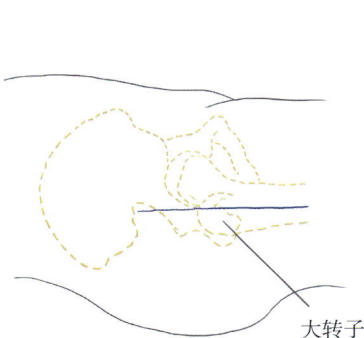

图 5-32　髋关节外侧径路

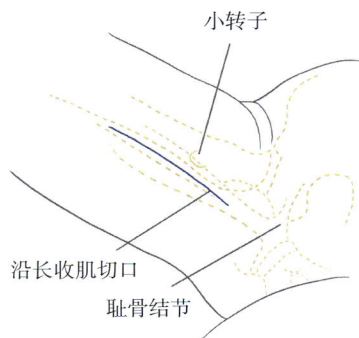

图 5-33　髋关节内侧径路

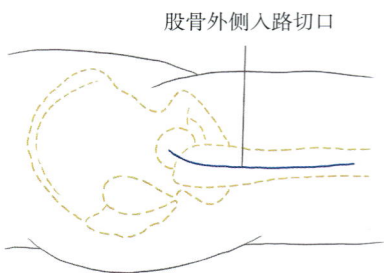

股骨外侧入路切口

图 5-34　股骨外侧径路

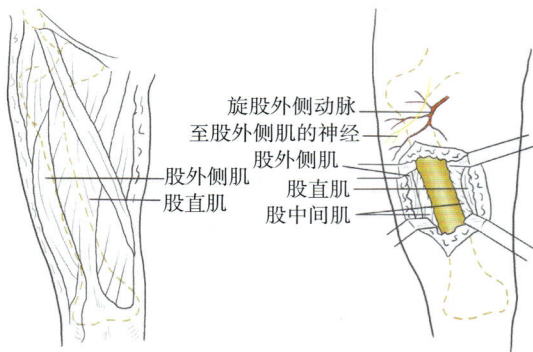

旋股外侧动脉
至股外侧肌的神经
股外侧肌
股直肌
股中间肌
股外侧肌
股直肌

图 5-35　股骨前外侧径路

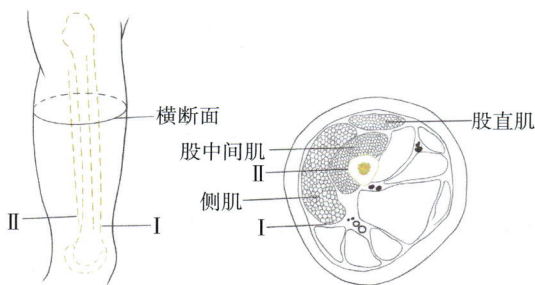

横断面
股直肌
股中间肌
侧肌
Ⅱ
Ⅰ
Ⅱ
Ⅰ

图 5-36　股骨外侧及后外侧径路

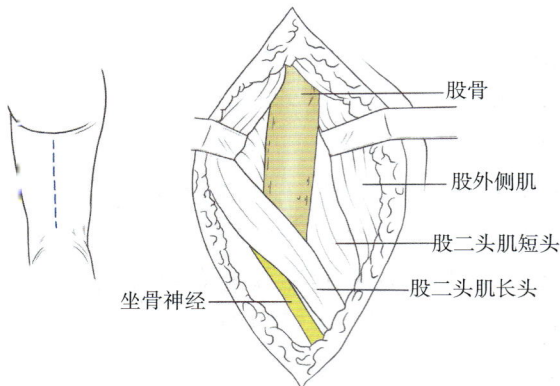

股骨
股外侧肌
股二头肌短头
股二头肌长头
坐骨神经

图 5-37　股骨后侧径路

2. 股骨上端及转子间骨折手术

实施股骨上端及转子间骨折手术时，外侧径路始于股骨大转子前上方约 5 cm 处，先弯向下后，然后沿大腿外侧与股骨平行向下延伸约 10 cm 或更多（**图 5-34**）；也可采用前外侧径路，与全髋关节前外侧径路手术径路类似（**图 5-35**）。上述切口的神经支配与髋关节手术类似。

根据手术需要，也可以选择外侧及后外侧切口，即在股骨大转子基底部至股骨外髁连线上做纵行切口，后外侧切口稍后（**图 5-36** 中切口 Ⅰ 为外侧切口，Ⅱ 为后外侧切口），上述切口的支配神经主要为股神经和坐骨神经。若股骨干后侧病变需要切除，则选择后侧显露径路，自臀部横纹以下，在大腿后侧正中线做纵行切口，止于腘窝上缘（**图 5-37**）。上述切口的支配神经主要为坐骨神经。

3. 膝关节手术

实施膝关节手术时，膝前内侧髌旁径路最为常用，切口自股四头肌腱内侧缘，髌骨上极近端约 10 cm 起始，向远端延伸，弧形绕过髌骨内侧缘，转向膝前中线止于胫骨结节或其远端（**图 5-38**）。膝内侧及其支持带径路，可用于切除半月板及游离体，切口始于膝内侧髌韧带内侧缘，

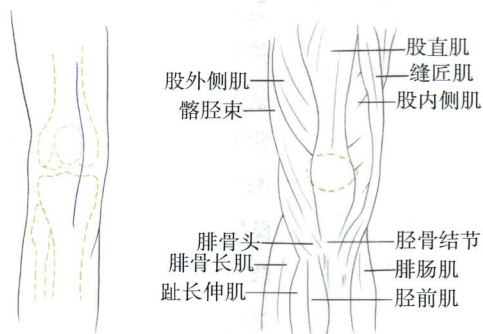

股外侧肌
髂胫束
股直肌
缝匠肌
股内侧肌
腓骨头
腓骨长肌
趾长伸肌
胫骨结节
腓肠肌
胫前肌

图 5-38　膝前内侧髌旁径路

斜行跨越内侧关节间隙，并在深层做两个皮肤切口，显露膝内侧前、后关节腔（**图 5-39**）。膝后内侧径路手术中，切口沿股内侧肌后缘自收肌结节近侧 3 cm 起，向远端向前弧形跨越内侧关节间隙，止于胫骨结节内侧（**图 5-40**）。

对于严重的膝外翻病例，可采用膝前外侧径路，皮肤切口始于髌骨近端 7.5 cm，股外侧肌与股四头肌腱联合处，沿着股四头肌肌腱、髌骨和髌韧带外侧缘向远端延伸，止于胫骨结节远端 2.5 cm，并向深层解剖直至关节囊（**图 5-41**）。根据患者手术需求，还可采取膝外侧及其支持带径路（**图 5-42**）和膝后外侧径路（**图 5-43**）。上述切口的支配神经主要为股神经和

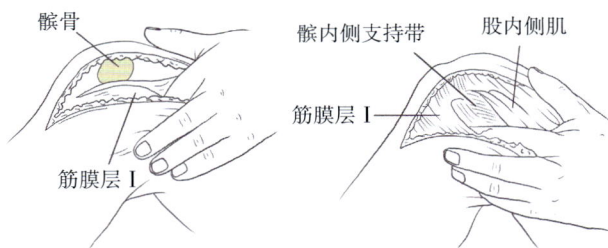

图 5-39 膝内侧及其支持带径路

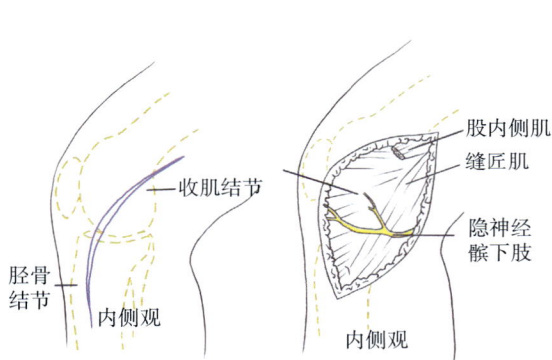

图 5-40 膝后内侧径路

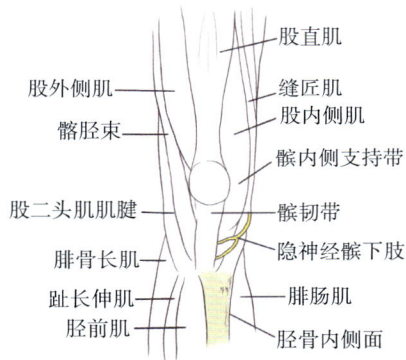

图 5-41 膝前外侧径路

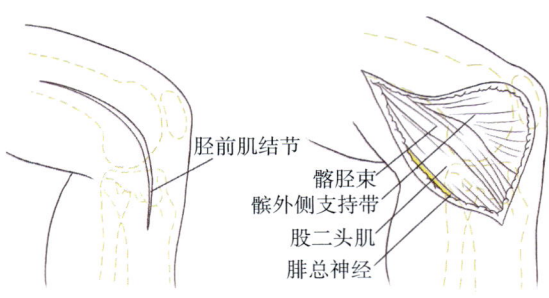

图 5-42 膝外侧及其支持带径路

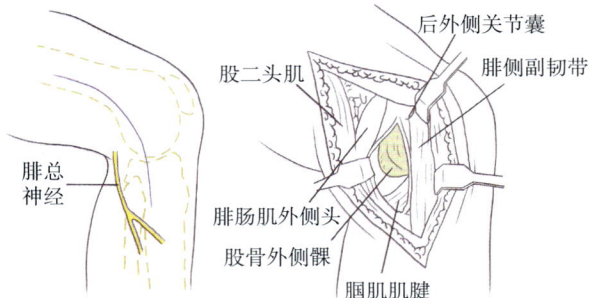

图 5-43 膝后外侧径路

丛骨神经。

4. 腘窝手术

实施腘窝手术时，可通过外侧、内侧或后中央径路做切口显露。外侧径路切口在大腿外侧远端，沿髂胫束的后缘至腓骨头做长约 15 cm 的切口（**图 5-44**）。实施内侧径路手术时，则在收肌结节之上约 15 cm 处，沿内收肌肌腱做切口，向下止于收肌结节之下三横指处，切口主要部分在其近侧（**图 5-45**）。后中央径路则在腓骨头上方约一指宽处沿腘窝中线做纵行切口，起自膝关节平面以上 10 ~ 15 cm，止于膝关节平面以下一指宽处（**图 5-46**）。上述切口的支配神经主要为坐骨神经。

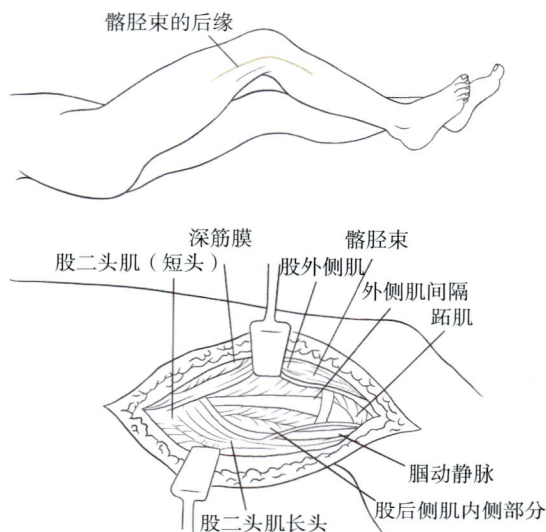

图 5-44　腘窝手术外侧径路

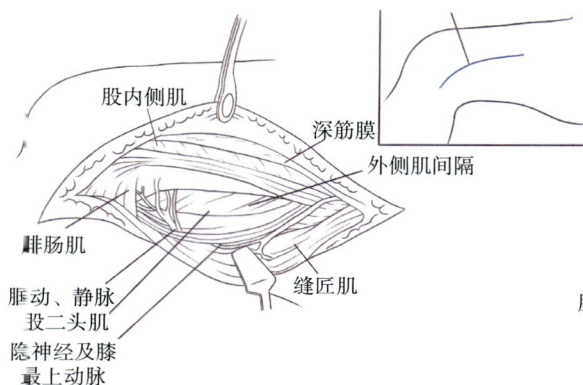

图 5-45　腘窝手术内侧径路

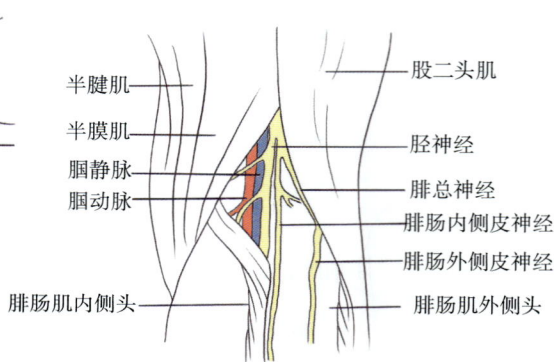

图 5-46　腘窝手术后中央径路

5. 胫腓骨手术

实施胫骨中上段手术时，可采用胫骨前内侧显露径路，切口在膝关节平面以下，自髌韧带内侧沿胫骨前缘内侧或外侧向下切开，其长度视需要而定。也可采用后侧显露径路，自腘窝后侧屈曲皱襞横行向内经腘窝，再沿小腿内侧纵行向下 8～10 cm，全体做曲棍状或倒 L 状（**图 5-47**）。对于胫骨前侧瘢痕严重、皮肤条件差或需显露腓骨的患者，可选择胫骨后外侧显露径路，在小腿后外侧沿腓肠肌外缘做纵行切口，长度视需要而定（**图 5-48**）。实施胫骨下段手术时，可选择后外侧显露径路，切口从外踝下一拇指宽处，沿跟腱外侧向上弯型，长 8～10 cm（**图 5-49**）。实施腓骨干手术主要采用后外侧径路，切口从腓骨头向下直至外踝后，根据需要可做任意长短切口，最上部还可沿着肱二头肌向上延伸（**图 5-50**）。上述切口的支配神经主要为股神经和坐骨神经。

6. 小腿血管和神经手术

实施小腿血管和神经手术时，可选择胫前血管束上 1/3 或下 2/3 显露径路（**图 5-51**、**图 5-52**）。实施胫后动静脉和胫神经手术时，切口沿小腿后侧中线，在腓肠肌二头汇合处分开，显露拱形比目鱼肌肌腱并纵行切开（**图 5-53**）。实施腓总神经探查时，沿股二头肌长头腱绕腓骨颈斜向前外方，显露腓深及腓浅神经。上述切口的支配神经主要为股神经和坐骨神经。

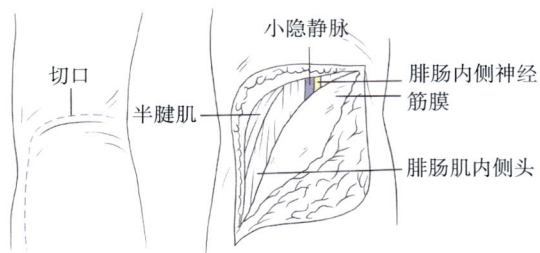

图 5-47　胫骨后侧径路

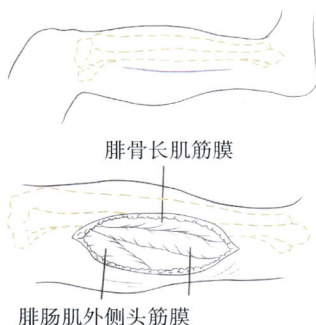

图 5-48　胫骨中上段手术后外侧径路

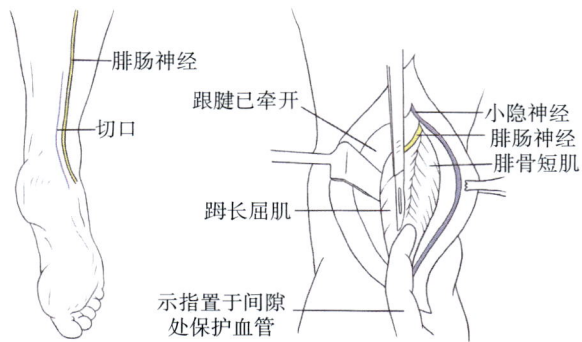

图 5-49　胫骨下段手术后外侧径路

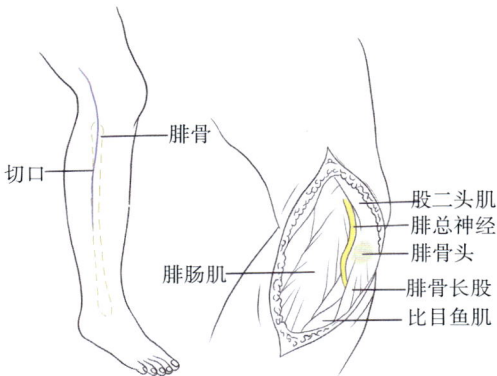

图 5-50　腓骨手术后外侧径路

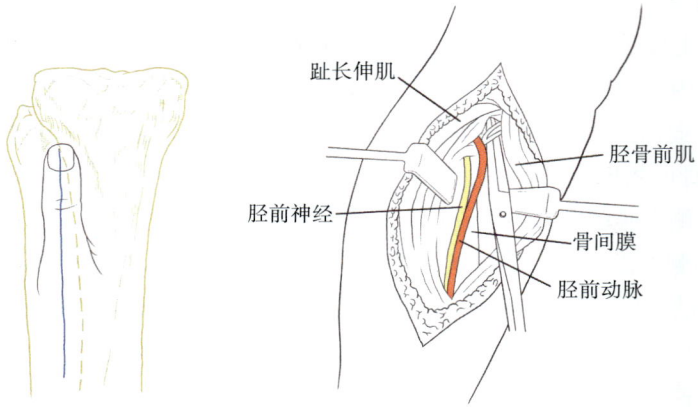

图 5-51 胫前血管束上 1/3 径路

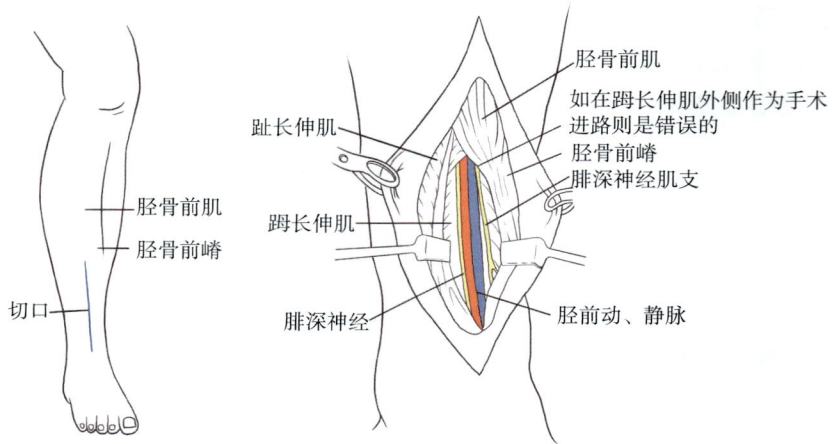

图 5-52 胫前血管束下 1/3 径路

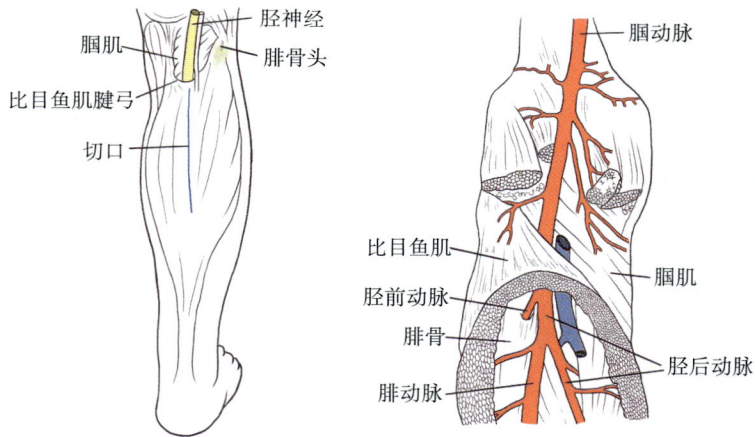

图 5-53 小腿手术后侧径路

7. 踝关节手术

实施踝关节手术时，根据病变部位及手术需求，可选择前侧、外侧、后内侧手术径路（图 5-54 ~ 图 5-56）。上述切口的支配神经主要为股神经和坐骨神经。实施跟骨手术时，一般选择外侧（图 5-57）或后侧显露径路；实施舟骨手术时，一般选择背侧径路（图 5-58），上述切口的支配神经主要为坐骨神经。对于需要做跖筋膜切除或跟骨跖侧切除的患者，可选择足底内侧显露法。实施足部手术时，根据手术涉及解剖部位，可选择中足部显露径路、前足部显露径路（图 5-59）和足底跖部显露径路（图 5-60），上述切口的支配神经主要为股神经和坐骨神经。

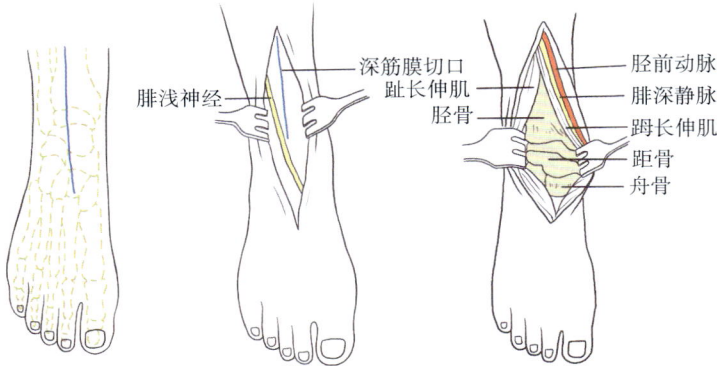

图 5-54　踝关节手术前侧径路

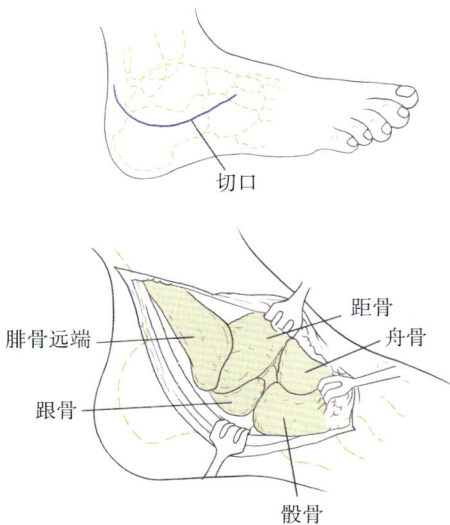

图 5-55　踝关节手术外侧径路

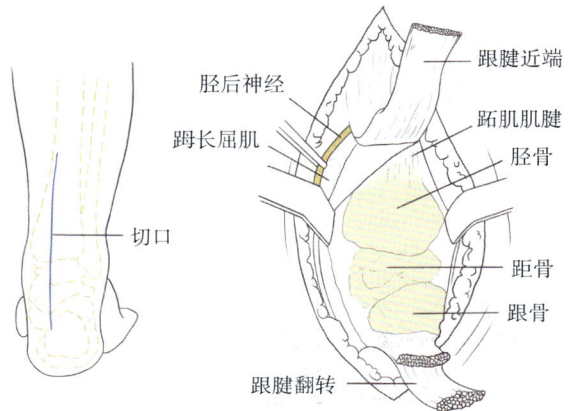

图 5-56　踝关节手术后内侧径路

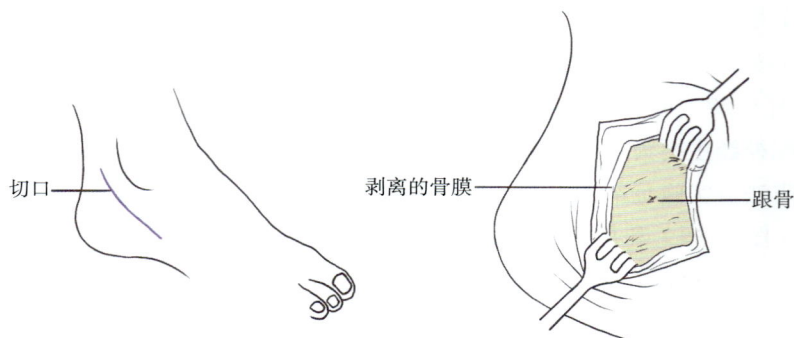

图 5-57　根骨手术外侧径路

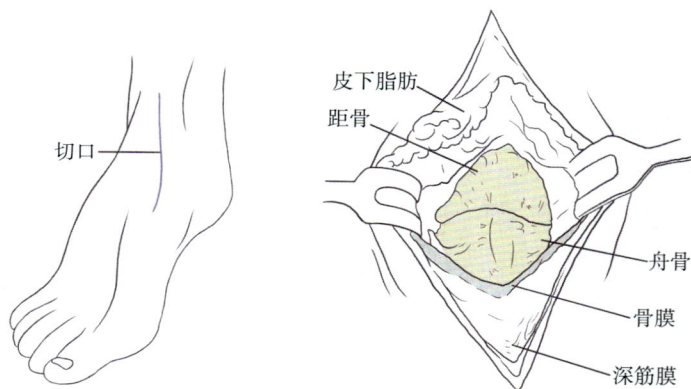

图 5-58　足舟骨显露径路

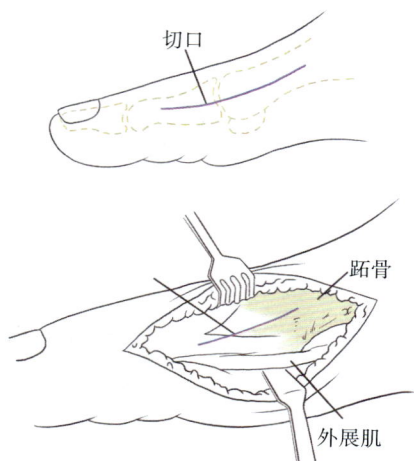

图 5-59　前足部手术径路

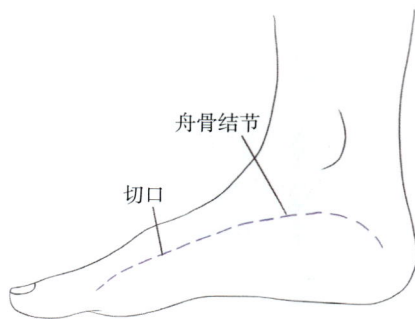

图 5-60　足底跖侧手术径路

第二节　四肢术后疼痛特点

一、术后急性疼痛

四肢手术后急性疼痛可来自皮肤、肌腱、骨骼、神经和肌肉，与术后肿胀、压迫、牵拉、切口疼痛有关，其性质一般为伤害感受性疼痛。急性疼痛分为钝痛和锐痛，钝痛是术后患者安静时持续出现的疼痛，锐痛往往发生在活动时，患者常需要有意识地控制局部肌肉和关节活动，才能得以缓解。

（1）肿胀：是引起四肢手术后疼痛的主要原因之一，常出现在术后 1～3 天，由于手术刺激致组织水肿、皮下渗血、石膏外固定以及肢体加压包扎致静脉及淋巴回流受阻，产生肿胀。

（2）压迫：四肢术后患者多用石膏外固定，石膏固定过紧、不平整、过长及体位不合适，导致局部压迫，引起疼痛。

（3）牵拉：肌腱修复、转位、持续骨牵引、肢体延长术等，骨骼、肌肉、神经、血管都受到牵拉，使得患者出现持续性疼痛。

（4）切口疼痛：术后皮肤及肌肉筋膜创面的缝合、局部炎症反应、引流管放置等，均可以引起疼痛。

二、术前慢性疼痛

因慢性肌肉骨骼疾病而接受手术治疗的患者，常常在手术前已经合并慢性疼痛，其性质为混合性疼痛（混合伤害感受性疼痛和神经病理性疼痛），与手术部位在术前已经存在的炎症反应、组织纤维化、外周和中枢神经敏化有关。术前慢性疼痛与抑郁、焦虑、失眠等精神心理障碍有确切相关性，在围术期镇痛中应予以关注。

三、术后慢性疼痛

通常定义为术后持续至少 3 个月的疼痛，并排除其他疼痛原因（如癌症复发、感染、术前疼痛延续），四肢手术后 CPSP 的高危因素包括 CPSP 术前有长于 1 个月的中到重度疼痛、精神易激、抑郁和多次手术史，术中或术后损伤神经。

四、四肢手术后康复锻炼与疼痛

急性疼痛，尤其是术后痛，会影响四肢手术后康复锻炼及肢体功能。安全有效的术后镇痛，应有效控制疼痛，有助于患者围术期生理状况的调整，同时不影响患者对术后康复锻炼的依从能力。四肢手术患者多合并创伤及慢性骨关节病，更应该注重围术期急性疼痛的控制，降低应激反应，帮助其达到术后肢体功能最大化、最优化康复，并提高患者术后生活质量，降低CPSP 的发生率。麻醉医师应熟悉常见四肢手术后的阶段化康复目标和康复锻炼方法，并评估疼痛风险、疼痛程度，采取合理的围术期多模式镇痛方法，有效控制围术期疼痛，避免镇痛不全和过度镇痛。

五、四肢手术后疼痛的评估

术前评估应关注手术疼痛的高危因素，四肢手术后疼痛的严重程度及其持续时间，围术期疼痛对于肢体术后康复的影响。四肢手术后疼痛与手术创伤及手术部位有关（神经损失及术后关节康复活动可致疼痛加重），常用评估工具包括 VAS、NRS、VRS、Wong-Baker 面部表情评分等，疼痛评估的内容包括一般情况，疼痛的部位、性质、程度，疼痛的发生时间，与疼痛有关的因素，对患者的影响，以及伴随的症状。对四肢手术患者的疼痛评估应从患者术前入院开始至术后康复出院。术前合并慢性疼痛、吸烟、长期使用镇痛药物尤其是阿片类药物、控制不佳的精神心理障碍（焦虑、抑郁、失眠），均可加重术后急性疼痛，并导致急性疼痛慢性化，应选择安全、有效的围术期镇痛方案。

第三节　四肢手术康复镇痛目标

一、锁骨及肩关节手术

锁骨及肩关节手术后，颈部、肩关节区域、前胸部及上臂区域可出现中 - 重度急性疼痛，并影响术后关节功能恢复。

1. 镇痛目标

在安全的前提下，达到持续、有效的镇痛效果，以降低慢性疼痛发生率，提高患者满意度。理想的术后镇痛应使患者在静息状态下的疼痛评分维持在 0～1 分，夜间睡眠不受明显影响。术后早期恢复期间（0～3 周），进行主动和被动康复锻炼时，疼痛评分在 4 分以下。

2. 康复目标

保护修复组织、减轻疼痛及炎症反应，逐渐增加肩关节活动度，使患者的生理、心理功能尽快恢复至最佳状态，加速患者术后康复，缩短住院日，减少医疗费用。建议在专业康复师指导下进行术后康复。

3. 运动形式

手术结束时，开始佩戴悬吊支具、冰敷，并从术后 24 h 开始进行钟摆练习，助力、被动活动度练习，被动关节活动，对侧肢体协助的助力关节前屈，全身关节稳定性练习，三角肌等长收缩训练等。

4. 镇痛时程

在术后 1 ~ 3 天通常以胃肠外多模式镇痛为主，术后 3 天后过渡为口服镇痛药，根据患者的疼痛情况应用至术后 2 ~ 3 周。

5. 安全性目标

降低镇痛相关不良反应的发生率和严重程度，包括避免外周神经阻滞相关神经损伤，避免影响康复锻炼，减少阿片类药物和 NSAID 等相关不良反应。

二、髋关节手术

骨折、关节退行性疾病是常见的髋手术适应证，老年患者多见，常伴多种并存疾病和器官功能障碍，优化围术期麻醉和镇痛管理能够降低术后并发症及死亡率。全髋关节置换术后疼痛会严重影响患者术后功能锻炼，良好的镇痛管理对于加速关节功能的恢复尤为重要。

1. 镇痛目标

在安全的前提下，达到持续、有效的镇痛效果。理想的术后镇痛应使患者在静息状态下的疼痛评分维持在 0 ~ 1 分，在疼痛有效控制的情况下（疼痛评分均在 4 分以下）进行关节功能锻炼，降低慢性疼痛发生率，帮助改善术后关节功能，提高患者满意度。对于髋部骨折的患者，应采用药物或神经阻滞等多模式镇痛，力争在术前将静止状态下疼痛控制在 4 分以下。

2. 康复目标

在术后 1 周内，最大限度地减轻疼痛及肿胀，实现独立转移（床—轮椅—厕所）。术后 2 ~ 6 周，无辅助装置下独立步行，步态正常，能够独立进行日常活动。术后第 7 ~ 12 周，可上下台阶，功能测试结果达到相应年龄组正常范围，恢复特殊的功能性活动。

3. 运动形式

运动形式包括围术期手术关节周围肌肉力量，术后 24 h 开始进行非负重的肌肉等长收缩、冰敷及气压治疗，在助行器、腋杖、手杖等的辅助下，逐渐开始关节活动度训练和下地活动。术后 1 周，进行站立位髋关节主动活动、膝关节主动抗阻锻炼。术后 4 ~ 6 周，逐渐进行上下台阶训练及提踵训练。术后 6 周，逐渐开展本体感觉训练、步态训练、日常生活活动训练等。

4. 镇痛时程

在术后 1 ~ 3 天通常以胃肠外多模式镇痛为主，术后 3 天后过渡为口服镇痛药，根据患者的疼痛情况应用至术后 2 ~ 6 周。

5. 安全性目标

降低镇痛相关不良反应的发生率和严重程度，包括避免外周神经阻滞相关神经损伤，避免影响康复锻炼，减少阿片类药物和 NSAID 相关不良反应。

三、膝关节手术

膝关节镜、全膝关节置换及单髁膝关节置换手术，是治疗损伤性或退行性膝关节病变的常见手术类型。膝关节手术患者术前常常合并数月到数年不等的慢性疼痛，采取多模式镇痛控制急性疼痛，可降低 CPSP 的发生率，提高关节功能恢复质量。

1. 镇痛目标

在安全的前提下，达到持续、有效的镇痛效果。理想的术后镇痛应使患者在静息状态下的疼痛评分维持在 0~1 分，在疼痛有效控制的情况下（疼痛评分均在 4 分以下）进行关节功能锻炼，降低慢性疼痛发生率，帮助改善术后关节功能，提高患者满意度。

2. 康复目标

在术后 1 周内，最大限度地减轻疼痛及肿胀、实现独立转移（床—轮椅—厕所）。术后 2~6 周，无辅助装置下独立步行，步态正常，独立进行日常活动。术后 7~12 周，可上下台阶，功能测试结果达到相应年龄组正常范围，恢复特殊的功能性活动。

3. 运动形式

运动形式包括围术期手术关节周围肌肉力量训练，术后可立即开始，可进行辅助器具下部分负重、冰敷及气压治疗、踝泵及直腿抬高训练，并逐渐开始关节活动度训练。术后 24 h 后，进行主动活动、卧位力量训练和手法牵张。术后 1 周，逐渐进行上下台阶训练及伸直训练。术后 3 周起，逐渐开展步态训练、平衡训练、日常生活活动训练等。

4. 镇痛时程

术后 1~3 天通常以胃肠外多模式镇痛为主，术后 3 天后过渡为口服镇痛药，根据患者的疼痛情况应用至术后 2~6 周。

5. 安全性目标

降低镇痛相关不良反应的发生率和严重程度，包括避免外周神经阻滞相关神经损伤、避免影响康复锻炼、减少阿片类药物和 NSAID 相关不良反应。

四、踝关节手术

1. 镇痛目标

在安全的前提下，达到持续、有效的镇痛效果。理想的术后镇痛应使患者在静息状态下的疼痛评分维持在 0~1 分，在疼痛有效控制的情况下（疼痛评分均在 4 分以下）进行关节功能锻炼，降低慢性疼痛发生率，帮助改善术后关节功能，提高患者满意度。

2. 康复目标

在术后 48 h 内，消除肿胀，缓解疼痛，预防并发症的发生。术后 48 h~4 周，恢复相应的活动范围，进行肌力训练，重建神经 - 肌肉控制。术后第 5~8 周，消除残存肿胀，软化和牵伸挛缩的纤维组织，增加关节活动范围和肌力，恢复肌肉的协调性。

3. 运动形式

运动形式包括从手术结束后，开展踝泵训练、冷疗、激光治疗等物理治疗消除肿胀。术后48 h开始趾泵练习、冷疗、半导体激光治疗、等长肌肉收缩、受伤部位邻近关节的活动范围训练。术后5周，应进行关节活动度训练和肌肉训练，使患肢恢复轻度功能活动，在拐杖辅助下进行渐进性负重训练，站立或行走。术后9周开始，逐渐进行完全负重和抗阻肌肉训练、平衡训练、步态训练和台阶训练。

4. 镇痛时程

在术后1~2天通常以胃肠外多模式镇痛为主，术后2天后过渡为口服镇痛药，根据患者的疼痛情况应用至术后5~8周。

5. 安全性目标

降低镇痛相关不良反应的发生率和严重程度，包括避免外周神经阻滞相关神经损伤，避免影响康复锻炼，减少阿片类药物和NSAID等相关不良反应。

五、四肢骨干手术

良好的术后镇痛对四肢骨干手术，尤其是骨折矫正手术，具有重要的临床意义。术后肢体肿胀、疼痛、制动不但影响肢体功能恢复，更可能导致患者卧床，继发血栓性疾病及其他合并症。

1. 镇痛目标

在安全的前提下，达到持续、有效的镇痛效果，以降低慢性疼痛发生率，提高患者满意度。理想的术后镇痛应使患者在静息状态下的疼痛评分维持在0~1分。进行主动和被动康复锻炼时，疼痛评分均在4分以下。

2. 康复目标

非损伤部位开展早期康复预防继发性功能障碍，损失部位逐步恢复关节活动范围，增加肌力训练，重建神经-肌肉控制及心肺功能。对于须进行精细活动的上肢关节，如肘关节、腕关节、掌指关节和指间关节，应防止关节僵硬、挛缩。

3. 运动形式

骨折术后早期康复阶段（0~48 h），一般须保护患肢，如局部制动、冰敷、加压包扎和抬高患肢，训练的主要形式是伤肢肌肉的等长收缩。亚急性期康复（术后48 h~4周）和中期康复期间（5~12周），应抬高患肢，保持正确的体位；进行等长收缩训练、受伤部位远侧及邻近关节的活动范围训练，以及物理治疗；继续加大关节活动度训练，直至恢复全关节活动范围；骨折愈合后关节出现伸直或屈曲挛缩，可做伸直或屈曲牵引；继续进行肌肉和耐力训练。

4. 镇痛时程

在术后1~3天通常以胃肠外多模式镇痛为主，术后3天后过渡为口服镇痛药，根据患者的疼痛情况应用至术后2~4周，个别患者可延长至术后12周。

5. 安全性目标

降低镇痛相关不良反应的发生率和严重程度，包括避免外周神经阻滞相关神经损伤，避免影响康复锻炼，减少阿片类药物和 NSAID 相关不良反应。

第四节　四肢手术常用镇痛方法

骨关节手术后最常用的多模式镇痛包括外周神经阻滞、无禁忌证时常规应用 NSAID 和对乙酰氨基酚，以及 PCA 阿片类药物。其中，能够达到精确镇痛的关键技术是以切口为中心，尽可能覆盖手术创伤的神经阻滞，不同术式之间差异较大。

应用 NSAID，需要按时、足时（24 h～1 周）。但特别要注意创伤、骨科手术中老年患者居多，患者合并肾功能障碍时，应用 NSAID 要特别谨慎；伴随肝功能异常的患者，禁用对乙酰氨基酚。而对于肝肾功能正常的成人，所用 NSAID 剂量无明显差异。

对于个体差异较大的阿片类药物，通过 PCA 的给药方式，可以很大程度弥补这一不足。各种阿片类药物 PCA 装置的设置详见第一章。

一、区域阻滞技术

1. 臂丛神经阻滞

由于上肢神经分布的解剖特点，臂丛神经阻滞是为数不多的通过单点阻滞即可取得良好术口麻醉及术后镇痛效果的麻醉方案，因此在临床上的应用非常广泛。随着神经阻滞定位技术的发展，特别是超声影像技术的发展，臂丛神经阻滞的安全性、可靠性得到了显著提高。臂丛神经阻滞有多种穿刺入路，目前应用最多的主要有肌间沟、锁骨上、锁骨下和腋路入路。

1）肌间沟入路臂丛神经阻滞

（1）解剖要点：臂丛由 C_5～C_8 及 T_1 脊神经根前支组成，其中 C_5～C_7 前支沿相应横突的脊神经沟走行，通过椎动脉后方，在锁骨下动脉第二段上方通过前中斜角肌间隙下缘穿出。肌间沟入路阻滞主要发生于各脊神经沟及前中斜角肌间隙。

（2）适应证：肩部、锁骨、肱骨上段手术及镇痛。

（3）穿刺体位：平卧位，头转向对侧45°，肩下可垫薄枕。

（4）超声探头及扫查点选择：选择高频线阵探头，探头放置于环状软骨平面，垂直于身体长轴。

（5）穿刺技术：平面内技术，由外侧向内侧进针；平面外技术，由头侧向尾侧进针。两种方法均可，但出于安全性考虑，建议以平面内技术为主。

（6）常见并发症：高位硬膜外阻滞或全脊麻、膈神经麻痹、喉返神经麻痹、霍纳综合征、气胸、血气胸、血管损伤、局麻药毒性反应。

2）锁骨上入路臂丛神经阻滞

（1）解剖要点：臂丛在锁骨下动脉第二段上方通过前中斜角肌间隙下缘穿出后伴锁骨下动

脉在第一肋骨和锁骨之间向前、向外、向下方延伸。在这里，臂丛由肌间沟的串珠状形态变为团簇状，由于该处的神经纤维非常集中，单次神经阻滞便可获得非常完善的阻滞效果，因此锁骨上入路臂丛神经阻滞又被称为"上肢的腰麻"。

（2）适应证：肱骨中段及以下手术及镇痛。

（3）穿刺体位：平卧位，头转向对侧45°，肩下可垫薄枕或斜侧卧位。

（4）超声探头及扫查点选择：选择高频线阵探头，探头放置于锁骨上窝，垂直于身体长轴。

（5）穿刺技术：平面内技术，由外侧向内侧进针。

（6）常见并发症：气胸、血气胸、高位硬膜外阻滞或全脊麻、膈神经麻痹、喉返神经麻痹、霍纳综合征、血管损伤、局麻药毒性反应。

3）锁骨下入路臂丛神经阻滞

（1）解剖要点：臂丛与锁骨下动脉伴行经锁骨下方形成颈腋鞘，再进入腋窝顶部。在胸大肌和三角肌之间形成的锁骨下窝，臂丛的后侧束、外侧束、内侧束包绕腋动脉走行。因此，锁骨下入路臂丛神经阻滞通常需要穿过胸大肌和胸小肌，腋动脉是重要的定位标志。

（2）适应证：肱骨下段及以下手术及镇痛。

（3）穿刺体位：平卧位，手臂略外展，肩下可垫薄枕。

（4）超声探头及扫查点选择：选择高频线阵探头，探头放置于三角肌胸大肌间沟外侧做旁矢状切面扫描，或探头放置于喙突下，平行于身体长轴（喙突下锁骨下入路）。

（5）穿刺技术：平面内技术，由外侧向内侧进针、头侧向尾侧进针。

（6）常见并发症：气胸、血气胸、血管损伤、局麻药毒性反应。

4）腋路臂丛神经阻滞

（1）解剖要点：臂丛的3个主要分支（正中神经、桡神经、尺神经）在腋窝与腋动脉形成腋鞘，此处神经丛位置相对表浅，非常容易穿刺，并且周围除腋血管外无其他重要解剖结构，安全性较好。但由于肌皮神经在喙突附近、胸小肌下即从臂丛分出，在腋窝走行于肱二头肌和喙肱肌之间，因此有时需要对肌皮神经进行单独阻滞方可满足手术、镇痛需求。

（2）适应证：肱骨下段以下手术及镇痛。

（3）穿刺体位：平卧位，手臂外展，肘部曲屈，军礼姿。

（4）超声探头及扫查点选择：选择高频线阵探头，探头放置腋窝内，垂直于前臂长轴。

（5）穿刺技术：平面内技术或平面外技术均可。

（6）常见并发症：血管损伤、局麻药毒性反应。

2. 下肢神经阻滞

1）腰丛神经阻滞

腰丛神经阻滞主要涉及下肢近端及前内侧、小腿及足踝前内侧部的手术麻醉及镇痛，但由于腰丛解剖部位较深，传统的解剖定位穿刺方法并不能取得较好的阻滞效果，安全性也较差。直至2002年，Kirchmair等系统描述了腰丛的超声影像学特点，超声引导下的腰丛神经阻滞才逐渐成为下肢手术麻醉和镇痛的常用方法。在此基础上，神经刺激器辅助可进一步提高穿刺准确性和安全性。

（1）解剖要点：腰丛由 T_{12} 及 $L_1 \sim L_4$ 脊神经根组成，其发出支配下肢肌肉和皮肤的神经分支，包括髂腹下神经、髂腹股沟神经、生殖股神经、股神经、股外侧皮神经和闭孔神经。腰丛神经通常位于腰大肌深面，腰椎横突、关节突、椎体也是其定位的重要解剖标志。

（2）适应证：髋部、股骨上段、下肢前内侧的手术及镇痛。

（3）穿刺体位：通常采取侧卧位，患侧向上，屈膝屈髋。特殊情况下也可采用俯卧位或平卧位。

（4）超声探头及扫查点选择：通常选择低频凸阵探头在 $L_4 \sim L_5$ 或 $L_3 \sim L_4$ 横突间水平扫描腰丛。可将探头置于脊柱中线 L_4 水平作轴位扫描，找到棘突后向外侧平移 3～4 cm 找到关节突和横突；也可将探头与身体长轴平行，垂直于髂嵴最高点连线，自脊柱中线向外侧平移行旁矢状位扫描，找到腰椎横突及下方腰大肌；还可将探头置于髂嵴与腋中线连线处，垂直于身体长轴，略微调整探头方向，找到腰椎横突为中心的三叶草结构（腰大肌、腰方肌、竖脊肌）。

（5）穿刺技术：平面内技术或平面外技术均可。

（6）常见并发症：肾脏、腹腔脏器损伤，误入椎管，血管损伤，神经损伤，局麻药毒性反应。

2）骶丛神经阻滞

骶丛神经阻滞主要涉及臀部、会阴、股后部、小腿及足后外侧的手术麻醉及镇痛，与腰丛神经一样也属于深部阻滞。通常需要在超声或神经刺激器引导下进行阻滞。

（1）解剖要点：骶丛由 $L_4 \sim L_5$ 及 $S_1 \sim S_4$ 脊神经根组成，其发出支配下肢肌肉和皮肤的神经分支，包括臀上神经、臀下神经、股后皮神经、阴部神经、坐骨神经。髂嵴、髂后上棘、坐骨结节、股骨大转子、髂骨、骶骨、臀大肌是重要的定位标志。

（2）适应证：臀部、大腿及小腿后外侧的手术麻醉和术后镇痛。

（3）穿刺体位：通常采取侧卧位，患侧向上，屈膝屈髋，特殊情况下也可采用俯卧位。

（4）超声探头及扫查点选择：通常选择低频凸阵探头，标记髂后上棘和坐骨结节连线，探头在尾骨水平横置于线外侧，在超声上找到坐骨和骶骨，可见骶丛呈扁平状，位于坐骨和骶骨之间。也可采用股骨大转子与髂后上棘连线做旁矢状斜位扫描，此时骶丛深面为髂骨，损伤内脏可能性更小。

（5）穿刺技术：平面内技术或平面外技术均可。

（6）常见并发症：腹腔脏器损伤、血管损伤、神经损伤、局麻药毒性反应。

3）髂筋膜间隙阻滞

髂筋膜由腰大肌、髂肌和耻骨肌的肌肉筋膜形成。筋膜丛在腹股沟区形成一个潜在的三角形间隙，其前方是髂筋膜，横向连接髂嵴，纵向连接耻骨筋膜。过去在没有超声引导的情况下，高位的髂筋膜间隙阻滞也常被称为"三合一"阻滞，在腹股沟韧中外 1/3，股动脉外侧应用钝性穿刺针垂直皮肤进针，感到两次突破感后注入局麻药，阻滞股神经、股外侧皮神经、闭孔神经。随着超声技术的应用，髂筋膜间隙阻滞的可操作性更强，并且根据穿刺入路的不同，可分为腹股沟韧带下和腹股沟韧带上髂筋膜间隙阻滞。

（1）解剖要点：阔筋膜、髂筋膜、股动脉、股静脉、髂腰肌、腰大肌为重要的超声影像学标志。

（2）适应证：髋关节、大腿前内侧、股骨、膝关节、小腿、足前内侧的手术麻醉和术后镇痛。

（3）穿刺体位：通常采取仰卧或半卧位，暴露腹股沟区。

（4）超声探头及扫查点选择：通常选择高频线阵探头。探头置于腹股沟韧带和腹股沟皱褶之间，股动脉搏动点上方做短轴切面扫描，来回平行移动探头，找到阔筋膜、髂筋膜、股神经最清晰处。也可将探头置于髂前上棘与耻骨联合连线中外1/3，平行于身体长轴，寻找缝匠肌和腹内斜肌形成的"领结征"，以及深面的髂肌，将局麻药注入髂肌表面。还可将探头置于髂嵴和脐连线，找到髂嵴，将局麻药注入髂肌表面。

（5）穿刺技术：以平面内技术为主。

（6）常见并发症：血管损伤、神经损伤、局麻药毒性反应。

4）股神经阻滞

股神经阻滞是下肢麻醉手术及镇痛常用的区域阻滞方法，单独使用股神经阻滞可用于大腿前、内侧，股骨，膝关节手术的术后镇痛，联合坐骨神经阻滞常用于下肢手术。过去常通过腹股沟区扪摸股动脉搏动的方法来定位股神经，神经刺激器及超声引导使得操作更加可靠。

（1）解剖要点：股神经是腰丛最大的分支，由$L_2 \sim L_4$脊神经根组成，在腹股沟韧带下方股动脉外侧髂筋膜深部穿出。股神经分出的分支支配股四头肌、缝匠肌和耻骨肌的运动，分出的大腿前侧皮神经、髌骨下神经和隐神经分别支配大腿前侧、髌骨内侧、小腿和足内侧的感觉。

（2）适应证：大腿前内侧、股骨、膝关节、小腿、足前内侧的手术麻醉和术后镇痛。

（3）穿刺体位：仰卧位，暴露腹股沟区。

（4）超声探头及扫查点选择：通常选择高频线阵探头。探头置于腹股沟韧带和腹股沟皱褶之间、股动脉搏动点上方做短轴切面扫描，来回平行移动探头，寻找股神经最清晰处。

（5）穿刺技术：平面内及平面外技术均可。

（6）常见并发症：血管损伤、神经损伤、局麻药毒性反应。

5）坐骨神经阻滞

坐骨神经是全身最粗大的外周神经，是下肢麻醉手术及镇痛常用的区域阻滞方法，其入路包括前路、骶旁入路、臀下间隙入路、臀横纹下入路、大腿外侧入路、腘窝入路等，阻滞的区域也各有不同，因此需要根据手术、镇痛需求合理选择。应用超声及神经刺激器技术有助于提高神经阻滞实施的安全性和有效性。

（1）解剖要点：坐骨神经由$L_4 \sim L_5$及$S_1 \sim S_3$脊神经根发出的神经纤维组成，通过坐骨大孔穿出骨盆，在梨状肌和上孖肌之间进入梨状肌之下的臀下间隙，然后进入大腿后侧肌群，在进入腘窝前分为胫神经和腓总神经。股骨大转子、坐骨结节、臀大肌、股方肌、股骨、腘动脉、腘静脉为重要的超声影像学标志。

（2）适应证：臀部、大腿及小腿后外侧的手术麻醉和术后镇痛。

（3）穿刺体位：通常采取侧卧位，患侧向上，屈膝屈髋，也可采用俯卧位、平卧位。

（4）超声探头及扫查点选择：通常选择高频线阵探头。穿刺入路主要有以下4种：① 臀下间隙入路，探头置于坐骨结节和股骨大转子连线中点，垂直于身体长轴做短轴切面扫描；② 臀横纹下入路，探头置于臀横纹下，做大腿短轴切面扫描；③ 前路，探头置于大腿内侧做短轴切面扫描；④腘窝入路，探头置于腘窝，垂直于大腿长轴做短轴切面扫描。

（5）穿刺技术：平面内技术或平面外技术均可。

（6）常见并发症：血管损伤、神经损伤、局麻药毒性反应。

6）收肌管阻滞

股神经阻滞在发挥镇痛效应的同时，难以避免地会对股四头肌肌力产生影响，不利于患者旦期下床及功能锻炼。收肌管阻滞通过阻滞隐神经，在产生镇痛效应的同时，对肌力的影响相对较低。目前在膝关节、小腿、足前内侧的手术后镇痛中应用日益广泛。

（1）解剖要点：收肌管位于大腿中 1/3 段前内侧，是由缝匠肌、股内侧肌、长收肌和大收肌围成的一个长 10～17 cm 的肌肉腔隙。上口与股三角尖相通，下口为收肌管裂孔，通腘窝上角。收肌管内有股神经的股内侧肌支和隐神经通过，由于隐神经是纯感觉神经，因此收肌管阻滞的优势是阻滞隐神经支配的膝关节、小腿、足前内侧感觉，而不减弱股四头肌肌力。股动脉、股内侧肌、缝匠肌、大收肌为重要的超声影像学解剖标志。

（2）适应证：膝关节、小腿、足前内侧的手术麻醉和术后镇痛。

（3）穿刺体位：通常采取仰卧位，略微屈髋屈膝，髋关节外展。

（4）超声探头及扫查点选择：通常选择高频线阵探头。探头置于大腿上段内侧，垂直于大腿长轴做短轴切面扫描。探头置于腹股沟韧带和腹股沟皱褶之间，股动脉搏动点上方做短轴切面扫描，通过长收肌和缝匠肌内侧缘交汇点确定收肌管入口，将探头向大腿远端移动，长收肌消失时定义为收肌管出口，继续向远端移动探头，当股动脉远离缝匠肌时定义为收肌管裂孔。

（5）穿刺技术：平面内及平面外技术均可。

（6）常见并发症：血管损伤、神经损伤、局麻药毒性反应。

7）髋关节囊周神经阻滞

由于体位限制，髋关节区骨折实施腰丛神经阻滞有较大难度。临床上常通过股神经阻滞、髂筋膜间隙阻滞进行区域阻滞镇痛，但上述两种方法都难以很好地阻滞闭孔神经，影响镇痛效果。Peng 等发现了一种新的超声引导髋关节关节支阻滞方法——关节囊周神经组（pericapsular nerve group，PENG）阻滞。

（1）解剖要点：髋关节前方关节囊分布着股神经、闭孔神经和副闭孔神经，并且主要由股神经和副闭孔神经支配，因此上述两支是髋关节囊周神经阻滞的目标神经。髂前下棘、股动脉、腰大肌肌腱、髂耻隆起、耻骨肌为重要的超声影像学解剖标志。

（2）适应证：髋关节区骨折的术后镇痛。

（3）穿刺体位：仰卧位，暴露腹股沟区。

（4）超声探头及扫查点选择：通常选择低频凸阵探头。探头平行于腹股沟韧带，放置在髂前下棘之上，然后超声探头逆时针旋转 45°追踪耻骨支。在此切面，可以看到髂耻隆起、髂腰肌及其肌腱、股动脉和耻骨肌。瘦弱患者也可选用高频线阵探头。

（5）穿刺技术：采取平面内技术，从外侧向内侧进针，针尖到达腰大肌肌腱和耻骨支之间的肌筋膜间隙，回抽无血后，在观察到药物在平面充分扩散的同时缓慢注入 20 ml 局麻药。

（6）常见并发症：血管损伤、神经损伤、局麻药毒性反应、关节囊内感染。

二、全身用药

1. 阿片类药物

阿片类药物即麻醉性镇痛药，是治疗中、重度急、慢性疼痛的最常用药物。阿片类药物种类多样，根据镇痛强度的不同，可分为强阿片类药物和弱阿片类药物。弱阿片类药物包括可待因、双氢可待因等，主要用于轻、中度急性疼痛镇痛。强阿片类药物包括吗啡、芬太尼、舒芬太尼、羟考酮和氢吗啡酮等，主要用于手术后中、重度疼痛治疗。阿片受体激动-拮抗剂和部分激动剂，包括布托啡诺、地佐辛、喷他佐辛、纳布啡、丁丙诺啡，主要用于手术后中度疼痛的治疗，也可作为多模式镇痛的组成部分，用于术后重度疼痛治疗。使用阿片类药物时，应遵循在不产生难以忍受不良反应的前提下充分镇痛的原则，由于阿片类药物的镇痛作用和不良反应为剂量依赖和受体依赖，因此提倡多模式镇痛，以达到减少阿片类药物用量和减低阿片类药物不良反应的效应。骨科手术采用的阿片类药物主要有吗啡、羟考酮、氢吗啡酮、舒芬太尼、氢可酮、芬太尼、布托啡诺、地佐辛等。舒芬太尼起效较快（起效时间和达峰时间分别为 $1 \sim 3$ min 和 $5 \sim 6$ min）、镇痛效能强，但是患者头晕、恶心的发生率较高。常用镇痛方案为背景量 $0 \sim 3$ μg/h，PCA 剂量 $2 \sim 3$ μg，锁定时间 $10 \sim 20$ min。在治疗急性伤害性疼痛时，阿片类药物的强度有相对效价比：哌替啶 100 mg ≈ 曲马多 100 mg ≈ 吗啡 10 mg ≈ 纳布啡 10 mg ≈ 氢吗啡酮 1 mg ≈ 阿芬太尼 1 mg ≈ 芬太尼 0.1 mg ≈ 舒芬太尼 0.01 mg ≈ 羟考酮 10 mg ≈ 布托啡诺 2 mg ≈ 地佐辛 10 mg。在使用阿片类药物过程中，应注意防治药物相关恶心呕吐、呼吸抑制及长期使用导致的耐受、身体和精神依赖、瘙痒。

2. NSAID

此类药物具有解热、镇痛、抗炎、抗风湿作用，主要作用机制是抑制 COX 和前列腺素 的合成。对 COX-1 和 COX-2 作用的选择性是其发挥不同药理作用和引起不良反应的主要原因之一。具有两种机制的非选择性 NSAID 有互补的药理作用。NSAID 的口服剂型一般可用于可口服患者的手术后轻中度疼痛治疗，或在术前、手术结束后作为多模式镇痛的组成部分。在我国临床上用于手术后镇痛的口服药物主要有布洛芬、双氯芬酸、美洛昔康、塞来昔布和氯诺昔康；注射药物有氟比洛芬酯、帕瑞昔布、酮咯酸、氯诺昔康、双氯芬酸等。长效 NSAID（例如帕瑞昔布）可单次静注（40 mg/12 h），短效 NSAID（例如氟比洛芬酯）可静注负荷量（$50 \sim 100$ mg）后以微量泵持续泵入（$150 \sim 200$ mg/d）。至于哪种特定的 NSAID、剂量或给药方法比另一种更有效，还有待确定。短期使用 NSAID 并不增加骨折术后延迟愈合的风险。

3. 对乙酰氨基酚

单独应用对轻至中度疼痛有效，与阿片类药物或曲马多或 NSAID 联合应用，可发挥镇痛相加或协同效应。常用剂量为每 6 h 口服 $6 \sim 10$ mg/kg，最大剂量不超过 3000 mg/d，联合给药或复方制剂日剂量不超过 1500 mg。

4. 曲马多

曲马多为中枢镇痛药。曲马多有片剂、胶囊和缓释剂等口服剂型和供肌内、静脉或皮下注射剂型。用于手术后镇痛时，等剂量曲马多和哌替啶作用几乎相当，与对乙酰氨基酚、NSAID

合用有协同效应。用于手术后镇痛时，曲马多的推荐剂量是手术结束前 30 min 静脉注射 1.5 ~ 3 mg/kg，手术后患者自控镇痛每 24 h 剂量 300 ~ 400 mg，冲击剂量不低于 20 ~ 30 mg，锁定时间 5 ~ 6 min。主要不良反应为恶心、呕吐、眩晕、嗜睡、出汗和口干。

5. 其他辅助镇痛药物

由于大部分四肢手术在术前合并慢性疼痛，或者术后存在中、重度疼痛，因此除阿片类药物、NSAID、神经阻滞外，其他辅助镇痛药物可发挥良好的多模式镇痛协调效应。目前越来越多地在术后多模式镇痛方案中采用氯胺酮、加巴喷丁、普瑞巴林等药物，因为这些药物有可能减少阿片类药物用量，并减少 CPSP 的发生率，但应警惕谵妄、头晕、轻度头痛或视觉障碍等不良反应。围术期应用小剂量 α_2 肾上腺素受体激动剂如可乐定、右美托咪定等也可减轻手术后疼痛和减少手术后阿片类药物的用量。

四肢手术常用镇痛药物见**表 5-1 ~ 表 5-3**。

表 5-1　局麻药用于神经阻滞的常用浓度及剂量

区域阻滞技术	神经阻滞常用的药物浓度					神经阻滞单点单次注射剂量
	利多卡因	罗哌卡因		左布比卡因		
	手术麻醉	手术麻醉	术后镇痛	手术麻醉	术后镇痛	
臂丛神经阻滞	2%	0.33% ~ 0.5%	0.17% ~ 0.2%	0.25% ~ 0.375%	0.13%	20 ml
腰丛神经阻滞						20 ~ 30 ml
骶丛神经阻滞						20 ~ 30 ml
髂筋膜间隙阻滞						20 ~ 50 ml
股神经阻滞						20 ml
坐骨神经阻滞						20 ml
收肌管阻滞						10 ~ 15 ml
髋关节囊周神经阻滞						10 ~ 20 ml

表 5-2　四肢手术常用阿片类药物

阿片类药物	使用方法				注意事项
	单次剂量	PCIA 负荷剂量	PCIA 维持剂量	给药途径	
吗啡	5 ~ 10 mg	2 ~ 4 mg	0 ~ 1 mg/h	静脉（口服为静脉剂量的 2 ~ 3 倍）	肾功能不全患者慎用，有一定组胺释放和迷走神经兴奋作用
芬太尼	50 ~ 100 µg	10 ~ 30 µg	0 ~ 10 µg/h	静脉	呼吸功能不全、肝功能不全患者慎用
舒芬太尼	5 ~ 10 µg	1 ~ 3 µg	1 ~ 2 µg/h	静脉	呼吸功能不全、肝功能不全患者慎用
羟考酮	1 ~ 2 mg	1 ~ 2 mg	0 ~ 1 mg/h	静脉（口服为静脉剂量的 2 ~ 3 倍）	呼吸功能不全、肝功能不全患者慎用

阿片类药物	使用方法				注意事项
	单次剂量	PCIA负荷剂量	PCIA维持剂量	给药途径	
氢吗啡酮	0.2~0.4 mg	0.1~0.3 mg	0~0.4 mg/h	静脉（口服为静脉剂量的2~3倍）	呼吸功能不全、肝肾功能不全患者慎用
地佐辛	2~5 mg	1~3 mg	0.6~1 mg/h	静脉	呼吸功能不全、肝肾功能不全、胃肠道疾病患者慎用
纳布啡	1~3 mg	1 mg	0~3 mg/h	静脉	呼吸功能不全、肝肾功能不全患者慎用
布托啡诺	0.25~1 mg	0.2~0.5 mg	0.1~0.2 mg/h	静脉	呼吸功能不全、肝肾功能不全患者慎用

表 5-3　四肢手术常用非阿片类止痛药物

非阿片类止痛药	使用方法				注意事项
	单次剂量	PCIA负荷剂量	PCIA维持剂量	给药途径	
曲马多	1.5~3 mg/kg（术毕前30 min给予）	20~30 mg	10~15 mg/h	静脉（口服为静脉剂量的2~3倍）	肝肾功能不全、癫痫患者慎用
帕瑞昔布	20~40 mg（最大量80 mg/d）	—	—	静脉/肌内注射	心血管疾病、肾功能不全患者慎用
塞来昔布	100~200 mg（200~400 mg/d）	—	—	口服	心血管疾病、肾功能不全、磺胺类抗菌药物超敏反应患者慎用
氟比洛芬酯	50~100 mg	25~75 mg	200~250 mg/d	静脉	心血管疾病、肾功能不全患者慎用
对乙酰氨基酚	325~1000 mg（口服可与曲马多或羟考酮合并使用）	—	—	口服/静脉（最大量4 g/天）	肝肾功能不全、血液系统疾病患者慎用
氯胺酮	0.1~0.5 mg/kg	—	—	静脉（术中）	肝肾功能不全、精神疾病患者慎用
右美托咪定	—	0.5~1 μg	2~4 μg/h	静脉（辅助阿片类药物）	心血管疾病、呼吸功能不全、肝肾功能不全患者慎用
加巴喷丁	200~600 mg	—	—	口服（术前）	心血管疾病、呼吸功能不全、肝肾功能不全患者慎用，老年患者酌情减量

三、四肢手术术后镇痛常用方案

（一）上肢手术

通过合理的穿刺入路设计，以及超声引导下的精准定位，神经阻滞技术几乎可以满足上肢所有类型的手术和术后镇痛。因此，臂丛神经阻滞是上肢手术麻醉及术后镇痛的基石。但由于某些外科手术的要求，例如肩关节镜、陈旧性骨折切开复位内固定等对肌肉松弛程度要求较高，单用神经阻滞不能完全满足手术要求，因此全身麻醉也是上肢手术的另一选择。出于术后镇痛的需要，即使选择全身麻醉，通常也会采用神经阻滞进行复合。总之，臂丛神经阻滞的入路选择尤为重要（表5-4）。如果需要术后镇痛，应采用 PCNA 方式，锁骨下入路和腋路的置管更为容易，但腋路的导管管理更为困难，因此临床上更常采用锁骨下入路进行置管。在神经阻滞的基础上，仍应重视多模式镇痛方案的制订。若患者术前即有疼痛，可应用 NSAID 将疼痛控制在镇痛评分4分以下，必要时术前一晚给予安定类药物镇静、抗焦虑，稳定睡眠节律。术中控制阿片类药物用量，常规给予 NSAID 及切口局部浸润。

表 5-4　臂丛神经阻滞入路分类

臂丛神经阻滞入路	肌间沟入路	锁骨上入路	锁骨下入路	腋路
适应证	肩部、锁骨、肱骨上段手术麻醉及镇痛	肱骨中段及以下手术麻醉及镇痛	肱骨下段及以下手术麻醉及镇痛	肱骨下段及以下手术麻醉及镇痛
缺点	尺神经支配区阻滞不全	缺乏超声引导时阻滞困难，并发症风险大	穿刺深度较深，穿刺角度过大，超声显影可能困难	体位限制，需单独考虑肌皮神经阻滞问题
置管难度	较大，导管易脱出，置管后管理难度大	较大，并发症较多，置管后管理难度大	相对容易，置管后易管理	最容易，但置管后不便于管理

1. 肩部手术

肩关节区手术对肌松要求通常较高，如肩关节置换术及肩关节镜，因此大多数外科医师更倾向于在全身麻醉下手术。临床上可采用单次臂丛神经阻滞复合全身麻醉完成手术。入手术室后先行肌间沟入路臂丛神经阻滞，为保证阻滞效果，C_5 神经根需要被阻滞。局麻药可选用 0.33% 罗哌卡因 30 ml，其中 25 ml 用于臂丛神经阻滞，5 ml 用于颈浅丛阻滞，可维持 24 h 左右的术后镇痛效果。因为神经阻滞已经能提供较好镇痛效果，全身麻醉时应减少阿片类药物的使用。如无禁忌，术中及术后应常规选择 NSAID（氟比洛芬酯 100 mg Bid，双氯芬酸 1 mg/kg Tid，酮咯酸 30 mg Tid，帕瑞昔布 40 mg Bid）及切口局麻药浸润阻滞。术后 PCIA 是常用的多模式镇痛方法之一（常用药物为芬太尼、舒芬太尼、氢吗啡酮、羟考酮等），一般在 48 h 内过渡到口服药物镇痛。如果已经给予神经阻滞和 NSAID，PCIA 不建议设置背景输注。具体药物配方详见第一章。

2. 肱骨中上段手术

肌间沟入路及锁骨上入路臂丛神经阻滞均可完成手术，进行置管后可采用 PCNA 兼顾术后镇痛，但以上两种入路置管难度较大，导管容易移位、脱出。大多数情况下可采用 0.33% 罗哌卡因 20～30 ml 神经阻滞完成手术，并提供术后 24 h 的基础镇痛。如无禁忌，术中应常规选择 NSAID 及切口局麻药浸润阻滞。术后 PCIA 及补救镇痛方案同肩部手术。

3. 肱骨下段及以下手术

肘关节、上肢尺侧手术更宜采用锁骨上入路或锁骨下入路完成手术，由于锁骨下入路更适于置管，因此在锁骨下入路的臂丛神经阻滞下完成手术后留置导管，PCNA 镇痛为首选。腋路对尺侧手术镇痛效果确切、并发症少、安全性高，但若术中需要上臂止血带，则需同时阻滞肌皮神经。腋路置管难度不大，但术后导管管理较为不便，通常不作为 PCNA 的首选入路。如无禁忌，术中应常规选择 NSAID 及切口局麻药浸润阻滞。术后 PCIA 及补救镇痛方案同肩部手术。

（二）下肢手术

由于下肢周围神经分布的特点，很难通过单个部位或入路的神经阻滞给予满意的术后镇痛，因此制订合理的多模式镇痛方案是下肢术后镇痛的核心。下肢手术通常涉及早期术后主动及被动运动训练，如何在提供良好镇痛的同时，减少对下肢肌力的影响是值得研究的课题。

1. 髋关节置换术

髋关节手术是临床上常见的下肢手术，以髋关节置换术最多。接受髋关节手术的通常为高龄患者，患者营养状况较差、合并症多，因此术后镇痛仍以神经阻滞为基础。腰丛神经阻滞部位较深，穿刺难度较大，对技术能力要求较高。髂筋膜间隙阻滞位置相对表浅，穿刺难度更低，并发症发生率更低，且不需改变体位，目前应用更为广泛。髋关节囊周神经阻滞是一种新的阻滞方法，其通过阻滞股神经髋关节支和副闭孔神经发挥镇痛作用而不影响股四头肌肌力，是一种非常有潜力的阻滞方法。但其应用病例还不够广泛，有效性及安全性值得进一步评估，特别是其注药位点与股骨头十分接近，有引起关节囊内感染的可能。若患者为股骨颈骨折等创伤引起的疼痛，术前即可采用髂筋膜间隙阻滞结合 NSAID，将镇痛评分控制在 4 分以内，可留置导管用于术后 PCNA 镇痛。术中采用"鸡尾酒"（长效局麻药 + 糖皮质激素）关节囊内注射及切口局部浸润阻滞。PCNA 泵至术后 48 h，根据镇痛情况选择帕瑞昔布静脉滴注，塞来昔布、氨酚曲马多口服，将静息、运动状态下镇痛评分控制在 ≤ 3 分。出院时采用塞来昔布口服至术后两周。

2. 膝关节置换术

膝关节置换术对镇痛的要求很高，神经阻滞是多模式镇痛的基石。但神经阻滞应避免引起下肢肌力下降导致的站立不稳、跌倒，以及影响术后主动、被动运动康复训练。膝关节置换术常采用股神经阻滞、髂筋膜间隙阻滞的 PCNA 镇痛，为避免影响股四头肌肌力，穿刺成功后注入的局麻药负荷剂量的浓度不宜过高（0.2% 罗哌卡因 20 ml），置管后再次确定导管尖端位置后妥善固定。PCNA 泵至术后 48 h，多模式镇痛方案同髋关节置换。为减少神经阻滞对下肢肌力的影响，收肌管阻滞的应用愈加广泛。其通过阻滞收肌管内的隐神经提供膝关节、小腿、足前内侧的手术后镇痛。由于隐神经是纯感觉神经，因此其对股四头肌肌力影响较小。

但收肌管阻滞穿刺点离手术区域较近，有引起感染的风险，并且其镇痛效果通常被认为不如股神经阻滞。

3.下肢关节镜手术

下肢关节镜手术包括髋关节、膝关节、踝关节镜检术，其特点是创伤小，恢复快，通常术后24 h能够达到出院标准。因此更多采用单次神经阻滞而非PCNA进行术后镇痛。髋关节镜检可采用髂筋膜间隙阻滞或髋关节囊周神经阻滞，多模式镇痛方案同髋关节置换术。

第五节　四肢手术术后镇痛临床案例

一、下肢手术案例一

患者，男，84岁，160 cm，50 kg。因"跌倒致左髋部疼痛伴活动受限8 h"入院，诊断为"左股骨转子间骨折"，拟行"左侧人工髋关节置换术"。患者既往高血压病史20余年，长期口服硝苯地平缓释片，现血压控制良好；Ⅱ型糖尿病史30余年，行甘精胰岛素10 U皮下注射，现血糖控制可。双眼白内障术后3年，前列腺电切术后6年。入院后立即完善血常规、凝血功能检查，结果均正常。于病房行超声引导下髂筋膜间隙阻滞，0.2%罗哌卡因30 ml负荷剂量后留置导管，超声下证实导管位置良好，连接PCNA泵。0.17%罗哌卡因，设置背景流量5 ml/h，按压剂量5 ml，锁定时间45 min。联合口服塞来昔布口服200 mg Bid控制静息疼痛，评分≤3分。

入院次日在全身麻醉复合区域阻滞下行髋关节置换术，入室后开放静脉通路，局麻下桡动脉置管，静脉滴注地塞米松10 mg。麻醉诱导应用依托咪酯10 mg、利多卡因50 mg、舒芬太尼25 μg、罗库溴铵30 mg静脉推注，插入7.5号气管导管（表面涂以利多卡因乳膏）。术中采用丙泊酚2 mg/(kg·h)、瑞芬太尼10 μg/(kg·h)静脉泵注，七氟烷1 MAC值维持麻醉，切皮前帕瑞昔布40 mg静脉推注。髋关节假体植入前后，骨科医师使用"鸡尾酒注射液"（罗哌卡因100 mg+复方倍他米松注射液5 mg/2 mg）行关节囊内/切口局部浸润阻滞。术中继续使用PCNA泵至术后48 h，根据镇痛情况选择帕瑞昔布静脉滴注，口服塞来昔布、氨酚曲马多控制静息、运动状态下疼痛，评分≤3分。出院时采用塞来昔布口服至术后2周。术后24 h内开始低分子肝素抗凝，出院时改用利伐沙班10 mg Qd，用至术后5周。

二、下肢手术案例二

患者，男，24岁，175 cm，70 kg。因"反复扭伤致右膝关节不稳1年"，诊断为"右膝前交叉韧带断裂"，拟行"右膝关节镜检及前交叉韧带重建术"。入室后开放静脉通路，麻醉诱导应用依托咪酯10 mg、利多卡因50 mg、舒芬太尼30 μg、罗库溴铵50 mg静脉推注，置入4号

i-gel 喉罩。术中采用丙泊酚 2 mg/（kg·h）、瑞芬太尼 10 μg/（kg·h）静脉泵注，七氟烷 1 MAC 值维持麻醉，切皮前帕瑞昔布 40 mg 静脉推注。术毕收肌管阻滞，0.2% 罗哌卡因 30 ml。术后根据镇痛情况选择帕瑞昔布静脉滴注，口服塞来昔布、氨酚曲马多控制静息、运动状态下疼痛，镇痛评分 ≤ 3 分。术后 1 天出院，塞来昔布口服至术后 2 周。

三、上肢手术案例

患者，男，78 岁，160 cm，40 kg。因"跌倒致右前臂疼痛伴畸形 1 天"，诊断为"右桡骨远端骨折、右尺骨茎突骨折"，拟行"右侧桡骨远端骨折切开复位钢板内固定"。入室后开放静脉通路，舒芬太尼 5 μg 静脉缓慢推注后超声引导下行锁骨下入路臂丛神经阻滞，注入 0.33% 罗哌卡因 30 ml 并留置导管。切皮前帕瑞昔布 40 mg 静脉推注，术中右美托咪定 0.4～0.7 μg/（kg·h）静脉泵注，术毕切口局部浸润阻滞。术后镇痛采用 0.17% 罗哌卡因 PCNA 至术后 24～48 h，根据镇痛情况选择帕瑞昔布静脉滴注，或口服塞来昔布、氨酚曲马多控制静息、运动状态下疼痛，镇痛评分 ≤ 3 分。

（彭丽桦）

参考文献

［1］ 奈特. 奈特人体解剖学彩色图谱［M］. 张光卫，主译. 北京：人民卫生出版社，2019.

［2］ 邱贵兴，戴尅戎. 骨科手术学［M］. 3 版. 北京：人民卫生出版社，2005.

［3］ Sarantes T, Koliantzaki I, Savvidou O, et al. Acute pain management in trauma: anatomy, ultrasound-guided peripheral nerve blocks and special considerations［J］. Minerva Anestesiol, 2019, 85(7):763-773.

［4］ McLennan L, Haines M, Graham D, et al. Regional anesthesia in upper-limb surgery［J］. Ann Plast Surg, 2023,91(1):187-193.

［5］ Kamel I, Ahmed M F, Sethi A. Regional anesthesia for orthopedic procedures: What orthopedic surgeons need to know［J］. World J Orthop, 2022, 13(1):11-35.

［6］ Oremuš K. Ultrasound skills in lower extremity traumatology and orthopedics - regional anesthesia and beyond［J］. Acta Clin Croat, 2019, 58(Suppl 1):74-81.

［7］ Tran D Q, Salinas F V, Benzon H T, et al. Lower extremity regional anesthesia: essentials of our current understanding［J］. Reg Anesth Pain Med, 2019, rapm-2018-000019.

［8］ Arce Villalobos M, Veneziano G, Iobst C, et al. Regional anesthesia for pain management after orthopedic procedures for treatment of lower extremity length discrepancy［J］. J Pain Res, 2020, 13:547-552.

［9］ Adalı S, Erkalp K, Erden V, et al. Spinal anesthesia and combined sciatic nerve/lumbar plexus block techniques in lower extremity orthopedic surgery［J］. Acta Orthop Traumatol Turc, 2011,45(4):225-232.

［10］ Lee E Y, Sebastin S J, Cheah A, et al. Upper extremity innervation patterns and clinical implications for nerve and tendon transfer［J］. Plast Reconstr Surg, 2017, 140(6):1209-1219.

[11] Mackinnon S E, Colbert S H. Nerve transfers in the hand and upper extremity surgery[J]. Tech Hand Up Extrem Surg, 2008, 12(1):20-33.

[12] Salinas F V. Ultrasound and review of evidence for lower extremity peripheral nerve blocks[J]. Reg Anesth Pain Med, 2010,35(2 Suppl):S16-S25.

[13] Liu S S. Evidence basis for ultrasound-guided block characteristics onset, quality, and duration[J]. Reg Anesth Pain Med, 2016, 41(2):205-220.

[14] Neal J M, Brull R, Horn J L, et al. The second American Society of Regional Anesthesia and Pain Medicine evidence-based medicine assessment of ultrasound-guided regional anesthesia: executive summary[J]. Reg Anesth Pain Med, 2016, 41(2):181-194.

[15] Soubeyrand M, Melhem R, Protais M, et al. Anatomy of the median nerve and its clinical applications[J]. Hand Surg Rehabil, 2020, 39(1):2-18.

[16] Offierski C. Peripheral nerve blocks for distal extremity surgery[J]. Clin Plast Surg, 2013,40(4):551-555.

[17] Chunduri A, Aggarwal A K. Multimodal pain management in orthopedic surgery[J]. J Clin Med, 2022,11 (21):6386.

[18] Hannon C P, Fillingham Y A, Spangehl M J, et al. The efficacy and safety of periarticular injection in total joint arthroplasty: a direct meta-analysis[J]. J Arthroplasty, 2022, 37(10):1928-1938, e9.

疼痛精确管理

第六章

脊柱手术术后精确镇痛

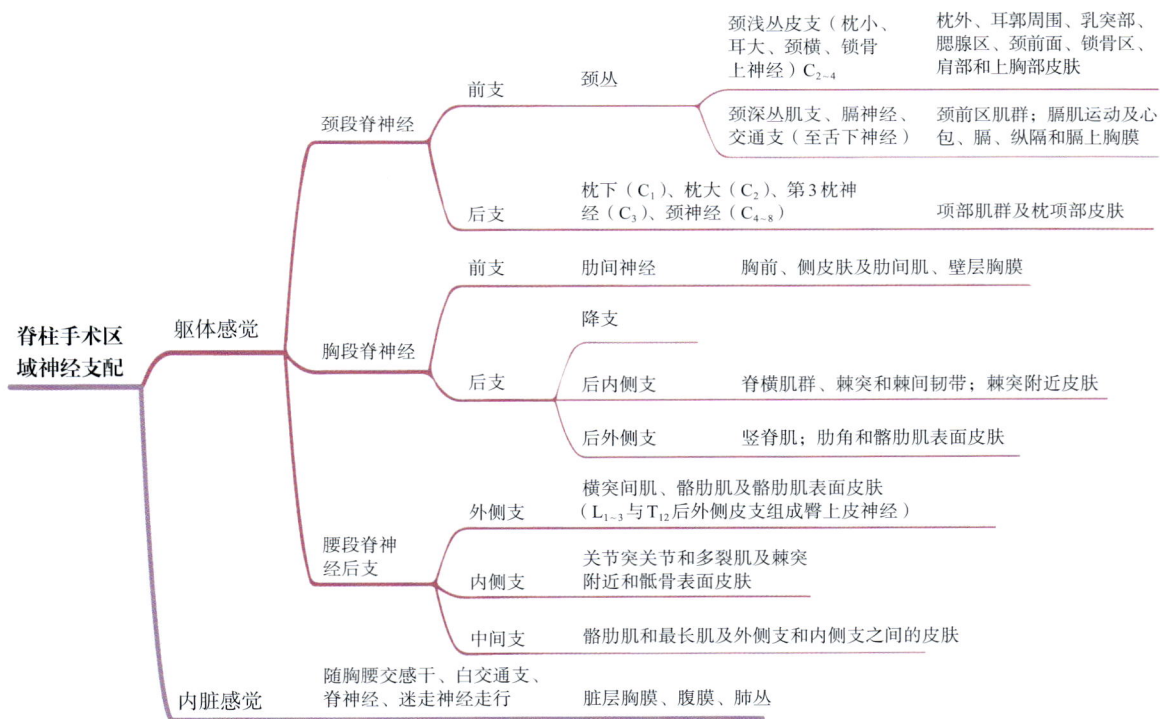

脊柱手术区域神经支配
- 躯体感觉
  - 颈段脊神经
    - 前支
      - 颈丛
        - 颈浅丛皮支（枕小、耳大、颈横、锁骨上神经）$C_{2\sim4}$ —— 枕外、耳郭周围、乳突部、腮腺区、颈前面、锁骨区、肩部和上胸部皮肤
        - 颈深丛肌支、膈神经、交通支（至舌下神经）—— 颈前区肌群；膈肌运动及心包、膈、纵隔和膈上胸膜
    - 后支
      - 枕下（C_1）、枕大（C_2）、第3枕神经（C_3）、颈神经（$C_{4\sim8}$）—— 项部肌群及枕项部皮肤
  - 胸段脊神经
    - 前支
      - 肋间神经 —— 胸前、侧皮肤及肋间肌、壁层胸膜
    - 后支
      - 降支
      - 后内侧支 —— 脊横肌群、棘突和棘间韧带；棘突附近皮肤
      - 后外侧支 —— 竖脊肌；肋角和髂肋肌表面皮肤
  - 腰段脊神经后支
    - 外侧支 —— 横突间肌、髂肋肌及髂肋肌表面皮肤（$L_{1\sim3}$与T_{12}后外侧皮支组成臀上皮神经）
    - 内侧支 —— 关节突关节和多裂肌及棘突附近和骶骨表面皮肤
    - 中间支 —— 髂肋肌和最长肌及外侧支和内侧支之间的皮肤
- 内脏感觉
  - 随胸腰交感干、白交通支、脊神经、迷走神经走行 —— 脏层胸膜、腹膜、肺丛

脊柱手术区域神经支配

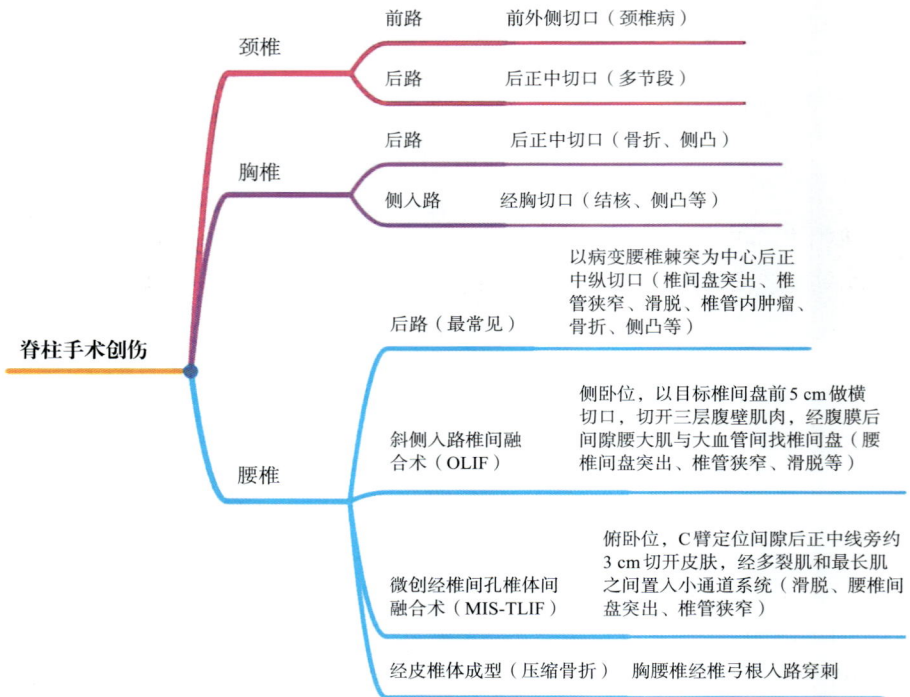

脊柱手术创伤

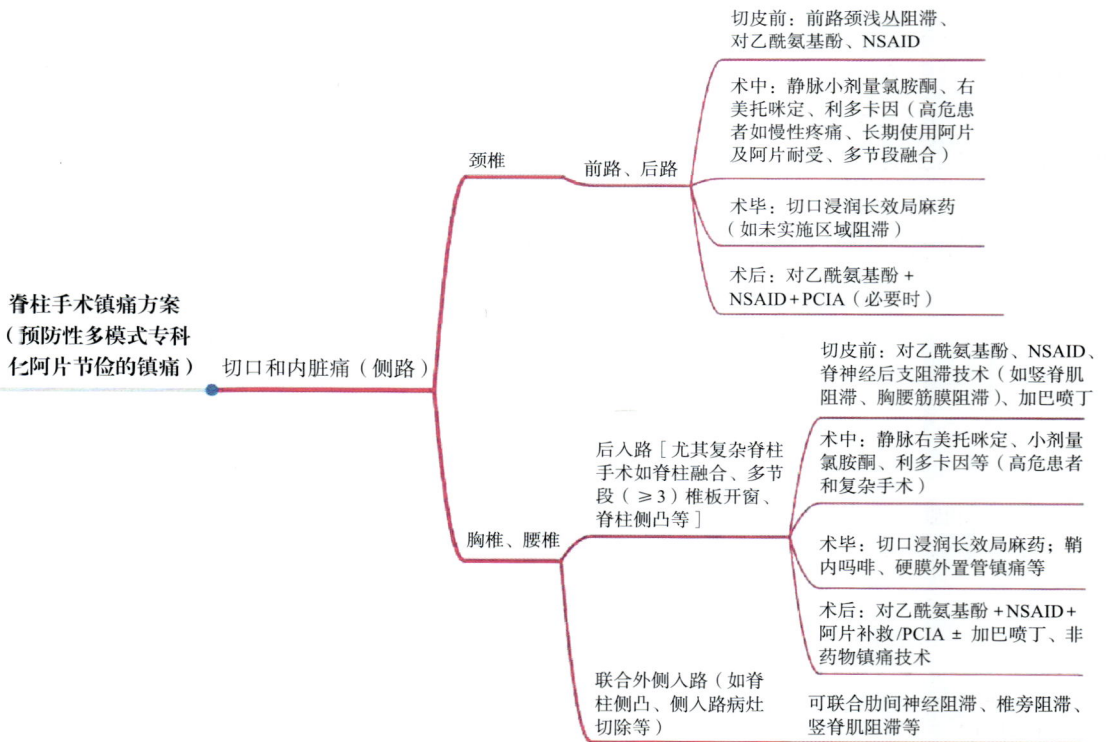

- 颈椎
  - 前路 —— 前外侧切口（颈椎病）
  - 后路 —— 后正中切口（多节段）
- 胸椎
  - 后路 —— 后正中切口（骨折、侧凸）
  - 侧入路 —— 经胸切口（结核、侧凸等）
- 腰椎
  - 后路（最常见）—— 以病变腰椎棘突为中心后正中纵切口（椎间盘突出、椎管狭窄、滑脱、椎管内肿瘤、骨折、侧凸等）
  - 斜侧入路椎间融合术（OLIF）—— 侧卧位，以目标椎间盘前 5 cm 做横切口，切开三层腹壁肌肉，经腹膜后间隙腰大肌与大血管间找椎间盘（腰椎间盘突出、椎管狭窄、滑脱等）
  - 微创经椎间孔椎体间融合术（MIS-TLIF）—— 俯卧位，C 臂定位间隙后正中线旁约 3 cm 切开皮肤，经多裂肌和最长肌之间置入小通道系统（滑脱、腰椎间盘突出、椎管狭窄）
  - 经皮椎体成型（压缩骨折）—— 胸腰椎经椎弓根入路穿刺

脊柱手术创伤

脊柱手术镇痛方案（预防性多模式专科化阿片节俭的镇痛）

- 切口和内脏痛（侧路）
  - 颈椎
    - 前路、后路
      - 切皮前：前路颈浅丛阻滞、对乙酰氨基酚、NSAID
      - 术中：静脉小剂量氯胺酮、右美托咪定、利多卡因（高危患者如慢性疼痛、长期使用阿片及阿片耐受、多节段融合）
      - 术毕：切口浸润长效局麻药（如未实施区域阻滞）
      - 术后：对乙酰氨基酚 + NSAID+PCIA（必要时）
  - 胸椎、腰椎
    - 后入路［尤其复杂脊柱手术如脊柱融合、多节段（≥3）椎板开窗、脊柱侧凸等］
      - 切皮前：对乙酰氨基酚、NSAID、脊神经后支阻滞技术（如竖脊肌阻滞、胸腰筋膜阻滞）、加巴喷丁
      - 术中：静脉右美托咪定、小剂量氯胺酮、利多卡因等（高危患者和复杂手术）
      - 术毕：切口浸润长效局麻药；鞘内吗啡、硬膜外置管镇痛等
      - 术后：对乙酰氨基酚 +NSAID+阿片补救/PCIA ± 加巴喷丁、非药物镇痛技术
    - 联合外侧入路（如脊柱侧凸、侧入路病灶切除等）—— 可联合肋间神经阻滞、椎旁阻滞、竖脊肌阻滞等

脊柱手术镇痛方案

第一节　脊柱感觉神经分布、常见切口部位及创伤应激部位

脊柱位于躯干后部中线上，构成人体中轴，是身体支柱，由 7 个颈椎、12 个胸椎、5 个腰椎、1 块骶骨、1 块尾骨借椎间盘、关节和韧带相连而成。脊柱按部位可分为颈段、胸段、腰段和骶尾段。

一、脊柱的感觉神经支配

脊柱区的神经支配主要来自脊神经，还有副神经、胸背神经和肩胛背神经。脊神经后支自椎间孔由脊神经分出，绕上关节突外侧向后行至相邻横突之间。除了第 1 颈神经、第 4 骶神经、第 5 骶神经和尾神经外，所有脊神经后支均分为内侧支和外侧支，支配颈部及躯干后部的肌肉和皮肤。每对脊神经尚分出脊膜支（又称窦椎神经），它们接受来自邻近灰交通支或来自胸交感神经节的交感神经加入，经椎间孔返回椎管。脊神经发出分支支配椎体、椎间盘、关节突关节、韧带及脊髓被膜和血管。

颈和躯干的背部皮肤由脊神经的后支支配。在颈部和上胸段（向下至 T_6）的皮肤受这些后支的中央支支配，而下胸段、腰部和骶部的皮肤则由其侧支来支配。

颈神经后支（除第 1、2 颈神经外）经背内侧到横突间肌，绕过关节突，经头半棘肌和颈半棘肌穿出，发出肌支支配颈部深层肌。同时，颈神经后支发出皮支浅出，分布于颈部皮肤。其中较粗大的皮神经有枕下神经、枕大神经和第 3 枕神经。

第 1 颈神经后支粗大，称枕下神经，穿第 1 颈椎弓上方和椎动脉的下方，进入枕下三角，支配头后直肌，头上、下斜肌和头棘肌。

第 2 颈神经后支走行于寰椎后弓与枢椎椎板之间，分成大的内侧支和小的外侧支。内侧支又称枕大神经，在头下斜肌-头半棘肌之间上行，在斜方肌起点上项线稍下方浅出，支配头皮乃至向前到达头顶的皮肤，其运动纤维支配头半棘肌。

第 3 颈神经后支向后走行绕过第 3 颈椎的关节弓，在横突间后支的内侧，分为内侧支和外侧支。内侧支又称第 3 枕神经，走行于头棘肌和颈半棘肌之间，穿入夹肌和斜方肌分布于项区上部及枕下皮肤。

下 5 个颈神经的后支向后曲行绕至颈椎关节弓，分成内侧支和外侧支。第 4、第 5 内侧支行于颈半棘肌和头半棘肌之间，达颈椎棘突，穿过头夹肌和斜方肌止于皮肤。最下 3 对颈神经后支的内侧支非常小，终止于颈半棘肌、头棘肌、多裂肌和棘间肌。

胸神经后支紧邻胸椎关节突关节，分为内侧支和外侧支（**图 6-1**）。两支均分布至胸背区的皮肤和深层肌。

上 6 对胸神经后支的内侧支在胸半棘肌和多裂肌之间走行并支配它们，之后穿入菱形肌

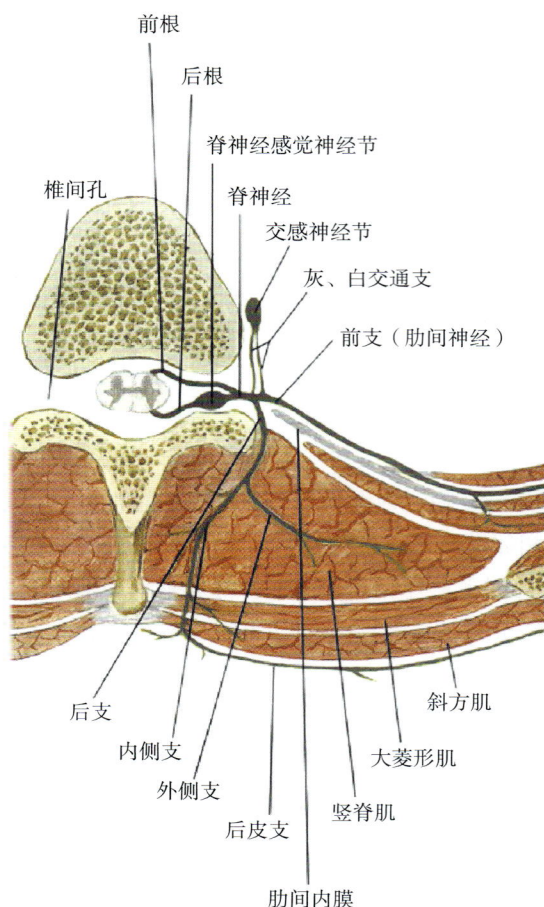

图 6-1　脊柱区的神经支配

和斜方肌中，到达靠近棘突附近的皮肤。下 6 对胸背支的内侧支主要支配多裂肌和胸长肌，偶尔也支配背部正中区的皮肤。外侧支走行通过或在胸长肌的深面到达胸长肌与颈髂肋肌之间，支配这些肌肉和提肋肌。下胸部的皮肤主要由 6 条外侧支支配。胸神经后支的内侧皮支在到达皮肤前至椎骨棘突附近下行，外侧支在成为浅支之前下行 4 个肋间隙。第 12 胸支在髂嵴稍向上方支配皮肤。

腰神经后支经横突、关节突及韧带构成的骨纤维孔至腰横突间肌内侧缘，分为内侧支和外侧支。内侧支在下位椎骨上关节突根部的外侧斜向后下，走行于关节突关节的附近，终于多裂肌。外侧支支配竖脊肌。第 1～3 腰神经后支的外侧支较粗大，组成臀上皮神经，在竖脊肌的外侧缘穿过背阔肌腱膜，跨越髂嵴后方达臀区上部皮肤，有的甚至可到达股骨大转子水平。

骶神经后支非常小，并随着下行而逐渐减小，除第 5 支外都通过骶后孔。前 3 支通过多裂肌覆盖其出口，进而分成内侧支和外侧支。内侧支非常小，终止于多裂肌。外侧支结合在一起与最后一对腰神经外侧支形成骶后袢，支配臀后皮肤。第 4、第 5 骶神经后支很小，位于多裂肌下方。它们相互联系并与尾神经背支一起构成骶后袢支配尾椎表面的皮肤。

尾神经后支不分为内侧支和外侧支。经骶管裂孔从骶管下部的韧带穿出，与最末骶神经后支结合形成袢，其分支分布于尾骨部皮肤。

二、脊柱手术的常见创伤部位

脊柱区是脊柱及其后方、两侧软组织所分布的区域。软组织由浅层结构、深筋膜、肌肉和深部血管神经组成。脊柱手术的创伤涉及软组织（包括皮肤、浅筋膜、深筋膜、肌肉）、椎体、椎间盘和椎管。

脊柱区的肌肉主要为背肌。由浅入深大致分为四层：第一层，斜方肌（颈胸段），背阔肌

疼痛精确管理

（下位6个胸椎及腰椎）；第二层，头颈夹肌（颈段），肩胛提肌（上位4个颈椎），菱形肌（下位2个颈椎，上位4个胸椎），上、下后锯肌（肩胛骨与脊柱间）；第三层，竖脊肌；第四层，枕下肌、脊柱短肌（如横突棘肌、横突间肌）。

脊柱手术分为开放手术和微创手术。开放手术的入路主要有后路、前路及前后联合入路3种。

（一）开放手术

1. 颈椎手术

（1）后入路：脊柱后正中入路。颈椎后入路手术过程中主要切开皮肤、皮下组织及深筋膜，剥离单侧或双侧椎旁肌，切除黄韧带，咬除椎板。

（2）前侧入路：前外侧切口。在病变颈椎的相应平面做皮肤横切口，切开皮肤、皮下组织及颈阔肌，牵拉胸锁乳突肌及肩胛舌骨肌，切开椎前筋膜，剥离前纵韧带。

2. 胸椎手术

（1）后路：脊柱后正中切口。后正中入路是胸段或腰段脊柱最为常见的手术入路。以病变节段为中心，沿棘突纵向切开皮肤及皮下组织，切开腰背筋膜、竖脊肌，剥离棘突。如显露胸腰段，需要用电刀环横突周围切开横突周围的短小肌肉、肋提肌、半棘肌及多裂肌。

（2）侧入路：胸椎侧前方入路（肋骨横突切除术）。以病变节段为中心在棘突旁两横指做纵行切口或凸向外侧的弧形切口，需切开2层肌肉牵拉竖脊肌，切断横突周围的短小肌肉，咬掉横突，剥离肋骨上附着的肌肉。

3. 腰椎手术

（1）后路（最常见）：以病变节段为中心做后正中纵切口，同胸椎后路切口。

（2）斜侧入路椎间融合术：以目标椎间盘前5 cm做横切口，需切开3层腹壁肌肉，切除椎间盘。

报道显示，传统的胸腰椎后路正中切口，由于肌肉撑开器长时间牵拉，可导致肌肉萎缩变性，也是胸腰椎术后疼痛的常见原因之一。另外，多裂肌由唯一的脊神经后支内侧支支配，缺乏节间神经支配，传统的后路开放性手术在剥离竖脊肌过程中易破坏此神经，导致肌肉失神经改变，增加了术后腰背痛的发生率。同时，胸椎侧入路需咬断横突、剥离肋骨肌肉，这也是胸椎侧入路术后疼痛的主要来源。

（二）微创手术

近年来，通过微创技术经椎间孔行腰椎椎体间融合术在临床上已广泛开展，该术式不需要剥离竖脊肌，借助Mast Quadrant可扩张管通道经腰椎棘突旁正中入路，在多裂肌天然间隙内钝性分离肌束，肌肉损伤程度减轻，术后瘢痕组织减少，有效地保留了椎旁软组织的生理功能，降低了术后腰背痛的发生率。

第二节　脊柱术后疼痛特点

脊柱手术涉及椎管内各种组织如脊髓、神经根、脊膜及邻近肌肉软组织，不仅会引起不同程度的术后疼痛，还会影响患者呼吸、循环、消化、泌尿、内分泌及免疫等各个系统的功能，导致肺炎、高血压、心肌缺血、切口愈合不良等术后并发症的发生，进而影响患者短期和长期预后。

一、脊柱术后疼痛的机制

术后疼痛是机体对手术创伤的一种防御和保护机制，涉及复杂的生理和心理反应。从疼痛传导通路上来看，手术创伤引起的伤害性刺激首先作用于相应的疼痛感受器，然后经中枢整合，最后传递至大脑形成术后疼痛。此外，术后疼痛的形成还涉及外周敏化、中枢敏化和传导通路异常等诸多复杂机制。脊柱手术后疼痛是一种混合性疼痛，是多个因素共同作用的结果，其具体机制如下。

1. 组织损伤

脊柱手术术中脊柱椎旁肌肉软组织的广泛剥离、椎管内操作对骨性结构的破坏可引起骨骼、肌肉、韧带、椎间盘及椎关节等组织损伤，产生躯体痛。其中由于骨膜的痛阈较低，损伤后产生的疼痛较重。组织损伤后产生炎症反应，促使局部肥大细胞和血小板释放缓激肽、5-羟色胺、组胺、前列腺素、白三烯、神经肽等炎症介质，刺激伤害性感受器而导致疼痛。

2. 神经损伤

脊柱手术患者术前因为肿物侵袭或创伤可导致局部脊髓及神经根损伤或病变。手术操作也可造成神经的切断、压迫和牵拉。神经损伤后可引起神经远端非特异性变性，形成手术瘢痕和新芽，导致轴索过敏，产生异常兴奋从而引起疼痛。此外，有些富含支配神经的组织损伤后可产生持续的深部躯体疼痛，引起同节段或相邻节段脊髓支配肌肉反射性痉挛，导致剧烈的疼痛。

3. 外周敏化

组织损伤产生的炎症介质作用于外周伤害性感受器，引起相应感觉神经元应答进行性加强，兴奋性逐渐增加。即使在伤害性刺激去除后，神经元仍处于过度兴奋状态，从而导致通常不引起疼痛的刺激也会产生疼痛，并扩大到手术部位以外，引起外周疼痛敏化。

4. 中枢敏化

脊柱手术造成的组织损伤、神经损伤和炎症反应形成伤害性传入刺激，引起脊髓后角细胞兴奋性氨基酸释放，神经元兴奋性增加，细胞内信息传递系统发生改变，导致脊髓后角细胞痛阈降低、对传入刺激的反应增加，引起中枢疼痛敏化。

二、脊柱术后疼痛的类型

根据疼痛的持续时间，脊柱手术后的疼痛可分为两种类型。

（一）急性疼痛

急性疼痛起源于新近的组织损伤，由损伤部位的伤害性感受器被激活而引起。不同脊柱节段术后疼痛的特点如下。

1. 颈椎

颈椎手术后疼痛的病理生理机制包括软组织损害、骨关节损害以及神经损害等。手术切开剥离软组织，造成软组织炎症，进而引起疼痛；损伤椎间盘上下终板、关节突关节等引起疼痛；损伤颈神经根以及脊神经后支等引起疼痛。其他一些术后并发症包括感染、内固定移位等也可导致术后疼痛。其中，与颈椎前侧入路手术相比，颈椎后路手术切口相对较大、周围软组织破坏较严重，因此围术期的疼痛管理，尤其是针对切口痛的管理对术后快速康复至关重要，应重视颈椎后路手术患者围术期全程化、个体化疼痛管理。总体来说，颈椎手术相对胸腰椎手术创伤较小，疼痛强度较低。

2. 胸椎

胸椎的关节突关节呈叠瓦状排列，椎间盘较薄。此外，胸椎与肋骨和胸骨相连，形成稳定的桶状结构。这些解剖特点决定了胸椎活动度很低，非常稳定，极少发生有临床症状的退行性改变。因此，胸椎手术主要用于骨质疏松所致的压缩性骨折、胸椎外伤以及肿瘤等。胸椎手术后疼痛的原因包括胸椎以及椎旁软组织损害和神经损害，以及感染、内固定断裂、移位等少见原因。对胸椎手术患者术前、术中和术后应全程进行疼痛管理，预防外周和中枢敏化，减轻术中应激和炎症反应，降低术后疼痛强度，减少急性疼痛向慢性疼痛的转化。

3. 腰椎

腰椎手术后疼痛的发生率较高，其原因包括两个方面。从手术角度来看，腰椎手术部位邻近脊髓、神经根等解剖结构，手术容易造成损伤。腰椎椎管空间狭小，影响手术视野，增加损伤风险。此外，腰椎手术引起的假关节形成、小关节硬化、软组织损伤和炎症等也会导致术后疼痛。从患者角度看，术前由于神经根长期受压，已出现不可逆的损害；或者合并骨质疏松、腰椎关节突关节退行性变、腰背肌筋膜炎等慢性疾病；或者由于长期慢性疼痛刺激，已形成感觉系统外周和中枢痛觉敏化。腰椎手术后疼痛包括切口周围疼痛及神经性疼痛。其中，神经性疼痛相比切口周围疼痛程度更严重，处理起来更复杂。因此，围术期需制订更加完善的疼痛控制方案，重视神经性疼痛，提倡超前镇痛和多模式镇痛。

（二）慢性疼痛

手术后持续时间超过 3 个月的疼痛即为慢性手术后疼痛（CPSP）。

1. 易发因素

CPSP 是手术后的常见并发症，总体发生率为 10%～50%，其易发因素包括术前、术中和术后三个方面。

（1）术前因素：研究表明，年龄和性别是 CPSP 的危险因素，年轻人和女性更容易发生 CPSP。其机制可能是因为不同年龄、性别引发的应激和炎症反应不同。术前肥胖、高血压、糖尿病会起到促炎作用，与 CPSP 的发生密切相关。术前合并慢性疼痛可导致外周和中枢敏化，也会增加 CPSP 发生的概率。此外，遗传因素可以影响患者的疼痛感知或免疫炎症反应，从而影响 CPSP 的发生。研究表明，细胞色素 P450 家族、μ_1 阿片受体、5-羟色胺受体、肾上腺素受体、多巴胺受体、白介素-1 受体、儿茶酚胺-O-甲基转移酶、鸟苷三磷酸环水解酶等相关基因与术后急慢性疼痛密切相关。因此，术前应识别 CPSP 的高危人群，制订精准的预防和治疗方案，改善患者预后。

（2）术中因素：不同的手术方式（包括切口部位、大小、伤口深度、缝合技术）会影响 CPSP 的发生率。微创手术较传统的开放手术损伤小，可减少 CPSP 的发生。此外，不同的麻醉方式和药物也可能与 CPSP 的发生有关。研究表明，瑞芬太尼用量是心脏手术患者 CPSP 发生的独立危险因素。

（3）术后因素：手术后急性疼痛，特别是控制不佳的急性疼痛，是预测 CPSP 的主要因素。因此，围术期应积极采取超前镇痛、多模式镇痛等措施最大限度地减轻术后疼痛，减少 CPSP 的发生。

2. 病理生理机制

脊柱手术患者是 CPSP 的高危人群，慢性疼痛也是脊柱手术后患者复诊的主要原因之一。其中，腰椎手术后出现慢性疼痛的发病率为 10%～40%，远大于四肢、腹部等其他部位的手术。其病理生理机制如下。

（1）炎性疼痛：腰椎手术切开和剥离椎旁肌肉软组织，造成损伤和瘢痕粘连；损伤腰椎小关节，破坏腰椎小关节的功能和稳定性；受压迫的神经组织缺血缺氧，产生无菌性炎症；术后卧床休息或制动影响椎旁肌肉血液循环，形成肌筋膜激痛点和肌肉附着点炎症。

（2）神经病理性疼痛：术前神经根受压迫导致神经根受损和痛觉敏化；手术损伤神经根或脊神经背支，引起神经根和脊神经背支的异常放电；手术后硬膜囊或腰神经根受压，影响神经纤织血供，导致神经根缺血和无菌性炎症，产生根性痛和神经源性间歇性跛行。

（3）患者心理因素：患者因为长期慢性疼痛，出现焦虑、抑郁、情绪低落、睡眠障碍等。这些因素反过来又加重疼痛，形成恶性循环，影响患者社会和家庭生活。

三、脊柱术后疼痛的术前评估

脊柱手术后疼痛的程度和持续时间受患者因素、手术因素和麻醉因素的影响，术前应对患者进行全面详细的评估，识别可能引起术后镇痛不良的危险因素，制订个体化的围术期镇痛方案，降低术后镇痛不良的发生率。

1. 患者因素

脊柱手术后疼痛的程度和持续时间存在很大的个体差异性，受很多因素的影响。其中，女性患者相较男性患者术后疼痛强度更大，对镇痛药物的需求量更多。老年患者由于衰老引起的病理生理改变，对疼痛反应相对较为迟钝，而对镇痛药更为敏感。术前合并慢性疼痛、长期服用镇痛药的患者，术后疼痛的强度更大。因此，脊柱手术开始之前应全面了解患者的既往病史，尤其是慢性疼痛病史和镇痛药物使用情况，制订详细的镇痛方案。此外，患者的心理因素在疼痛中也起着十分重要的作用。其中，性格内向、术前紧张焦虑、抑郁或者对手术疼痛有灾难化倾向的患者更容易发生严重术后疼痛。

2. 手术因素

脊柱手术后疼痛与手术种类、手术部位和手术创伤的程度有关。不同的手术部位（颈椎、胸椎、腰椎或多部位联合），不同的手术径路（前路、后路、侧路），手术累及的椎体节段数目，是否使用内固定以及术式（微创、开放式）都会影响术后疼痛的程度和治疗。因此，脊柱手术之前应加强多学科沟通合作，根据手术的具体要求制订相应的围术期镇痛方案。

3. 麻醉因素

脊柱手术后疼痛与麻醉方法、麻醉药物类型和剂量有关。全身麻醉患者的手术后疼痛与麻醉诱导和维持期间的麻醉药物，特别是镇痛药物的种类和剂量有关。其中，瑞芬太尼因为起效快、代谢快，常用于全身麻醉的维持，但可引起术后痛觉过敏，停药前应给予中长效阿片类药物进行桥接。局部麻醉或区域阻滞麻醉患者的手术后疼痛与局麻药的作用时间有关，一旦局麻药的作用消失，手术伤口即可出现疼痛。因此，应根据手术需求合理选择局麻药的类型、浓度和剂量，需要时可使用持续神经阻滞进行术后镇痛。

第三节　脊柱手术康复镇痛目标

脊柱手术后疼痛包含了躯体痛、炎性痛和神经病理痛，机制复杂，是最严重的术后疼痛之一。一项涵盖 179 种手术类型的观察性研究表明，术后第 1 天疼痛评分中位数为 7 分的手术中 50% 是脊柱相关手术。脊柱术后疼痛可引起显著的功能改变，包括：① 对呼吸系统的影响，术后疼痛限制呼吸运动，引起呼吸浅快，通气量降低，缺氧和二氧化碳蓄积，导致肺不张和肺部感染的发生；② 对循环系统的影响，术后疼痛刺激可引起交感神经兴奋，引起心动过速，心肌耗氧量增加，导致心肌缺血甚至心肌梗死；③ 对血液系统的影响，术后疼痛等应激反应可导致血小板黏附功能增加，纤维蛋白溶解功能降低，从而使机体处于高凝状态，引起深静脉血栓或脑梗死；④ 对消化系统的影响，术后疼痛引起交感神经兴奋，抑制胃肠道功能，增高括约肌张力，降低平滑肌张力，导致肠麻痹、恶心呕吐等不良反应；⑤ 对泌尿系统的影响，术后疼痛可抑制膀胱和尿道功能，引起排尿困难，导致尿潴留甚至尿路感染；⑥ 对内分泌系统的影响，术后疼痛可引起分解代谢亢进，合成代谢降低，导致机体处于高分解代谢状态和负氮平衡，影响机体的康复；⑦ 对免疫系统的影响，术后疼痛相关的应激反应可抑制机体的免疫功能，使患者抵抗力降低，导致术后感染甚至肿瘤细胞的扩散。

一、脊柱手术康复目标

良好的术后镇痛有利于患者早期下床活动，减少深静脉血栓的发生；早期进行功能锻炼，促进患者功能恢复；尽快恢复胃肠道功能；促进分泌物排出，减少肺不张和肺部感染的发生率，从而提高患者的舒适度和满意度，加速患者康复。传统的镇痛方式多依赖阿片类药物，但是仍有高达 57% 的脊柱手术后患者存在镇痛不良。此外，脊柱手术特别是腰椎手术后如果没有及时有效治疗，术后急性疼痛容易转变为慢性疼痛，严重影响患者的远期预后。手术作为脊柱疾病治疗的重要手段，其成功与否，不仅取决于手术操作本身，还与围术期处理的各个环节密切相关。围术期处理涵盖了各个阶段的评估管理，需要多个学科的密切协调与合作。其中，脊柱手术后的康复目标是控制疼痛，预防术后并发症，改善患者预后，具体包括：

（1）控制疼痛，使患者在静息状态下的疼痛评分维持在 0~1 分，咳嗽、下床活动时的疼痛评分不超过 4 分。

（2）训练和保护受伤组织，促进伤口愈合和组织修复。

（3）在安全的前提下，及早对损伤节段之外的脊柱以及关节和软组织进行活动和锻炼。

（4）尽快恢复患者的日常生活能力，缩短住院日，改善远期预后。

二、镇痛方式和康复手段

根据术后的不同阶段，采用不同的镇痛方式和康复手段。

（1）术后 1~3 天：以胃肠外镇痛药为主。康复训练地点为床上，可根据全身情况逐渐学习四肢活动、轴线翻身等。

（2）术后 3~7 天：以口服镇痛药为主。康复训练地点为床边，可在佩戴支具的情况下进行上床、下床或床边活动。

（3）术后 7~14 天：根据患者疼痛情况决定口服镇痛药的使用时间。康复训练地点为训练室内，此期主要锻炼患者颈腰背部肌肉力量，减少失用性萎缩的发生。

第四节　脊柱手术常用镇痛方法

脊柱手术后的镇痛方法主要包括全身用药和区域阻滞等。

一、全身用药

1. 阿片类药物

阿片类药物通过与阿片受体结合发挥镇痛作用，阿片受体可分为 μ、κ、δ 和孤啡肽（又称痛敏素）4 种亚型，其不仅仅存在于中枢神经系统，在外周组织中也广泛分布，阿片类药物激动不同的阿片受体所产生的生理效应不尽相同。阿片类药物的镇痛机制复杂，主要与中脑的 μ 受体被激活后可间接活化导水管周围灰质和旁巨细胞网状核的下行性抑制有关。阿片类药物是脊柱手术后镇痛的主要药物，基于不同类型脊柱手术的疼痛程度，中、重度疼痛多选用强效阿片类药物如舒芬太尼、羟考酮和氢吗啡酮配置 PCA 或用于补救性镇痛，但用药过程中需关注与其相关的呼吸抑制、恶心、呕吐、瘙痒和便秘等不良反应，成瘾、依赖性也应予以足够的重视。

2. NSAID

NSAID 以抑制 COX 同工酶的方式减少前列腺素的合成而具有抗炎和镇痛作用。COX-1 广泛存在于体内，而 COX-2 主要存在于有急性或慢性炎症的组织。COX-1 抑制剂对胃黏膜和血小板功能有着不良影响，而 COX-2 抑制剂具有特异性抑制炎症反应的特点。NSAID 可影响术后脊柱的融合，其呈剂量依赖性，高剂量（＞120 mg/d）使用 NSAID 会增加术后骨不连的风险，但短期内正常剂量使用则无上述不良反应，可安全用于围术期镇痛。在腰椎间盘切除术、减压或融合术中，术前 30 min 和术后每 12 h 一次静脉注射 40 mg 帕瑞昔布（一种 COX-2 抑制剂），可显著减少阿片类药物的消耗量，改善疼痛症状，提高患者的满意度，且未发现 COX-2 抑制剂增加关节不愈合及术后出血等不良反应。因此，脊柱术后无禁忌证时可常规应用 NSAID，如氟比洛芬酯 50 mg，静脉滴注，2 次/天，或帕瑞昔布 40 mg，2 次/天，但均不宜超过 1 周；其联合加巴喷丁的镇痛效果优于单独用药。

3. 对乙酰氨基酚

对乙酰氨基酚的镇痛机制尚未确定，可能通过抑制中枢神经系统中前列腺素的合成以及阻断痛觉神经末梢的冲动而产生镇痛作用，其可显著降低脊柱融合术术后的疼痛评分，降低阿片类药物的消耗量，是多模式镇痛的组成部分。患者若无肝功能损害，术后可口服对乙酰氨基酚 0.5 g/次，4 次/天，每日总量不宜超过 4 g。

4. 其他药物

（1）抗惊厥药物：加巴喷丁和普瑞巴林是用于管理急性和慢性神经性疼痛的第二代抗惊厥药，其主要通过阻断突触 Ca^{2+} 电压门控通道、抑制神经元的兴奋性发挥镇痛作用。术前（100～300 mg）及术后（300 mg，3 次/天，持续 1 周）继续口服加巴喷丁可协同阿片类药的镇痛效果，并显著减少术后阿片类药物的消耗量及恶心呕吐的发生率。

（2）α_2 肾上腺素受体激动剂：α_2 肾上腺素受体激动剂的代表药物为可乐定和右美托咪定。其可能镇痛机制：激活神经元上的 G1 蛋白依赖性 K^+ 电压门控通道，使细胞膜出现超极化；抑制 Ca^{2+} 电压门控通道，降低神经元兴奋性，减轻疼痛。α_2 肾上腺素受体激动剂给药方式多样，包括鞘内、硬膜外、鼻腔和全身静脉给药，对术后疼痛、癌性疼痛以及神经病理性疼痛均可发挥良好的协同镇痛作用，延长阿片类药物的镇痛时间，降低术后早期恶心、呕吐发生率。

（3）NMDA 受体拮抗剂：常用的 NMDA 受体拮抗剂有氯胺酮和 S-氯胺酮。氯胺酮能够迅速穿过血脑屏障，分布半衰期为 10 min，消除半衰期为 2～3 h。除了用作麻醉剂外，亚麻醉剂量的氯胺酮可非竞争性阻断 NMDA 受体，同时通过变构作用使受体结构发生变化，发挥抗痛觉效应。氯胺酮的亚麻醉剂量很难明确界定，但通常认为在 0.5～1 h 内静脉给予不超过 0.5～0.6 mg/kg 为亚麻醉剂量。目前氯胺酮用于围术期镇痛的给药途径和给药剂量未有统一的标准，需根据具体情况调整给药方案。S-氯胺酮是氯胺酮的右旋光学异构体，药理学特征与氯胺酮相似，但其与 NMDA 受体的亲和力是氯胺酮的 2 倍。盐酸艾司氯胺酮注射液于 2019 年 11 月底批准在国内上市，其应用于围术期镇痛需进一步的临床研究。

（4）糖皮质激素：糖皮质激素是降低术后恶心呕吐的推荐药物之一，因其抗炎和可能的镇痛效果而广泛应用于疼痛的治疗。地塞米松是最常用的糖皮质激素，可通过局部、口服或肠道外给药等多种途径给药，对术后镇痛尚无推荐剂量，但用药时需注意对血糖的影响。

二、区域阻滞技术

1. 竖脊肌平面阻滞

竖脊肌平面阻滞（ESPB）通过将局麻药注入竖脊肌与胸/腰椎横突之间以达到区域镇痛的目的。超声下定位手术节段的胸/腰椎横突，采用平面内进针技术，由浅至深在超声引导下至横突。回抽无血液、气体、脑脊液后注入局麻药。

2. 横突-胸膜中点阻滞

横突-胸膜中点阻滞（MTPB）常在超声引导下进行操作，选择 T_{12}～L_1 位置，向中线平移滑动超声探头，确定手术节段横突及胸膜，平面内进针，引导穿刺针穿刺，针尖置于手术节段横突与胸膜中点，回抽无血和气体后注射局麻药。

ESPB、MTPB 操作过程，在超声引导下安全性较高，虽然 MTPB 靠近胸膜，但周围无重要神经或主要血管，通常无严重并发症，对抗凝的要求不高。

3. 蛛网膜下腔阻滞（鞘内阻滞）

蛛网膜下腔阻滞是可实施腰椎手术的麻醉技术。与全身麻醉相比，蛛网膜下腔阻滞可显著降低患者在麻醉恢复室的术后疼痛评分及阿片类药物的消耗量，其镇痛效能主要与"超前镇痛"抑制了中枢神经的敏化和感觉神经的传递有关。但由于蛛网膜下腔阻滞会干扰术中、术后神经学评估，因此该技术尚未被推荐作为多模式镇痛方案之一。而吗啡类药物通过单次蛛网膜下腔阻滞的方式可为脊柱术后提供长达 24 h 的镇痛，其不仅可减少术后阿片类药物的需求，还不会引起运动或感觉障碍，且其镇痛效果较硬膜外给药（氢吗啡酮）效果更佳。但应注意，蛛网膜下腔阻滞使用吗啡会导致延迟性呼吸抑制。

4. 硬膜外镇痛

硬膜外置管注入局麻药是缓解脊柱术后疼痛的有效方式之一。硬膜外镇痛既可通过患者自控硬膜外镇痛（PCEA）持续镇痛，又可通过硬膜外单次给药的方式降低患者术后疼痛评分、阿片类药物需求及其相关的不良反应。局麻药、类固醇类药物、阿片类药物或三者的混合制剂均是硬膜外镇痛的常用药物，其优点是使用较低剂量的局麻药不仅可降低其相关的并发症，还有利于对术后患者进行神经系统的评估，但应注意硬膜外血肿等并发症的发生。

5. 局部麻醉

术前手术部位予以局麻药浸润可通过"超前镇痛"的优势发挥强效镇痛作用，而术毕切口局部浸润或术后持续静脉输注局麻药也可达到缓解术后疼痛、减少术后阿片类药物需求的目的。局部麻醉的风险包括血管内注射、蛛网膜下腔注射、局麻药毒性和暂时性或永久性神经麻痹。局麻药的作用效力、持续时间以及毒性与局麻药的分子结构、使用剂量和蛋白质结合率有关，而在脊柱手术中神经根浸润是减少局麻药用量的有效方法。随着镇痛时长达 72 h 的新型局麻药布比卡因脂质体的出现，局麻药浸润镇痛展现出了更为广泛的应用前景。

三、脊柱术后常用的镇痛方案

脊柱术后疼痛包括切口周围疼痛与神经根性疼痛，与其他类型手术相比疼痛程度更严重，因此需制订更加完善的围术期疼痛控制方案。脊柱外科的围术期镇痛以 NSAID 为基础，提倡超前及多模式镇痛，而近年来报道的切口内、硬膜外局麻药浸润或泵入等镇痛方式也是实施围术期疼痛管理有益尝试。

术后疼痛管理的多模式镇痛方案依赖于非阿片类止痛药和阿片类药物协同作用，以达到快速康复的目的。所有的脊柱手术患者均适用伤口浸润麻醉；对于胸、腰椎术后中、重度疼痛患者首选 PCIA，术后可持续应用 48～72 h，术后基于不同时间点的疼痛评估予以调整背景剂量或单次注射剂量。同时，在无用药禁忌的前提下，术前、术后均可口服或静脉合用 NASID。对于轻、中度疼痛且术后可进食，未使用 PCIA 装置的患者，可合用 NASID 和阿片类药物或复合制剂。围术期加用抗惊厥药物可改善患者的疼痛程度，并减少阿片类药物的消耗，术中也可输注小剂量的氯胺酮，提高总体疗效及患者满意度。而糖皮质激素对围术期疼痛的疗效尚不清楚。

第五节　脊柱手术术后镇痛临床案例

一、脊柱手术案例一

患者，男，60 岁，170 cm，75 kg。因"反复发作右下肢疼痛伴麻木半年、加重伴间歇性跛行 2 月"入院。既往否认冠心病、消化道溃疡，确诊为原发性高血压 1 年，服用降压药控制可。实验室检查示肝肾功能、电解质无异常。腰椎 MRI 检查：L_3/L_4、L_4/L_5、L_5/S_1 椎间盘突出，硬膜囊受压，椎管狭窄，L_4/L_5 双侧神经根受压。诊断：腰椎管狭窄症。患者保守治疗无效，疼痛反复发作伴下肢肌力下降，影响生活，拟择期行腰椎管狭窄症后路腰椎减压植骨融合内固定术。

手术当日，患者在病房口服对乙酰氨基酚 1 g。入室后开放静脉，在局麻下桡动脉置管。麻醉诱导时静脉应用舒芬太尼 40 μg、依托咪酯 20 mg、顺阿曲库铵 15 mg、利多卡因 100 mg、地塞米松 5 mg、帕瑞昔布 40 mg，采用视频喉镜置入 ID7.0 加强气管导管（表面涂以利多卡因乳膏）。改俯卧位后，行双侧腰段竖脊肌阻滞（0.4% 罗哌卡因总量 40 ml），术中持续泵注瑞芬太尼、利多卡因和右美托咪定。术毕连接 PCIA（舒芬太尼 + 曲马多 + 托烷司琼），无背景剂量，仅设置 PCA 量，作为镇痛补救，术后病房规律使用对乙酰氨基酚和帕瑞昔布 3 天。术后镇痛全程由麻醉科主导的急性疼痛服务（APS）小组负责，由麻醉科 APS 主治医师和住院医师每天早晚查房，评估镇痛效果及镇痛药不良反应，及时滴定爆发痛和干预不良反应，并做好与外科医护的沟通，所有资料电子化存档。术后静息痛和运动痛评分均未超过 3 分，镇痛效果好，患者满意度高，术后第 3 天撤镇痛泵，术后第 5 天出院。

二、脊柱手术案例二

患者，女，8 岁，身高 110 cm，体重 15 kg。因"发现背部畸形伴活动受限 6 年余"入院。脊柱 CT 三维重建示：胸腰椎侧凸畸形。诊断：特发性脊柱侧凸，拟行后入路脊柱侧凸三维矫形术。

手术当日在病房口服对乙酰氨基酚 0.5 g。入室开放静脉后在局麻下桡动脉置管。麻醉诱导时静脉应用地塞米松 5 mg、利多卡因 15 mg、舒芬太尼 8 μg、丙泊酚 40 mg、顺阿曲库铵 3 mg，采用视频喉镜置入加强气管导管（表面涂以利多卡因乳膏）。术中丙泊酚全凭静脉麻醉（total intravenous anesthesia，TIVA）+ 泵注瑞芬太尼 + 氯胺酮 [7.5 mg 负荷，继之持续泵注 2 mg/(kg·min)]。术毕 0.2% 罗哌卡因切口浸润 + 舒芬太尼 3 μg 桥接镇痛，麻醉恢复室内连接 PCIA（氢吗啡酮泵，氢吗啡酮 3 mg/100 ml，背景 1 ml，PCA 量 1 ml，锁时 10 min），术后病房使用对乙酰氨基酚、酮咯酸静脉注射（0.5 mg/kg），持续使用氢吗啡酮 PCIA 3 天，并联合非药物疗法（音乐疗法、情感支持、精神安慰、父母陪伴）。术后镇痛服务全程由麻醉科主导的 APS 小组负责，由麻醉科 APS 主治医师和住院医师每天早晚查房，评估镇痛效果及镇痛药不良反应，及时滴定爆发痛和干预不良反应，并做好与外科医护的沟通，所有资料电子化存档。术后镇痛效果好，静息痛和运动痛评分均未超过 3 分，患儿家属满意度高，术后第 3 天撤镇痛泵，在康复理疗师的支持下循序渐进康复锻炼，术后 1 周出院。

（曹雪芹　郑华　张志发　王茂　张咸伟）

参考文献

［1］　斯坦丁.格氏解剖学［M］.39 版.徐群渊，译.北京:北京大学医学出版社,2008.
［2］　曾志成.局部解剖学［M］.2 版.西安:世界图书出版西安公司,2006.
［3］　李超.脊柱手术学:操作要点与技巧［M］.北京:人民军医出版社,2014.

疼痛精确管理

［4］王怀经.奈特人体解剖彩色图谱［M］.3版.北京:人民卫生出版社,2005.

［5］Tawfic Q, Kumar K, Pirani Z, et al. Prevention of chronic post-surgical pain: the importance of early identification of risk factors［J］. J Anesth, 2017,31(3): 424-431.

［6］Clarke H, Katz J, Flor H, et al. Genetics of chronic post-surgical pain: a crucial step toward personal pain medicine［J］. Can J Anaesth, 2015, 62(3): 294-303.

［7］Chidambaran V, Pilipenko V, Jegga A G, et al. Systems biology guided gene enrichment approaches improve prediction of chronic post-surgical pain after spine fusion［J/OL］. Front Genet, 2021, 12: 594250.

［8］Crombie I K, Davies H T, Macrae W A. Cut and thrust: antecedent surgery and trauma among patients attending a chronic pain clinic［J］. Pain, 1998, 76(1-2): 167-171.

［9］Gerbershagen H J, Aduckathil S, van Wijck A J, et al. Pain intensity on the first day after surgery: a prospective cohort study comparing 179 surgical procedures［J］. Anesthesiology, 2013, 118(4): 934-944.

［10］Yang M M H, Riva-Cambrin J, Cunningham J, et al. Development and validation of a clinical prediction score for poor postoperative pain control following elective spine surgery［J］. J Neurosurg Spine, 2020, 34(1):3-12.

［11］Li Q, Zhang Z, Cai Z. High-dose ketorolac affects adult spinal fusion: a meta-analysis of the effect of perioperative nonsteroidal anti-inflammatory drugs on spinal fusion［J］.Spine (Phila Pa 1976), 2011,36(7):E461-E468.

［12］Long J, Lewis S, Kuklo T, et al. The effect of cyclooxygenase-2 inhibitors on spinal fusion［J］. J Bone Joint Surg Am, 2002, 84(10):1763-1768.

［13］Jirarattanaphochai K, Thienthong S, Sriraj W, et al. Effect of parecoxib on postoperative pain after lumbar spine surgery: a bicenter, randomized, double-blinded, placebo-controlled trial［J］. Spine (Phila Pa 1976), 2008, 33(2):132-139.

［14］Khurana G, Jindal P, Sharma J P, et al. Postoperative pain and long-term functional outcome after administration of gabapentin and pregabalin in patients undergoing spinal surgery［J］. Spine (Phila Pa 1976), 2014, 39(6):E363-E368.

［15］Li Y, Hong R A, Robbins C B, et al. Intrathecal morphine and oral analgesics provide safe and effective pain control after posterior spinal fusion for adolescent idiopathic scoliosis［J］. Spine (Phila Pa 1976), 2018, 43(2):E98-E104.

［16］杜心如,丁自海.骨科临床应用解剖学［M］.北京:人民卫生出版社,2016.

［17］Waelkens P, Alsabbagh E, Sauter A, et al. Pain management after complex spine surgery［J］. Eur J Anaesthesiol, 2021, 38(9):985-994.

［18］Debono B, Wainwright T W, Wang M Y, et al. Consensus statement for perioperative care in lumbar spinal fusion: Enhanced Recovery After Surgery (ERAS®) Society recommendations［J］. Spine J, 2021, 21(5):729-752.

［19］方向明,朱涛,米卫东,等.酮咯酸镇痛专家共识［J］.临床麻醉学杂志,2019,35(3):298-303.

慢性疼痛精确治疗

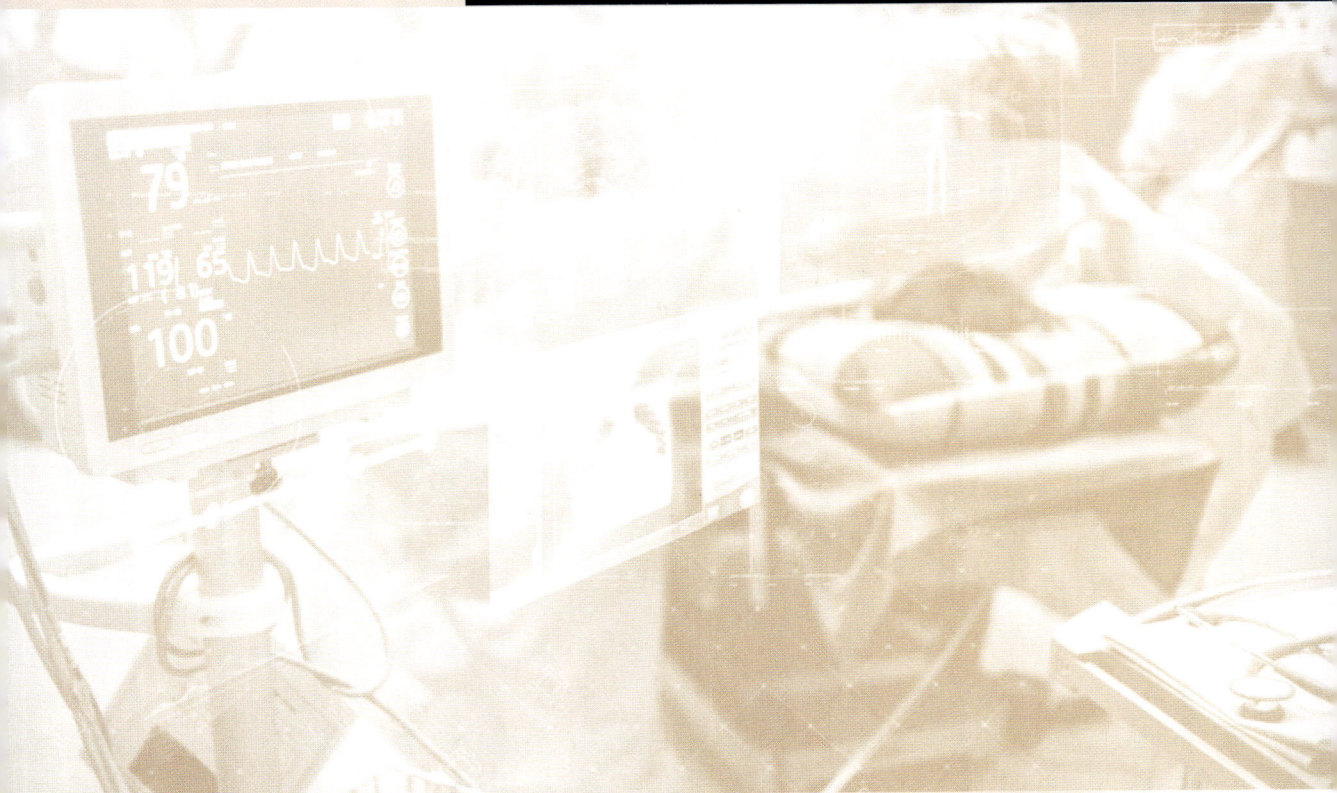

第七章
慢性疼痛绪论

第一节　慢性疼痛的概述

　　疼痛一般作为疾病的伴随症状出现，随着病因的去除和原发疾病的治愈，疼痛通常也会随之消失。但有些患者的原发疾病治愈后，仍可继续伴有疼痛并转为慢性。这时疼痛不再是疾病过程中的伴随症状，其本身也成为一种疾病或综合征。这些概念的差别在临床治疗上具有重要意义。

　　慢性疼痛是指持续或反复发作超过 3 个月的疼痛。慢性疼痛作为一种疾病的概念，最早于1930 年由法国外科医师 Leriche 提出，慢性疼痛作为疾病的定义正式提出于 2018 年 6 月，正式通过世界卫生组织（World Health Organization，WHO）的审批为 2019 年 5 月，国际疾病分类（International Classification of Diseases，ICD）第 11 次修订（ICD-11）首次收录了慢性疼痛。而在 ICD-11 关于慢性疼痛的补充信息中，对其发病率的估计为 20%。也有研究报道慢性疼痛因为定义、研究方法等的不同，其患病率在 13%～50%，这其中 10.4%～14.3% 为中、重度慢性疼痛患者。

第二节　慢性疼痛的分类

　　疼痛可涉及全身各部位、各系统器官和组织，诱发疼痛的病因是多方面的，包括创伤、炎症、内脏的牵张和神经病变等。为了便于对疼痛的流行病学、病因、预后和治疗效果等各方面进行研究和临床诊断与治疗效果评估，疼痛的分类方式主要有以下几类。

一、根据疼痛持续时间分类

根据疼痛的持续时间可分为急性疼痛（acute pain）和慢性疼痛（chronic pain）。急性疼痛的持续时间不超过 3 个月，慢性疼痛是指持续或反复发作超过 3 个月的疼痛。

二、根据疼痛发生的系统和器官分类

可分为躯体痛、内脏痛和中枢痛。

1. 躯体痛

疼痛部位在躯体浅表部。躯体痛多为局部性，疼痛剧烈、定位清楚，如牙痛、肩周炎、膝关节炎等。

2. 内脏痛

疼痛位于深部，一般定位不准确，可呈隐痛、胀痛、牵拉痛或绞痛，如胆石症的胆绞痛、肾输尿管结石的肾绞痛、胃病的疼痛等。

3. 中枢痛

中枢痛主要指脊髓、脑干、丘脑和大脑皮质等中枢神经疾病所致疼痛，如脑出血、脑肿瘤、脊髓空洞症等引起的疼痛。

三、根据发生疼痛的躯体部位分类

广义上来说，疼痛可以分为躯体痛、内脏痛和心因痛三大类，其中躯体痛按照其具体解剖部位又可以分为头痛、颌面痛、颈项痛、肩背痛、胸痛、上肢痛、腹痛、腰骶痛、盆痛、骶髋痛、下肢痛。每个部位的疼痛又包含各种疼痛性疾病或综合征。对于初诊的患者，由于疼痛的复杂性，在没有得到相关的检查结果之前，往往采用此分类方法。

四、根据疼痛的病理生理学分类

疼痛的病理生理学分类主要有：炎性疼痛、神经病理性疼痛、癌性疼痛、痉挛性疼痛、心因性疼痛和其他疼痛。

1. 炎性疼痛

炎性疼痛病因包括感染和损伤，感染又常由于细菌、病毒、结核或其他微生物产生，损伤常由于退变、创伤、手术等产生，具有共同的组织病理——炎症。炎症又可分为组织源性、免疫源性和神经源性炎症。绝大部分头颈肩腰腿关节疼痛、肌筋膜痛属于炎性疼痛范畴，患者人群最多，涵盖范围最广。

2. 神经病理性疼痛

神经病理性疼痛病因包括神经卡压、神经缺血缺氧或切断及细菌、病毒侵犯，具有共同的组织病理及神经生理改变——神经变性、无髓鞘纤维缺失和有髓鞘纤维脱髓鞘、中枢神经系统可塑性变化及传导异常等。而脱髓鞘的原因包括神经内微循环障碍及结缔组织增生，如三叉神经痛（trigeminal neuralgia）、带状疱疹后神经痛（postherpetic neuralgia，PHN）、糖尿病周围神经病变、手术或创伤后神经卡压、人类免疫缺陷病毒感染神经病变、放化疗神经病变、酒精中毒、脑卒中后中枢痛和交感神经病变等。

3. 癌性疼痛

癌性疼痛是一系列不同病理生理改变所引起的综合征，包括早期炎性疼痛，随着病程进展出现感觉神经与交感神经损伤引起的神经病理性疼痛、内脏痛和骨痛等。

4. 痉挛性疼痛

痉挛性疼痛又称缺血性疼痛，其组织病理生理改变包括血管、骨骼肌或内脏平滑肌等结构性（或功能性）变化，导致血管狭窄、组织缺血、水肿、功能障碍等，如大部分内脏痛、雷诺病、痛经、手术后平滑肌痉挛、腘绳肌痉挛等。

5. 心因性疼痛

人体中枢神经系统在接受外周伤害性感受传入过程中不仅整合了疼痛感觉的产生，还伴有疼痛情绪的变化与体验。功能磁共振成像（functional magnetic resonance imaging，fMRI）对大脑功能的研究显示，在机体疼痛产生时人体对中度及以上疼痛产生明确的分析整合，并能引起控制情绪调节的脑内核团功能增强，从而影响情感认知和疼痛调节等生理反应。此类疼痛不能用解剖学病变加以解释，单纯使用镇痛药物无效，疼痛的产生与社会心理因素在时间及程度上保持一致，伴随抑郁和焦虑情绪状态。

6. 其他疼痛

包括特发（原发）性疼痛、反射性疼痛（牵涉痛）以及非疼痛性疾病（如多汗症、睡眠障碍等），这一类疾病发病病因不明确，病理生理改变复杂多样，发病机制尚未探明。

五、根据疼痛的病因分类

疼痛的病因分类主要包括创伤性疼痛、炎性疼痛、神经病理性疼痛、癌性疼痛和精神（心理）性疼痛等。

1. 创伤性疼痛

创伤性疼痛主要是皮肤、肌肉、韧带、筋膜、骨的损伤引起的疼痛，如骨折、急性或慢性腰扭伤、肱骨外上髁炎、烧伤等。

2. 炎性疼痛

炎性疼痛为生物源性炎症、化学源性炎症所致的疼痛，如风湿性关节炎、类风湿关节炎、强直性脊柱炎等。

3. 神经病理性疼痛

神经病理性疼痛是指发生于神经系统包括周围神经和中枢神经任何部位的神经病变和损害相关的痛觉过敏、痛觉异常所致的疼痛，如带状疱疹后神经痛、糖尿病性神经病变等。

4. 癌性疼痛

癌性疼痛是肿瘤压迫使组织缺血、肿瘤浸润周围器官、神经引起的疼痛，常见于肝癌、胃癌、胰腺癌、胆管癌和恶性肿瘤骨转移的疼痛。

5. 精神（心理）性疼痛

精神（心理）性疼痛主要是由心理障碍引起的疼痛，往往无确切的病变和阳性检查结果，患者常主诉周身痛或多处顽固性痛，可伴其他心理障碍表现，如失眠、多梦、困倦等。

六、ICD-11 慢性疼痛分类

2019 年，IASP 协同 WHO 制订了一个系统的疼痛分级诊断分类目录，收录于 ICD-11 。其疼痛分类突出病因学、病理生理学机制和罹患器官或部位等，分为急性疼痛和慢性疼痛，慢性疼痛又分为慢性原发性疼痛和慢性继发性疼痛两大类。下面重点介绍慢性疼痛的分类。

（一）慢性原发性疼痛

定义为一个或多个解剖区域的疼痛，同时具有以下特征：① 持续或反复发作超过 3 个月；② 伴有显著的情绪情感异常，如焦虑、愤怒、沮丧或情绪低落和（或）功能障碍，日常生活和社会交往等受到影响；③ 其他诊断无法解释现有症状。

（二）慢性继发性疼痛

1. 慢性癌症相关性疼痛

慢性癌症相关性疼痛是指由原发癌症本身或肿瘤转移引起的疼痛。慢性癌症相关性疼痛包括炎症和神经病理性两种机制，是组织对原发肿瘤或肿瘤转移做出反应的一种直接效果，由肿瘤扩张引起的组织损伤和炎症因子释放所致。此外，癌症还可以压迫和破坏感觉神经，使组织失去神经支配，导致神经病变。癌性疼痛可被认为是一种伤害感受性疼痛和神经病理性疼痛相混合的疼痛。但越来越多的证据表明，它还具有独有的特征，应该被视为一种单独的疼痛状态。

2. 慢性手术后或创伤后疼痛

慢性手术后疼痛（CPSP）或慢性创伤后疼痛（chronic post-traumatic pain，CPTP）是指在组织损伤后发生或加剧的疼痛，并且在术后或创伤愈合后持续存在至少 3 个月。疼痛必须位于手术或损伤区域，或相应神经的投射支配区，或者是位于受到创伤的深部躯体组织和内脏组织所对应或牵涉到的相应皮区。在所有 CPSP 和 CPTP 病例中，均应排除引起疼痛的其他原因，例如，之前存在的疼痛疾病、感染或恶性肿瘤等。慢性术后或创伤后疼痛的类型取决于手术或损伤的类型，往往发展成为神经病理性疼痛。尽管 CPSP 和 CPTP 的神经病理性机制非常重要，但手术或创伤后的慢性疼痛应归属于术后或创伤后疼痛，而不是神经病理性疼痛。

3. 慢性继发性肌肉骨骼疼痛

慢性继发性肌肉骨骼疼痛（chronic secondary musculoskeletal pain，CSMSP）是指由其他潜在疾病导致的慢性肌肉骨骼疼痛。CSMSP 由许多异质性的疼痛状况组成，这些状况不仅与局部或全身疾病引起的脊柱、关节、骨骼、肌肉、肌腱和相关软组织的慢性伤害感受有关，而且与深部躯体病变有关。如果上述部位的疼痛是内脏病变所致，则诊断为慢性继发性内脏疼痛可能更为适合。如果慢性疼痛符合"神经病理性疼痛"的标准，则应诊断为神经病理性疼痛。CSMSP 主要有三方面原因：① 由感染、结晶沉积或自身免疫和自身炎症引起的持续性局部或全身性炎性疾病；② 肌肉骨骼局部结构改变；③ 由神经系统疾病引起的肌肉骨骼问题，而非肌肉骨骼本身疾病，如帕金森病中的肌肉强直。

4. 慢性继发性内脏痛

慢性继发性内脏痛（chronic secondary visceral pain，CSVP）是指持续性或反复发作的来自头、颈、胸部、腹部、盆腔中内脏器官的疼痛。CSVP 常与情绪、认知、行为障碍相关，通常有高度相关的病因，否则诊断为慢性原发性疼痛更合适。有 3 种主要机制可能引起慢性继发性内脏痛，它们同时也是慢性继发性内脏痛分类的依据：持续炎症、血管机制、机械因素。持续炎症、血管机制和机械因素这三部分可再细分为 4 个区域：头颈部、胸部、腹部、盆腔。

5. 慢性神经病理性疼痛

慢性神经病理性疼痛（chronic neuropathic pain，CNP）是指由躯体感觉神经系统损伤或疾病引起的慢性疼痛。疼痛可为自发性或诱发性，表现为痛觉过敏或痛觉超敏。确诊为 CNP 需要有神经系统损伤或疾病的病史，且疼痛位置具有神经解剖学的分布合理性，提示躯体感觉神经系统参与的阴性感觉症状或体征（如感觉下降或消失）和阳性感觉症状或体征（如痛觉超敏或痛觉过敏）必须与受累神经结构的支配区域相对应。此标准适用于所有 CNP 的诊断。

6. 慢性继发性头痛或口面部疼痛

慢性继发性头痛（chronic secondary headache，CSH）或慢性继发性口面部疼痛（chronic secondary orofacial pain，CSOFP）是指包括所有具有潜在病因的头痛和口面部疼痛疾病。这种疼痛在 3 个月或更长时间内有一半以上的天数发作，疼痛每天至少持续 2 h。

第三节　慢性疼痛的诊断

慢性疼痛的精确诊断必须依据患者的疼痛主诉，是经过详细的病史采集、系统的体格检查和重点的专科检查以及其他辅助检查来判断疼痛的来源，并确定疼痛性疾病名称的过程，是取得预期疗效的前提。由于产生疼痛的原因复杂，医生必须重视疾病的鉴别诊断，正确的早期诊断可使疾病得到及时合理的治疗，缩短或终止自然病程，早期治愈康复。反之，如果误诊或漏诊，则可能造成盲目或错误的治疗，延误或加重病情，甚至危及患者的生命。因此，医生必须掌握疼痛诊断知识和技术，应用基本的诊断方法和程序，综合分析判断，得出正确的结论。

一、疼痛病史的采集

病史采集是医师通过对患者的系统询问而获取临床资料的一种首要过程。详细真实的病史是正确诊断疾病的前提和基础。疼痛病史的采集既要系统全面，又要重点突出，同时应排除医患双方的主观性和片面性干扰，力求病史资料的完整性和客观性，为正确的诊断提供依据。患者的病史采集主要包括基本情况、现病史、既往史和家族史等，要突出疼痛专科特点。对疼痛患者应详细询问，包括：疼痛的部位、性质、程度、放射与否；是持续性或发作性，发作时间，间歇长短；发生的诱因、时间、急剧或缓慢；影响疼痛加重与减轻的因素；疼痛的先兆症状和伴随症状等。

（一）疼痛的部位

疼痛部位一般能准确反映病变部位，而有些疼痛则远离病变部位。某些内脏器官病变引起的疼痛，往往表现在远离器官的某些体表部位（即放射痛），所以疼痛部位不一定与该器官的体表投影一致。如心肌梗死时，疼痛可放射到左臂，甚至达左手指尖、左颈、下颌、舌部。疼痛也反映支配该区的神经病变或该神经走行径路上的病变。例如，同为大腿部痛，坐骨神经痛在后侧，股神经痛在前侧，股外侧皮神经痛在外侧，而闭孔神经病变引起内侧痛。

（二）疼痛发作的时间

了解疼痛发作的时间也很关键，起病急骤、病史较短，多为急性疼痛或慢性疼痛急性发作。起病缓慢、病史较长，多见于一些退行性病变或代谢性疾病。疼痛发作有 3 种基本形式：① 持续性疼痛；② 阵发性疼痛；③ 持续性疼痛阵发性加剧。辨别疼痛起病急缓、是哪种形式的发作、每次间隔有多久、每次疼痛加剧有多久，不但有助于诊断，还与治疗方法的选择密切相关。

（三）疼痛的性质

疼痛的病因、病理机制及表现形式各异，人们对不同疼痛的体验和描述应有所不同。不同疾病可引起不同性质的疼痛，但相似的疼痛也可由不同的疾病所致。描述疼痛性质的常用词汇有胀痛、酸痛、灼痛、绞痛、刺痛、跳痛、钝痛、坠痛、压痛、针扎痛、刀割痛、钻心痛、痉挛痛、放射痛、烧灼痛、干痛、撕裂痛、抽痛、闷痛、窜痛、锐痛、牵拉痛、麻痛等。临床上常见慢性疼痛的性质如下。

（1）神经病理性疼痛：多为电击样、烧灼样、冷痛、刺痛和痒感等。

（2）内脏痛：多为钝痛、绞痛、胀痛等。

（3）骨骼肌性疼痛：多为酸痛、跳痛、刺痛、撕裂样痛等。

（4）神经根性痛：多为放射痛、麻木痛等。

（5）牵涉痛：是指胸腹和盆腔脏器疾病损伤部位疼痛传递到相应的神经支配区出现疼痛，其疼痛部位较模糊，没有明确的压痛点，也少有神经损害的客观体征，如腹主动脉瘤破裂患者的腰痛以及第三腰椎横突综合征患者的腹痛。

（四）疼痛的程度

疼痛是一种主观的个人体验，自我报告仍然是衡量疼痛的金标准。有多种评估工具可以帮医生更好地了解患者的疼痛程度，这方面的评估工具有数字分级评分（NRS）、视觉模拟评分（VAS）、语言分级评分（VRS）、Wong-Baker面部表情评分等。在临床上，NRS和VAS因为操作简便而最常用，但对于一些年幼或认知功能障碍的患者和言语交流困难的患者，可能需要用到其他评估方法。

（五）疼痛发生的诱因

疼痛常由某些因素诱发或有明显的原因，对于不同的疾病或者同种疾病的不同人群，疼痛诱因都有可能不同，有些疼痛也可无明显诱因。例如，搬重物时突然引起腰腿痛；截肢术后可能发生残肢痛或幻肢痛；湿冷天气易加重关节炎；腰椎间盘突出症患者，有的平躺时减轻，下床活动加重，有的躺久了疼痛加重，站起来活动会减轻；三叉神经痛患者，有的吃饭刷牙时疼痛加重，有的遇风或触碰时加重。因此，医生应询问有无感染、外伤、过劳、情绪激动、体位性疲劳、饮食习惯等，这有助于对病因的判断，进而帮助诊断。

（六）疼痛发作时的伴随症状

在少数情况下，不适的表现就是疼痛，没有其他异常情况，比如顽固的带状疱疹后神经痛。然而大多数慢性疼痛疾病，除了疼痛外还会伴随其他不适或功能异常，比如骨关节炎、肩周炎，除了关节疼痛外还伴随关节的功能障碍；颈椎病，除了颈周的疼痛不适外还可能伴随头晕、手臂麻木、手臂无力等。

（七）疼痛对日常生活的影响

重点询问患者疼痛是否影响日常活动，是否影响睡眠，是否有焦虑烦躁等情绪，甚至疼痛导致的抑郁。慢性疼痛如果疼痛发作时间不定，持续时间久，反复发作，不易控制，往往会对患者造成不良心理（如焦虑、抑郁）。患者的生活方式也会受消极情绪的影响，比如闭门不出、远离社交或长时间卧床。

（八）既往疼痛治疗情况

对于慢性疼痛的患者，如果能详细了解之前的治疗情况，有助于制订下一步治疗方案。

二、体格检查

体格检查是通过医师的视诊、触诊、叩诊、听诊等直接获取客观资料的重要方法。

（一）头面部检查

头面部检查包括头颅、颜面、五官、脑神经等检查，应特别注意观察左右两侧是否对称，仔细寻找压痛点或扳机点。

（二）颈项部检查

1. 一般检查

应注意患者颈部姿势及头位，重点寻找压痛点及检查有无包块。患者取坐位，头略前屈，触诊棘突有无位置偏歪，棘间隙有无变窄，项韧带有无肥厚，棘间、棘旁有无压痛、放射痛，颈部肌群有无条索硬结，枕神经有无压痛等。

2. 活动范围

保持中立位，颈直立位，头向前，下颌内收时为0°。正常情况下颈椎活动度为：前屈35°～45°，颈前屈肌为颈长肌、头长肌和中、后斜角肌；后伸35°～45°，后伸肌为胸锁乳突肌、头夹肌、颈夹肌、最长肌和棘肌；左右侧屈45°，侧屈肌为前、中、后斜角肌；旋转50°～80°，旋转肌为头夹肌和颈夹肌。在以上运动中，屈伸动作主要由下段颈椎完成，侧屈动作主要由中段颈椎完成，旋转动作主要由寰枢关节完成，点头动作主要由寰枕关节完成。

3. 特殊试验

（1）椎间孔挤压试验：患者取坐位，头微向患侧侧弯，检查者立于患者后方，用手按住患者顶部并向下施加压力，患肢发生放射性疼痛即为阳性，提示神经根型颈椎病。

（2）引颈试验：患者端坐，检查者两手分别托住其下颌，并以胸或腹部抵住其枕部，渐渐向上牵引颈椎，以逐渐扩大椎间孔。如上肢麻木、疼痛等症状减轻或颈部出现轻松感则为阳性，提示神经根型颈椎病，可作为颈部牵引治疗的指征之一。

（3）压头试验：患者取坐位，头后仰并偏向患侧，检查者用手掌在其头顶加压。出现颈痛并向患手放射者，称为压头试验阳性，提示神经根型颈椎病。

（4）臂丛神经牵拉试验：患者取坐位，头向健侧偏，检查者一手抵患侧头侧，一手握患腕，向相反方向牵拉。因臂丛神经被牵拉，刺激已受压之神经根而出现放射痛或麻木等感觉为阳性，提示神经根型颈椎病。

（三）肩及上肢检查

1. 一般检查

为便于比较，双侧肩部均应充分暴露，同时观察双上肢外形有无畸形、肿胀等。触诊的目的主要是寻找压痛点，肩部常见压痛点有喙突、肱骨小结节、肱骨大结节、肱骨结节间沟、冈下窝、肩峰下滑囊、三角肌区等；肘部常见压痛点有肱骨外上髁、肘前外侧桡骨粗隆等；手腕部常见压痛点有桡骨茎突、掌骨远端等。

2. 活动范围

盂肱关节可前屈70°～90°，后伸40°，外展90°，内收20°～40°，再加上肩胛带复合功能，肩关节可上举160°～180°，并做360°旋转。

3. 特殊试验

（1）搭肩试验（Dugas sign）：患者取坐位或站立位，肘关节取屈曲位，将手搭于对侧肩部，且肘部能贴近胸壁为正常；如果能搭于对侧肩部，但肘部不能贴近胸壁，或肘部能贴近胸壁，但手不能搭于对侧肩部，均为阳性，提示肩周炎或肩关节脱位。

（2）肱二头肌抗阻力试验（Yergason test）：患者屈肘90°，检查者一手扶住患者肘部，一手扶住腕部，嘱患者用力屈肘、外展、外旋，检查者给予阻力，如出现肱二头肌腱滑出，或结节间沟处产生疼痛则为阳性，前者提示肱二头肌长头腱滑脱，后者提示肱二头肌长头肌腱炎。

（3）腕伸肌紧张试验（Mills sign）：患者伸直患侧肘关节，前臂旋前，检查者将患侧腕关节屈曲，若患者肱骨外上髁区疼痛，则为阳性，提示肱骨外上髁炎。

（4）屈肌紧张试验：嘱患者握住检查者的手指（示指至小指），强力伸腕握拳，检查者手指与患者握力相对抗，若肱骨内上髁部疼痛则为阳性，提示肱骨内上髁炎。

（5）屈拇握拳试验：嘱患者将拇指屈曲，然后握拳将拇指握于掌心，同时将腕向尺侧倾斜，引起桡骨茎突部疼痛即为阳性，提示桡骨茎突部狭窄性腱鞘炎。

（四）胸、背、腹部检查

除内科检查外，应特别注意胸廓外形、呼吸动度、胸部皮肤和胸椎曲度。触诊主要检查疼痛敏感点、结节、条索等。胸廓活动度用胸廓在最大吸气和最大呼气末时的周径差值来表示，正常大于 4 cm。腹部检查基本同内科检查。

（五）腰、骶、臀部检查

1. 一般检查

患者取站立位，注意观察脊椎外形有无侧弯，生理性前凸是否正常存在，两侧竖脊肌、臀肌是否对称，从不同角度观察骨盆有无倾斜、腰椎有无代偿性侧弯，用三指触诊法检查棘突及两侧竖脊肌，依次检查各棘突、棘突间、横突、椎旁、脊柱、臀中肌、坐骨神经孔、髂前上棘、耻骨联合、大腿外侧阔筋膜张肌、髂胫束、大转子顶端及周围、股神经投影处及内收肌群有无压痛、叩击痛、放射痛。

2. 活动范围

直立姿势为 0°，以下为正常情况下腰椎活动度：前屈 90°，前屈肌为腹直肌、腹外斜肌、腹内斜肌、腹横肌和髂腰肌；后伸 20°～30°，后伸肌为竖脊肌；侧屈 20°～30°，侧屈肌为腰方肌、腹外斜肌、腹内斜肌和腹横肌；旋转 30°，旋转肌为腹外斜肌、腹内斜肌和腹横肌。髋关节运动范围：前屈 130°～140°，后伸 10°～15°，内收 20°～30°，外展 30°～45°，内旋 40°～50°，外旋 30°～40°。

3. 特殊试验

（1）股神经牵拉试验：患者俯卧、屈膝，检查者将其小腿上提或尽力屈膝，出现大腿前侧放射性疼痛者为阳性，提示股神经受压，$L_{3～4}$ 椎间盘突出症。

（2）俯卧伸腰试验：患者取俯卧位，双下肢伸直，检查者用手固定其两小腿，再令患者两手交叉抱住头的枕部用力伸腰。若腰部发生疼痛，则为阳性，腰椎关节病变时本试验阳性，骶髂关节病变时本试验阴性。

（3）屈颈试验：患者仰卧，也可端坐或者直立位，检查者一手置于患者胸部前，另一手置于枕后，缓慢、用力地上抬其头部，使颈前屈，若下肢出现放射痛，则为阳性，提示腰椎间盘突出症的"根肩型"。

（4）直腿抬高试验：患者仰卧，检查者一手握住患者踝部，另一手置于膝关节上方，使膝关节保持伸直位，抬高到一定角度（抬高 70° 以上为正常），患者感到下肢出现放射性疼痛或麻木或原有的疼痛或麻木加重时为阳性，提示坐骨神经痛、椎间盘突出症。

（5）健腿直腿抬高试验：方法同"直腿抬高试验"，只是健侧下肢抬高，患肢痛，提示较大或中央型腰椎间盘突出症。

（6）直腿抬高加强试验（Bragard additional test）：又称足背伸试验。直腿抬高至痛时，降低5°左右，再突然使足背伸，可引起大腿后侧剧痛，提示腰椎间盘突出症。此试验可用来区别由髂胫束、腘绳肌或膝关节囊部紧张造成的直腿抬高受限，因为背伸肌只加剧坐骨神经及小腿腓肠肌的紧张，对小腿以上的肌筋膜无影响。

（7）仰卧挺腹试验：患者仰卧，双手放于腹部或两侧，以头部及两足跟为着力点，将腰部和臀部向上抬，出现腰痛或患肢放射痛即为阳性，提示神经根周围存在软组织损伤和无菌性炎症，仅有椎间盘突出而无以上病理基础，该试验阴性。

（8）梨状肌紧张试验：患者仰卧位于检查床上，将患肢伸直，做内收内旋动作，如坐骨神经有放射性疼痛，再迅速将患肢外展外旋，疼痛随即缓解，即为梨状肌紧张试验阳性，提示梨状肌综合征。

（9）骨盆挤压与分离试验：① 骨盆挤压试验，用于诊断骨盆骨折和骶髂关节病变。患者取仰卧位，检查者两手分别放于髂骨翼两侧，两手同时向中线挤压，如有骨折则会发生疼痛，称骨盆挤压试验阳性。或嘱患者采取侧卧位，检查者双手放于上侧髂骨部，向下按压，后法多用于检查骶髂关节病变。② 骨盆分离试验，多用于检查骨盆骨折及骶髂关节病变。患者取仰卧位，检查者两手分别置于两侧髂前上棘部，两手同时向外推按髂骨翼，使之向两侧分开。如有骨盆骨折或骶髂关节病变，则局部发生疼痛反应，称为骨盆分离试验阳性。

（10）"4"字试验：患者仰卧，一侧下肢伸直，另一侧下肢以"4"字形状放在伸直下肢近膝关节处，并一手按住膝关节，另一手按压对侧髂嵴上，两手同时下压，骶髂关节出现痛者，或者由侧膝关节不能触及床面为阳性，提示骶髂关节病变、腰椎间盘突出症、股骨头坏死、强直性脊柱炎、膝关节疾病等疾病。其可用于鉴别髋关节疾患和坐骨神经痛，前者为阳性，后者为阴性。

（六）下肢检查

1. 一般检查

观察膝关节有无畸形、肿胀，再让患者做各种动作，如下蹲、起立、落座、上床、穿鞋、脱袜、行走、跑跳等。观察患肢能否持重，步态是否正常，有无跛行。双手触诊检查股骨头的位置及压痛点。膝部压痛点：髌上滑囊、关节内外间隙、髌下脂肪垫、内外侧副韧带附着点和腘窝等。踝部压痛点：跟腱、分裂韧带、距骨头和跟骨结节。

2. 活动范围

膝关节活动范围：屈曲120°～150°，伸直0°或5°～10°，小腿内旋10°，小腿外旋20°。

3. 特殊试验

（1）大腿滚动试验：患者仰卧，双下肢伸直，检查者以手掌轻搓大腿，使大腿向内外旋转滚动，如髋关节周围肌肉痉挛、运动受限、疼痛，即为阳性。主要用于检查髋关节炎症、结核、胫骨骨折和粗隆间骨折及股骨头缺血性坏死等。

（2）髂胫束紧张试验（Ober sign）：患者健侧卧位，健侧屈髋屈膝，检查者一手固定骨盆，一手握踝，屈患髋膝达 90°后，将髋关节外展后伸，再放松握踝之手，让患肢自然下落。若落在健肢后侧，则为阴性，若落在健肢前方或保持外展上举姿势不能下落，则为阳性。阳性提示有髂胫束挛缩或阔筋膜张肌挛缩。

（3）浮髌试验：用于判断膝关节损伤时是否出现关节积液。患腿膝关节伸直，放松股四头肌，检查者一手挤压髌上囊，使关节液积聚于髌骨后方，另一手食指轻压髌骨，如有浮动感觉，即能感到髌骨碰撞股骨髁的碰击声，松压则髌骨又浮起，则为阳性。正常膝内有液体约 5 ml，当关节积液达到或超过 50 ml 时，浮髌试验为阳性，提示关节内有中等量积液。如果积液量太大，会出现髌骨下沉，浮髌试验为阴性。

（4）膝关节分离试验：患者仰卧，膝关节伸直，检查者一手握住患肢小腿端，将小腿外展，另一手按住膝关节外侧，将膝向内侧推压，使内侧副韧带紧张，如出现疼痛和异常的外展运动即为阳性，提示内侧副韧带松弛或断裂。此检查同时挤压外侧关节面，如有外侧半月板损伤，则关节间隙感到疼痛。用同样方法将小腿内收，可以检查外侧副韧带的损伤和内侧半月板的损伤。

（5）半月板回旋挤压试验（McMurray test）：患者取仰卧位，检查者一手拇指及其余指分别按住膝内外间隙，另一手持踝部，使膝关节交替极度屈曲、伸直。当小腿内收、外旋时有弹响或合并疼痛，说明内侧半月板有病变；当小腿外展、内旋时有弹响或合并疼痛，说明外侧半月板有病变。

（6）研磨试验：患者俯卧，屈膝 90°，检查者双手握患肢足部，左腿压住患腿，旋转提起患膝，若出现疼痛，提示侧副韧带损伤；将膝下压，再旋转，若出现疼痛，提示半月板损伤；轻微屈曲时痛，提示半月板前角损伤。

（7）髌骨摩擦试验：患者取仰卧位，膝关节伸直，股四头肌放松，一手托腘部以对抗，另一手按压髌骨紧贴股骨髁部，做上下左右之磨动，出现摩擦感或疼痛者为阳性，提示髌骨软化症。

（8）抽屉试验：患者仰卧，屈膝，检查者双手握住膝部之胫骨上端，向后施压，胫骨后移，则提示后十字韧带断裂；向前施压，胫骨前移，则提示前十字韧带断裂。

（9）足内外翻试验：将足内翻或外翻时，如发生疼痛，提示内侧或外侧韧带损伤。

（10）跟骨叩击试验：患者坐在椅子上，检查者握拳叩击跟骨，检查是否有疼痛，如有疼痛说明踝关节损伤。

（11）跖骨头挤压试验：患者取仰卧位，检查者一手握患足跟部，另一手横行挤压 5 个跖骨头，若出现前足放射样疼痛则为阳性，提示跖痛症、跖骨痛、扁平足、莫顿神经瘤等。

三、疼痛的辅助检查

影像学检查在疼痛临床诊断与鉴别诊断中占有非常重要的地位，临床医师应合理选择影像学检查方法并独立阅片。同时，要避免过分依赖影像学检查，忽略病史和体格检查，更不能仅凭影像学报告做出临床诊断。

（一）X 线检查

X 线检查是疼痛临床最常应用的影像学检查方法之一，其特点为空间分辨率很高，但密度分辨率不足，因此适用于骨和含气组织的显像。对骨骼畸形、骨折和脱位等可直接做出诊断，但多数疼痛疾病的 X 线表现无特征，必须结合临床综合分析。常见疼痛性疾病的 X 线平片特点如下。

1. 颈椎病表现

① 生理曲度变浅、消失、反曲或反向成角；② 椎间隙变窄，椎体相对缘硬化，前后缘增生；③ 椎间孔变小或呈 "8" 字形；④ 项韧带、前后纵韧带钙化；⑤ 钩椎关节不对称。

2. 腰椎间盘突出症表现

① 腰椎生理性前凸变浅或消失，可出现腰椎侧弯；② 病变椎间隙变窄，前后等宽或前窄后宽，左右间隙不等；③ 病变椎间隙的椎体相对缘可有硬化和唇样增生。

3. 寰枢关节半脱位或功能紊乱（张口正位片）表现

① 侧齿间隙左右不等，若相差大于 3 mm 则为半脱位；② 寰枢外侧关节不对称、不等宽、不等长；③ 寰椎侧块外缘与枢椎外缘的连线不光滑，有顿挫；④ 寰椎侧块内缘与枢椎上关节面内侧骨嵴不相齐。

（二）CT 检查

计算机体层成像（computed tomography，CT）同属于 X 线检查，具有很高的空间分辨率，成像速度快，可以清晰显示骨组织和软组织钙化，但其对比度较差。注射造影剂进行强化，可进一步提高组织密度和分辨率，显示半月板、腕管及椎间盘影像。CT 检查在疼痛学临床中特别适用于颈、腰椎椎管病变的诊断检查。

（三）MRI 检查

磁共振成像（magnetic resonance imaging，MRI）具有高对比度、无骨伪影干扰、任意方位断层、损伤小的优点。在疼痛临床中特别适用于颅脑、脊髓、骨与关节软骨、滑膜、肌腱、韧带及全身软组织病变。禁忌证包括装有心脏起搏器、体内金属异物手术后的患者。由于监护仪器、抢救器材不能带入 MRI 检查室，因此在检查过程中可能出现生命危险的急诊、危重患者不能做 MRI 检查。幽闭恐惧症患者常不能完成此项检查。

另外，磁共振功能成像（fMRI）是通过刺激特定感官引起大脑相应部位的神经活动（功能区激活），并通过磁共振图像来显示的一种检查方法。它不但显示解剖学部位，而且反映神经功能机制，作为一种无创检查手段，将逐渐从研究方法走向临床诊断。

（四）超声检查

与 X 线、CT 和 MRI 相比，超声检查具有无创、简便、动态、价廉和短期内可重复检查等优点。超声分为 A、B、M 和 D 型超声。唯 B 型超声能够显示脏器的细微结构，是目前临床最常用的一种超声检查。B 型超声不仅可观察内脏的细微结构和功能状态，还可实时观察肌肉、肌腱的运动情况，因此在疼痛临床的腹部、盆腔及四肢软组织疾病的诊断中发挥着重要作用。近年来，超声引导下的疼痛微创治疗已成为疼痛科的特色技术之一，弥补了 X 线介入技术在软组织病变诊疗中的缺陷。

（五）医用红外热像图

红外热像图（infrared thermogram）是利用红外热像仪摄取的机体功能温差显像图，它能够灵敏反映并精确记录人体生理病理过程中体表温度的变化和分布，是一项通过体温变化观察研究疾病的无创性功能检测技术。该技术是临床疼痛特色诊断技术之一，尤其适用于交感神经病变引起的疼痛患者。

（六）神经传导检查和肌电图检查

许多外周神经的损害可以通过电生理方法诊断。应用神经传导检查（nerve conduction study，NCS）和肌电图（electromyography，EMG）检查的基本作用是评估"运动单位"的功能完整性。一个脊髓前角细胞和其轴突以及轴突所支配的所有肌纤维构成一个运动单位。NCS 能够整合运动和感觉神经功能的信息，从而判定病变来源于轴突还是髓鞘。EMG 可以直接辨别肌肉病变、神经病变、神经丛病变和根性病变，分辨轴突损伤的部位和程度。神经损伤后的细胞膜不稳定，在静息状态下释放电流，产生异常尖波和纤颤波，这表明轴突变性和疾病处于活动期。随着时间的延长，这种改变会减弱，同时这也可能预示着疾病的转归。但 EMG 对细感觉纤维病变不是很敏感。两种方法互相补充，多数情况下两种检查都要做。检查时与未受累区域对照更有利于诊断。

电生理检查对神经病变的定位非常重要，虽然不能明确病因，但是可以区分是轴突损伤还是脱髓鞘病变，同时能够发现病变是单侧还是双侧，是对称还是不对称，是感觉受累、运动受累还是两者都有。随着受累神经的增多，电生理检查诊断作用会降低，当然最后的诊断还要结合临床表现。

EMG 的禁忌证包括：① 患者不合作；② 有凝血功能障碍；③ 淋巴水肿；④ 全身严重水肿。这种情况需要皮肤或神经活检以明确诊断。

（七）躯体感觉诱发电位

躯体感觉诱发电位（somatosensory evoked potential，SEP）可以通过刺激末梢神经获得。刺激部位通常是在腕部刺激正中神经或尺神经，或在踝部刺激胫神经或腓神经，记录四肢的近端区域、神经丛、脊髓或对侧头皮的电位。这些电位由末梢神经和背侧中央丘系的感觉纤维传导，因而理论上讲可用于诊断末梢神经系统、脊髓或脑内的远向或近向传导异常。应用最多的是与听觉诱发电位和视觉诱发电位一起辅助多发性硬化症的诊断，也用于脊髓手术中监测脊髓功能。

躯体感觉诱发电位一直用于丛性或根性神经病变的诊断，尤其当病变只累及感觉纤维时。但迄今为止取得的成绩非常有限，而且对根性病变的诊断价值很有争议。

（八）痛觉定量分析测定

知觉和痛觉定量分析仪是利用不断增加的电流刺激对患者的知觉和痛觉进行测定，经过公式换算以患者的疼痛度来表示疼痛程度的一种专用仪器。而且其对患者治疗前后的连续测定，可定量地反映患者的基础痛阈和疼痛度的变化，客观地反映治疗效果。

（九）心率变异性

心率变异性（heart rate variability，HRV）是指连续两个窦性心律之间时间间隔的差异变化，即 R-R 间期变异性，是评价自主神经系统的一个重要标志。心脏受到交感神经和副交感神经双重调控，前者的兴奋作用使心率加快，后者的抑制作用使心率降低，疼痛刺激时副交感神经受到抑制、交感神经活动增加，导致 HRV 升高。常规的心电图监测即可定量、连续地进行 HRV 分析，具有连续监测且无创的优势。

（十）骨密度测定

骨密度（bone mineral density，BMD）测定对各种原因所致骨质疏松症的灵敏度高、诊断率高。骨密度测定有助于协助诊断骨质疏松症。骨密度是最有效的骨折风险预测指标，骨折风险与骨密度呈几何级数关系。骨密度的变化可以用骨密度仪来监测。一般选用正位脊柱和（或）双侧股骨，当患者的脊柱有明显的增生或变形时，双侧股骨扫描更有意义。

四、疼痛的实验室诊断

（一）红细胞计数与血红蛋白

除妊娠中后期的孕妇血液稀释、老年人造血功能低下等生理性原因外，红细胞总数及血红蛋白减少在疼痛临床中最多见于类风湿关节炎、强直性脊柱炎的患者。

（二）白细胞计数

白细胞总数和中性粒细胞增多，常提示感染，但老年人及机体反应不良者即使体内有感染灶，白细胞和中性粒细胞也可不升高或仅轻度升高。白细胞总数减少常见于病毒感染、抗肿瘤治疗后以及某些药物长期应用者。

（三）红细胞沉降率检查

红细胞沉降率（erythrocyte sedimentation rate，ESR）增快见于：① 炎症性疾病，如风湿、结核活动期；② 恶性肿瘤；③ 创伤及组织坏死，如心肌梗死；④ 高球蛋白血症，如多发性骨髓瘤；⑤ 贫血。另外，ESR 动态监测可观察病情变化及鉴别良恶性肿瘤。

（四）C 反应蛋白检查

C 反应蛋白（C-reactive protein，CRP）增高常见于组织炎症、坏死等情况，如类风湿关节炎或风湿性关节炎、强直性脊柱炎、红斑狼疮、恶性肿瘤等。

（五）抗链球菌溶血素 O 试验

抗链球菌溶血素 O 试验（antistreptolysin O test，ASO test）是检查近期有无溶血性链球菌感染的一种免疫学检查。如 ASO > 500 U 且多次检查结果递增，有助于活动性风湿病的确诊。怀疑风湿活动但 ASO 试验多次正常，则可排除诊断。多发性骨髓瘤、肾炎等 ASO 试验亦可增高。

（六）类风湿因子检查

类风湿因子（rheumatoid factor，RF）检查的临床意义：① 未经治疗的类风湿关节炎患者，其阳性率为 80% 左右；② 其他风湿性疾病、结核病；③ 1%～4% 的正常人也可出现阳性。

（七）尿酸检查

尿酸（uric acid，UA）检查的临床意义：① 痛风患者血尿酸增高；② 核酸代谢增强的疾病，如白血病、多发性骨髓瘤、真性红细胞增多症等患者血尿酸常增高；③ 肾功能减退时，血尿酸可增高；④ 氯仿中毒、四氯化碳中毒及铅中毒、子痫、妊娠反应及食用富含核酸的食物等，均可引起血尿酸增高。

五、疼痛的测量与评估

测量和评估患者的疼痛强度、范围及其变化，对患者的诊断分级、治疗选择、病情观察、治疗效果的评定以及疼痛研究非常重要。疼痛不仅与生理和病理变化有关，还受情绪和心理等因素影响。对疼痛进行连续、动态测量的同时，还应进行心理学评估。

（一）疼痛的测量方法

1. 视觉模拟评分

视觉模拟评分（VAS）通常采用长 10 cm 的粗直线，左端写着"无痛"（0），右端写着"剧痛"（10）。被测者在直线上相应部位做标记，测量"无痛"端至标记点之间的距离即为疼痛强度评分。

2. 数字分级评分

数字分级评分（NRS）是用 0～10 这 11 个数字表示疼痛程度。0 表示无痛，10 表示剧痛。被测者根据个人疼痛感受选择一个数字表示疼痛程度。

3. 语言分级评分

语言分级评分（VRS）是患者用口述语言文字描绘对疼痛程度进行评分。该评分法有 4 级评分、5 级评分、6 级评分、12 级评分和 15 级评分等，其中以 4 级评分和 5 级评分较简便实用。

4. 简易麦吉尔疼痛问卷

简易麦吉尔疼痛问卷（SF-MPQ）是一种内容简洁、敏感可靠、费时较少的疼痛评价工具。它由 15 个代表词组成，11 个为感觉类，4 个为情感类，让患者对每个代表词都进行疼痛强度等级的排序。SF-MPQ 适用于检测时间有限，需要得到较多信息的情况。

5. ID Pain 量表

ID Pain 量表主要用于初步筛选神经病理性疼痛，是一种简明、有效、易操作、敏感性高的患者自测筛选工具。

（二）疼痛的心理学评估

慢性疼痛患者由于长时间的痛苦折磨，大约 52% 以上的患者常常伴有焦虑和抑郁情绪，继而又加重疼痛，对慢性疼痛患者不能只治疗躯体疾病。鉴于人体对疼痛的感受是由生理、感觉、行为和认知等多因素构成的，因此就应从多方面对其进行认识和评估。这将有助于对那些合并严重心理障碍的疼痛患者进行有效治疗。慢性疼痛患者常合并的精神心理障碍是焦虑和抑郁，并与疼痛程度呈明显的正相关。

1. 焦虑

焦虑是没有明确客观对象和具体观念内容的提心吊胆和恐惧不安的心情，还伴有显著的自主神经症状和肌肉紧张，以及运动性不安。疼痛引起恐惧，恐惧导致焦虑，其具体机制目前还不清楚，但研究发现当疼痛持续或短期内得不到缓解时，焦虑加重。常用的评估工具为焦虑自评量表（self-rating anxiety scale，SAS）。

2. 抑郁

常见症状为抑郁心境。90% 以上的患者表现为抑郁；快感缺乏；疲劳感；说话、思维和运动迟滞；食欲改变；睡眠障碍；躯体不适；性欲低下；日常工作及娱乐活动兴趣降低；思维和注意力降低；无价值感；有自责感、罪恶感和羞耻感，这些是抑郁症的核心症状。常用的评估工具为抑郁自评量表（self-rating depression scale，SDS）。SDS 使用简便，能有效反映抑郁状态的有关症状及其严重程度和变化，特别适用于精神药理学研究中评定治疗前后的变化，以及在综合性医院中早期发现抑郁症患者。

第四节　慢性疼痛的治疗

一、药物治疗

药物治疗是疼痛治疗最基本、最常用的方法。可用于疼痛治疗的药物种类很多，主要包括 NSAID、阿片类药物、糖皮质激素、抗抑郁药、抗惊厥药、维生素类和局麻药等。

二、神经阻滞治疗

神经阻滞源自麻醉学区域神经阻滞技术，是指将局麻药注入神经周围，使其传导功能被暂时阻断，便于完成手术治疗。现代"神经阻滞治疗"的含义除用于区域神经阻滞外，也包括采用化学或物理手段，暂时或长期解除患者的急、慢性疼痛。

三、微创介入治疗

疼痛微创介入治疗，是以神经阻滞技术和影像诊断学为基础，以治疗疼痛性疾病为目的的临床治疗技术。疼痛微创介入治疗体现了精准医学的内涵，其应用改变了许多传统治疗模式，已成为现代疼痛医学领域中最具活力并拥有巨大发展前景的学科技术。在既往 C 型臂 X 线引导技术的基础上，临床上逐步开展了超声、CT、MRI 引导下的微创介入治疗新技术，正形成一个独具特色的学科——微创介入医学，疼痛微创介入治疗便是其内涵之一。

四、物理疗法

物理疗法是应用各种人工或天然物理因素治疗人体疾病的方法。物理能源主要有电、光、声、磁、水、温热、冷等。物理疗法包括物理因子治疗和运动治疗，前者通常指利用人工物理因子的疗法，后者是指利用运动力这个物理因子来进行治疗的方法，又称运动疗法或者医疗体育，也可简称为"体疗"。

物理疗法的作用机制主要是利用物理因子对机体的刺激作用，直接作用于病变部位，或通过神经和体液的调节作用，促进血液循环、降低神经兴奋性、改善组织代谢，加速致痛物质排泄，缓解肌痉挛，起到去除病因、抗炎、止痛、消肿和恢复功能等作用。

五、心理治疗

疼痛是人的一种不愉快的感觉和情绪体验，除了与刺激因素及神经冲动相关联以外，还具有人的主观性和个体性。因此，疼痛不仅是一个生理过程，同时也是一个复杂的心理表现过程。在慢性疼痛中，心理表现尤其突出。因此，在治疗器质性疾病的同时，进行心理治疗有十分重要的意义。

六、针刀疗法

针刀疗法是根据生物力学观点将中医传统针刺疗法与现代手术疗法相结合的一种治疗方法。该方法具有见效快、损伤小、操作简单等优点，是疼痛临床常用的治疗方法之一。

七、中医、针灸治疗

中医对疼痛即痛症的认识和诊疗有着悠久的历史，积累了丰富的临床经验。中医中药是疼

8

痛治疗中的重要手段之一。实践证明，在疼痛治疗中如果能够合理应用中医治疗，能够取得较好的疗效，且不良反应少。针灸疗法由于其操作简单，治疗止痛效果确切，无不良反应而深受广大患者的喜爱。

八、疼痛的神经外科治疗

研究表明，对一些慢性和顽固性的疼痛，神经外科手术疗法是一种有价值的选择方案。尤其是应用立体定向技术（stereotactic technique）治疗顽固性慢性疼痛显示了独特的作用。

（熊源长　王翰）

参考文献

［1］ Treede R D, Rief W, Barke A, et al. Chronic pain as a symptom or a disease: the IASP Classification of Chronic Pain for the International Classification of Diseases(ICD-11)［J］. Pain, 2019, 160(1): 19-27.

［2］ Mills S E E, Nicolson K P, Smith B H. Chronic pain: a review of its epidemiology and associated factors in population-based studies［J］. Br J Anaesth, 2019, 123(2): e273-e283.

［3］ Vos T, Lim S S, Abbafati C, et al. Global burden of 369 diseases and injuries in 204 countries and territories, 1990–2019: a systematic analysis for the Global Burden of Disease Study 2019［J］. Lancet, 2020, 396 (10258): 1204-1222.

［4］ Zhou M, Wang H, Zeng X, et al. Mortality, morbidity, and risk factors in China and its provinces, 1990–2017: a systematic analysis for the Global Burden of Disease Study 2017［J］. Lancet, 2019, 394(10204): 1145-1158.

［5］ 王江林，张维军，罗文俊，等. 基于ICD-11慢性疼痛分类对疼痛科患者现状的调查［J］. 中国疼痛医学杂志，2019, 25(4): 267-275.

［6］ 郭政，王国年. 疼痛诊疗学［M］. 4版. 北京：人民卫生出版社，2016.

［7］ Davis K D. Imaging vs quantitative sensory testing to predict chronic pain treatment outcomes［J］. Pain, 2019, 160 Suppl 1:S59-S65.

［8］ Scarborough B M, Smith C B. Optimal pain management for patients with cancer in the modern era［J］. CA Cancer J Clin, 2018, 68(3): 182-196.

［9］ 王玲，罗爱伦，徐仲煌，等. 中国人对20种常见疼痛的体验和描述的调查［J］. 中国疼痛医学杂志，2003, 9(2): 96-99.

第八章
镇痛治疗药物的精确应用

第一节　镇痛治疗药物的精确应用概述

慢性疼痛的治疗是综合性的，其中药物治疗是最基本和最常用的治疗手段。临床上用于镇痛治疗的药物种类较多，主要有 NSAID、阿片类药物、抗惊厥药、抗抑郁药、局麻药、糖皮质激素、神经营养药及神经破坏药等。合理、精确地使用好上述药物除了能缓解疼痛外，还能治疗患者的抑郁、焦虑、睡眠障碍等共患病。笔者认为，镇痛治疗药物的精确应用涵盖以下内容。

（1）在选择药物时首先要明确诊断，避免因镇痛而掩盖和延误病情，对于诊断不明的急腹症、急性胸痛等情况应谨慎给予镇痛药物。

（2）以疼痛的病因和机制为导向，选择不同类型或通过不同途径给予镇痛治疗药物。例如神经病理性疼痛的机制与外周和中枢敏化密切相关，其中离子通道的异常改变使痛觉相关神经元的兴奋性和突触传递异常，选择抗惊厥药（钙通道调节剂，如加巴喷丁和普瑞巴林）的疗效较好。对于炎性痛和慢性骨骼肌肉疼痛，通常将 NSAID 作为一线用药。当癌性疼痛患者口服大剂量阿片类药物仍不能获得满意的镇痛效果时，应考虑阿片耐受（opioid tolerance）的发生，及时更换给药途径，通过植入鞘内药物输注系统使阿片类药物直接与脊髓和大脑的中枢阿片受体结合，可迅速产生镇痛作用，并减少阿片类药物的用量及其不良反应。另外，由于疼痛的病因和机制复杂，可采用多模式联合用药的方式发挥每种镇痛药物的疗效，并降低药物的不良反应。

（3）根据患者疼痛程度，按"阶梯"用药，按指南/专家共识用药。例如对于癌性疼痛患者，需参照 WHO 确立的癌性疼痛三阶梯止痛方案，对于轻度疼痛选用 NSAID 和对乙酰氨基酚，中度疼痛给予弱阿片类药物（如曲马多和可待因），重度疼痛给予强阿片类药物。对于神经病理性疼痛，抗惊厥药是指南推荐的一线用药，阿片类药物仅作为二线镇痛药物使用。

8

（4）根据患者年龄、合并症等临床情况，综合药物的有效性、代谢途径、对肝肾功能的影响、不良反应、药物间相互作用等药理特性，为患者选择个体化的镇痛治疗药物。特别是老年人各器官、系统的储备功能和代偿能力明显降低，这将会影响镇痛治疗药物的起效时间、消除率、半衰期等，因此对于老年疼痛患者，应根据其具体情况选择适宜的镇痛药物。

（5）镇痛药物治疗的个体差异很大，在治疗的过程中，要密切观察用药前后的症状、体征和对药物的反应，及时调整用药，预防和积极处理药物的不良反应，提高患者的依从性。长期使用镇痛治疗药物应警惕可能的器官毒性反应。药物停用应建立在有效、稳定治疗效果的基础上并采取逐步减量的方法。

第二节　镇痛治疗药物的种类

一、非甾体抗炎药

非甾体抗炎药（NSAID）通过抑制环氧合酶（COX）活性，阻断花生四烯酸生成前列腺素。该类药物具有抗炎、抗风湿、止痛、退热和抗凝血等作用，在临床上广泛用于缓解骨关节炎、类风湿关节炎、多种发热和各种疼痛症状。NSAID 可分为非选择性 COX 抑制剂和选择性 COX-2 抑制剂，非选择性 COX 抑制剂包括吲哚美辛、萘丁美酮、双氯芬酸、美洛昔康、萘普生、布洛芬、舒林酸、尼美舒利等；选择性 COX-2 抑制剂包括艾瑞昔布、依托考昔、塞来昔布等。目前 NSAID 是全球使用最多的药物种类之一，在我国 NSAID 的使用是仅次于抗感染药物的第二大类药物。

NSAID 最常见的不良反应是胃肠道反应，包括消化不良、消化性溃疡和出血，这与其抑制了胃黏膜保护作用的 COX-1 有关。对于心血管系统，抑制 COX 使得血管内的前列腺素和血小板中的血栓素动态平衡失调，易于形成血栓，会增加心血管不良事件的风险，包括心肌梗死和脑卒中，还可加重心力衰竭。长期大量应用 NSAID 具有潜在的肝、肾毒性。

使用 NSAID 前应进行危险因素评估：对于合并上消化道溃疡、出血史、缺血性心脏病或脑血管病史（冠状动脉旁路移植术围术期禁用，脑卒中或脑缺血发作者慎用）、肾功能障碍、出凝血障碍（包括使用抗凝药）的患者慎用或者禁用。NSAID 具有封顶效应，应避免超剂量用药，避免联合使用两种及两种以上 NSAID。对于存在胃肠道不适或消化性溃疡者，优先选择 COX-2 抑制剂而非传统 NSAID，必要时加用胃黏膜保护药；不建议 NSAID 和糖皮质激素合用；在应用 NSAID 治疗的同时，如情况允许，注意避免使用利尿剂、血管紧张素转换酶抑制剂（angiotensin converting enzyme inhibitor，ACEI）/ 血管紧张素受体阻滞剂（angiotensin receptor blocker，ARB）类降压药等可能同时影响肾脏灌流的药物；在病情允许的情况下，避免长时间大量用药，如类风湿关节炎、强直性脊柱炎的治疗应立足于抗风湿药和（或）生物制剂对病情的控制，而减少对 NSAID 的依赖。再如，骨关节炎的治疗也可以考虑使用病情改善药物及关节腔注射药物。

1. 阿司匹林

阿司匹林，又名乙酰水杨酸，是世界上使用最广泛的止痛、解热、消炎药，而且一直作为其他 NSAID 比较的标准。口服给药约 30 min 起效，作用时间为 3～5 h。用于镇痛治疗时，成人每次 0.3～1.0 g，每隔 3～4 h 一次，每天总量不超过 3.6 g，儿童 10～20 mg/kg，每 6 h 一次。

2. 吲哚美辛

吲哚美辛为人工合成的吲哚类 NSAID，但由于出现了更安全的替代品，该药物的受欢迎程度降低。吲哚美辛常用于急、慢性风湿性关节炎、痛风性关节炎及癌性疼痛；也可用于滑囊炎、腱鞘炎及关节囊炎。其不良反应较多，胃肠道刺激的不良反应较常见。

3. 布洛芬

布洛芬是继阿司匹林和对乙酰氨基酚之后，使用最广泛的非处方 NSAID，适用于缓解轻至中度疼痛，如头痛、关节痛、偏头痛、牙痛、肌肉痛、神经痛、痛经，也用于普通感冒或流行性感冒引起的发热。

4. 洛索洛芬

洛索洛芬的镇痛效果比布洛芬强 10～20 倍。该药为前体药物，经消化道吸收后在体内转化为活性代谢物，其活性代谢物通过抑制前列腺素的合成而发挥镇痛、抗炎及解热作用。用于治疗慢性疼痛的剂量为：成人每次 60 mg，每日 3 次，一日最大剂量不超过 180 mg。洛索洛芬钠贴剂是外用制剂，可产生局部镇痛作用。

5. 双氯芬酸

双氯芬酸的作用比吲哚美辛强 2～2.5 倍，比阿司匹林强 26～50 倍，药效强，不良反应轻，个体差异小。按推荐剂量和间隔时间给药，无蓄积现象，剂量通常为 75 +mg～150 mg/d，分 3 次服用。双氯芬酸外用制剂能缓解局部疼痛，临床应用较广泛。

6. 酮咯酸

酮咯酸是吡咯类非甾体类衍生物，其止痛强度相当于阿司匹林的 800 倍。该药主要用于围术期镇痛或癌痛，成人口服剂量为每次 5～10 mg，每日 4 次；肌内注射每次 10～30 mg，日剂量不超过 120 mg。

7. 美洛昔康

美洛昔康能选择性地抑制 COX-2，对 COX-1 的抑制作用弱，呈剂量依赖性，因此消化道不良反应少。其血浆半衰期长，是每日一次的长效抗炎镇痛药，美洛昔康每日最大推荐剂量为 15 mg。

8. 塞来昔布

塞来昔布为 COX-2 选择性抑制剂，对基础表达的 COX-1 亲和力极弱，治疗剂量不会引起因 COX-1 抑制导致的胃肠道反应和血小板抑制等不良反应，安全性好。成人剂量为每次 100 mg 或 200 mg，每日 2 次。长期使用塞来昔布可能增加严重心血管血栓性不良事件、心肌梗死和卒中的风险，对磺胺类药物过敏的患者禁用。

9. 依托考昔

依托考昔为第二代 COX-2 抑制剂，在每日 150 mg 剂量之内，对 COX-2 的抑制作用呈现剂量依赖性，但对 COX-1 无抑制作用。可用于缓解类风湿关节炎、骨关节炎、腰背痛等急性期和慢性期的疼痛症状和体征，推荐剂量为 30 mg 每日一次，对于症状不能充分缓解的患者，可以增加至 60 mg 每日一次。不良反应主要为肾毒性（血压升高，钠潴留）、血栓形成危险性、伤口和骨折愈合延迟等，胃肠道不良反应低。

10. 氟比洛芬酯

氟比洛芬酯注射液由脂微球和其包裹的氟比洛芬酯组成。脂微球制剂具有靶向、控释、缩短起效时间的作用。用于缓解术后疼痛和癌痛，每次 50 mg，每日 1～2 次，静脉注射或静脉滴注。

11. 对乙酰氨基酚

对乙酰氨基酚，通过抑制中枢前列腺素的合成并少量抑制外周前列腺素生成而产生镇痛作用，几乎无抗炎作用。严格意义上对乙酰氨基酚并非 NSAID，因其与 NSAID 有许多共同之处，故在此进行讨论。相比于 NSAID，对乙酰氨基酚对血小板功能和胃黏膜没有不良反应。其解热镇痛作用缓和持久，适用于感冒、发热、关节痛、神经痛、偏头痛、癌痛及手术后止痛。对阿司匹林过敏和不能耐受的患者尤为适用。

二、阿片类药物

阿片类药物通过与中枢和外周的阿片受体结合，抑制伤害性刺激信号的传递而产生强大的镇痛作用，并可减轻疼痛导致的恐惧紧张和不安情绪，剂量增大时可产生镇静和嗜睡作用。根据阿片类药物对 μ 受体的作用将其分为纯激动剂和激动-拮抗剂。目前临床使用的阿片类药物中，吗啡、羟考酮、美沙酮、可待因、芬太尼等属于 μ 受体完全激动剂，丁丙诺啡是部分激动剂，地佐辛、喷他佐辛、布托啡诺和纳布啡则是混合激动-拮抗剂，对不同阿片受体有不同作用。阿片类药物常见的剂型有透皮贴剂、缓释片剂、短效片剂、注射剂、舌下片剂、鼻喷剂等多种剂型。由对乙酰氨基酚/布洛芬与弱/强阿片类药物按固定比例组成的复方阿片类药物，临床上已广泛用于治疗伤害感受性疼痛、神经病理性疼痛、癌性疼痛等急慢性中、重度疼痛。与单方相比，复方阿片类药物具有协同镇痛作用、不良反应少、用药依从性好等优点，被国内外专家广泛推荐。

阿片类药物的常见不良反应包括恶心、呕吐、头晕、便秘、嗜睡、瘙痒、呼吸抑制等，除便秘外，其他不良反应大多是暂时性或可耐受的，一般会随时间推移逐渐减轻。治疗中可通过最大限度使用非阿片类止痛药以及非药物干预手段来减少阿片类药物的剂量和治疗阿片类药物的不良反应，如果不良反应持续存在，需要考虑进行阿片类药物轮换。增加阿片类药物剂量时应谨慎，避免因药物过量引起的呼吸抑制风险。复方阿片类药物与抗惊厥药、抗抑郁药或其他麻醉镇痛药联合使用时会产生叠加的中枢抑制效应，应注意可能会出现过度镇静，如嗜睡、意识障碍等，严重者可发生呼吸抑制。因此，联合用药时应减少其中一种或全部药物的剂量。

1. 吗啡

吗啡是典型的 μ 受体激动剂，有强大的镇痛作用，同时也有明显的镇静、镇咳作用，其他阿片类药物往往都可与吗啡进行等效镇痛强度的比较。吗啡可通过口服、皮下、肌内、静脉注射、硬膜外或是蛛网膜下腔途径给药。吗啡控释片可使药物恒定释放，口服 1 h 内起效，在达到稳态时血药浓度波动较小，无峰谷现象，作用可持续 12 h 左右。

吗啡主要用于其他镇痛药无效的急性剧烈疼痛，如严重创伤、战伤、烧伤、晚期癌症等疼痛。口服吗啡缓释/控释片必须整片吞服，不可掰开、碾碎或咀嚼。初始剂量可从每 12 h 服用 10 mg 或 20 mg 开始，根据镇痛效果调整剂量，以及随时增加剂量，达到缓解疼痛的目的。对正在服用弱阿片类药物或已服用阿片类药物的患者，可从每 12 h 服用 30 mg 开始，必要时可增加到每 12 h 60 mg，若还需要更高剂量，则可根据具体情况增加 25% ~ 50%。硬膜外使用吗啡治疗难治性慢性疼痛的初始剂量为每日 3.5 ~ 7.5 mg（非阿片耐受患者），或 4.5 ~ 10 mg（阿片耐受患者），最大剂量可增至 20 ~ 30 mg/d。鞘内吗啡的初始剂量为每日 0.2 ~ 1 mg（非阿片耐受患者），或 1 ~ 10 mg（阿片耐受患者），最大剂量不超过 20 mg/d。

2. 羟考酮

羟考酮为半合成阿片类药物。其药理作用及作用机制与吗啡相似，已经被广泛应用于治疗癌痛以及急性术后疼痛、内脏痛、神经病理性疼痛、慢性非癌性疼痛（chronic noncancer pain，CNCP）。盐酸羟考酮缓释片采用 AcroContin 控释技术，38% 快速释放，62% 持续缓慢释放。对于首次服用阿片类药物或用弱阿片类药物不能控制其疼痛的中、重度疼痛的患者，初始用药剂量一般为 5 mg，每 12 h 服用一次。之后根据病情仔细滴定剂量，直至理想止痛。临床中多数癌痛患者的最高用药剂量为 200 mg/12 h，少数癌痛患者可能需要更高的剂量。对乙酰氨基酚与阿片类药物在镇痛方面有相加或协同作用，制成复方制剂后，单药剂量减少，镇痛作用增强，不良反应减少。氨酚羟考酮为含有对乙酰氨基 325 mg 和羟考酮 5 mg 的复方制剂，已被广泛用于各种急、慢性疼痛的治疗。

3. 氢吗啡酮

氢吗啡酮的镇痛作用是吗啡的 8 ~ 10 倍，比吗啡更适合于皮下注射，也较少引起皮肤瘙痒、恶心、呕吐等不良反应。氢吗啡酮剂型较多，可通过口服、肌内注射、静脉注射、皮下注射、硬膜外注射等方式给药，作为吗啡的替代用药，已被广泛用于围术期镇痛、急慢性疼痛及癌痛等的治疗。

4. 芬太尼

芬太尼主要激动 μ 受体，对 κ、δ 受体亲和力低。与吗啡相比，它起效更快，镇痛作用是吗啡的 75 ~ 125 倍。通过静脉、硬膜外和蛛网膜下腔方式给予芬太尼可用于手术麻醉和术后的疼痛控制。芬太尼透皮贴剂是适用于无法口服镇痛药，或需长时间使用镇痛药但无法耐受肌内注射患者的最佳选择，在治疗慢性非癌性疼痛及癌痛的疗效和安全性均较好。首次使用芬太尼透皮贴剂后 6 ~ 12 h 可达到芬太尼有效的血浆浓度，12 ~ 24 h 后芬太尼在血浆中的浓度达到稳定状态，并可维持 72 h。对未使用过阿片类药物的患者，以芬太尼透皮贴剂的最低剂量 25 μg/h 为起始剂量。若在开始使用后止痛效果不满意，可在 3 天后增加剂量，此后，每 3 天可进行一次剂量调整，剂量增加的幅度通常为 25 μg/h。芬太尼过量可出现呼吸抑制，可使用阿片类药物拮抗剂如纳洛酮解救。

癌性暴发痛（breakthrough cancer pain，BTcP）是一种特殊类型的疼痛，是癌痛管理中经常遭遇的棘手问题。BTcP 通常快速发作（平均 3 min 达疼痛峰值）、持续时间短（平均

30 ~ 60 min），程度为中、重度疼痛，平均每天发生 1 ~ 4 次。由于胃肠道吸收或肝脏代谢的首过效应影响，口服缓释或短效阿片制剂的起效时间往往晚于疼痛的发作，因此 15 min 或更短时间启动的新型速效阿片类药物（rapid-onset opioid，ROO）正在被研发并用于临床。芬太尼具有强亲脂性，有利于通过黏膜、穿过血脑屏障，从而产生快速镇痛作用，目前可用的 ROO 都是芬太尼制剂，包括芬太尼颊膜贴、芬太尼口腔泡腾片、芬太尼喷鼻凝胶、芬太尼鼻喷雾剂、芬太尼透黏膜口含剂及芬太尼舌下含片等。

5. 丁丙诺啡

丁丙诺啡属于弱阿片类药物，为 μ 受体部分激动剂，κ 和 δ 受体拮抗剂，镇痛效力约为吗啡的 30 倍。该药躯体依赖性极弱，引起痛觉过敏的情况少于其他阿片类药物，其呼吸抑制作用弱于其他长效阿片类药物。丁丙诺啡主要用于中、重度急慢性疼痛治疗。若患者之前未接受过阿片类药物治疗，推荐起始剂量为 75 μg（颊膜剂），每日一次或每 12 h 一次；或 5 μg/h（透皮贴剂）。此外，丁丙诺啡联合纳洛酮还常用于阿片类药物成瘾患者的维持性药物治疗。

6. 可待因

可待因为弱阿片类典型药物，其镇痛效力是吗啡的 1/12 ~ 1/7，但强于一般解热镇痛药，主要用于轻度至中度的疼痛治疗。往往增加用药量后，镇痛效果没有明显提升但不良反应增加，一般不主张大剂量使用。可待因用于治疗轻、中度癌痛和短时间用于中度非癌性疼痛的治疗，其镇静作用弱而镇咳作用强，也是临床上常用的中枢性镇咳药。

可待因与 NSAID 联合使用可使镇痛作用叠加。洛芬待因是布洛芬和可待因的复方制剂，已被用于急慢性中度疼痛，有研究显示其在骨关节炎、类风湿关节炎、强直性脊柱炎等炎性疼痛治疗中具有优势，也可用于偏头痛和术后疼痛，对轻、中度癌痛治疗也有一定的适应证，较为适宜骨转移疼痛和伴有咳嗽的癌痛患者。氨酚待因是对乙酰氨基酚与可待因的复方制剂，含对乙酰氨基酚 300 mg 和可待因 15 mg，临床用于治疗各种类型的中度疼痛。

7. 曲马多

曲马多为人工合成的中枢性镇痛药，有双重镇痛机制，包括激动 μ 受体和抑制神经元突触对去甲肾上腺素的再摄取，并增加神经元外 5-羟色胺浓度。其作用强度为吗啡 1/10 ~ 1/8，无抑制呼吸作用，依赖性小，镇痛作用显著。曲马多用于各种中、重度急慢性疼痛，如癌痛、骨折或各种术后疼痛、牙痛、关节痛、神经病理性疼痛及分娩痛。《加拿大应用阿片类药物治疗慢性非癌性疼痛指南》认为除可待因外，曲马多也是治疗轻度到中度慢性非癌性疼痛的一线药物。曲马多的使用剂量为 50 ~ 100 mg，每 4 ~ 6 h 一次，大剂量使用缺乏确切的研究和经验，每日的总剂量不宜超过 400 mg。使用 5-羟色胺抑制剂的患者应该慎用曲马多，避免发生 5-羟色胺综合征。氨酚曲马多是由对乙酰氨基酚与曲马多组成的复方制剂，每片含对乙酰氨基酚 325 mg，曲马多 37.5 mg，应用于各种中、重度的急慢性疼痛治疗。

8. 地佐辛

地佐辛是人工合成的阿片受体激动-拮抗药，其镇痛作用由 μ 受体和 κ 受体介导，是 μ 受体部分激动药和 κ 受体部分激动药，此外，还有抑制去甲肾上腺素再吸收的作用。可单独用于急性轻、中度疼痛的镇痛，也可与 NSAID、强效阿片类药物等复合用于重度癌痛。

三、离子通道类药物

镇痛治疗药物中的抗惊厥药、局麻药、三环类抗抑郁药、N-甲基-D-天冬氨酸（NMDA）受体拮抗剂中大部分是离子通道类药物。目前临床上使用的离子通道类药物有钠通道阻断剂和钙通道调节剂两大类。钠通道阻断剂以卡马西平、利多卡因为代表。钙通道调节剂主要包括加巴喷丁和普瑞巴林。临床使用该类药物时应注重个体化用药，当一种药物疗效不佳时或长期治疗后出现耐药和时效缩短时，不宜随意换药，建议足够疗程，可逐渐增加剂量，在无严重不良反应的情况下得到满意的镇痛效果，但应注意不超过药物的中毒剂量。单用药物使用效果不佳时可考虑联合用药。

1. 卡马西平

卡马西平是第一代抗惊厥药物，通过阻断钠通道，抑制神经元兴奋性而产生镇痛作用。该药的药代动力学个体差异大，服用单次剂量的卡马西平后，12 h 内达血浆峰值浓度，口服 400 mg 后 4～5h 达峰浓度（0.5～25 μg/ml），1～2 周达稳态血浆浓度。成人初始量为 100 mg/次，每日 2 次，逐渐递增至 300～400 m/次，每日 3 次。卡马西平治疗窗窄，易发生全身多个系统的不良反应，常见不良反应为视物模糊、头晕、乏力、步态异常、肝酶升高、低钠血症等。卡马西平还可能导致 Stevens-Johnson 综合征及中毒性表皮坏死松解症等严重并发症，其原因可能与患者携变异等位基因 HLA-B15:02 及 HLA-A31:01 相关。用药期间（尤其第一个月内）注意随访检查血常规、尿常规、肝肾功能及监测卡马西平血药浓度。

2. 奥卡西平

奥卡西平为一种全新抗惊厥药物，不良反应低于卡马西平。适用于对卡马西平有过敏反应者，可作为卡马西平的替代药物。初始剂量为每天 300 mg，以后可逐渐增量至每天 900～3000 mg，分 2～3 次服用。

卡马西平与奥卡西平为治疗三叉神经痛及舌咽神经痛（glossopharyngeal neuralgia）的首选药物，还可作糖尿病周围神经病变及带状疱疹后神经痛等其他神经病理性疼痛的二线用药。

3. 利多卡因

利多卡因为钠通道阻滞剂，属于中效酰胺类局麻药，可逆性阻滞外周、中枢和自主神经系统的神经冲动产生和传导。

利多卡因在给药途径和模式方面呈现的形式多样。2% 利多卡因注射液主要用于局部神经阻滞治疗，其用于治疗疼痛性疾病时的作用机制是镇痛而不是麻醉，因此利多卡因的浓度和剂量应适当减少。静脉输注低浓度利多卡因（5 mg/kg）对带状疱疹后神经痛、三叉神经痛、复杂性局部疼痛综合征（complex regional pain syndrome，CRPS）、糖尿病周围神经病变、肿瘤患者放疗及化疗后周围神经痛等神经病理性疼痛均有良好的镇痛效果。静脉输注利多卡因可引起嗜睡、感觉异常、肌肉震颤、惊厥、昏迷、呼吸抑制、低血压及心动过缓等不良反应，应在严密监测和具有抢救条件的环境下用药。5% 利多卡因乳膏或贴剂可缓解轻度至中度的骨关节炎、腰痛、神经病理性疼痛等，尤其适用于伴有皮肤痛觉超敏的患者。

4. 罗哌卡因

罗哌卡因具有麻醉和镇痛双重效应，大剂量可产生外科麻醉效果，小剂量低浓度（0.2%）

则产生感觉阻滞（镇痛）。起效时间约为 10 min，作用维持时间为 4～5 h。

5. 草乌甲素

草乌甲素属于双酯型二萜生物碱，是一种状态依赖性的钠通道拮抗剂，无耐受性，无成瘾性，不良反应少，具有镇痛和抗炎的作用。其广泛用于风湿免疫病、骨关节炎、癌性疼痛及其他慢性疼痛性疾病的治疗，与阿片类药物联合应用可减少阿片类药物剂量及不良反应发生率。常用剂量为每次 0.4 mg，一日 2～3 次。

6. 加巴喷丁

加巴喷丁最早用于控制癫痫发作，随后发现其在神经病理性疼痛的治疗中也有作用，其减轻疼痛的作用机制与调节电压门控钙通道 α2δ-1 亚基有关。起始剂量通常为每日 300 mg，一天 3 次，需缓慢滴定至有效剂量，常用剂量为 900～1800 mg/d。

7. 普瑞巴林

普瑞巴林是一种亲脂性 GABA 类似物，结构和作用与加巴喷丁相似，具有抗癫痫、镇痛和抗焦虑作用。起始剂量为 75 mg/次，每日 2 次，常用日剂量为 150～600 mg。为避免头晕嗜睡，应遵循晚上开始、小剂量使用、逐渐加量、缓慢减量的原则。

加巴喷丁和普瑞巴林是治疗神经病理性疼痛的一线药物，广泛用于治疗带状疱疹后神经痛、糖尿病痛性神经病变、癌痛、三叉神经痛等疾病。常见的不良反应包括眩晕、嗜睡、共济失调、外周水肿等。

四、抗抑郁药

抗抑郁药是指具有提高情绪、增强活力的药物。使用该类药物可显著改善患者的慢性疼痛症状，其镇痛作用既有继发于抗抑郁作用的效应，又有通过改变中枢神经系统的递质功能而产生的独立镇痛效应。临床上将抗抑郁药分为三环类抗抑郁药、去甲肾上腺素再摄取抑制剂、5-羟色胺再摄取抑制剂、非典型抗抑郁药和单胺氧化酶抑制剂药。抗抑郁药的常见不良反应有抗胆碱效应，如口干、扩瞳、便秘、排尿困难等，还可出现多汗、无力、头晕、体位性低血压等。对长期用药者应定期检查肝功能和心电图。对前列腺肥大和青光眼患者应禁用。

1. 阿米替林

阿米替林为三环类抗抑郁药，其可抑制 5-羟色胺和去甲肾上腺素的再摄取，有较强的镇静和抗胆碱作用，适用于慢性、顽固性疼痛的治疗，如偏头痛、紧张性头痛、纤维肌痛综合征、肌筋膜炎、关节炎和癌痛等。用量为每日 10～50mg，从小剂量开始，根据病情逐渐增加。

2. 度洛西汀

度洛西汀属于新型选择性 5-羟色胺和去甲肾上腺素双重再摄取抑制剂，抗抑郁和中枢镇痛作用的机制与其增强中枢神经系统 5-羟色胺能与去甲肾上腺素能功能有关。2008 年，美国食品药品监督管理局批准度洛西汀用于治疗纤维肌痛综合征，2010 年，度洛西汀被批准用于治疗慢性骨骼肌肉疼痛，包括慢性下腰痛和关节炎所致慢性疼痛，度洛西汀也是第一个批准用于慢性疼痛治疗的 5-羟色胺去甲肾上腺素再摄取抑制剂。我国还将度洛西汀批准用于糖尿病神经病理性疼痛。其用药剂量为每天 60 mg，顿服，对可能出现耐受的患者可降低起始剂量。

五、糖皮质激素

糖皮质激素强大的抗炎作用是其治疗疼痛的药理学基础。糖皮质激素通过微创介入技术，可精确用于病灶处，迅速降低局部炎症反应，缓解或消除疼痛。在关节周围、肌腱和韧带周围、软组织激痛点局部、关节腔内、神经周围、硬膜外腔注射糖皮质激素可治疗软组织无菌性炎症引起的疼痛（如肌筋膜炎、滑囊炎/滑膜炎、腱鞘炎、瘢痕痛等），四肢骨关节疾病相关性疼痛（如膝关节炎、髋关节炎等），脊柱相关性疼痛（如椎间盘突出症、椎管狭窄症等），神经病理性疼痛及复杂性局部疼痛综合征（如带状疱疹后神经痛、三叉神经痛、慢性手术后疼痛综合征等），风湿免疫性疾病相关疼痛（如类风湿关节炎、强直性脊柱炎等），以及癌性疼痛等。

根据作用时间，糖皮质激素可分为短效、中效和长效三类。根据抗炎作用强度，糖皮质激素可分为弱效、中效和强效三类。以弱效氢化可的松抗炎强度 1 为参照，中效糖皮质激素包括泼尼松龙、甲泼尼龙、曲安奈德，强效糖皮质激素包括地塞米松和倍他米松。

糖皮质激素的禁忌证包括全身真菌感染，糖皮质激素过敏，注射部位感染，活动期结核。合并严重的精神疾病，活动期消化性溃疡，妊娠初期，严重的高血压、血糖控制不佳，库欣综合征等情况慎用。在操作中需规范无菌操作，如果出现感染症状，应进行及时规范的抗感染治疗。注射前及注射过程中务必回吸，以免进入血管或蛛网膜下腔。避免肌腱内注射导致肌腱和韧带损伤，甚至钙化断裂。少数患者会出现面部潮红、月经不调、短暂睡眠障碍、兴奋、过敏反应、血压或血糖升高等，多为一过性。长期不合理或大范围使用糖皮质激素可抑制下丘脑-垂体-肾上腺轴，导致库欣综合征。

糖皮质激素在疼痛治疗中的用药原则为：① 推荐在 X 线/神经刺激器/超声引导下精确定位操作，必要时可进行造影确认穿刺位置；② 颈段、胸段硬膜外腔及神经根阻滞中如不具备影像监测，不推荐使用糖皮质激素混悬制剂；③ 药物配伍不推荐使用除生理盐水、局麻药和糖皮质激素以外的其他药物；④ 在硬膜外腔、选择性神经根阻滞治疗中，中长效糖皮质激素的使用 6 个月内不超过 3 次，短效不超过 5 次；⑤ 关节腔内糖皮质激素注射治疗 3 个月一次，最长可连续两年；⑥ 交感神经阻滞不推荐使用糖皮质激素；⑦ 除地塞米松可慎用于蛛网膜下腔外，其他类型与剂型的糖皮质激素禁用于蛛网膜下腔。

1. 地塞米松

地塞米松为长效糖皮质激素。地塞米松磷酸盐为水溶性，该类剂型起效快，易吸收，对组织刺激小，但局部抗炎作用维持有效时间较短，多用于局部、关节腔、硬膜外间隙注射，每次 2～5 mg，2～3 天一次。地塞米松棕榈酸酯为长效缓释剂，呈乳糜剂型，作用时间可维持 2 周以上，也可静脉注射，不良反应少，成人每次 1 ml 地塞米松棕榈酸酯（含地塞米松 2.5 mg），每 2 周一次。

2. 泼尼松龙

泼尼松龙为中效糖皮质激素。其抗炎作用和调节糖代谢作用较强，而调节水、盐代谢作用较弱。局部注射后 20～30 min 起效，作用持续 3～4 h。局部注射每次 25～100 mg，2～3 天一

8

次。也可关节腔、浆膜腔内注射，但不宜做鞘内注射。

3. 甲泼尼龙

甲泼尼龙为中效糖皮质激素，其抗炎作用是泼尼松的 1.25 倍。甲泼尼龙醋酸盐为水溶制剂，甲泼尼龙琥珀酸钠（甲泼尼龙琥珀酸钠）为粉针剂，溶解后用法及其疗效特点同相应的水溶剂型。可局部注射和关节腔内注射给药，用量为每次 10 ～ 40 mg。

4. 曲安奈德

曲安奈德是超长效的糖皮质激素，其效力为可的松的 20～30 倍。该药为混悬制剂，禁用于静脉注射。曲安奈德在组织中缓慢溶解释放，局部作用时间长，可维持 2～3 周，但对局部刺激较大，长期大剂量使用会出现结晶体、沉淀物，引起组织粘连，不宜多次注射。每次用量为 20 ～ 40 mg，可局部、关节腔内给药。

5. 复方倍他米松

复方倍他米松注射液是由 2 mg 倍他米松磷酸钠和 5 mg 二丙酸倍他米松组成的一种速效、长效、强效的复方糖皮质激素，局部注射后倍他米松磷酸钠易溶于水，被迅速吸收而起效，1 h 后达血浆峰浓度；二丙酸倍他米松则微溶于水，组织吸收缓慢，作用时间可维持 4 周以上。其制剂为半球状微晶混悬液，局部刺激小，与曲安奈德等制剂相比，可多次应用。关节内注射推荐剂量：大关节 1～2 ml，中等关节 0.5～ 1 ml，小关节 0.25～0.5 ml，腰段硬膜外及选择性腰神经根阻滞可使用 1 ml。不可用于静脉或皮下注射。

六、其他镇痛治疗药物

1. 肌肉松弛药

肌肉松弛药包括苯二氮䓬类药物（如地西泮）和非苯二氮䓬类药物（如乙哌立松、替扎尼定等）。

乙哌立松是临床上应用较多的非苯二氮䓬类中枢性肌肉松弛药，阻断"疼痛-肌紧张-局部血液循环障碍"恶性循环。常用于慢性腰背痛、痉挛性脊髓麻痹、颈椎病、手术或外伤后遗症（脊髓损伤、头部外伤）、紧张性头痛。口服剂量为 50 mg，每日 3 次。

替扎尼定是 α_2 肾上腺受体激动剂，抑制脊髓水平的疼痛中间神经元的递质释放，从而改善患者因肌肉紧张导致的疼痛，具有一定的镇静及降压作用。建议小剂量开始应用，逐渐递增药量以减少头晕、低血压等不良反应的发生。口服剂量为每次 2～4 mg，每日 3 次，对于严重疼痛者，可于晚间加用 2～4 mg。

苯二氮䓬类肌肉松弛药具有中枢性肌肉松弛作用，但是嗜睡、过度镇静等中枢抑制的不良反应较常见。

2. 氯胺酮

氯胺酮的作用机制与抑制兴奋性神经递质以及 NMDA 受体相关。通过椎管内给予小剂量氯胺酮可用于手术后镇痛以及癌性疼痛的镇痛。硬膜外给药的推荐剂量为 0.5 mg/kg，可与硬膜外阿片类药物联合应用。2019 年我国批准临床使用右旋体的氯胺酮（艾司氯胺酮），其与

NMDA受体和μ受体的亲和力更高，镇痛效力更强，使用剂量仅为氯胺酮的1/2，且具有更高的体内清除率和更低的不良反应发生率。

3. 神经破坏药

神经破坏药是指能对周围神经产生破坏作用，毁损神经结构，使神经细胞脱水、变性、坏死，导致神经组织的传导功能中断，从而达到较长时间的感觉和运动功能丧失的一类化学性药物。临床常用的神经破坏药有乙醇和苯酚。此外，甘油、冷盐水、高张盐水与亚甲蓝亦有暂时性止痛作用。

4. 神经营养药

甲钴胺为内源性维生素 B_{12}，存在于血液、髓液中，与维生素 B_{12} 相比，甲钴胺对神经元的传导有良好的改善作用。常用于治疗周围神经病理性疼痛，口服剂量为 500 μg/次，3 次/日。

第三节　镇痛治疗药物的精确应用

一、阿片类药物的精确应用

对于慢性非癌性疼痛患者，当其他镇痛治疗药物效果不充分或无法使用时，阿片类药物可作为二线或三线药。一般选择缓释制剂或者透皮制剂，尽量避免使用短效即刻释放剂型以及注射用阿片类药物（除非急性疼痛），尽可能酌情将阿片类药物与非阿片类止痛药/非药物疗法联合使用。使用阿片类药物治疗慢性非癌性疼痛之前，应该充分评估患者发生药物过量和阿片样物质使用障碍（opioid use disorder，OUD，包括滥用和依赖）的风险，包括详细采集酒精或物质滥用的个人史和家族史，以及精神障碍的个人史。当从未用过阿片类药物的慢性非癌性疼痛患者启动治疗时，应从最低有效剂量的速释（immediate-release，IR）/短效（short-acting，SA）制剂药物开始，而不应使用缓释（extended-release，ER）/长效（long-acting，LA）制剂。通过缓慢增加剂量进行滴定，通常每次增加量不超过每日总剂量的25%～50%。若患者接受阿片类药物治疗的利大于弊，可继续使用IR/SA制剂，ER/LA制剂仅用于治疗持续存在的重度疼痛，并且应只在患者使用阿片类药物已至少1周的情况下启用。当相同药物从IR/SA换为ER/LA剂型（如将速释吗啡换为缓释吗啡），可按1:1转换剂量，但ER/LA剂量分为一日2次或3次给药。例如患者使用速释吗啡的日总剂量为30 mg，则可换为缓释吗啡一次15 mg，一日2次（每12 h一次），但即使是相同的药物，患者接受ER/LA剂型的效果也可能不同，谨慎起见可减少剂量。从IR/SA换为ER/LA，若药物和剂型均改变，应按照药物轮换原则确定并降低初始的等效镇痛剂量，并积极监测有效性和不良反应，调整相应剂量。所有长期接受阿片类药物治疗的患者都需要监测和评估，警惕OUD的发生。

强阿片类药物没有"极量"和"天花板"效应，可以通过逐渐增加剂量产生强效镇痛作用。对于癌痛患者，阿片类药物是癌痛三阶梯止痛方案中推荐治疗中、重度癌痛的核心药物，在癌痛治疗中发挥着无可替代的作用。长期使用阿片类药物会导致阿片耐受，表现为持续给予阿片类药物后镇痛效果逐渐减弱甚至消失，需要增加阿片类药物剂量才能获得同等的镇痛效果，即药物量效曲线右移所呈现的临床现象。2010 年，《美国国家综合癌症网络成人癌痛指南》首次在癌痛治疗中引入这一概念，建议医师在给癌痛患者开具阿片类药物处方之前先需了解患者有无阿片耐受，之后有区别地给予阿片类药物止痛。其主要目的是规范癌痛的临床治疗，避免镇痛治疗的潜在风险。美国食品药品监督管理局将阿片耐受定义为：已按时服用阿片类药物至少 1 周，且每日总量至少为口服吗啡 60 mg、羟考酮 30 mg、氢吗啡酮 8 mg、芬太尼透皮贴剂 25 μg/h 或其他等效阿片类药物。另外，阿片类药物在治疗疼痛时，同时激活体内的促伤害机制，引起痛觉敏感性增加，或使现有疼痛加重，可表现为难以控制及解释的疼痛，同时还可伴随肌阵挛、谵妄、惊厥等药物毒性反应，称为阿片类药物诱导的痛觉过敏（opioid-induced hyperalgesia，OIH）。

此外，阿片类药物的镇痛效果个体差异很大，药物遗传学和药物基因组学的结果发现，OPRM1 的遗传变异会改变 μ 受体的表达，OPRM1-A118G 与患者耐痛阈值相关，GG 基因型者耐痛阈值最高。CYP2D6 负责大多数阿片类药物的代谢，CYP2D6*10 杂合子组术后所需吗啡的量比突变型纯合子组高。cAMP 反应元件结合蛋白（cAMP response element binding protein，CREB）可调控细胞核内多种基因的表达，进而影响镇痛作用，rs2952768 单核苷酸多态性（single nucleotide polymorphism，SNP）中具有 CC 基因型的受试者对术后阿片类药物的镇痛要求更高。此外，G 蛋白偶联的内向整流钾通道（G protein-coupled inwardly rectifying potassium channel，GIRK）、电压依赖性钙通道 α1E 亚单位、β2 肾上腺素受体基因 SNP 也被发现与阿片类药物的敏感性有关。有研究将年龄、性别、身高、体重、疼痛感觉延迟时间、OPRM1、CREB1、GIRK2、ADRB2、CACNA1E 的 SNP 变异数进行逐步多元线性回归分析，并构建出预测术后芬太尼镇痛需求的模型，有利于为患者提供阿片类药物的个体化应用。

二、镇痛治疗药物在老年患者的精确应用

慢性疼痛在老年患者中有着较高的发病率。骨关节炎、脊柱退行性疾病、慢性风湿性疾病、骨质疏松症、带状疱疹后神经痛、糖尿病性周围神经病变以及肿瘤等疾病是导致老年患者发生慢性疼痛最常见的原因。国外一项研究数据显示，约 60% 的老年人受到慢性疼痛的困扰，老年疼痛患者的功能活动、日常生活、社会交际均会受到严重影响。随着我国社会老龄化不断加重，老年人的慢性疼痛问题将越来越突出。

镇痛药物治疗是老年人慢性疼痛管理中最基本的方法，但老年人群的以下特点给镇痛药物的使用带来了挑战。首先，老年人生理功能衰退，使药物在体内的吸收、分布、代谢和排泄过程发生改变；其次，老年人常合并高血压、糖尿病等慢性疾病，需要长期药物治疗，这些治疗用药会与镇痛药物发生相互作用；最后，老年人的视力、听力、记忆力及认知功能下降等因素导致其用药依从性差。以上因素减小了老年人镇痛药物的治疗窗口，容易导致镇痛不足或镇痛过量，也增加了药物的不良反应。

老年人使用全身镇痛药物时首选口服途径，对于有吞咽困难或不能口服的患者，应选用透

皮、经直肠、口腔黏膜等给药方式。应从小剂量的单一药物作为起始，然后缓慢滴定剂量，在单一药物无法缓解疼痛的情况下，可以使用具有互补作用机制的药物联合治疗，发挥协同镇痛作用。老年患者的疼痛治疗应以镇痛治疗药物为基础，综合康复、理疗、心理治疗以及微创介入技术等其他治疗手段。

对乙酰氨基酚的胃肠道出血、肾脏不良反应或心血管毒性比传统 NSAID 少，是老年患者中使用最广泛的药物之一。其镇痛日剂量不宜超过 2 g，疗程不宜超过 10 天，使用过量可引起肝、肾损伤，对于伴有肝脏功能减退或存在多重用药的老年患者应尤其注意。老年人经常使用含对乙酰氨基酚的中成药和西药复方制剂，因此应避免对乙酰氨基酚超量使用、误用或重复用药而引起肝毒性。

NSAID 的抗炎和镇痛效果强于对乙酰氨基酚，适用于轻、中度疼痛的治疗。老年患者使用 NSAID 导致的胃肠道不良反应（包括出血和溃疡）和心血管不良事件的发生率显著增加。医生开具 NSAID 处方时要考虑个体特点、服用疗程、药物剂量等因素，采用最低的有效剂量和尽量短的疗程以减少风险。对乙酰氨基酚和 NSAID 有剂量封顶作用，禁止老年患者同时服用一种以上的 NSAID 类药物。可联合使用 H_2 受体拮抗剂或质子泵抑制剂等胃肠道保护药物，以降低 NSAID 的消化道不良反应。

曲马多为人工合成的中枢性强效镇痛药，老年人使用曲马多时应适当减量使用或延长给药间隔时间，以降低恶心、呕吐、头晕等不良反应。美国 2019 年发布的 Beers 标准指出，老年人应慎用曲马多，因其与抗利尿激素分泌失调综合征/低钠血症相关。

目前国内外指南均推荐使用阿片类药物治疗老年人中、重度疼痛（包括慢性非癌性疼痛）。老年人常因其他各种原因发生便秘，而使用阿片类药物会加重便秘，因此可以预防性给予含缓泻剂的通便药物。对于有晕动症的患者，可预防性给予甲氧氯普胺等止吐药，防止恶心、呕吐等不良反应。老年人普遍对阿片类药物的药效学敏感性增强，使用阿片类药物的合理起始剂量是成人推荐剂量的 30%～50%。阿片类药物的滴定应每 24h 将总的日剂量增加 25%～50%，直至达到有效的镇痛剂量。老年患者增加阿片类药物剂量时应谨慎，以避免因药物过量引起的呼吸抑制。肾功能障碍的老年患者应根据肾脏清除率减少阿片类药物的剂量（如氢吗啡酮、吗啡、羟考酮），或者使用不经肾脏清除的药物（如丁丙诺啡、芬太尼）。丁丙诺啡在老年患者中的药代动力学和药效动力学变化较小，长效丁丙诺啡透皮贴剂能 7 天持续释放，依从性较高，用于老年人疼痛治疗有一定的优势。

加巴喷丁和普瑞巴林是治疗神经病理性疼痛的一线用药，较常见的不良反应为嗜睡和头晕，用药时应遵循夜间起始、逐渐加量和缓慢减量的原则。卡马西平可作为三叉神经痛的一线用药，老年人对卡马西平敏感性高，可引起精神错乱或激动不安、焦虑、房室传导阻滞或心动过缓。老年人联合使用阿片类药物和加巴喷丁/普瑞巴林可能会导致重度镇静相关不良事件风险增加，应尽量避免联合使用。

临床上还可能使用三环类抗抑郁药、选择性 5-羟色胺再摄取抑制剂及 5-羟色胺去甲肾上腺素再摄取抑制剂来治疗疼痛。这些药物在老年患者中不良反应均增加，主要的不良反应由抗胆碱能作用引起，包括尿潴留、体位性低血压和镇静（增加跌倒的风险）、青光眼和心律失常等。老年患者对阿米替林敏感性高，使用阿米替林时应减小剂量，格外注意其心脏毒性，可能发生窦性心动过速、直立性低血压、心室异位搏动增加、心肌缺血，甚至心源性猝死。

替扎尼定、乙哌立松等肌肉松弛药具有一定程度的骨骼肌松弛作用，有缓解肌肉痉挛和镇痛的效果，常用于肌肉骨骼疼痛的治疗。但老年患者使用时发生镇静、头晕和无力等不良反应较为常见，应谨慎使用。

（郑碧鑫　宋莉）

参考文献

［1］　神经病理性疼痛诊疗专家组. 神经病理性疼痛诊疗专家共识［J］. 中国疼痛医学杂志, 2013, 19(12): 705-710.

［2］　Kahan M, Mailis-Gagnon A, Wilson L, et al. Canadian guideline for safe and effective use of opioids for chronic noncancer pain: clinical summary for family physicians. Part 1: general population［J］. Can Fam Physician, 2011, 57(11): 1257-1266, e407-e418.

［3］　马柯. 糖皮质激素在疼痛微创介入治疗中的应用——中国专家共识［J］. 中国疼痛医学杂志, 2017, 23(6): 401-404.

［4］　国家卫生健康委办公厅, 国家中医药局办公室. 癌症疼痛诊疗规范(2018年版)［J］. 临床肿瘤学杂志, 2018, 23(10): 937-944.

［5］　Yoshida K, Nishizawa D, Ichinomiya T, et al. Prediction formulas for individual opioid analgesic requirements based on genetic polymorphism analyses［J/OL］. PLoS One, 2015, 10(1): e0116885.

［6］　Lapi F, Azoulay L, Yin H, et al. Concurrent use of diuretics, angiotensin converting enzyme inhibitors, and angiotensin receptor blockers with non-steroidal anti-inflammatory drugs and risk of acute kidney injury: nested case-control study［J］. BMJ, 2013, 346: e8525.

［7］　老年慢性非癌痛诊疗共识编写专家组. 老年慢性非癌痛药物治疗中国专家共识［J］. 中国疼痛医学杂志, 2016, 22(05): 321-325.

［8］　Schofield P. The assessment of pain in older people: UK national guidelines［J］. Age Ageing, 2018, 47(suppl_1): i1-i22.

［9］　By the American Geriatrics Society Beers Criteria® Update Expert Panel. American Geriatrics Society 2019 updated AGS Beers Criteria® for potentially inappropriate medication use in older adults［J］. J Am Geriatr Soc, 2019, 67(4): 674-694.

［10］　Abdulla A, Adams N, Bone M, et al. Guidance on the management of pain in older people［J］. Age Ageing, 2013, 42 Suppl 1(i1-57.

［11］　American Geriatrics Society Panel on Pharmacological Management of Persistent Pain in Older Persons. Pharmacological management of persistent pain in older persons［J］. J Am Geriatr Soc, 2009, 57(8): 1331-1346.

［12］　韩俊萍, 田如新, 覃旺军. 特殊人群的疼痛药物治疗管理——老年人的疼痛用药［J］. 中国疼痛医学杂志, 2020, 26(02): 85-90.

［13］　Tracy B, Sean Morrison R. Pain management in older adults［J］. Clin Ther, 2013, 35(11): 1659-1668.

［14］　Likar R, Vadlau E M, Breschan C, et al. Comparable analgesic efficacy of transdermal buprenorphine in patients over and under 65 years of age［J］. Clin J Pain, 2008, 24(6): 536-543.

第九章
微创介入方法的精确应用

第一节　微创介入方法的精确应用概述

微创介入治疗是慢性疼痛治疗中最为核心的技术，是指通过影像引导以最小的创伤（如穿刺）将器具或药物置入病变或目标组织进行物理、机械或化学治疗的技术。微创介入治疗已被广泛应用于各种慢性疼痛的治疗。通过微创介入方法，可去除疼痛的来源（导致疼痛的疾病）、调节或阻断疼痛向中枢传导、改变中枢对疼痛的感受，从而缓解疼痛。

疼痛微创介入技术的进步一方面源于人们对慢性疼痛和慢性疼痛性疾病的深入认识和治疗需求，另一方面得益于影像学的发展和疼痛治疗技术的进步，使得疼痛介入治疗有了更明确的靶点、更精确的引导和更适宜的技术，能够精确应用于临床各类慢性疼痛的治疗，并且取得了较好的临床效果。

疼痛微创治疗技术目前尚没有统一公认的临床分类方法。按照影像学引导方法的不同，可以分为超声引导下微创介入治疗、X线引导下微创介入治疗、CT引导下微创介入治疗和MRI引导下微创介入治疗等；按照治疗技术的不同，可分为神经阻滞术、射频技术、等离子消融技术、脊柱内镜技术、神经调控技术等；按照用于治疗疼痛的目标组织不同，可分为肌肉骨骼的微创介入治疗、脊柱的微创介入治疗、神经系统的微创介入治疗、癌痛的微创介入治疗等。本章主要介绍疼痛治疗中常用的影像学引导方法、疼痛微创介入治疗技术以及在骨骼、肌肉、脊柱、神经、癌痛等疼痛的临床精确应用。

9

第二节 微创介入治疗常用的影像学引导方法

一、超声引导下微创介入治疗

（一）原理

超声引导是应用超声仪向人体组织发出超声波，经组织反射、折射、透射、衍射、吸收衰减后产生的信息，通过超声仪处理成像，实时显示手术穿刺器械路径，可即时改变穿刺方向和深度，对患者病变部位进行穿刺操作的医疗技术。

（二）优点

超声引导可精确定位穿刺靶点、实时调整穿刺针方向和深度，不易造成神经、血管、重要脏器损伤。超声引导无辐射、费用低、使用方便。

（三）缺点

对操作者的技能要求较高，需具备一定的超声医学基础；被骨骼遮挡的组织不能显影，会在一定程度上影响辨识。

（四）应用范围

超声引导下的疼痛微创介入治疗范围较广泛，包括神经节（丛）、周围神经、脑神经、神经根、椎旁神经、脊神经后内侧支等神经阻滞治疗，骶管、椎间小关节、四肢关节、胸肋关节、胸锁关节、颞下颌关节等腔隙组织的注射治疗，以及腹横肌平面、腱鞘、筋膜、肌腱附着点、痛点、激发点等软组织部位的注射治疗。

（五）进展

近年来，关于超声引导下的围术期镇痛研究较多，包括腹横肌平面阻滞、腰方肌阻滞、竖脊肌平面阻滞、胸部肌肉筋膜间隙阻滞等，既能有效缓解术后急性疼痛，又能对相关区域的慢性疼痛起到治疗作用。弹性超声作为一种新型超声技术，可通过不同方式对组织施压，通过测量组织的变形程度以描述组织弹性成像。弹性超声引导下的穿刺主要被用于甲状腺、肝脏等器官的穿刺诊断，提高诊断价值。在疼痛治疗中，该技术可用于骨骼肌肉系统，尤其对鉴别诊断肌腱断裂、肌腱炎具有重要价值，可以更加精准地指导局部注射治疗；对于韧带、肌筋膜、外周神经病的诊断具有很好的应用前景，有助于微创治疗以及精确治疗靶点的选择。

二、X线引导下微创介入治疗

（一）原理

X线是一种波长极短、能量较大的电磁波，临床上使用的X线波长在0.001~0.1 nm。在放射摄影时，X线可以让人无察觉地穿过人体，射线击打显影增强器之后转换成可视光或可视电影在显示器上显示，其产生的影像基于X线对各种组织的穿透性。X线穿透物质的能力与射线光子的能量有关，X线的波长越短，光子的能量越大，穿透力越强。X线的穿透力也与物质密度有关，密度大的物质对X线的吸收多，透过少；密度小的物质则吸收少，透过多。

（二）优点

X线可以清楚地区分不同密度的骨骼肌肉和脂肪等组织，特别是骨性结构的显示更加清晰，可以通过移动的C形臂或O形臂方便灵活地使用，通过控制面板的功能键可以调整图像的生成和质量，并且可以储存图像，以便对比和浏览。X线可以调整球管的角度，从而显示多角度成像。

（三）缺点

（1）X线成像是二维图像，需要观察一系列的图像，才能够想象和构建出三维图像。
（2）X线引导有放射暴露的危险，长期接触容易出现放射性损害。
（3）X线引导对骨性结构显像清楚，但对内脏、血管和肌肉等密度相近组织，不能清楚地区分，会影响穿刺的准确性和安全性。

（四）应用范围

X线引导在疼痛微创介入治疗中的应用十分广泛，主要应用于：① 脊柱相关疼痛介入治疗，如经椎间孔选择性神经根阻滞、椎间隙硬膜外腔注射、关节突关节注射、骶髂关节注射、椎间盘造影、背根神经节射频、椎间孔镜微创手术、椎间盘等离子、射频手术；② 交感神经和外周神经阻滞，如星状神经节阻滞、腹腔神经丛阻滞和毁损、腰交感神经阻滞和毁损、上腹下神经丛阻滞和毁损、肋间神经阻滞和毁损等；③ 设备植入手术，如鞘内靶控输注系统植入术、脊髓电刺激系统植入术。

（五）进展

C形臂X线机最常用，随着影像学技术的发展，G形臂、O形臂、三维C形臂相继应用于临床。G型臂X线机是将两套X线发射和成像装置集于一身，从两个相互垂直的方向发射X线，穿透人体，通过X线增强设备和计算机图像处理，可同时对感兴趣区域进行正侧位曝光成像，实时得到患者正侧位医学图像。其既可以判断位置又可以判断深度，增加手术的准确性，减少手术的时间，减少患者和医师所接受的X线辐射。O形臂，全称O形臂3D导航系统，可以在术中快速提供手术部位的三维影像，帮助医师高效安全地实施手术，降低脊柱手术的风险和并

9

发症，减少医师和患者的放射暴露，提高医患的安全性。但该设备价格昂贵，操作技术要求高，目前国内只有少数医院开展。三维 C 形臂又称"术中 CT"，能在术中快速地生成横断面、矢状面、冠状面和可旋转的立体图像，给术者提供 360° 无死角的观察角度，全方位准确判断骨组织和植入物的情况，为手术的实施提供保障，极大提高手术成功率，减少并发症概率。

三、CT 引导下微创介入治疗

（一）原理

CT 引导是利用 X 线和空间定位技术，引导手术穿刺器械，对患者病变部位进行穿刺操作的医疗技术。

（二）优点

CT 引导下穿刺可以同时成像人体断面和手术穿刺器械，穿刺前可在计算机上模拟穿刺路径，精确地规划穿刺角度及深度，既可以精确穿刺到目标靶点，又可以避开血管、神经等重要组织。

（三）缺点

不能实时监测穿刺针方向，初学者容易出现方向偏离，造成重要脏器损伤，且需要多次重复扫描确认穿刺方向，患者接受 X 线剂量较大，穿刺过程中患者必须保持不动，否则会造成定位偏差，需重新扫描确定穿刺靶点。

（四）应用范围

主要用于三叉神经节及其第二、三支、脊神经根、胸腰交感神经节、内脏大神经、内脏小神经、腹腔神经丛、下腹下神经丛、奇神经节的阻滞或毁损治疗，也被广泛用于椎间盘、腰椎侧隐窝、脊神经后内侧支、脊柱小关节的穿刺引导。

（五）进展

为了更加精确快速地通过 CT 引导获得满意的穿刺结果，早期采用光学、角度仪、机械臂或机械框架等设备辅助定位。目前，利用 CT 预先采集人体解剖数据，通过 3D 打印技术提前制作模具（如打印面部穿刺引导器，用于三叉神经节穿刺），可在很大限度上节省穿刺时间。近年来，随着传感器和计算机技术的发展，电子传感器被应用于临床，较为先进的是电磁定位技术，在 CT 扫描收集人体解剖数据并经计算机处理后，可以实时动态显示穿刺路径，在很大限度上减少了 CT 扫描次数。

四、MRI 引导下微创介入治疗

MRI 引导是利用磁共振成像引导手术器械治疗疾病的一种医疗技术。但由于其技术要求较

183

高、成像时间较长、对患者体位要求高，且不能引导金属器械，很少用于疼痛微创介入治疗，多被用于神经外科术中的定位。术中 MRI 结合 3D 引导，聚焦超声波可在不开颅的情况下完成相关手术治疗。国内也有使用 MRI 导航腰神经后根节脉冲射频治疗的报道，可以实现无辐射、精确的微创诊疗。

第三节　疼痛微创介入治疗常用的技术

一、神经阻滞术

（一）定义

神经阻滞术是指在外周神经（干、节、丛）周围，注入局麻药或以局麻药为主的药物以短暂阻断神经传导功能和达到使其所支配区域的疼痛症状减轻或消失的疼痛治疗技术。

（二）原理

1. 阻断感觉神经

减少或消除外周疼痛和其他信号传入，消除疼痛和疼痛反应引起的恶性循环。

2. 膜稳定作用

麻醉药和糖皮质激素都有稳定细胞膜的作用，可减少受损神经纤维或敏化背根神经节异常放电的特性，从而阻滞疼痛的传递。

3. 抗炎作用

通过阻断神经肽的合成并抑制磷脂酶活性，减轻受损神经的炎症，同时能抑制胶质细胞产生的细胞因子和炎症介质（如 TNF-α、IL-1、NO、活性氧自由基）；通过药液的"冲洗"作用减少局部炎症介质浓度（如 IL-1、TNF-α、磷脂酶 A），减轻神经周围组织的粘连；在神经卡压综合征中则减轻或消除了周围组织对神经的卡压而起到治疗作用。

4. 改善局部循环、促进局部组织修复

糖皮质激素能改善微循环，避免神经的缺血性损伤，并和神经营养药物共同促进神经修复；交感神经阻滞和阻断疼痛引起的恶性循环，可使局部血流增加。

5. 抑制前列腺素的合成

可抑制前列腺素的合成，从而降低后角神经元敏化和继发的中枢"上发条"（wind-up）现象。

6. 保持注射部位较高的药物浓度

神经周围注射局麻药和糖皮质激素可保持注射部位较高的药物浓度，两者都有止痛作用。

（三）分类

根据注射部位的不同分可为硬膜外、神经根、神经丛、神经节、周围神经和区域（神经末

9

椎）阻滞等。

（四）常用药物

1. 局麻药

局麻药为最基本的神经阻滞用药，疼痛治疗常用局麻药包括利多卡因、布比卡因和罗哌卡因，常用浓度分别为 0.5%、0.125% ~ 0.25% 和 0.1% ~ 0.25%。

2. 糖皮质激素

糖皮质激素可消除神经局部炎症和水肿，促进神经恢复。常用的糖皮质激素有甲泼尼龙、地塞米松、泼尼松龙、曲安奈德和复方倍他米松等，其中地塞米松为纯水溶液、中效糖皮质激素，曲安奈德的作用可维持 1 ~ 2 周，复方倍他米松的局部可持续作用 1 个月，两者为长效糖皮质激素。

3. 维生素 B_{12}

维生素 B_{12} 具有维持外周髓鞘神经纤维功能、抗神经炎症和可能的镇痛作用，是临床神经阻带治疗中最常用的神经营养药物。

4. 阿片类药物

阿片类药物作用于周围神经阿片类受体，在神经阻滞药物中加入阿片类药物，可与局麻药等起到协同镇痛作用，常用药物包括吗啡和芬太尼等。

（五）进展

传统的神经阻滞治疗根据神经解剖位置，如骨性标记，采取盲探穿刺法，并发症较多，阻滞精度不高。X 线或 CT 引导下穿刺可减少并发症，获得更好的阻滞效果，但存在辐射，需要至影像科等专门场地进行。神经刺激器定位早期主要用于神经阻滞麻醉（当使用 0.3 ~ 0.5 mA 的阈电流刺激，出现肌肉群有节律的颤搐，即针尖接近神经），使得神经定位更加准确，从而获得更满意的麻醉效果。随着超声技术的发展，超声引导下神经阻滞已经成为目前最精确实用的方法，能够在实时引导下调整进针方向，既能避免损伤重要组织（血管、脏器），又能清晰显示目标神经，从而更加精准地到达靶点位置。有研究显示，超声引导较神经刺激仪引导的神经阻滞效果维持时间更长。如果在超声引导穿刺联合神经刺激仪定位下进行神经阻滞，可获得更好的治疗效果。

二、射频技术

（一）定义

射频技术是指通过专用设备和穿刺针精确输出超高频无线电波作用于局部组织，起到热凝固、切割或神经调节作用，从而治疗疼痛疾病的技术。射频治疗具有创伤小、定位准确、疗效好、安全性高和可重复治疗等优势，在慢性疼痛，尤其是神经病理性疼痛的治疗中得到广泛应用。

（二）原理

射频治疗仪产生射频电流，此电流在置于患处的工作电极尖端与置于其他部位的弥散电极之间通过身体组织构成回路（图9-1）。射频电流流过组织，产生不断变化的电场，电场对组织中的电解质离子产生作用力，使其以很快的速度前后移动。离子流在组织内的摩擦和撞击产生磁场/热量，在组织内表现为场效应/热效应。射频电极尖端的温度传感器实时将治疗区域的温度回传给射频治疗仪，当治疗区域温度达到设定温度时，射频治疗仪会自动调节电流强度以保持工作区域的温度，避免产生波动，达到治疗目的。射频治疗既可以通过作用于神经改变痛觉信号的传入，又可通过强磁场效应灭活炎症介质，改善血液循环。射频温度在41℃~45℃时开始出现神经传导阻滞；达到60℃时传导痛觉的Aδ和C类纤维被阻滞；达到70℃~75℃时Aδ和C类纤维被破坏，但传导触觉和运动的Aα和Aβ纤维被保留；当温度高于85℃时，将破坏所有神经纤维。

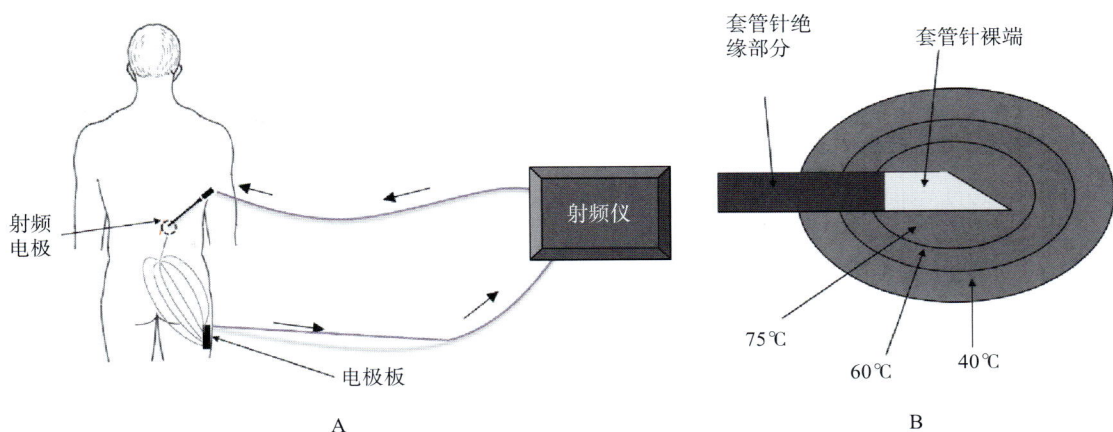

图9-1 射频治疗仪示意图

A.射频回路；B.射频尖端毁损温度（毁损温度与半径增加成反比）

（三）分类

1.连续射频高温热凝

连续射频高温热凝是一种连续的、低强度的能量输出模式，尤其在温度较高和作用时间较长时，对组织的温度创伤伴随的潜在危险包括对邻近神经组织的破坏，及长期或永久的感觉和运动功能丧失。

2.脉冲射频

脉冲射频即采用短时、间断性、300~500 kHz的脉冲式射频电流，在神经组织附近形成高电压，控制电极的最高温度≤42℃。目前脉冲射频已经成功用于椎间盘退行性病变引起的疼痛、带状疱疹后神经痛、颈源性头痛、三叉神经痛等多种神经病理性疼痛的临床治疗，其有效性越来越得到临床的证实，但仍然缺少前瞻性随机性研究。

3. 双极射频

双极射频的工作原理与单极射频类似，由两个并行或成角的电极产生交叉而叠加的射频作用，避免了传统单点损毁模式的繁复操作性，且毁损的范围也有增加。双极射频治疗时可形成连续的最大带状毁损，两针间距应以 4～6 mm 为宜。双极水冷射频是在双极射频基础上又发展出的新型水冷射频系统。采用水冷式射频系统时，其内部水循环带走了部分能量，使电极表面组织区域的温度降低，最高温度区向外推 2～3 mm，可有效地避免组织碳化粘连，使热凝的范围显著增大，针尖以外的温度不超过 40℃，保证长时间热凝导致的神经根损伤的发生率也几乎为零。

4. 应用范围

连续射频主要用于毁损性治疗，如半月神经节、三叉神经第二、三支及周围分支毁损可用于治疗三叉神经痛、顽固性面痛，脊神经后内侧支毁损治疗腰痛，内脏神经丛毁损治疗癌痛，交感神经节毁损治疗血管性疼痛、手足多汗症等；脉冲射频主要用于神经调制，如在脊神经、背根神经节处进行脉冲射频治疗神经病理性疼痛等；双极（水冷）射频主要用于颈、腰椎间盘的治疗。

5. 射频的测试定位

在影像引导下，射频针抵达靶点（神经）附近，置入射频电极针，然后使用不同频率的低压电流刺激来定位其与神经的距离或所在组织的位置。高频率刺激（50 Hz 或 100 Hz）定位感觉神经，感觉神经刺激阈值小于 0.5 mA 电流或 0.25 V 电压，表明射频针抵达神经附近，大于 2 V 一般认为距离 5 mm 以上；低频率刺激（2 Hz）定位运动神经，如电压增至 2 V 时还没有肌肉颤动，可以推测距离针尖 3 cm 以内没有运动神经，高于感觉神经刺激阈值 2 倍电压时，如无肌肉颤动，就不会伤及运动神经。

6. 进展

传统的射频技术采用连续射频热凝毁损神经，从而达到镇痛的目的，但患者几乎都存在感觉减退、异感、运动损伤等去神经综合征，目前主要用于三叉神经节。射频电极尖端温度 75℃时最大损伤发生在 40 s，超过 60 s 不再增加损伤面积，主张逐步升高温度至目标温度后再持续 60 s，大于 80 s 并不会增加治疗效果，反而会增加不良反应。脉冲射频采用 42℃的标准温度对神经进行调控，不会出现去神经综合征，但对一些神经病理性疼痛，尤其是三叉神经痛、带状疱疹后神经痛的治疗效果并不理想。近年来，临床上开始使用 50℃的脉冲射频来治疗神经痛，且高电压可能较标准电压模式的治疗效果更好。2001 年以来，我国疼痛科医师在临床实践中探索出了椎间盘射频靶点热凝治疗椎间盘突出症、肌筋膜粘连点连续射频热凝治疗肌筋膜疼痛综合征以及痛点射频热凝治疗等。传统的射频针是直针式，由于解剖入路的限制，在部分治疗中难以达到靶点位置，而近年来出现的可弯曲射频针便能解决这个问题，能更加精确地到达靶点位置，治疗范围更加广泛。

三、等离子消融技术

（一）定义

等离子消融技术利用低温等离子射频刀头穿刺至目标靶点后形成电场，形成可调节温度，对病灶进行切割和消融。

（二）原理

等离子刀头采用双极结构（**图9-2**），工作温度为40℃～70℃。40℃形成射频电场，使组织中的电解质液气化分解，在刀头尖端产生含有自由电子、离子、中性化学基团和其他中性物质的薄层等离子蒸汽层，当等离子体中的带电粒子被电场加速后，可引起组织细胞的分子键断裂，促使细胞解体而达到消融的目的，70℃时髓核热皱缩、体积缩小，椎间盘内的压力降低。

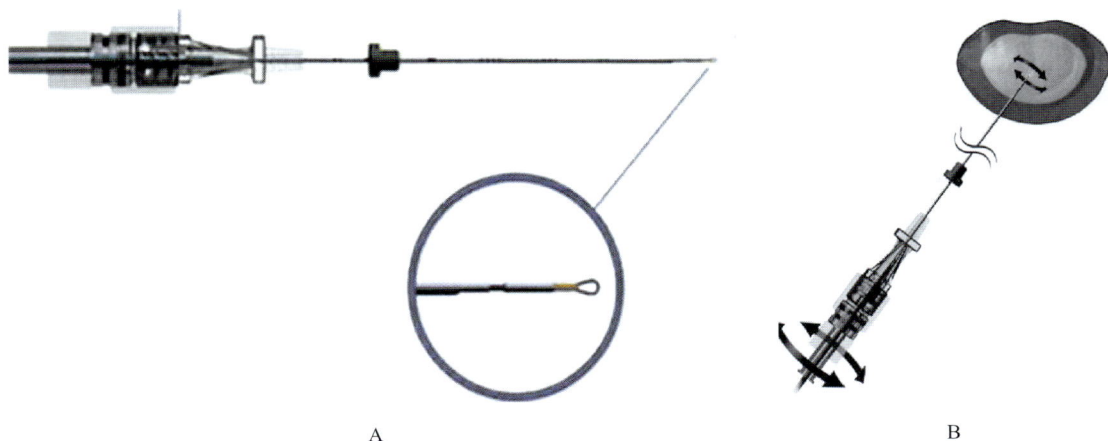

A   B

图 9-2   等离子消融示意图

A. 等离子刀头（双极结构）；B. 颈椎间盘等离子消融

（三）应用范围

颈、腰椎间盘突出症；椎间盘源性颈、腰痛。

（四）进展

椎间盘等离子消融术具有减压、抗炎、神经灭活等作用，适用于椎间盘疾病导致的疼痛治疗，其不仅能减压椎间盘，还能抑制盘内磷脂酶 A2 活性，降低 IL-1，从而减轻局部的炎症反应，此外等离子消融术还能够灭活盘内的致痛神经末梢，减少痛觉信号的传递。传统的等离子射频刀头为直针式，近年来，可弯曲等离子射频刀头已被用于临床，后者能够调整针尖角度，可更大范围地消融突出的髓核组织，获得更佳的疗效。

四、脊柱内镜技术

（一）定义

脊柱内镜技术是指在 X 线辅助透视下置入管道，在内镜直视下在椎管内进行的手术操作。

脊柱内镜技术具有损伤小、恢复快、极大限度上保留脊柱的生理结构等优势，并且在可视下操作，对硬脊膜及神经根的损伤风险小。

（二）原理

脊柱内镜手术系统包括摄像系统，脊柱内镜，建立通道的定位和穿刺工具，处理软组织

X线影像

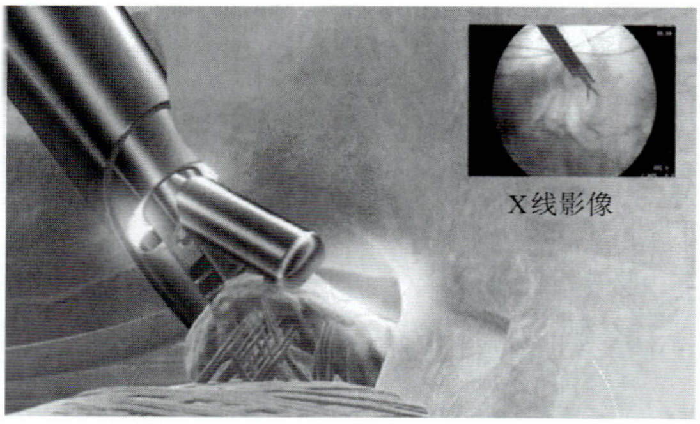

图9-3　经皮椎间孔镜下突出髓核摘除术示意图

的各种咬钳、抓钳、蓝钳、神经剥离器和用于骨性处理的咬骨钳和环锯等，以及用于止血和椎间盘消融处理的双极电凝设备和电极。脊柱内镜技术主要分为单孔、单通道、同轴脊柱内镜技术和双通道脊柱内镜手术。其中以椎间孔镜技术在疼痛科开展得最为广泛。椎间孔镜器械适用于前后左右任何手术入路，不同入路各有优缺点，以椎间孔途径适用范围最广（图9-3）。

（三）应用范围

随着脊柱内镜技术的进步，其适应证越来越广，主要适用于以下疾病：① 椎间盘源性腰痛；② 颈、腰椎间盘突出症；③ 退变性椎管狭窄症；④ 其他，如背部手术失败综合征（failed back surgery syndrome，FBSS）的微创修复。

（四）进展

随着内窥镜和手术器械的不断改进和发展，以及先进手术设备如激光、射频和导航的临床应用，脊柱内镜技术发生了革命性改变，如近年来单侧双通道内镜技术逐渐兴起，除了能完成各种类型的腰椎间盘突出和脱出，目前还在努力探索单侧双通道内镜技术在脊柱内镜下腰椎融合、髓核置换和干细胞移植等手术中的适用性。

脊柱内镜技术有许多优点，但也存在不足。为保证手术的精准和安全，脊柱内镜手术必须要在X线透视下进行操作，从而导致患者和医师需要承受大量X线的照射。针对脊柱内镜对医师和患者所造成的手术风险，影像导航技术日益受到重视。影像导航通过术前和术中患者的个体数据进行解剖定位、显示器械轨迹和位置，从而增强医师控制器械、到达特殊解剖结构的能力，未来脊柱内镜技术将演变为影像导航下的精准操作。目前，影像导航技术由于需要固定骨性标志进行影像配准，而骨表面的套合配准尚不完全精确，并且抵达工作区的距离较长，增加了其不准确性。因此，有研究采用术中生物传感器来解决这个问题，该传感器可植入椎间盘内或椎间盘外，并能检测物理、化学和生物的改变，可以在不同条件下进行体内即时分辨组织，术中可以即时分辨神经根和周围组织，增强脊柱内镜手术的准确性和安全性。

目前，脊柱内镜大多使用氙光源或卤素光源，有20倍的放大率，并能达到3×10^4个像素，近期的可视化技术可通过直径1.8 mm的光纤达到5×10^4个像素，未来的脊柱内镜手术将受益

于更小的光纤，在保证图像质量的同时，提供更多的手术操作空间。计算机技术和内镜技术的进步已实现三维重建虚拟图像，从术前图像结合术中扫描合成，然后附加在术中内镜图像上，将来成像技术的改进还包括更好的光学图像分辨率，类似于手术显微镜一样的更好的聚焦性，更好的弹性和可操作性，工作通道作用更大，并不断改进三维图像，这些改进将使脊柱内镜技术达到全新的高度。

五、神经调控技术

神经调控是指采用电或化学药物的方法调解神经系统活性的技术。疼痛治疗中最常用的神经调控技术包括神经电刺激（nerve electrical stimulation）和鞘内靶控药物输注（intrathecal target drug delivery，ITDD）。

（一）神经电刺激

1. 定义

神经电刺激是将电极植入脊柱椎管内或周围神经附近，以脉冲电流刺激脊髓背柱、脊神经根、背根节神经节或周围神经治疗慢性疼痛的方法。

2. 分类

神经电刺激一般按照刺激部位来分类，常用于疼痛治疗的主要包括脊髓电刺激（spinal cord stimulation，SCS）、神经根刺激（nerve root stimulation，NRS）、背根神经节刺激（dorsal root ganglion stimulation，DRGS）和周围神经电刺激（peripheral nerve stimulation，PNS）等（**图 9-4**）。

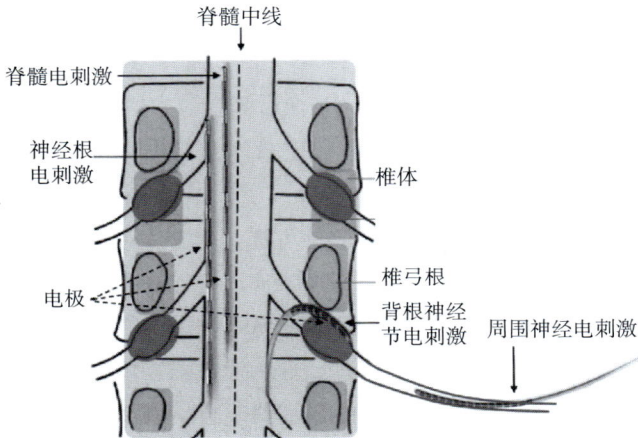

图 9-4　神经电刺激分类示意图（不同部位刺激）

3. 组成

神经电刺激系统由电极、脉冲发生器，以及植入体内的附属设备（延伸导线、固定锚）和体外程控设备组成（**图 9-5**）。

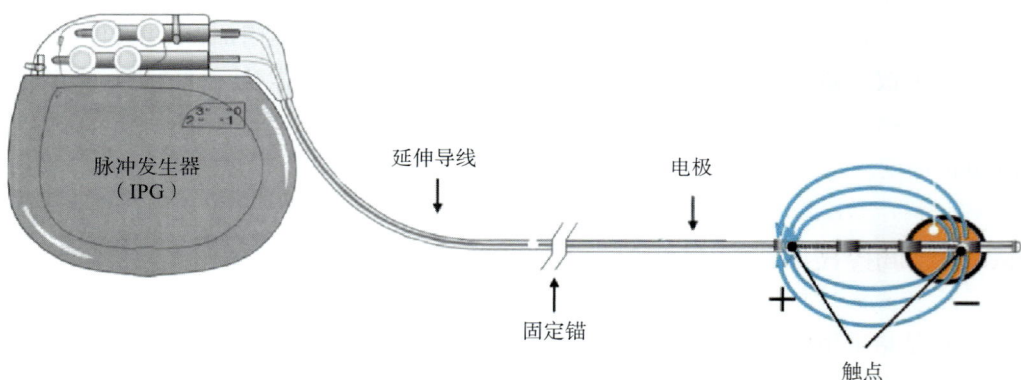

图 9-5 神经电刺激系统示意图（体内部分）

触点可自定义正负极，两级之间形成刺激电场。

4. 原理

（1）门控机制：SCS、PNS 均可通过刺激粗大的有髓纤维（Aβ）逆行抑制被刺激的脊髓节段细纤维（C 类纤维、Aδ 纤维）痛觉信息的接收，从而缓解疼痛。

（2）阻断脊髓丘脑通路的传导：SCS 可节段性地抑制疼痛的另一个理论是，刺激阻断了脊髓丘脑通路上的电化学信号传导。电流在通过脊髓局部时，受刺激的神经元可产生某些信息传导功能的改变，而这种改变主要表现为痛觉的神经传导功能受阻。

（3）脊髓以上机制的激活：刺激脊髓可使脊髓上位神经元发生变化，影响痛觉的传导或调制。

（4）交感传出神经的中枢抑制性机制：SCS 的血管舒张效应可能继发于 SCS 缓解疼痛后的效果，也可能继发于对细小的传入纤维的逆向影响，还可能继发于对中枢对交感神经从脊髓传出的神经生理机制的直接作用，另一种可能的机制是这种刺激促使血管舒张物质，如血管活性肽、P 物质或降钙素基因相关肽等释放。

（5）神经调质的激活或释放：有研究发现，SCS 后脑脊液中的肾上腺素、P 物质、GABA 和 5-羟色胺增多。也有证据表明，SCS 后部分患者脑脊液内 β-内啡肽和 β-促脂解素含量增加。

5. 应用范围

脊髓电刺激治疗作为慢性、顽固性疼痛的一种可选治疗方案，适用该疗法的患者原则上需符合：① 患者慢性疼痛有明确的病理学改变，疼痛疾病适合接受神经电刺激治疗；② 慢性疼痛持续 3 个月以上，且 VAS 评分超过 5 分；③ 经过传统的常规药物治疗、物理治疗及一般介入性治疗，疗效均不理想；④ 排除患者显著性心理、非治疗性药物依赖等方面的问题；⑤ 患者必须经过电刺激测试评估，并且测试结果有效（疼痛症状改善＞50%）；⑥ 在测试或植入系统之前必须获得完整的患者知情同意，且患者和（或）患者家属必须能够操作脊髓刺激系统的患者部分。

神经电刺激治疗主要用于治疗神经病理性疼痛及部分混合性疼痛，根据相关指南，下列疾病可从脊髓电刺激治疗中获益：背部手术失败综合征（FBSS）、复杂性局部疼痛综合征（CRPS）、周围神经损伤后持续性神经病理性疼痛、缺血性肢体疼痛（ischemic limb pain）、周围血管性疼痛（peripheral vascular disease pain）、顽固性心绞痛（refractory angina pectoris）、糖尿病神经病理性疼痛、脊髓损伤后神经病理性疼痛、带状疱疹后神经痛（PHN）、残肢痛（stump pain）和幻肢痛（phantom limb pain）、其他类型慢性顽固性神经病理性疼痛，以及部分混合性疼痛和癌痛。

6. 进展

用于疼痛治疗的神经电刺激技术发展迅速，就设备而言，经皮穿刺电极、DRGS专用电极、周围神经刺激注射电极、磁共振兼容电极等使得电极置入技术更加简单可靠，克服了传统电极的一些缺点；可充电脉冲发生器可以随体位自动调控，与磁共振兼容，便于临床使用。一些新型的刺激模式（如短阵快速脉冲刺激、高频刺激）在提高了疗效的同时也提高了患者的舒适感（患者无麻木等异常感觉）。

（二）鞘内靶控药物输注

1. 定义

鞘内靶控药物输注是将镇痛药物通过鞘内药物输注系统（intrathecal drug delivery system，IDDS）直接注入鞘内（蛛网膜下腔）缓解疼痛的技术。

2. 分类

根据药物输注泵是否可植入，目前临床常用的IDDS主要分为全植入式IDDS和部分植入式IDDS。

3. 组成

全植入式IDDS除了可植入式鞘内导管、导管固定锚和药物输注泵外，前者还包括体外程控仪和患者程控仪（图9-6）；部分植入式IDDS主要由可植入式鞘内导管和输注港（port）组成，通过蝶形无损伤针与体外PCA泵相连（图9-7）。

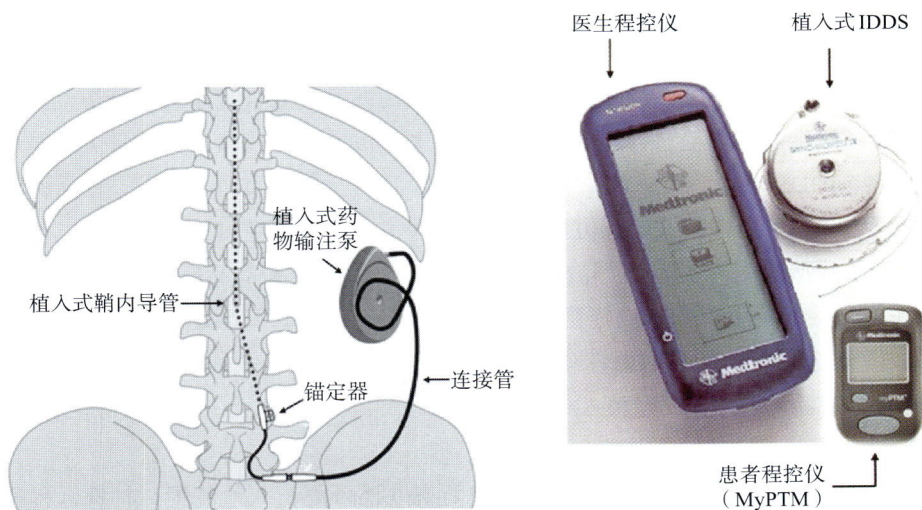

图9-6　全植入式IDDS示意图

A. 全植入式IDDS（体内部分）；B. 全植入式IDDS实物图

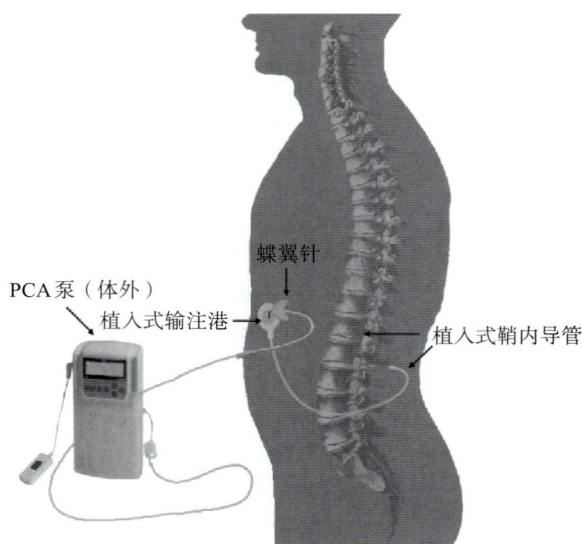

图 9-7　部分植入式 IDDS 示意图

4. 原理

将镇痛药物注入蛛网膜下腔，作用于脊髓背角神经元、神经突触相关受体（如阿片受体，α_2 肾上腺素受体）和离子通道（如 Na^+、Ca^+ 通道），可发挥高效镇痛作用。由于鞘内药物理化性质和对神经系统可能造成潜在毒性的限制，目前可用于鞘内镇痛的药物种类有限，根据相关指南，一线药物主要包括吗啡、齐考诺肽、氢吗啡酮；二线药物包括可乐定、布比卡因；三线药物包括芬太尼、舒芬太尼，以及其他药物（如罗哌卡因、右美托咪定等）。鞘内药物治疗可参考多镇痛药共识会议（Polyanalgesic Consensus Conference，PACC）制定的关于鞘内镇痛管理的专家共识。

5. 应用范围

（1）慢性非癌痛患者：经过康复、药物、微创介入、神经电刺激等多种跨学科方法治疗，仍存在严重的持续性疼痛的患者，可尝试接受长期鞘内药物治疗。目前，全植入式 IDDS 治疗的慢性疼痛主要包括各类神经系统疾病、神经病理和伤害感受混合型疼痛、复杂性局部疼痛综合征、手术后慢性疼痛综合征、神经根痛等。也有文献报道，慢性胰腺炎、骨关节炎、骨质疏松症等也可选择 IDDS 治疗。

（2）癌痛患者：采用多模式治疗方法，包括手术、化疗、放疗和药物治疗等，但癌痛未得到充分控制者，或接受阿片类药物等治疗虽有效但无法耐受其不良反应者，或自愿首选 IDDS 植入术治疗者均属于应用范围。癌痛患者预计生存期 < 3 个月，建议选择部分植入式 IDDS；预计生存期 3 ~ 6 个月者，可根据患者经济状况和意愿选择全植入式或部分植入式 IDDS；预计生存期超过 6 个月者，推荐使用全植入式 IDDS。

6. 进展

全植入式 IDDS 更加精确、小型化，优良的新型电池可更长久地使用，具备远程通信和调控功能；部分植入式 IDDS 可以通过远程 PCA 和互联网患者管理平台实现集中、安全管理，是未来发展的方向。而新型可供鞘内镇痛使用的药物应用依然不乐观，有待进一步研发。

第四节 慢性疼痛微创介入治疗的精确应用

一、原则

微创技术是治疗慢性疼痛的主要手段之一，是减少镇痛药物使用甚至停用药物的重要策略。精确应用微创治疗方法治疗慢性疼痛需遵循以下原则。

（1）诊断明确，即必须有明确的治疗靶点。结合病史、体征、体格检查和影像学检查确定治疗靶点，必要时可以通过诊断性神经阻滞帮助确认。

（2）适应证明确，即严格掌握各种微创治疗技术的适应证。

（3）精确的引导和操作，即采用合适的影像学引导方法，选择最佳路径、规范性手术操作，取得最好的疗效，造成最小的损伤和不良反应。

（4）精心的管理和维护，包括术前准备、术后管理，接受 SCS、IDDS 治疗的患者需要长期甚至是终身管理和维护。

二、慢性疼痛的阶梯治疗

一般状态下，微创介入治疗在药物或其他保守治疗无效或效果不佳的情况下实施（**图 9-8**）。如果仍然存在解剖学异常或残余病变，且具备手术指征，可以采取开放或微创修复手术。神经调控治疗适用于慢性顽固性疼痛。有研究报道，神经电刺激用于某些急性神经病理性疼痛，如急性/亚急性带状疱疹神经痛，可以有效缓解疼痛，减少带状疱疹后神经痛的发生率，取得了较好的临床效果。神经毁损主要用于脑神经（如半月神经节毁损治疗三叉神经痛）和内脏神经（如腹腔神经丛毁损治疗胰腺癌疼痛），而躯体神经一般不主张毁损性治疗。

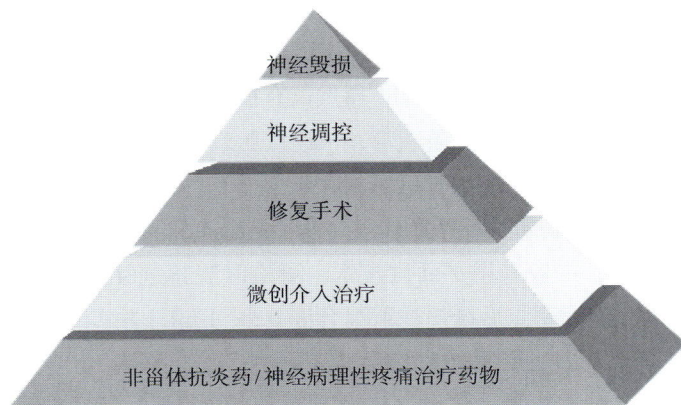

图 9-8 慢性疼痛治疗阶梯

三、慢性疼痛微创介入治疗方法的精确应用

微创介入治疗已广泛应用于各类慢性疼痛的治疗，包括慢性骨骼肌肉疼痛、慢性神经病理性疼痛、慢性脊柱源性疼痛和慢性癌症相关性疼痛等，其精确应用涉及疼痛诊断、治疗靶点的确定、引导方法和微创治疗技术的选择等（**图9-9**）。

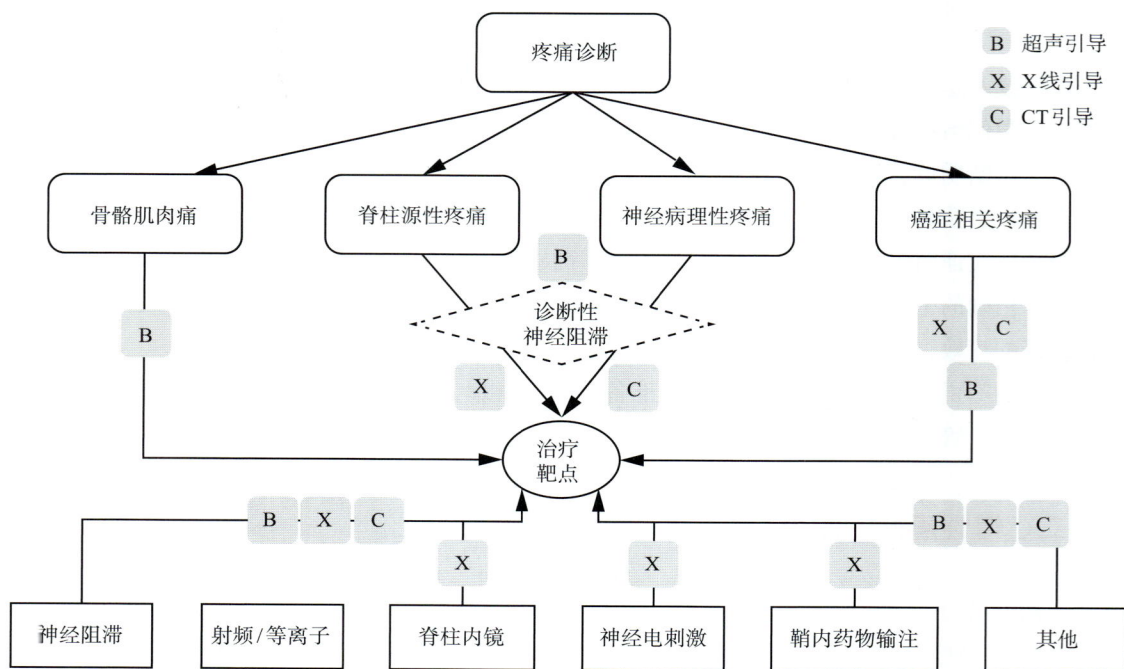

图9-9 慢性疼痛微创介入治疗的精确应用一般流程图

其他包括经皮三叉神经节球囊压迫术、经皮椎体成形术等。

（一）慢性肌肉骨骼疼痛的微创介入治疗

1. 激痛点注射术

（1）激痛点又称触发点、扳机点，按压该疼痛部位时会引起相应区域的牵涉痛，如股直肌的激痛点会引起髌前区域疼痛，不同于痛点（痛点仅有按压部位疼痛）。肌筋膜疼痛综合征往往存在一个或多个激痛点，可触及紧张性条索带，快速按压或针刺该点可以引起局部抽搐。

（2）肌肉、筋膜、韧带等软组织损伤区域缺血缺氧，产生炎症反应，释放5-羟色胺、缓激肽、P物质等炎症因子，刺激伤害性化学感受器，从而导致局部疼痛和远处的牵涉痛。

（3）超声引导下注射：一般采用平面内技术，可实时观察进针方向及进针路径有无血管、神经等重要组织。穿刺至治疗靶点后缓慢注射混合液0.5~1 ml，并实时观察药液扩散范围，使治疗更加精准有效。如腰背部肌筋膜疼痛综合征注射治疗时（**图9-10**），患者取侧卧位，触诊确定激痛点，低频探头横轴放置显示棘突、椎板、横突、竖脊肌、腰方肌、腰大肌，明确针尖需要到达的肌肉位置。

疼痛精确管理

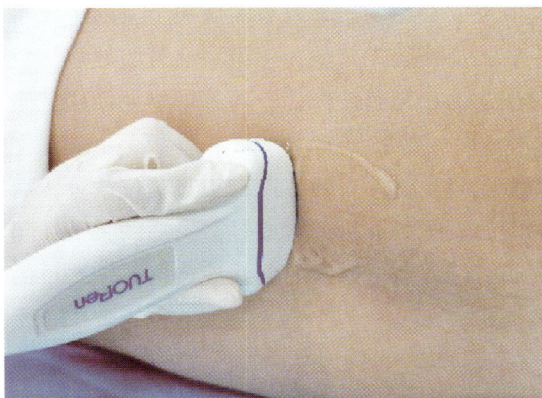

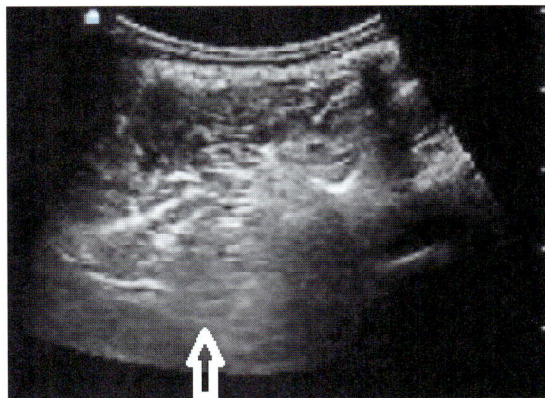

图 9-10　腰背部肌筋膜综合征的超声定位

↑：腰大肌。

2. 腱鞘注射术

（1）腱鞘是包裹在肌腱外面的鞘管，由纤维层和滑膜层两部分组成。纤维层位于外层，滑膜位于内层，为双层结构，内层包裹肌腱，外层贴于腱纤维层和骨面。

（2）腱鞘炎一般为一种无菌性炎症，常发生于四肢关节部位，原因包括反复活动劳损、免疫性损害、外伤等，导致腱鞘发生充血、水肿、增厚、粘连，出现疼痛和活动受限。

（3）超声引导下注射：在纵轴和横轴下通过超声观察病变肌腱，表现为增厚的腱鞘组织呈低回声，可伴血流信号增加，亦可观察到肌腱肿胀、肌腱下骨皮质不规则（**图 9-11**）。使用高频探头置于病变部位肌腱横轴上，平面外进针，实时引导下穿刺至腱鞘内，缓慢注射混合液 1～2 ml。

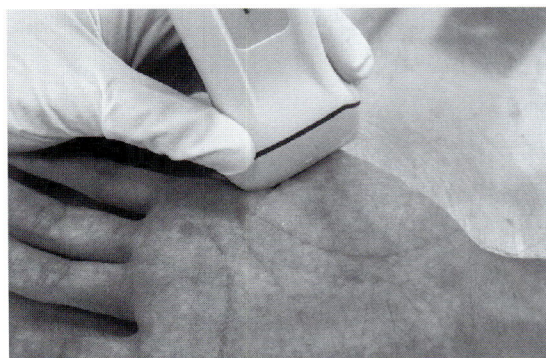

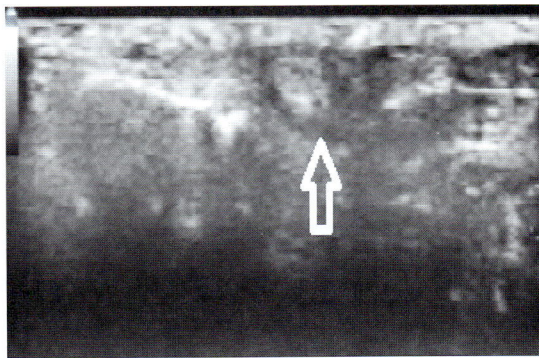

图 9-11　腱鞘的超声定位

↑：腱鞘。

3. 关节腔注射

（1）肩关节腔注射。

肩关节腔主要指盂肱关节构成的关节腔，由肩胛骨的关节盂和肱骨头组成，是人体运动范围最大、最灵活的关节。

肩关节表面覆以透明软骨及滑膜，容易发生关节炎症和退变。导致肩盂肱关节炎的主要疾病包括骨关节炎、风湿性关节炎、创伤后关节炎、肩袖损伤等，其他为感染、血管胶原病、色素沉着绒毛结节性滑膜炎、莱姆病等。可通过注射激素治疗无菌性炎症，而感染早期使用抗生素治疗可以获得较好的治疗效果。

超声定位：侧入路，患者坐位，前臂自然放置于同侧大腿。高频超声探头冠状位放置于肩峰外侧边缘，与肩胛骨稍成角。确认冈上肌腱及深面的盂肱关节，正常或轻微炎症的关节在超声下呈三明治结构，表现为高回声的滑囊壁和周围脂肪包绕着低回声的曲线液体层；较严重的炎症或肿胀可使关节囊内表现为无回声甚至高回声（**图 9-12**）。

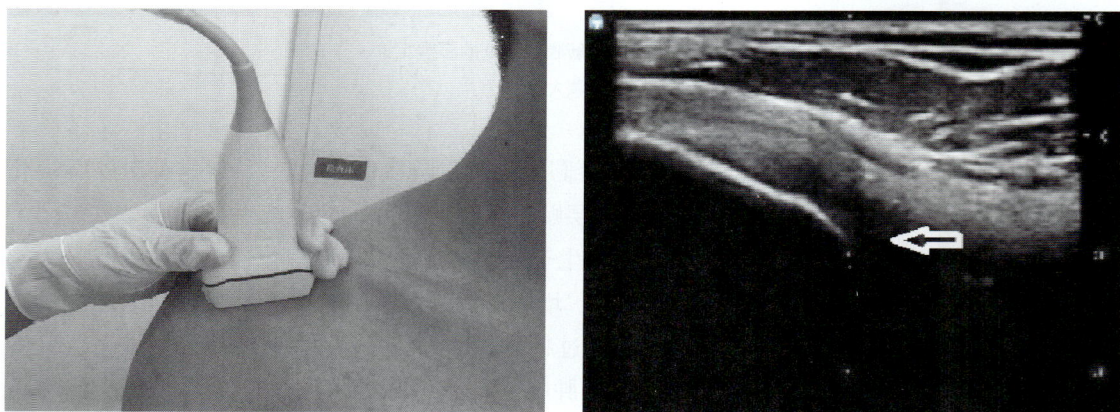

图 9-12　盂肱关节的超声定位

↑：关节腔。

超声引导下注射：确认好关节腔后，采用平面内技术，在探头外侧 1 cm 处进针，超声监测下调整进针方向直至针尖位于关节腔内，注射少量混合液，在关节腔内可观察到高回声旋涡，证实药物被注射入了关节腔内，随后缓慢注射完剩余药液共 2 ml。

（2）膝关节腔注射。

膝关节腔由股骨下端、胫骨上端以及髌骨组成，关节腔内包含前交叉韧带、后交叉韧带、内外侧半月板、滑膜等，其关节结构复杂、承重大，容易出现退变和损伤。

膝关节病变主要有膝关节骨关节炎、创伤性关节炎、痛风性关节炎、反应性关节炎、风湿性关节炎、类风湿关节炎、结核性或感染化脓性关节炎等，主要病理改变是滑膜受到化学、物理或生物性刺激，出现炎症，滑膜充血、水肿、渗出。膝关节腔注射一般针对无菌性炎症，感染性炎症也可注射抗生素等治疗。

超声定位：髌骨上入路，患者平卧位，伸直膝关节，高频超声探头纵向置于髌骨上，可清晰辨认股骨远端、髌骨、髌下脂肪垫、股前脂肪垫和髌上隐窝等；外侧入路，患者平卧，膝关节屈曲 70°～90°，高频超声探头沿长轴置于膝关节外侧，初步扫描，可见股骨和胫骨外侧边缘形成的三角形空间（**图 9-13**）。

疼痛精确管理

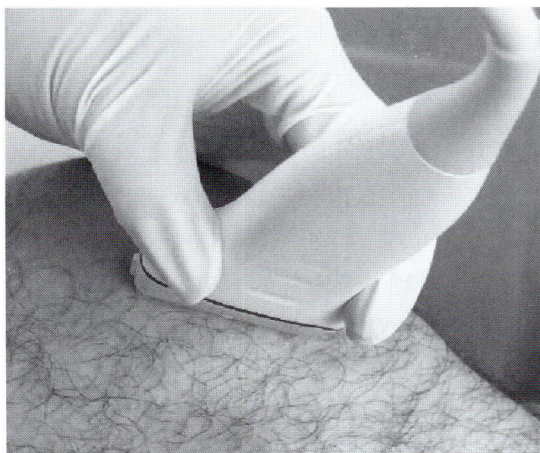

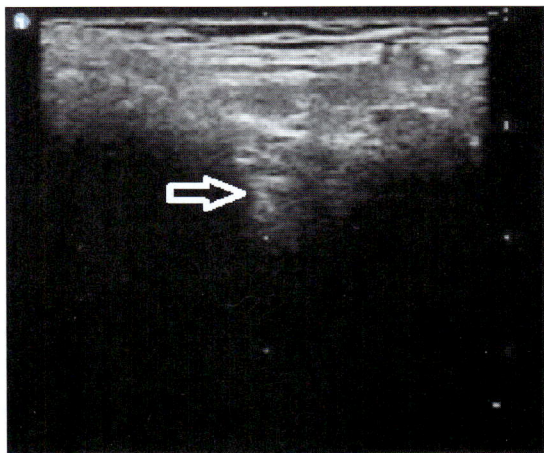

图 9-13　膝关节外侧入路超声定位

↑：关节腔。

　　超声引导下注射：髌骨上入路，确认好关节腔后，采用平面内进针，在探头外侧 1 cm 处进针，超声监测下调整进针方向直至针尖位于髌上隐窝，缓慢注射完混合液 2 ml；外侧入路，采用平面外进针，进针点位于探头中点偏上 1 cm，超声监测下调整进针方向直至针尖位于关节腔中心，注射药物无阻力感。

　　（3）指间关节腔注射。

　　指间关节由上一节指骨滑车和下一节指骨底构成，为滑车关节，表面覆以关节软骨，只能进行屈伸运动。

　　指间关节的软骨容易受到侵害导致关节炎症，从而产生疼痛及功能障碍。常见原因为骨性关节，其他原因包括感染、创伤、风湿免疫性疾病等。

　　超声定位：患者坐位，屈肘，前臂前伸，手自然放置，掌心向下。高频超声探头纵向置于患侧指间关节背侧表面，确认位于两节指骨间呈低回声的关节间隙（图 9-14）。

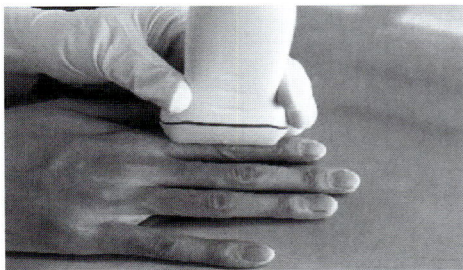

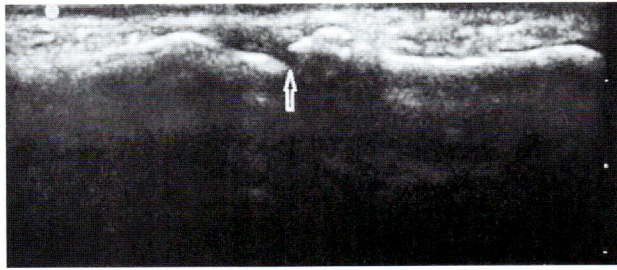

图 9-14　指间关节的超声定位

↑：指间关节。

　　超声引导下注射：确认好关节腔后，采用平面外技术，在探头外侧 1 cm 处进针，超声监测下调整进针方向直至针尖位于关节腔内，缓慢注射混合液 0.5 ml。

（二）慢性脊柱源性疼痛的微创介入治疗

1. 概述

脊柱源性疼痛是各种脊柱疾病导致疼痛的一种总称，常见的病因包括颈椎间盘突出、腰椎间盘突出、椎关节病变等。其疼痛机制主要包含以下 3 个方面：① 神经超敏，纤维环的破裂导致神经分布异常（数量异常和位置异常）；② 化学刺激，IL-1、IL-6、GM-CSF、NO、TNF-α 等炎症因子刺激；③ 力学刺激异常。主要临床表现为放射性以及内部的胀痛，可根据临床症状、体格检查、影像学检查（包括 X 线、MRI、CT 等），判断是否为脊柱疾病，尤其是椎间盘、椎间关节病变和椎管狭窄等，明确疼痛原因及疼痛责任节段。

2. 慢性脊柱源性疼痛微创介入治疗流程

慢性脊柱源性疼痛的微创介入治疗需要明确诊断，即疼痛的病因，通过病史、症状、体格检查和影像学检查一般可以确认，必要时可以通过诊断性神经阻滞、椎间盘造影术进一步确认。通常在物理、药物等保守治疗无效的情况下可考虑微创介入治疗，常用的方法包括选择性神经（根）阻滞（如侧隐窝、脊神经后支注射术）或射频治疗、椎间盘射频热凝、等离子消融、激光汽化、臭氧和胶原酶注射术、经皮内镜髓核摘除术、经皮椎体成形术等。为了治疗精确，其一般流程（**图 9-15**）包括治疗靶点的确定、影像学引导和微创技术的选择等。

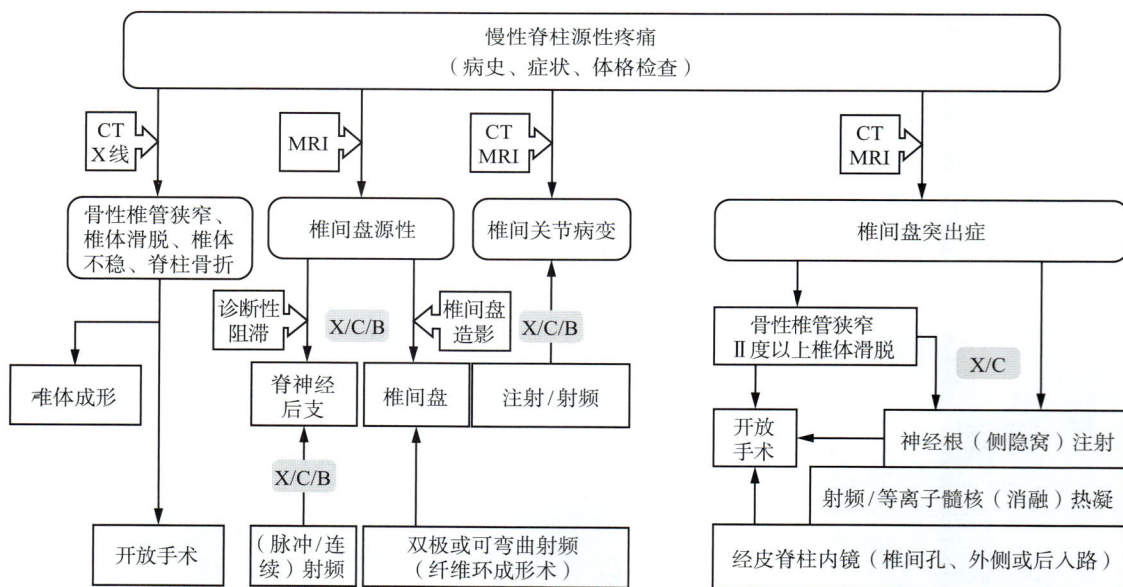

B—超声引导；C—CT引导；X—X线引导。

图 9-15　慢性脊柱源性疼痛微创介入治疗流程图

（三）慢性神经病理性疼痛的微创介入治疗

1. 概述

慢性神经病理性疼痛（CNP）是指由躯体感觉神经系统损伤或疾病所引起的慢性疼痛。确诊为 CNP 需要有神经系统损伤或疾病的病史，且躯体感觉神经系统参与的阴性感觉症状或体征（如感觉下降或消失）和阳性感觉症状或体征（如痛觉超敏或痛觉过敏）必须与受累神经结构的支配区域相对应。CNP 又可分为慢性周围神经病理性疼痛（chronic peripheral neuropathic pain，CPNP）（如三叉神经痛、周围神经损伤所致疼痛、痛性多发性神经病、带状疱疹后神经痛、痛性神经根病变等），以及慢性中枢神经病理性疼痛（chronic central neuropathic pain，CCNP）（如脊髓或脑损伤导致的神经病理性疼痛、卒中后中枢痛、多发性硬化症所致的神经病理性疼痛）。

2. 慢性神经病理性疼痛的微创治疗流程

慢性神经病理性疼痛的微创治疗包括神经阻滞、射频调节、神经电刺激（外周神经、脊髓电刺激等）和鞘内药物输注系统植入术等。由于相当多的顽固性神经病理性疼痛病因并不明确，或虽明确但治疗困难，因此微创介入治疗发展迅速，越来越得到重视与应用。为了达到精确治疗的目的，需要影像学引导和定位。用于引导和定位的影像学技术包括 CT、X 线和超声（**图 9-16**）。

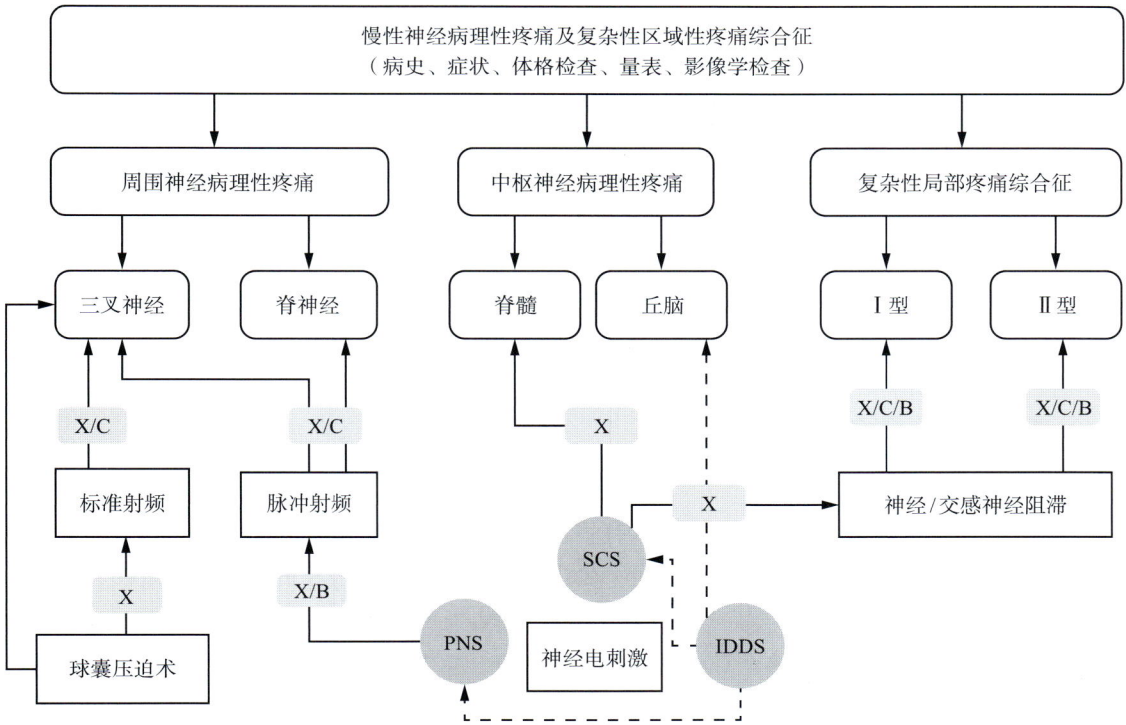

B—超声引导；C—CT引导；X—X线引导；SCS—脊髓电刺激；PNS—周围神经电刺激；IDDS—鞘内药物输注系统。

图 9-16 慢性神经病理性疼痛及复杂性局部疼痛综合征微创介入治疗流程图

神经电刺激是一类非破坏性的可逆性的神经调节技术，是当今疼痛治疗领域，尤其是神经病理性疼痛治疗中一项重要的微创技术。当 CNP 患者经保守治疗或其他微创介入治疗效果不满意时，可考虑神经电刺激治疗，其中最为常用技术为 SCS 和 PNS。SCS 对局灶性肢体疼痛效果最好，对轴性腰痛或其他累及中线区域的疼痛（例如会阴）治疗效果不佳。当前脊髓电刺激在背部手术失败综合征（FBSS）和复杂性局部疼痛综合征（CRPS）的临床治疗中应用最多，其他适应证还包括缺血性肢体痛、带状疱后疹神经痛、脊髓或外周神经损伤后 NP 等。神经电刺激的治疗流程（**图 9–17**）包括患者选择、测试治疗、IPG 植入及患者长期管理。

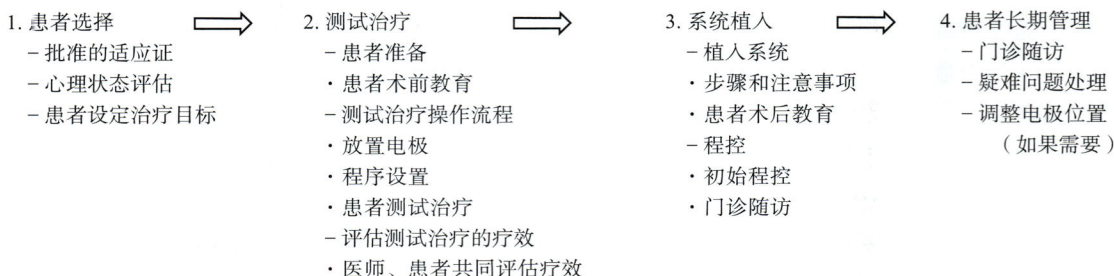

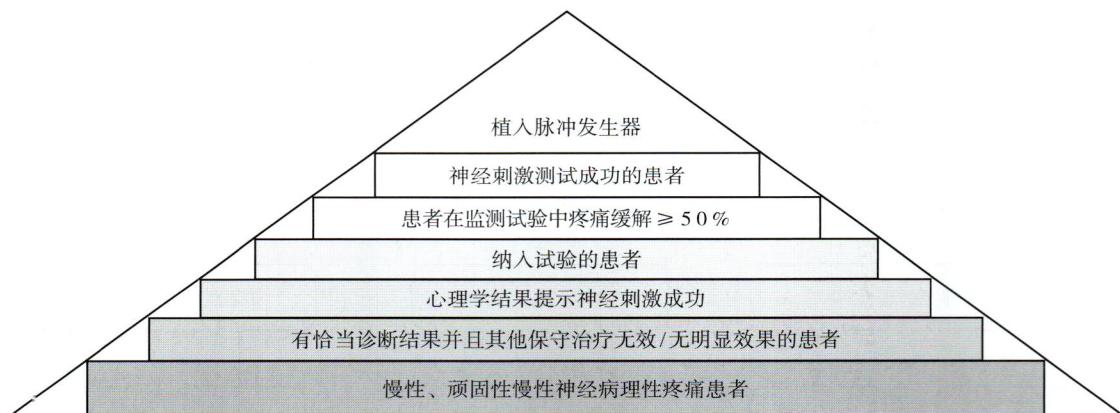

1. 患者选择 ⇨
  – 批准的适应证
  – 心理状态评估
  – 患者设定治疗目标

2. 测试治疗 ⇨
  – 患者准备
  · 患者术前教育
  – 测试治疗操作流程
  · 放置电极
  · 程序设置
  · 患者测试治疗
  – 评估测试治疗的疗效
  · 医师、患者共同评估疗效

3. 系统植入 ⇨
  – 植入系统
  · 步骤和注意事项
  · 患者术后教育
  – 程控
  · 初始程控
  · 门诊随访

4. 患者长期管理
  – 门诊随访
  – 疑难问题处理
  – 调整电极位置
    （如果需要）

植入脉冲发生器

神经刺激测试成功的患者

患者在监测试验中疼痛缓解 ≥ 50%

纳入试验的患者

心理学结果提示神经刺激成功

有恰当诊断结果并且其他保守治疗无效/无明显效果的患者

慢性、顽固性慢性神经病理性疼痛患者

图 9–17　神经电刺激治疗慢性神经病理性疼痛流程图

（四）癌痛的微创介入治疗

1. 概述

癌痛患者何时采取微创介入治疗一直有争议。大多数临床医师认为，微创介入治疗不应该是药物"三阶梯"治疗无效或效果不佳时才做出的选择，而应该将其贯穿于"三阶梯"治疗的全过程。微创介入治疗是对药物"三阶梯"治疗的有益补充。但对不同的癌痛患者，应当进行全面详细的评估，包括患者的全身状态，肿瘤的位置、类型，抗肿瘤治疗的效果和肿瘤的进展情况；疼痛的部位、类型和"三阶梯"药物镇痛治疗的效果、药物的不良反应以及患者对不良反应的耐受情况；患者预计生存期、家庭经济状况等。应用原则是微创介入治疗对癌痛患者来说是利大于弊的，而且应该优先选择患者躯体上可以耐受、经济上可以承受的治疗技术。

2. 慢性癌症相关性疼痛的微创介入治疗流程

目前临床治疗癌痛常用的微创介入治疗技术包括神经阻滞（毁损）术（如腹腔神经丛、上腹下神经丛、奇神经节毁损术等）、鞘内药物输注植入术、经皮椎体成形术等，通过影像学的引导，可以做到安全可靠、治疗精确且并发症少（图9-18）

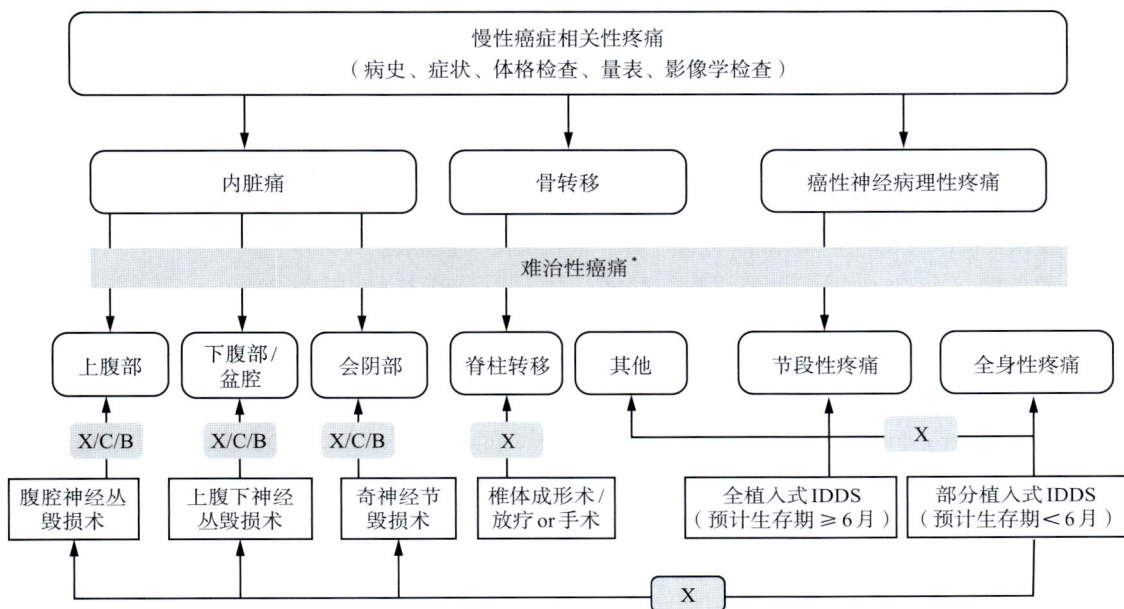

B—超声引导；C—CT引导；X—X线引导；IDDS—鞘内药物输注系统；*指由肿瘤本身或肿瘤治疗相关因素导致的中、重度疼痛，经过规范化药物治疗1~2周，患者疼痛缓解仍不满意和（或）不良反应不可耐受。

图9-18　慢性癌症相关性疼痛的微创介入治疗流程图

IDDS用于癌性疼痛的治疗有数十年的历史，与传统的阿片类药物给药途径相比，ITDD具有效力高、不良反应小的优势，并且随着鞘内注射新型药物的不断开发和鞘内给药装置的不断改进，ITDD成为控制癌性疼痛，尤其是顽固性癌痛的重要治疗方法。ITDD常用药物包括吗啡、齐考诺肽、氢吗啡酮、布比卡因、可乐定等，具体可参考PACC关于鞘内镇痛管理的专家共识。PACC共识认为，IDDS适用于"肿瘤直接侵袭导致或与化疗相关的癌痛，以及阿片类药物全身给药效果不佳或不能耐受不良反应的患者"。

（金毅　刘红军　程祝强）

参考文献

［1］　McGraw J K. Interventional radiology of the spine : image-guided pain therapy［M］. Totowa: Humana Press, 2004.

［2］　Soloman M, Mekhail M N, Mekhail N. Radiofrequency treatment in chronic pain［J］. Expert Rev Neurother, 2010,10(3):469-474.

［3］　黄宇光, 徐建国.神经病理性疼痛临床诊疗学［M］.北京:人民卫生出版社, 2010.

［4］　Narouze S N. Atlas of ultrasound-guided procedures in interventional pain management［M］. New York: Springer, 2011.

［5］　Helen L, O'Donnell B D, Moore E. Nerve localization techniques for peripheral nerve block and possible future directions［J］. Acta Anaesthesiol Scand, 2015,59(8):962-974.

［6］　Kirksey M A, Haskins S C, Cheng J, et al. Local anesthetic peripheral nerve block adjuvants for prolongation of analgesia: a systematic qualitative review［J/OL］. PLoS One, 2015,10(9): e0137312.

［7］　Manchikanti L, Boswell M V, Hirsch J A. Innovations in interventional pain management of chronic spinal pain［J］. Expert Rev Neurother, 2016,16(9):1033-1042.

［8］　王昆, 王杰军.难治性癌痛诊断与治疗［M］.北京:人民卫生出版社, 2017.

［9］　杜冬萍, 许华.超声引导下疼痛注射治疗［M］.上海:上海科学技术出版社, 2017.

［10］　中国抗癌协会癌症康复与姑息治疗专业委员会(CRPC)难治性癌痛学组.难治性癌痛专家共识(2017年版)［J］.中国肿瘤临床, 2017, 44(16):787-793.

［11］　Deer T R, Pope J E, Hayek S M, et al. The Polyanalgesic Consensus Conference (PACC): recommendations on intrathecal drug infusion systems best practices and guidelines［J］. Neuromodulation, 2017,20(2): 96-132.

［12］　Yokoyama M. The history and the future of peripheral nerve block［J］. Masui, 2017,66(3):235-240.

［13］　Vanneste T, Van Lantschoot A, Van Boxem K, et al. Pulsed radiofrequency in chronic pain［J］. Curr Opin Anaesthesiol, 2017,30(5):577-582.

［14］　Deer T R, Hayek S M, Pope J E, et al. The Polyanalgesic Consensus Conference (PACC): recommendations for trialing of intrathecal drug delivery infusion therapy［J］. Neuromodulation, 2017,20(2):133-154.

［15］　Zilliox L A. Neuropathic Pain［J］. Continuum(Minneap Minn), 2017,23(2):512-532.

［16］　Candido K D, Kusper T M, Knezevic N N. New cancer pain treatment options［J］. Curr Pain Headache Rep, 2017,21(2):12.

［17］　金毅, 李伟彦.疼痛病学诊疗手册:手术与创伤后疼痛病分册［M］.北京:人民卫生出版社, 2018.

［18］　Jenkins H J, Downie A S, Moore C S, et al. Current evidence for spinal X-ray use in the chiropractic profession: a narrative review［J］. Chiropr Man Therap, 2018,26:48.

［19］　Sdrulla A D, Guan Y, Raja S N. Spinal cord stimulation: clinical efficacy and potential mechanisms［J］. Pain Pract, 2018,18(8):1048-1067.

［20］　Malfliet A, Kregel J, Coppieters I, et al. Effect of pain neuroscience education combined with cognition-targeted motor control training on chronic spinal pain: a randomized clinical trial［J］. JAMA Neurol, 2018,75(7):808-817.

［21］　Fallon M, Giusti R, Aielli F, et al, Management of cancer pain in adult patients: ESMO Clinical Practice Guidelines［J］. Ann Oncol, 2018,29(4):iv166-iv191.

［22］　Chen Z, Zhang L, Dong J, et al. Percutaneous transforaminal endoscopic discectomy compared with microendoscopic discectomy for lumbar disc herniation: 1-year results of an ongoing randomized controlled trial［J］. J Neurosurg Spine, 2018,28(3):300-310.

［23］　肖礼祖, 金毅.经皮脊髓电刺激植入术［M］.北京:清华大学出版社, 2019.

［24］冯智英，吕岩.鞘内连续输注系统植入术［M］.北京:清华大学出版社，2019.

［25］Orhurhu V, Akinola O, Grandhi R, et al. Radiofrequency ablation for management of shoulder pain［J］. Curr Pain Headache Rep, 2019,23(8):56.

［26］Mayer H M. A history of endoscopic lumbar spine surgery: what have we learnt［J/OL］. Biomed Res Int, 2019, 2019:4583943.

［27］Jensen M P, Brownstone R M. Mechanisms of spinal cord stimulation for the treatment of pain: still in the dark after 50 years［J］. Eur J Pain, 2019,23(4):652-659.

［28］Rock A K, Truong H, Park Y L, et al. Spinal cord stimulation［J］. Neurosurg Clin N Am, 2019, 30(2):169-194.

［29］Furlow B. CT-Guided Interventional Radiology［J］. Radiol Technol, 2019,90(6): 581CT-597CT.

［30］Guo Z, Wang Z, Li K, et al. Unconventional facial entry points confirmed using a 3D CT reconstruction-guided stereotactic approach to radiofrequency thermocoagulation for the treatment of trigeminal neuralgia: a series of case reports［J］. Pain Med, 2019,20(8): 1551-1558.

［31］Du Y, Wangrao K, Liu L, et al. Quantification of image artifacts from navigation markers in dynamic guided implant surgery and the effect on registration performance in different clinical scenarios［J］. Int J Oral Maxillofac Implants, 2019,34(3):726-736.

［32］Aksu C, Akay M A, Şen M C, et al. Ultrasound-guided dorsal penile nerve block vs neurostimulator-guided pudendal nerve block in children undergoing hypospadias surgery: A prospective, randomized, double-blinded trial［J］. Paediatr Anaesth, 2019,29(10):1046-1052.

［33］Ruetten S, Komp M. The trend towards full-endoscopic decompression: current possibilities and limitations in disc herniation and spinal stenosis［J］. Der Orthopade, 2019,48(1):69-76.

［34］Kochanski R B, Lombardi J M, Laratta J L, et al. Image-guided navigation and robotics in spine surgery［J］. Neurosurgery, 2019,84(6):1179-1189.

［35］Ahn Y, Lee S G, Son S, et al. Transforaminal endoscopic lumbar discectomy versus open lumbar microdiscectomy: a comparative cohort study with a 5-year follow-up［J］. Pain Physician, 2019,22(3):295-304.

［36］Kolcun J P G, Brusko G D, Basil G W, et al. Endoscopic transforaminal lumbar interbody fusion without general anesthesia: operative and clinical outcomes in 100 consecutive patients with a minimum 1-year follow-up［J］. Neurosurg Focus, 2019,46(4):E14.

［37］Bretelle F, Fabre C, Golka M, et al. capacitive-resistive radiofrequency therapy to treat postpartum perineal pain: a randomized study［J/OL］. PLoS One, 2020,15(4):e0231869.

［38］Moore D, Galvin D, Conroy M J, et al. Characterisation of the effects of pulsed radio frequency treatment of the dorsal root ganglion on cerebrospinal fluid cellular and peptide constituents in patients with chronic radicular pain: a randomised, triple-blinded, controlled trial［J/OL］. J Neuroimmunol, 2020,343:577219.

［39］Sun F, Liang Q, Yan M, et al. Unilateral laminectomy by endoscopy in central lumbar canal spinal stenosis: technical note and early outcomes［J/OL］. Spine (Phila Pa 1976), 2020,45(14):E871-E877.

［40］Brusko G D, Wang M Y. Endoscopic lumbar interbody fusion［J］. Neurosurg Clin N Am, 2020,31(1):17-24.

［41］De Andrés J, Rubio-Haro R, De Andres-Serrano C, et al. Intrathecal drug delivery［J］. Methods Mol Biol, 2020,2059:75-108.

［42］Prologo J D. An introduction to advanced interventional pain management［J］. Tech Vasc Interv Radiol, 2020,23(4):100697.

9

[43] Labaran L, Jain N, Puvanesarajah V, et al. A retrospective database review of the indications, complications, and incidence of subsequent spine surgery in 12,297 spinal cord stimulator patients [J]. Neuromodulation, 2020, 23(5):634-638.

[44] Edjlali M, Ploton L, Maurage C A, et al. Intraoperative MRI and FLAIR analysis: implications for low-grade glioma surgery [J]. J Neuroradiol, 2021,48(1):61-64.

[45] Wagner R, Haefner M. Indications and contraindications of full-endoscopic interlaminar lumbar decompression [J]. World Neurosurg, 2021,145(1):657-662.

[46] Varshney V, Osborn J, Chaturvedi R, et al. Advances in the interventional management of neuropathic pain [J]. Ann Transl Med, 2021,9(2)187.

[47] Chung A S, McKnight B, Wang J C. Scientific view on endoscopic spine surgery: can spinal endoscopy become a mainstream surgical tool [J]. World Neurosurg, 2021,145:708-711.

[48] Berger A A, Liu Y, Possoit H, et al. Dorsal root ganglion (DRG) and chronic pain [J/OL]. Anesth Pain Med, 2021,11(2):e113020.

[49] Fontaine D. Spinal cord stimulation for neuropathic pain [J]. Rev Neurol (Paris), 2021,177(7):838-842.

[50] Finnerup N B, Kuner R, Jensen T S. Neuropathic pain: from mechanisms to treatment [J]. Physiol Rev, 2021,101(1):259-301.

第十章
头面部疼痛的精确诊疗

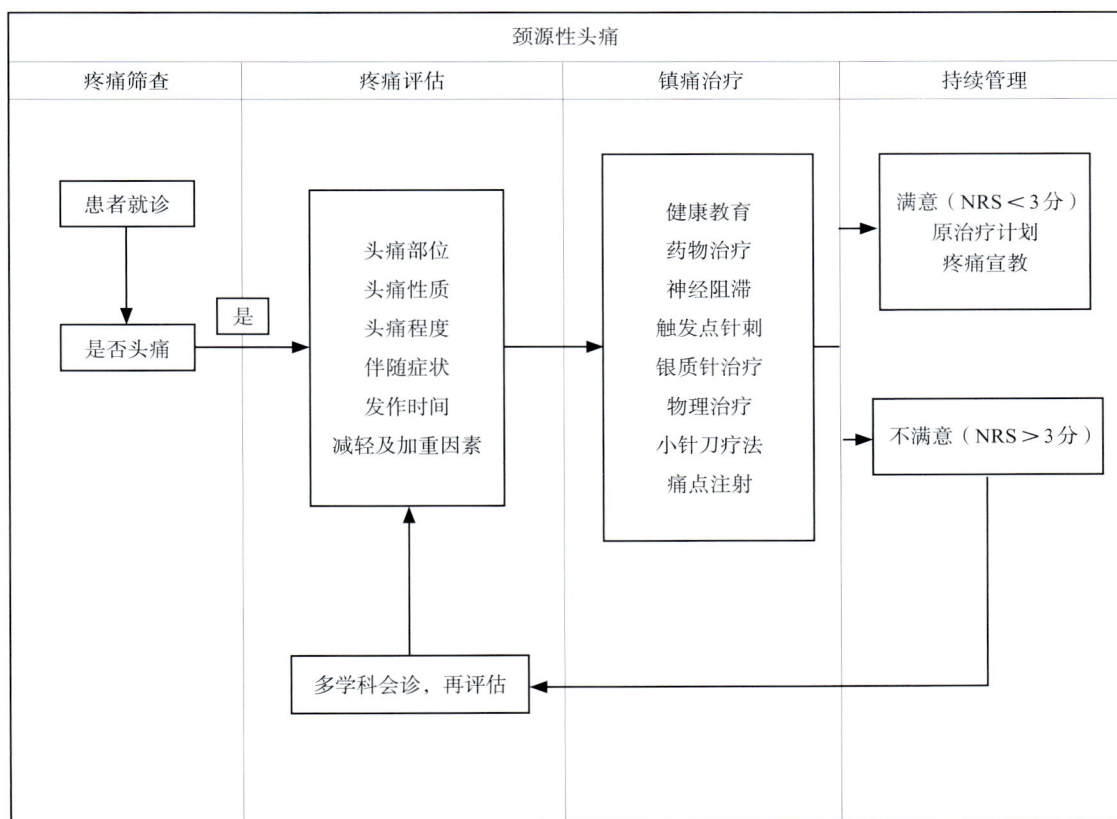

颈源性头痛			
疼痛筛查	疼痛评估	镇痛治疗	持续管理

患者就诊 → 是否头痛 —是→ 头痛部位 / 头痛性质 / 头痛程度 / 伴随症状 / 发作时间 / 减轻及加重因素 → 健康教育 / 药物治疗 / 神经阻滞 / 触发点针刺 / 银质针治疗 / 物理治疗 / 小针刀疗法 / 痛点注射

满意（NRS＜3分）原治疗计划 疼痛宣教

不满意（NRS＞3分）

多学科会诊，再评估

颈源性头痛诊疗流程

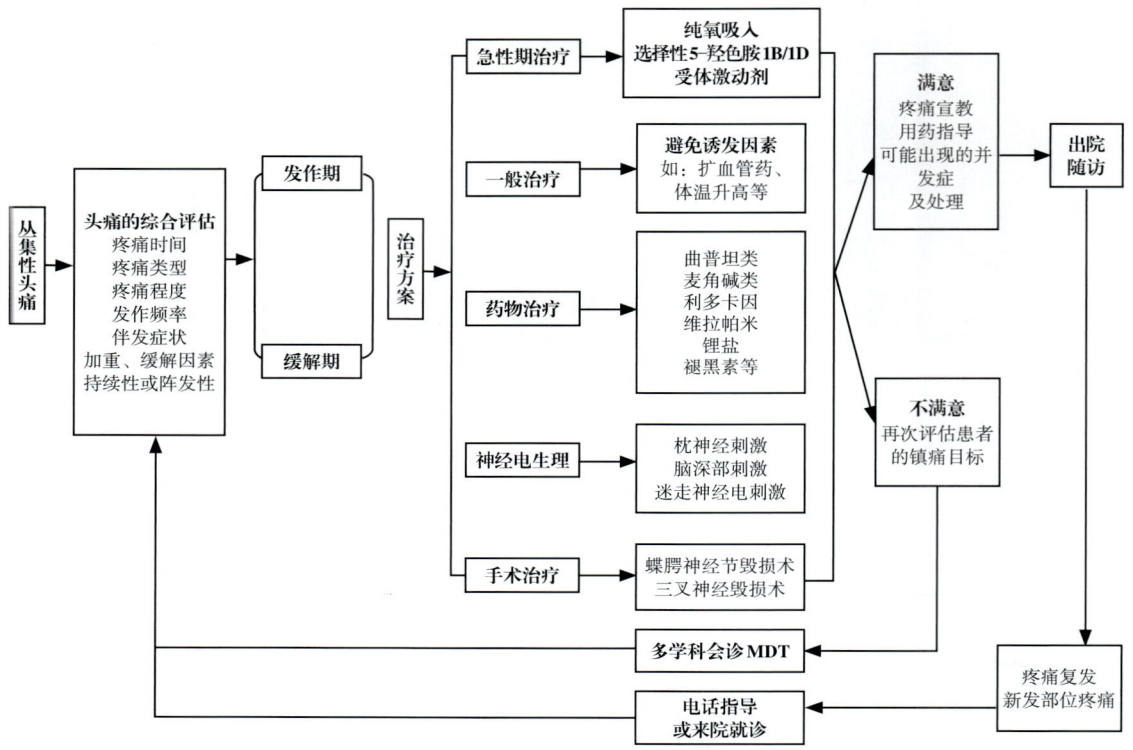

丛集性头痛诊疗流程

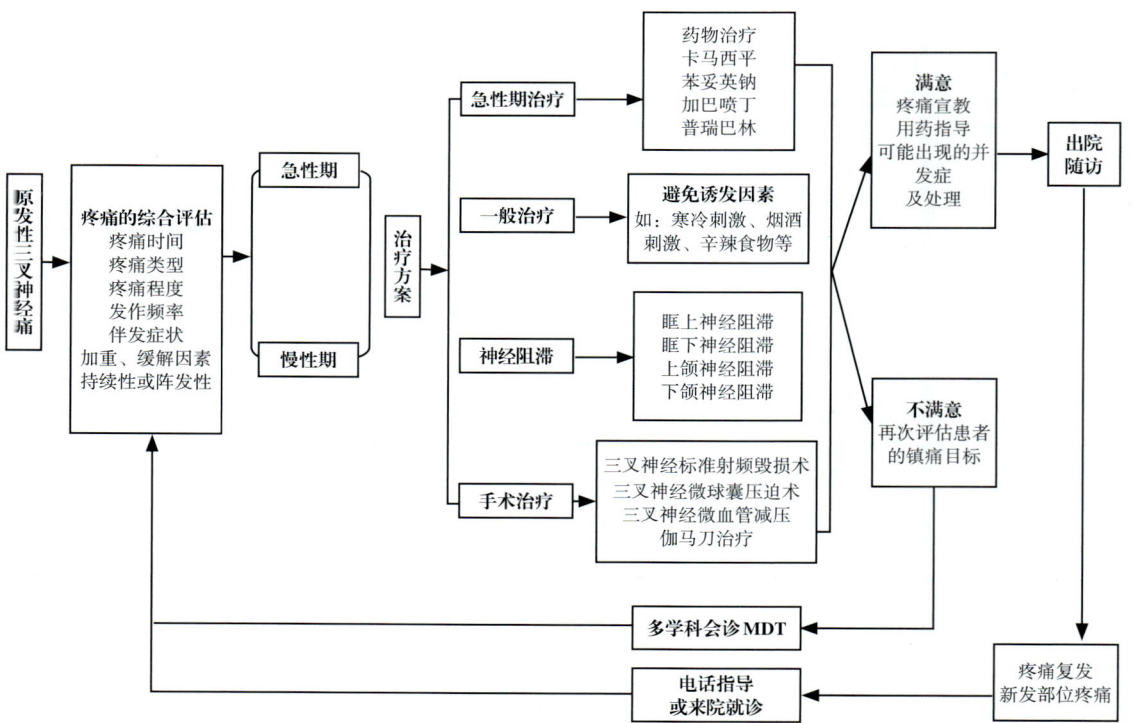

```
丛集性头痛 → 头痛的综合评估
              疼痛时间
              疼痛类型
              疼痛程度
              发作频率
              伴发症状
              加重、缓解因素
              持续性或阵发性

发作期 / 缓解期 → 治疗方案
```

治疗方案分支：

- 急性期治疗 → 纯氧吸入 选择性5-羟色胺1B/1D 受体激动剂
- 一般治疗 → **避免诱发因素** 如：扩血管药、体温升高等
- 药物治疗 → 曲普坦类 麦角碱类 利多卡因 维拉帕米 锂盐 褪黑素等
- 神经电生理 → 枕神经刺激 脑深部刺激 迷走神经电刺激
- 手术治疗 → 蝶腭神经节毁损术 三叉神经毁损术

满意
疼痛宣教
用药指导
可能出现的并发症及处理 → 出院随访

不满意
再次评估患者的镇痛目标

多学科会诊 MDT

电话指导或来院就诊

疼痛复发 新发部位疼痛

丛集性头痛诊疗流程

三叉神经痛诊疗流程

```
原发性三叉神经痛 → 疼痛的综合评估
                    疼痛时间
                    疼痛类型
                    疼痛程度
                    发作频率
                    伴发症状
                    加重、缓解因素
                    持续性或阵发性

急性期 / 慢性期 → 治疗方案
```

治疗方案分支：

- 急性期治疗 → 药物治疗 卡马西平 苯妥英钠 加巴喷丁 普瑞巴林
- 一般治疗 → **避免诱发因素** 如：寒冷刺激、烟酒刺激、辛辣食物等
- 神经阻滞 → 眶上神经阻滞 眶下神经阻滞 上颌神经阻滞 下颌神经阻滞
- 手术治疗 → 三叉神经标准射频毁损术 三叉神经微球囊压迫术 三叉神经微血管减压 伽马刀治疗

满意
疼痛宣教
用药指导
可能出现的并发症及处理 → 出院随访

不满意
再次评估患者的镇痛目标

多学科会诊 MDT

电话指导或来院就诊

疼痛复发 新发部位疼痛

三叉神经痛诊疗流程

212

疼痛精确管理

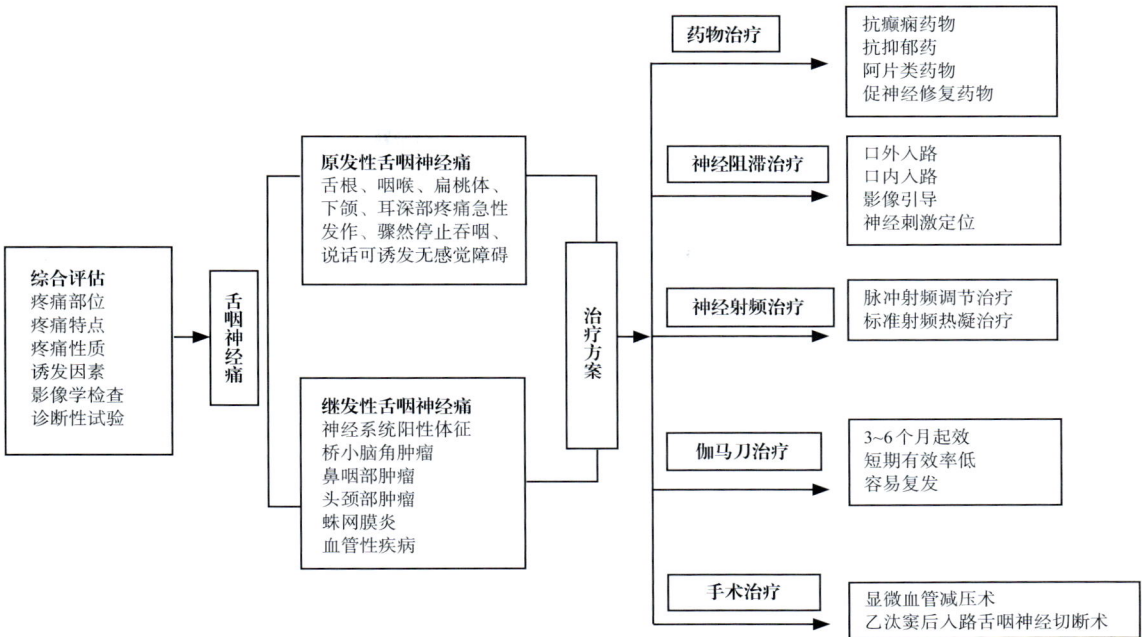

舌咽神经痛诊疗流程

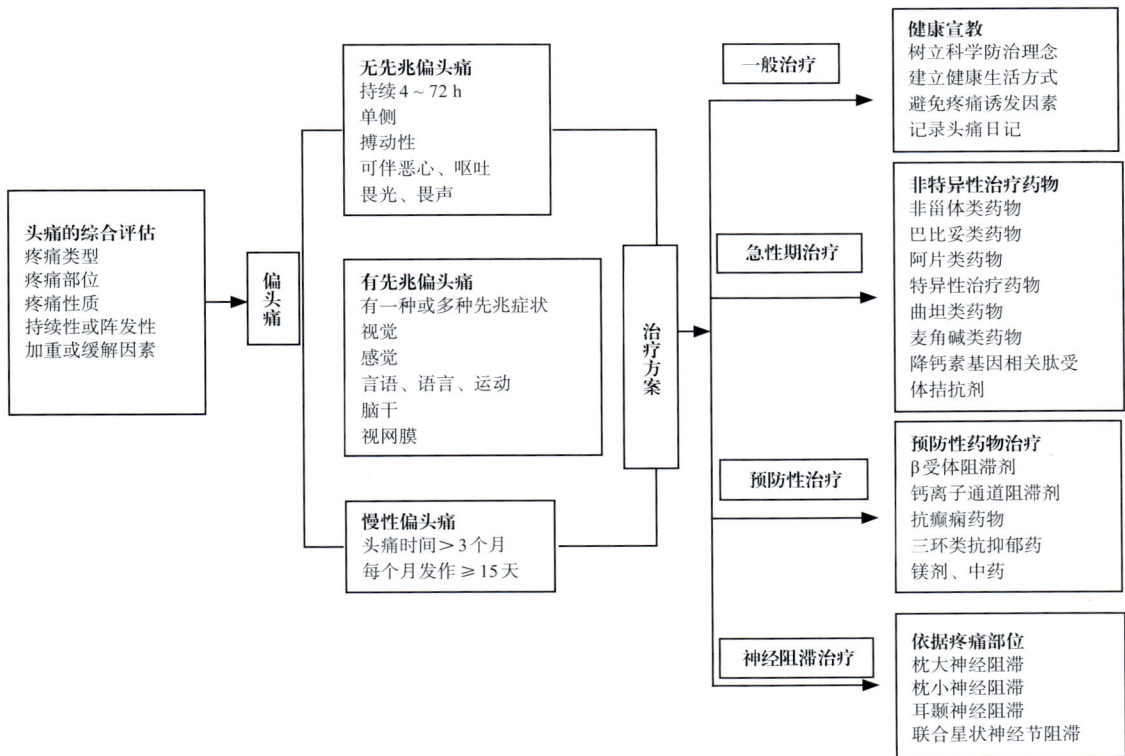

```
综合评估          舌      原发性舌咽神经痛
疼痛部位          咽      舌根、咽喉、扁桃体、                              药物治疗      抗癫痫药物
疼痛特点          神      下颌、耳深部疼痛急性                                          抗抑郁药
疼痛性质          经      发作、骤然停止吞咽、                                          阿片类药物
诱发因素          痛      说话可诱发无感觉障碍                                          促神经修复药物
影像学检查                                                治
诊断性试验                                                疗      神经阻滞治疗   口外入路
                                                         方                   口内入路
                                                         案                   影像引导
                  继发性舌咽神经痛                                             神经刺激定位
                  神经系统阳性体征
                  桥小脑角肿瘤                              神经射频治疗   脉冲射频调节治疗
                  鼻咽部肿瘤                                              标准射频热凝治疗
                  头颈部肿瘤
                  蛛网膜炎                                 伽马刀治疗     3~6个月起效
                  血管性疾病                                              短期有效率低
                                                                          容易复发

                                                         手术治疗      显微血管减压术
                                                                       乙状窦后入路舌咽神经切断术
```

舌咽神经痛诊疗流程

偏头痛诊疗流程

```
头痛的综合评估    偏    无先兆偏头痛                              一般治疗      健康宣教
疼痛类型          头    持续4~72 h                                            树立科学防治理念
疼痛部位          痛    单侧                                                  建立健康生活方式
疼痛性质                搏动性                                                避免疼痛诱发因素
持续性或阵发性          可伴恶心、呕吐                                         记录头痛日记
加重或缓解因素          畏光、畏声
                                                                  非特异性治疗药物
                                                         急性期治疗   非甾体类药物
                  有先兆偏头痛                                           巴比妥类药物
                  有一种或多种先兆症状                                    阿片类药物
                  视觉                          治                      特异性治疗药物
                  感觉                          疗                      曲坦类药物
                  言语、语言、运动              方                      麦角碱类药物
                  脑干                          案                      降钙素基因相关肽受
                  视网膜                                                体拮抗剂

                                                                  预防性药物治疗
                                                         预防性治疗   β受体阻滞剂
                                                                      钙离子通道阻滞剂
                  慢性偏头痛                                          抗癫痫药物
                  头痛时间>3个月                                      三环类抗抑郁药
                  每个月发作≥15天                                     镁剂、中药

                                                                  依据疼痛部位
                                                         神经阻滞治疗  枕大神经阻滞
                                                                      枕小神经阻滞
                                                                      耳颞神经阻滞
                                                                      联合星状神经节阻滞
```

偏头痛诊疗流程

10

蝶腭神经痛

```
患者就诊
```

疼痛综合评估
疼痛的部位
疼痛的性质
疼痛持续时间
疼痛加重或缓解的因素
疼痛伴随症状

疼痛发作期 → 治疗方案

疼痛缓解期 → 治疗方案

疼痛发作 → 合理作息 / 适当有氧运动 / 避免受凉及劳累

MDT 多学科会诊

药物治疗：1.抗癫痫类药物
卡马西平
加巴喷丁
普瑞巴林
2.神经营养药物
甲钴胺，神经妥乐平

神经阻滞治疗
神经毁损：
药物或射频毁损
立体定向放射治疗
蝶腭神经切断术

疼痛缓解
出院宣教
用药及功能锻炼指导
可能并发症及药物副作用处理

疼痛缓解不佳
评估患者疼痛缓解目标

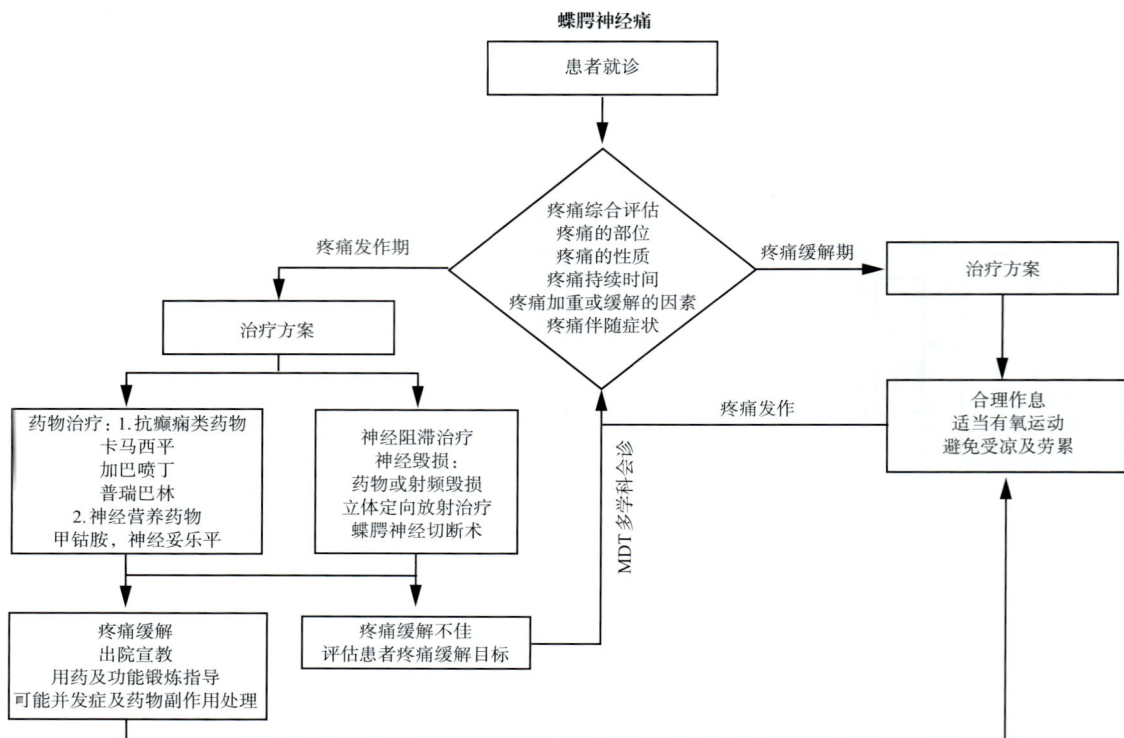

蝶腭神经痛诊疗流程

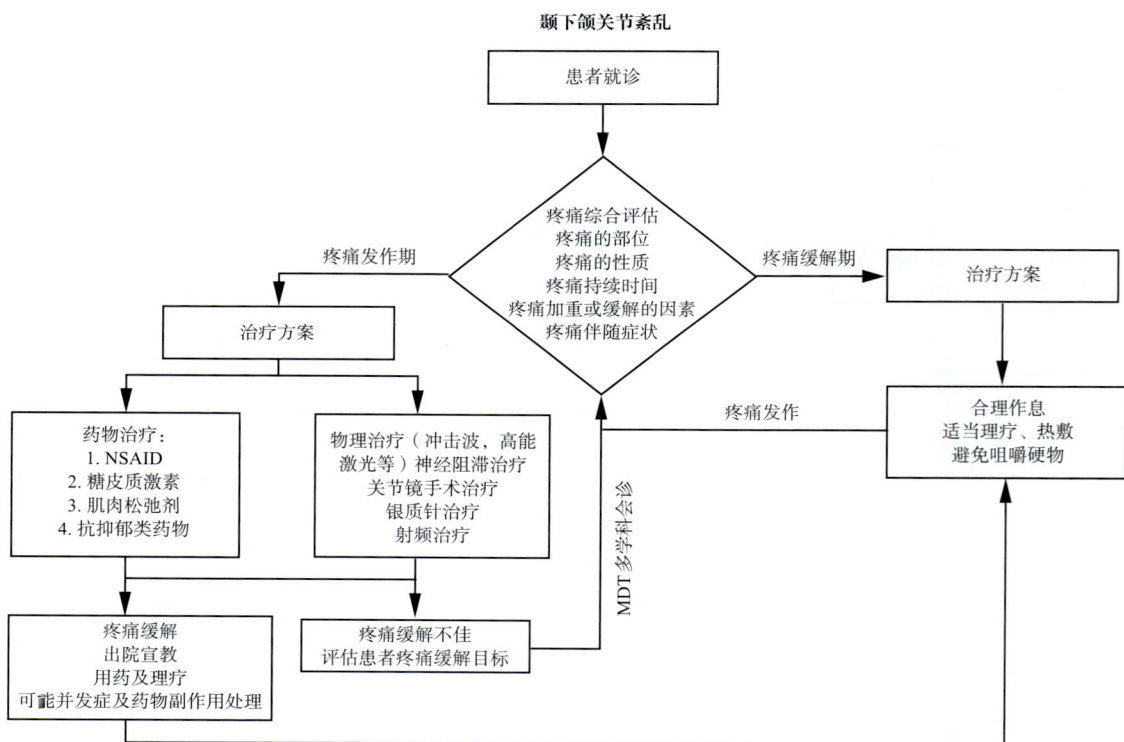

颞下颌关节紊乱

```
患者就诊
```

疼痛综合评估
疼痛的部位
疼痛的性质
疼痛持续时间
疼痛加重或缓解的因素
疼痛伴随症状

疼痛发作期 → 治疗方案

疼痛缓解期 → 治疗方案

疼痛发作 → 合理作息 / 适当理疗、热敷 / 避免咀嚼硬物

MDT 多学科会诊

药物治疗：
1. NSAID
2. 糖皮质激素
3. 肌肉松弛剂
4. 抗抑郁类药物

物理治疗（冲击波，高能
激光等）神经阻滞治疗
关节镜手术治疗
银质针治疗
射频治疗

疼痛缓解
出院宣教
用药及理疗
可能并发症及药物副作用处理

疼痛缓解不佳
评估患者疼痛缓解目标

颞下颌关节紊乱诊疗流程

疼痛精确管理

第一节　头面部疼痛概述

头面部疼痛即发生在头部和面部的疼痛，其中头痛发生率相对较高，面部疼痛发生率相对较低。头痛是指头颅上半部即眉弓以上至枕部以上的疼痛，面部疼痛指眉弓以下的颜面部疼痛，多与12对脑神经相关。几乎每个人一生中都会经历头面部疼痛，可能是一过性症状，也可能是其他疾病的伴随症状，也可能是一种独立的疾病。头面部疼痛疾病种类繁多，病因及发病机制复杂，在实际临床工作中，首先要警惕和排除颅内占位性病变，包括颅内出血、蛛网膜下腔出血、颅内感染、癫痫等，以免延误抢救时机。本章就常见头面部疼痛疾病做简要论述。

第二节　常见头面部疼痛疾病的管理

一、颈源性头痛

颈源性头痛（cervicogenic headache，CEH）是指由颈椎或颈部软组织的器质性或功能性病变所引起的以慢性头部疼痛为主要表现的综合征。

1983 年，Sjaastad 等首次正式提出"颈源性头痛"的概念；1990 年，颈源性头痛这一概念被国际头痛协会承认。

（一）病因

颈源性头痛主要产生于颈部肌肉组织痉挛，持续性的肌肉痉挛可引起组织缺血，代谢的终末产物引起肌筋膜炎，并可直接刺激穿行于软组织内的神经干和神经末梢而产生疼痛。

（二）诊断

1. 颈源性头痛国际研究组的诊断标准

1）主要症状

（1）颈部症状与体征：① 颈部活动和（或）头部维持于异常体位时，或按压头痛侧的上颈部或枕部时，头痛症状加重；② 颈部活动范围受限；③ 同侧的颈、肩或上肢非根性痛（定位不明确），或偶有上肢根性痛。

（2）诊断性神经阻滞可明确诊断。

（3）单侧头痛，不向对侧转移。

在（1）项中根据对诊断的重要程度，将诊断标准从①项到③项排列，诊断颈源性头痛时一定要有其中一项或多项；符合①项即可诊断，仅符合②项或③项则不足以诊断，若同时符合①、②、③项则可确诊。科研工作中必须符合（2）项，尽量符合（3）项。

2）头痛特征

中至重度疼痛，非搏动性疼痛，疼痛部位常起自颈部，疼痛发作变异性大（间断性或持续性）。

3）其他重要特征

吲哚美辛、麦角胺和舒马曲坦治疗效果轻微或无效；女性；头部或间接的颈部损伤史常见。

4）次要特征

多种疼痛发作的伴随症状，仅偶有发生，且症状较轻：① 恶心；② 畏光；③ 眩晕；④ 同侧视物模糊；⑤ 吞咽困难；⑥ 同侧水肿，主要集中在眼周。

2. 国际头痛协会的诊断标准

A. 源于颈部疾患的一处或多处的头面部疼痛，满足 C 和 D 项。

B. 有临床、实验室和（或）影像学证据发现能导致头痛的颈椎或颈部软组织疾患或损害。

C. 至少符合下列 4 项中的 2 项以证明存在因果关系：① 头痛的出现与颈部疾患或病变的发生在时间上密切相关；② 头痛随着颈部疾患或病变的缓解或消失而明显缓解或消失；③ 刺激性动作可导致颈部活动受限和头痛明显加重；④ 诊断性神经阻滞后头痛消失。

D. 头痛在病因性疾病或病变成功治疗后 3 个月内消失。

（三）鉴别诊断

1. 偏头痛

头痛大多为一侧性，疼痛常局限于额部、颞部及枕部，多为中至重度，多呈搏动性剧烈疼痛，然后可转为持续性钝痛。头痛为发作性，发作一般持续 4～72 h。患者可伴恶心、呕吐。光、声或活动可加重头痛，安静环境中休息则可缓解头痛。在头痛出现前可有先兆症状。

2. 紧张性头痛

好发于青年人，女性多见。其临床特征是慢性起病，头部呈现双侧搏动性疼痛，常为持续性钝痛，部位在顶、颞、额及枕部。头痛的程度属轻度或中度，常主诉头顶重压发紧感或头部紧箍感。有的患者伴有精神紧张或抑郁。

3. 丛集性头痛

发作期间存在特征性的生理节律和周期性节律。症状主要固定于头部一侧，常位于眼后方及眼周，发作时为爆炸样，程度一般比较剧烈，疼痛性质为烧灼样、刀割样。患者常表现为烦躁、疼痛难以忍受。发作数分钟至数小时。常伴有自主神经症状，如结膜充血和（或）流涕，可出现不全性的 Horner 征。

（四）治疗

应以非手术治疗为主，多种治疗方式综合应用。

1. 健康教育

保持良好工作和休息体位；注意自我保护和预防头颈部外伤；急性损伤应及时治疗；避免过度劳累和长期精神紧张，保持良好心情。

2. 药物治疗

（1）镇痛药物：最常用的为 NSAID，如依托考昔等。如疼痛程度较重，可给予曲马多等药物。

（2）抗抑郁药：如度洛西汀等。

（3）抗癫痫药：如普瑞巴林、加巴喷丁等。

（4）肌肉松弛剂：如乙哌立松等。

3. 神经阻滞

枕大神经与枕小神经阻滞操作简单，见效快。超声引导下 C_2 背根神经节阻滞或脉冲射频操作难度稍大，但疗效明显。星状神经节阻滞也是较常采用的方法。

4. 触发点治疗

颈源性头痛多见于颈部肌肉痉挛，胸锁乳突肌、头夹肌、颈夹肌、斜方肌、头半棘肌、枕下肌群等肌肉痉挛会引起头部传导痛，针刺这些肌肉触发点可缓解头痛。

5. 银质针

银质针针刺枕外隆凸、枕骨上项线-项平面-下项线、颈椎椎板-关节突的颈部肌肉附着点，可以达到缓解颈部肌肉痉挛，缓解头痛的治疗效果。

6. 其他

小针刀疗法、物理治疗、按摩推拿、痛点注射等。

二、丛集性头痛

丛集性头痛（cluster headache）是一种原发性的三叉神经自主神经性头痛，以反复发作、短暂的单侧剧烈头痛为特征，疼痛通常剧烈难忍，发作常具有周期性，多在每天的固定时刻发作（多在夜间，尤其是入睡后 $1 \sim 2 \, h$）。

（一）病因

丛集性头痛的病因不明，可能与以下几种因素有关。

（1）遗传：$3\% \sim 20\%$ 的患者存在家族史。

（2）血管扩张因素：使用酒精及硝酸甘油等血管扩张物质可诱发头痛发作。

（3）三叉神经异常：三叉神经系统是丛集性头痛疼痛的通常径路，可引起血管扩张及疼痛、血管周围区域肥大细胞和血小板改变以及蛋白外渗，产生神经源性炎症，导致丛集性头痛发作。

（4）丛集性头痛诱发因素：① 酒精，饮酒是明确的诱发因素。② 血管扩张药，例如硝酸甘油片和组胺，可诱发易感患者丛集性头痛发作。③ 其他可能的诱发因素包括强烈的气味、快速眼动睡眠、抑郁、应激、创伤等。

（二）诊断

缓解期无明显体征，医师通过问询患者病史初步判断；若患者处于发作期，医师会根据其典型症状和病史做出判断并进行分类。

在无法归因为其他疾病时，满足以下要求达 5 次以上可确诊。

（1）发生于单侧眼眶、眶上和（或）颞部的重度或极重度的疼痛，若不治疗，疼痛持续 15~180 min。

（2）头痛发作时，至少伴有下列两项中的一项体征：① 至少伴随以下症状或体征（和头痛同侧）中的 1 项，结膜充血或流泪、鼻塞和（或）流涕、眼睑水肿、前额和面部出汗、瞳孔缩小和（或）上睑下垂；② 烦躁不安或躁动。

（3）发作频率在隔日 1 次至一日 8 次之间。

（4）不能用其他诊断更好地解释。

（三）鉴别诊断

1.阵发性偏侧头痛

阵发性偏侧头痛为固定单侧的重度头痛，位置可为一侧眶周、眶上和（或）颞部，可伴同侧结膜充血、流泪鼻塞、流涕、前额和面部流汗、瞳孔缩小、眼睑下垂等。

2.偏头痛

偏头痛好发于青少年女性，头痛无丛集性特征，无年周期节律和日周期节律，且头痛前可有先兆症状，头痛常呈搏动性，常伴恶心、呕吐症状，部分患者有家族史。

3.三叉神经痛

三叉神经痛常见于 50 岁以上患者，最常见的疼痛部位是口周、口角附近，或眼眶周围，每次疼痛仅持续数秒钟，面部存在"扳机点"。

（四）治疗

针对丛集性头痛的不同时间段，治疗方法不同，急性期以氧疗和药物治疗为主，缓解期可适量用药进行预防性治疗。

1.急性期治疗

（1）对于急性发作的患者，应置入安静的房间，避免声、光的刺激。

（2）为尽快消除头痛，可吸入 100% 纯氧，氧流量至少 7 L/min，持续吸氧 15~20 min。

（3）使用选择性 5-羟色胺 1B/1D 受体激动剂皮下注射或鼻腔吸入，75% 的丛集性头痛患者能在 20 min 内缓解疼痛。

2.一般治疗

（1）对于急性发作的患者，可戴吸氧面罩吸入 100% 纯氧。

（2）避免诱发因素，如不在丛集期内服用扩血管药物、饮酒、摄入巧克力及牛奶等食物。

尽量避免使体温升高的各种因素。

3. 药物治疗

（1）选择性 5-羟色胺 1B/1D 受体激动剂：采用皮下注射，可较快速缓解丛集性头痛患者急性发作的症状。

（2）佐米曲普坦：为鼻腔喷雾，主要用于急性期的治疗，便于减轻疼痛。

（3）麦角碱类药物：在睡前口服，用于对夜间到早晨的丛集性头痛的预防性治疗。

（4）利多卡因：鼻腔内滴注，对蝶腭神经节起麻醉作用，因而可缓解疼痛，起到辅助治疗效果。

（5）维拉帕米：作为钙通道阻滞剂，可以用于丛集性头痛的长期预防性治疗，但用药前后必须进行心电图监测。

（6）锂盐：可有效预防慢性丛集性头痛，但对发作性丛集性头痛效果不佳。需密切监测血锂浓度。

（7）褪黑素：用于难治性患者，需联合用药预防，如将褪黑素与维拉帕米、锂盐合用。

4. 神经电生理治疗

（1）枕神经刺激：主要用于药物难以控制的慢性丛集性头痛患者，可以明显降低发作频率和程度。

（2）脑深部刺激疗法：由于丛集性头痛发作期间丘脑下部区域被活化，因此采用慢性电刺激可使其神经元活动减少，达到治疗的目的。

（3）迷走神经电刺激：将细丝电极置入左颈迷走神经上，可发挥慢性刺激或急性刺激的作用。可调节不同脑区活动，减轻疼痛感觉，也可减轻头痛发作的程度并降低头痛发作频率。

5. 手术治疗

当所有尝试都无效，可非常谨慎地考虑三叉神经毁损术、蝶腭神经节毁损术等外科手术治疗。

三、三叉神经痛

三叉神经痛指局限在三叉神经支配区内的一种反复发作的短暂性阵发性剧痛。该疾病分为原发性三叉神经痛（又称特发性三叉神经痛）和继发性三叉神经痛（又称症状性三叉神经痛）。继发性三叉神经痛是指由于颅内外各种器质性病变引起三叉神经区域的疼痛。因为继发性三叉神经痛有明确的病因，这里只讨论原发性三叉神经痛。

（一）病因

原发性三叉神经痛是临床上最常见的类型，找不到确切病因，被普遍接受的说法是血管（动脉或静脉）压迫三叉神经导致其出现功能障碍。

（二）诊断

A. 反复、阵发的单侧面痛，出现在三叉神经一个或多个分支分布范围内，无三叉神经分布区域外的放射痛，符合 B 和 C 标准。

B. 疼痛符合以下 3 个特点：① 持续瞬间到 2 min；② 重度；③ 疼痛性质可表现为电击样、撕裂样、刀割样、针刺样剧烈疼痛。

C. 由良性刺激受累侧面部诱发

D. 不能用第 3 版国际头痛分类标准（International Classification of Headache Disorders，3rd edition，ICHD-3）中的其他诊断更好地解释。

（三）鉴别诊断

1. 牙痛

牙痛主要表现为牙龈及颜面部持续性胀痛、隐痛，检查可发现牙龈肿胀、局部叩痛、张口受限，明确诊断后经治疗疼痛消失。

2. 三叉神经炎

因头面部炎症、代谢病变，如糖尿病、中毒等累及三叉神经，引起的三叉神经炎症反应，表现为受累侧三叉神经分布区的持续性疼痛。多数为一侧起病，少数可两侧同时起病。神经系统检查可发现，受累侧三叉神经分布区感觉减退。

3. 舌咽神经痛

疼痛部位多位于颜面深部、舌根、软腭、扁桃体、咽部及外耳道等，疼痛性质及持续时间与三叉神经痛相似，少数患者有扳机点，一般位于扁桃体窝或舌根部。

4. 蝶腭神经痛

主要表现为颜面深部的持续性疼痛，疼痛可放射至鼻根、颧部、眼眶深部、耳、乳突及枕部等，疼痛性质呈烧灼样、持续性，规律不明显，封闭蝶腭神经节有效。

（四）治疗

三叉神经痛在治疗上首选药物治疗，对于药物治疗不见效的患者可选择微创介入治疗或外科手术治疗。

1. 一般治疗

应首选药物治疗，如卡马西平等。三叉神经痛对各种刺激的敏感性很高，因此除药物治疗外，应指导患者用温水洗漱，冬天着装注意保暖，避免寒冷刺激而导致疼痛发作。

2. 药物治疗

目前，药物治疗对原发性三叉神经痛的疗效很好，尤其对于首次发作的原发性三叉神经痛患者。

（1）卡马西平：治疗首选药物，用于治疗癫痫、三叉神经痛。不良反应有头晕、恶心等，停药后多可消失。

（2）苯妥英钠：用于治疗癫痫、三叉神经痛。有头晕、走路不稳等不良反应，停药后可消退。用药期间需监测血药浓度。

（3）加巴喷丁：用于疱疹感染后神经痛、癫痫，三叉神经痛的辅助治疗。有嗜睡、眩晕等不良反应，随着药物的继续使用，症状可减轻或消失。

（4）普瑞巴林：用于治疗带状疱疹后神经痛。有头晕、嗜睡等不良反应。不可突然停药，须逐渐减量。

3. 三叉神经阻滞术

在超声引导下对三叉神经各分支进行阻滞，适用于三叉神经急性期（病程＜3个月）或诊断性治疗。

4. 手术治疗

（1）经皮半月神经节标准射频毁损术：在X线和CT引导下将射频针经皮刺入三叉神经节处，选择性破坏传导痛觉、温觉神经，达到止疼效果，疗效达90%以上。适用于年老体衰有系统疾病，不能耐受手术者。

（2）经皮半月神经节微球囊压迫术：在影像学辅助下将微球囊植入到三叉神经半月节位置，然后注入显影剂使球囊扩张，从而压迫三叉神经半月节。是采用物理压迫的方法优先损伤负责痛温觉的大中神经纤维，而对小的有髓神经纤维和无髓神经纤维损伤较轻，这对于三叉神经第一支疼痛患者而言非常有利，能够减少角膜反射支配神经损伤概率，减少角膜炎及角膜溃疡发生概率。

（3）伽马刀治疗：用伽马射线照射三叉神经，让三叉神经变得不敏感，平均起效时间在治疗后1个月。

（4）微血管减压术：微血管减压术是指在手术显微镜下将对三叉神经造成压迫的血管推移开，解除血管对三叉神经的压迫，从而使临床症状得到缓解，术后患者疼痛完全缓解率大于90%，但可出现听力减退、面神经暂时性麻痹等并发症。

四、舌咽神经痛

（一）病因

舌咽神经痛是指发生在舌咽神经分布区的一种神经病理性疼痛，表现为患侧咽部、舌根部、扁桃体区、下颌角下方以及耳深部发作性、短暂的刀割样、烧灼样疼痛，依据病因可分为原发性与继发性。前者病因多数不明，可能由于舌咽神经、迷走神经脱髓鞘变化，引起舌咽神经的传入冲动与迷走神经之间发生短路，导致舌咽神经出现痛性抽搐。后者可由桥小脑角和颅后窝的肿瘤、炎症、血管性疾病、颈静脉孔骨质增生、茎突过长、鼻咽部和扁桃体区的肿瘤、慢性扁桃体炎等引起。

（二）诊断

原发性舌咽神经痛的诊断主要依据典型的临床表现，包括疼痛的部位、性质和特点、诱发因素等，体格检查无阳性病理征，可有扳机点，影像学检查无明显异常。

对于不典型患者，可在疼痛发作时予1%地卡因喷涂咽部或1%利多卡因患侧扁桃体外上侧壁注射，疼痛会消失并维持1～2h，称为诊断性治疗阳性。

（三）鉴别诊断

原发性舌咽神经痛诊断时一定要排除某些桥小脑角肿瘤、鼻咽部肿瘤、颈部恶性肿瘤等引起的继发性舌咽神经痛，并与其他头面痛相鉴别。

1. 三叉神经痛

疼痛部位局限于三叉神经分布区。疼痛特点为发作性、骤起骤停，间歇期无症状，进食、洗脸、说话等可诱发。通常有扳机点，位于上下唇、鼻翼旁等部位。发作时可有结膜充血、流泪等伴随症状。

2. 茎突综合征

由颞骨茎突解剖异常引起，单侧患病多见。茎突过长时茎突远端伸向扁桃体窝，压迫神经引起咽部异物感、咽部疼痛，查体可于扁桃体窝触及坚硬的条索状物，茎突 X 线或三维 CT 有助于明确诊断。

3. Hunt 综合征

一般由病毒感染、颅底部骨折、动脉瘤等侵犯膝状神经节感觉纤维引起。典型临床表现为患侧耳内的深部疼痛，可向眼、鼻、唇等部位放射，疼痛呈阵发性、烧灼样、针刺样，多合并面神经麻痹或面部抽搐，在外耳道、耳郭等部位可发生带状疱疹。

（四）治疗

舌咽神经痛的治疗和三叉神经痛的治疗原则相似，通常包括药物治疗、神经阻滞治疗和手术治疗。应当依据患者的具体情况选择相应的治疗方式，同时注重心理干预。

1. 药物治疗

（1）抗癫痫药：卡马西平是治疗舌咽神经痛效果最确切、最常用的药物。也可选择其他抗癫痫药物，如加巴喷丁、普瑞巴林等。

（2）抗抑郁药：三环类抗抑郁药和 5-羟色胺/去甲肾上腺素再摄取抑制剂均可用于治疗舌咽神经痛。常用药物有阿米替林、度洛西汀、氟西汀等，尽量避免两种以上药物联用，禁止与单胺氧化酶抑制剂联用。

（3）阿片类药物：疼痛剧烈时可联合阿片类药物，如吗啡缓释片、羟考酮缓释片、芬太尼透皮贴等。由于阿片类药物的疗效及安全性存在较大的个体差异，需进行剂量滴定。

（4）其他：促进神经修复的药物如甲钴胺、鼠神经生长因子等也被用于辅助治疗舌咽神经痛。

2. 舌咽神经阻滞治疗

常用的方法是口外入路法，其关键部位是颞骨茎突。在乳突下缘和下颌角之间的连线中点垂直进针，进针 2～3 cm 可触及茎突，触及茎突后稍退针向其后方进针约 0.5 cm，即可接近舌咽神经，注入局麻药与长效皮质类固醇组成的镇痛混合液 2～3 ml。

需要注意的是，舌咽神经毗邻颈内动静脉、迷走神经，阻滞时可出现出血、局麻药毒性反应、吞咽困难、声带麻痹、反射性心动过速等并发症。为了提高阻滞效果、减少并发症，建议在影像引导、神经刺激定位下进行，并备好急救药物和抢救设备。

3.舌咽神经射频治疗

对于神经阻滞后疼痛缓解期短的患者，可考虑行脉冲射频调节或标准射频热凝治疗。射频治疗疼痛缓解率虽低于手术治疗，但具有创伤小、风险低等优点，对于效果不佳者可反复进行。

4.伽马刀治疗

在颈静脉孔区的舌咽道水平等位置放置伽马刀，3~6个月起效，且有一定的放射性，对邻近组织会造成一定损伤。短期有效率较低，并容易复发。

5.手术治疗

显微血管减压术和乙状窦后入路舌咽神经切断术是目前主要的治疗方式，但这两种手术需要采用全身麻醉，手术创伤大、风险大。

五、偏头痛

偏头痛是一种常见的慢性神经血管性疾病，多反复发作，表现为一侧或双侧搏动性的剧烈头痛，可合并恶心、呕吐、畏光畏声等症状。中青年期达发病高峰，女性多见，除严重影响患者生活质量外，还可导致亚临床的脑白质病变，伴发癫痫、抑郁、情感精神障碍等疾病。

（一）病因

偏头痛的病因及病理生理机制尚未完全明了，可能与下列因素相关。

1.遗传因素

调查研究显示，60%~90%的偏头痛患者有家族遗传史，多为多基因遗传，常染色体显性遗传较为多见。

2.血管及神经功能异常

传统观点认为，血管收缩功能障碍是偏头痛发生的主要原因。病变初期颅内、颅外血管痉挛性收缩，引起缺血性头痛，随后血管扩张导致搏动性头痛。但也有研究认为，脑血流变化可能不是偏头痛发生的主要原因。

3.内分泌与代谢因素

女性发病率高于男性，月经期激素水平变化容易发作，5羟色胺、去甲肾上腺素、P物质和花生四烯酸等代谢异常也会造成偏头痛的发作。

4.饮食与精神因素

某些食物可诱发偏头痛的发作，如奶酪、熏肉、巧克力、红酒等。其他如强光刺激、精神紧张、情绪波动、剧烈运动、睡眠不足等也可诱发。

（二）诊断

根据偏头痛发作的临床表现、家族史、神经系统检查及影像学检查阴性，通常可做出诊断。ICHD-3 制定了三大类偏头痛的诊断标准：无先兆偏头痛、有先兆偏头痛和慢性偏头痛（表 10-1）。

表 10-1　偏头痛的类型及诊断标准（ICHD-3）

偏头痛类型	诊断标准
无先兆偏头痛	至少5次符合以下4条标准的发作： A. 持续4~72 h的头痛（不治或治疗不成功的情况下）； B. 具有以下4种特征中至少2种的头痛：单侧，搏动性，疼痛严重程度为中度至重度，日常体力活动（如步行或爬楼梯）会加重头痛； C. 伴有以下至少1种症状的头痛：恶心、呕吐或两者兼有，畏光和畏声； D. 其他ICHD-3诊断无法更好地解释患者症状
有先兆偏头痛	至少2次符合以下3条标准的发作： A. 以下1种或多种完全可逆的先兆症状：视觉，感觉，言语、语言或两者兼有，运动，脑干，视网膜； B. 以下6个特征中的至少3个：至少1种在≥5 min期间逐渐蔓延的先兆症状；连续出现≥2种先兆症状；每种先兆症状持续5~60 min；至少1种单侧先兆症状；至少1种阳性先兆症状；头痛伴随先兆症状，或者头痛在先兆症状出现后60 min内发生； C. 其他ICHD-3诊断无法更好地解释患者症状
慢性偏头痛	在>3个月期间，每个月≥15天有符合以下标准的头痛： A. 发生于有≥5次发作的患者，且上述发作符合无先兆偏头痛的标准或有先兆偏头痛的标准或这两种标准； B. 在>3个月期间，每月≥8天有无先兆偏头痛或有先兆偏头痛的特征，或者头痛发生时，患者认为是偏头痛，并且曲普坦类药物或麦角衍生物可缓解症状； C. 其他ICHD-3诊断无法更好地解释患者症状

（三）鉴别诊断

1. 丛集性头痛

疼痛主要位于一侧眼眶周围，呈发作性剧烈头痛，比较罕见，无家族史，发作期常伴同侧结膜充血、流泪、流涕和 Horner 征等。

2. 紧张性头痛

好发于青年人，无明显家族史，呈双侧非搏动性疼痛，伴紧箍感，疼痛可位于额顶部、颞部、枕部，部分患者伴有抑郁、焦虑。

3. 痛性眼肌麻痹

头痛发作常表现为眼球后及眶周的顽固性胀痛、撕裂样疼痛，常伴恶心和呕吐，数日后出现患侧上睑下垂、眼球运动障碍和光反射消失等。激素治疗有效，疼痛持续数日至数周缓解，可再次发作。

（四）治疗

偏头痛是目前无法根治但可以有效控制的疾患，应加强宣教，帮助患者树立科学的防治观念与目标；保持健康的生活方式，避免各种头痛诱发因素；充分利用各种非药物干预手段，如按摩、理疗、生物反馈治疗、认知行为治疗和针灸等；药物治疗包括急性发作期治疗和预防性治疗两大类，在药物治疗基础上实施神经阻滞治疗可迅速缓解头痛。

1. 急性期药物治疗

（1）非特异性治疗药物：① NSAID，如对乙酰氨基酚、阿司匹林、布洛芬、萘普生等及其复方制剂；② 巴比妥类等镇静药；③ 曲马多、吗啡等阿片类药物。

（2）特异性治疗药物：NSAID 效果不佳时，可考虑使用以下偏头痛特异性药物。① 曲坦类药物疗效和安全性优于麦角类药物，故麦角类药物仅作为二线选择；② 降钙素基因相关肽受体拮抗剂通过将扩张的脑膜动脉恢复至正常而减轻偏头痛症状。

2. 预防性药物治疗

目前应用于偏头痛预防性治疗的药物主要包括：① β 肾上腺素受体阻滞剂，常用的有美托洛尔、普萘洛尔、比索洛尔；② 钙通道阻滞剂，其中氟桂利嗪循证医学证据较多；③ 抗癫痫药，如丙戊酸、托吡酯、加巴喷丁等；④ 三环类抗抑郁药，如阿米替林；⑤ 其他，如大剂量维生素 B_2、镁剂、中药等。

3. 神经阻滞治疗

（1）眶上、枕大、枕小、C_2 神经阻滞：依据头痛发作的部位，选择性地行相应神经阻滞治疗，可有效缓解偏头痛急性发作期的疼痛。常用局麻药与长效糖皮质激素组成的镇痛混合液，用量为 0.5～2 ml。必要时可行脉冲射频调节治疗。

（2）星状神经节阻滞：星状神经节阻滞通过扩张头面部血管、解除血管痉挛缓解头痛。一般行患侧阻滞，也可双侧交替进行，使用 0.8%～1% 利多卡因或 0.2% 罗哌卡因 6～8 ml，通常 5～10 次为一疗程。联合眶上、枕大枕小神经阻滞可发挥良好镇痛作用。

六、蝶腭神经痛

蝶腭神经痛（sphenopalatine neuralgia）主要表现为一侧下半面部的剧烈疼痛，如电击样、烧灼样疼痛，无明显诱因，突然发作，位置深在而弥散，通常由一侧的鼻根后方、眼及上颌开始，可波及下颌及牙床，向额、颞、枕及耳部放射，有时可影响乳突，持续数分钟至数小时不等，情绪激动，强烈光线可使疼痛加剧，常伴有流泪、流涕、结膜充血等交感和副交感神经症状。

（一）病因

蝶腭神经痛的病因不明，可能与以下几种因素有关。

（1）最直接的病因为鼻黏膜肥厚，鼻中隔上部弯曲，压迫中鼻甲鼻腔内结构变形，刺激蝶腭神经节的分支而引起疼痛。

（2）与慢性鼻窦炎，尤其是蝶窦炎和筛窦炎有关，由慢性扁桃体炎、龋齿等邻近器官的感染灶引起疼痛。

（3）颅底损伤累及翼腭窝，颈内动脉血栓形成刺激岩浅神经可产生疼痛。

（二）诊断

（1）一侧下面部疼痛，位于鼻部、眼及上颌部，可扩散至同侧眼眶，耳及乳突。

（2）发作前无诱因，突然发作，持续时间长。

（3）发作期间常伴鼻塞、流涕、流泪等副交感神经症状。

（4）诊断性治疗：以 1% 可卡因涂布在患侧中鼻甲后部黏膜，疼痛减轻。

（三）鉴别诊断

1. 三叉神经痛

主要鉴别点在于三叉神经痛持续时间短，不超过 2 min，有扳机点，常位于上唇、牙龈、颏孔等处，面部机械刺激如洗脸、风吹、刷牙可诱发，发作时常伴行为反应，如双手捂面、紧咬牙关等。

2. 鼻睫神经痛

鼻睫神经痛时常合并角膜炎或虹膜炎，眼内角或鼻部压痛明显。以 1% 可卡因涂布患侧上鼻甲前部黏膜，疼痛减轻则为蝶腭神经痛。

3. 舌咽神经痛

疼痛亦为阵发性。吞咽、说话、大笑可诱发，疼痛位于在舌根背外侧面及扁桃体处。有时伴有心动过缓及眩晕。

4. 丛集性头痛

鉴别点在于丛集性疼痛为一连串频繁发作后有数月至数年的缓解期。

5. 偏头痛

鉴别点在于偏头痛发作前常有视觉先兆，如闪光、偏盲，发作时常伴恶心、呕吐症状。

6. 膝状神经节痛

发病前 10 天常有轻度感冒症状，部分病例可出现带状疱疹、周围性面瘫，以及味觉、听力改变。

（四）治疗

1. 蝶腭神经节阻滞

可作为诊断性治疗，有侧入、经鼻和经腭大孔三种入路。

2. 蝶腭神经毁损

包括药物毁损和射频毁损。

3. 其他治疗

如立体定向放射手术，蝶腭神经切断术。

七、颞下颌关节紊乱

颞下颌关节紊乱综合征（temporomandibular joint disturbance syndrome，TMJDS），也称为颞下颌关节紊乱病，是一组相关疾病的名称，是指累及颞下颌关节和（或）咀嚼肌，具有一些共同症状（如疼痛、弹响、张口受限等）的临床综合征。

（一）病因

1. 咀嚼肌紊乱疾病

外伤、微小创伤、精神紧张、寒冷刺激、紧咬牙、夜磨牙等可导致咀嚼肌的直接受损。开口过大或因口腔科治疗等需长时间大张口，可导致咀嚼肌过度活动。

2. 结构紊乱疾病

主要是颞下颌关节盘移位，尤其是颞下颌关节盘前移位。颞下颌关节盘前移位的病因不明，许多学者认为与损伤有关，如车祸、长时间大张口、磨牙症、紧咬牙、偏侧咀嚼、经常进食硬物等。精神紧张、咬合关系紊乱、后牙缺失、髁突发育异常以及骨关节病等也与关节盘前移位有关。打呵欠、唱歌、大笑、呕吐、大张口进食等可使关节半脱位，家族遗传性关节囊松弛、心理因素以及服用某些药物等也可导致关节半脱位。

3. 炎性疾病

颞下颌关节滑膜炎可分为原发性与继发性两种。原发性滑膜炎病因不明，多出现在类风湿关节炎等疾病中。继发性滑膜炎多由外伤、微小损伤、关节邻近组织的炎症、感染、关节盘移位、骨关节病以及自身免疫反应等因素所致。

4. 退行性关节病

退行性关节病（包括骨关节病和骨关节炎）的主要病因为关节持续承受异常压力、咬硬物、偏侧咀嚼、磨牙症、紧咬牙、外伤、车祸、下颌受到外力打击等使关节表面软骨受到破坏，从而导致关节退行性变发生。咬合关系紊乱也可导致关节退行性变。

（二）诊断

张口或咀嚼时出现颞部弹响、疼痛或张口咀嚼受限，颞颌关节存在压痛，影像学检查可见关节间隙改变、骨质改变、关节移位表现，排除继发性病变后可考虑颞下颌关节紊乱综合征。

（三）鉴别诊断

1. 颌面部深处肿瘤

可引起开口困难和牙关紧闭，症状与颞下颌关节紊乱综合征相似，容易误诊，如有不恰当的治疗，会贻误根治肿瘤的时机。

2. 颞下颌关节炎

急性化脓性颞下颌关节炎的特点是关节区红肿、压痛明显，且上下牙无法对准；类风湿性颞下颌关节炎常伴有全身游走性、多发性关节炎，晚期可发生关节强直。

10

3. 耳源性疾病

如外耳道疖、中耳炎等，其疼痛也常放射到关节区并影响开口和咀嚼，诊断时应仔细进行耳科检查。

（四）治疗

1. 一般治疗

（1）让下颌充分休息，尽量避免嚼口香糖、进食难咀嚼的食物，自我限制下颌运动，平时应保持放松的姿势。

（2）可以选择热敷的方式让肌肉得到放松，注意不要烫伤。

2. 药物治疗

（1）NSAID：包括布洛芬、依托考昔等，具有缓解疼痛、抗炎的作用，可用于缓解患者的症状。可能出现恶心、胃部饱胀等不良反应。

（2）糖皮质激素：具有强力的抗炎作用，可以选择短时口服或关节腔内注射，应在医师的指导下使用。

（3）肌肉松弛药：有助于缓解颞下颌关节紊乱综合征患者增高的咀嚼肌肌电活动。

（4）抗抑郁药：常用的是三环类抗抑郁药阿米替林，三环类抗抑郁药常用于治疗慢性口颌面疼痛和各种口腔感觉不良，包括舌痛和特发性口腔溃疡。

3. 手术治疗

（1）关节镜手术治疗：关节镜手术通过特殊的关节镜进入关节中。医师通过关节镜可以详细地观察关节内部情况，进行修复、注射药物等活动，达到治疗的目的，是治疗颞下颌关节病行之有效的方法。

（2）射频治疗：射频治疗是一种微创、有效和简单的治疗手段，主要适用于关节盘移位、滑膜炎、骨关节炎等关节源性的疼痛和开口受限。

（3）银质针治疗：射频治疗通过银质针松解及热辐射效应，改善局部肌肉痉挛、改善微循环，消除关节周围炎症，达到缓解疼痛，改善活动度的目的。

（4）开放手术治疗：开放性手术可以直接修复受损的组织，仅在符合手术适应证时才考虑。成功的手术治疗可以明显缓解患者的疼痛，改善下颌运动的范围，患者基本能恢复正常的生活。

（5）物理治疗：物理治疗常作为其他治疗的辅助性治疗，包括冲击波治疗、电刺激疗法、超声和离子透入疗法、高能激光及针刺等多种方法。

第三节　头面部疼痛临床案例

一、案例一：颈源性头痛

1.案例资料

患者，女性，75岁，因"左侧颈部及枕后部头痛2个月"就诊。患者2个月前久低头后出现左侧颈部及枕后部头痛，为持续性胀痛，不伴头晕、恶心、呕吐等症状。查体：头夹肌、颈夹肌、斜方肌、头半棘肌压痛明显，颈部活动稍受限。头颅MRI及颈椎MRI未见明显异常。

2.诊断

结合患者病史、体征及辅助检查，考虑入院诊断为"颈源性头痛"。

3.治疗

给予依托考昔口服治疗，效果欠佳，予以超声引导下左侧C_2背根神经节阻滞治疗，疼痛可明显改善，后给予颈枕部银质针治疗，疼痛完全缓解。嘱注意休息，避免长时间低头、过度劳累。

二、案例二：丛集性头痛

1.案例资料

患者，男性，56岁，主因"发作性头面部疼痛8年"就诊。患者8年前无明显诱因下出现左侧头面部疼痛，呈电击样、烧灼样剧痛，可由左侧鼻根深部向额部及枕部放射，发作时伴流泪、鼻塞，不伴头晕、视物模糊，疼痛剧烈时伴恶心呕吐，自服"止痛片"可缓解。上午发作较频繁，每次持续约10 min，每天发作1～5次不等，严重影响日常生活及睡眠。患者神情焦虑，体格检查示左侧乳突部压痛（＋），余无明显阳性体征。头颅、颈椎MRI均未见明显异常。

2.诊断

结合患者病史、体征及辅助检查，考虑入院诊断为"丛集性头痛"。

3.治疗

疼痛急性发作时给予吸入纯氧，流速7～10 L/min，疗效欠佳，后自行缓解；再次发作时应用佐米曲普坦鼻喷剂，约5 min后疼痛可缓解。后于CT引导下行蝶腭神经节标准射频毁损术，术后疼痛未再发作，遗留左侧鼻翼旁皮肤感觉减退，情绪及睡眠得到改善。

三、案例三：三叉神经痛

1.案例资料

患者，女性，65岁，主因"右侧颜面部疼痛2年，加重1个月"就诊。患者2年前无明显诱因下出现右侧颜面部疼痛，疼痛为阵发性电击样，以右侧鼻翼旁为著，伴右侧上牙槽疼，洗脸、进食、刷牙、讲话可诱发，于当地医院就诊诊断为"三叉神经痛"，予卡马西平口服，效果尚可。近 1 月来疼痛加重，表现为持续性疼痛，口服卡马西平 0.2 g，一天 3 次，疼痛不能缓解，严重影响日常生活。体格检查示右侧鼻翼旁有一扳机点，余无明显阳性体征，头颅 MRI 未见明显异常。

2. 诊断

结合患者病史、体征及辅助检查，考虑入院诊断为"原发性三叉神经痛（右侧 Ⅱ 支）"。

3. 治疗

患者进食困难，静脉补充营养后，应用 2% 利多卡因注射液 1 ml，行超声引导下右侧上颌神经阻滞术（诊断性治疗），疼痛迅速缓解并维持约 2 h，后于 CT 引导下行三叉神经（上颌神经）射频毁损术，术后疼痛明显缓解。

四、案例四：舌咽神经痛

1. 案例资料

患者，女性，65 岁，主因"右侧咽部疼痛 2 年余"就诊。患者 2 年前受凉后出现右侧咽部疼痛，为阵发性针刺样疼痛，吞咽、咀嚼等动作可诱发，每次持续数十秒钟，数日后疼痛缓解，未予特殊重视。1 个月后疼痛再次发作，并伴右侧舌根处、耳深部疼痛，自服布洛芬、头孢西丁疼痛无缓解。2 年间疼痛反复发作，通常骤然起病，持续数秒至数分钟，间歇期无症状。实验室检查、头颈 MRI、电子喉镜、舌咽神经 MRI 等未示明显异常。患者呈痛苦面容，手托下颌，不敢大声言语，查体发现咽喉部无红肿，右侧咽后壁触痛阳性。

2. 诊断

结合患者病史、体征，并予 1% 利多卡因行诊断性治疗，疼痛终止，诊断为"原发性舌咽神经痛"。

3. 治疗

予卡马西平每日 3 次，每次 0.1 g，甲钴胺每日 3 次，每次 0.5 mg 口服，疼痛明显缓解。2 个月后卡马西平增量至每日 3 次，每次 0.2 g，感头晕不适，于 CT 引导下行舌咽神经脉冲射频调节联合神经阻滞治疗，术后疼痛减轻，卡马西平降至每日 2 次，每次 0.1 g。出院后 1、3、6 个月随访，口服卡马西平，每日 2 次，每次 0.1 g，疼痛未再复发。

五、案例五：偏头痛

1. 案例资料

患者，女性，46 岁，主因"反复发作性头痛 10 余年"就诊。患者 10 年前无明显诱因出现头痛，以右侧颞部、枕部为著，呈搏动性，程度剧烈，劳累或情绪激动后易诱发，发作前无明确先兆，发作时不伴头晕、视物模糊，疼痛剧烈时伴恶心呕吐。自服布洛芬可缓解，若不服用药物，疼痛可持续 2~3 天。每月发作频率逾 2 次，严重影响日常生活及睡眠。患者神情焦虑，体格检查无明显阳性体征，头颅、颈椎 MRI、MRA 均未示明显异常。

2. 诊断

结合患者病史、体征及辅助检查，考虑诊断为"慢性无先兆偏头痛"。

3. 治疗

疼痛急性发作时予 NSAID 口服，配合枕神经、耳颞神经阻滞，疼痛得到迅速缓解。间歇期予氟桂利嗪（每日 1 次，每次 10 mg），艾司唑仑（1 mg，每晚 1 次），阿米替林（12.5 mg，每晚 1 次）口服，配合星状神经节阻滞 5 次一疗程。治疗后 1、3、6 个月随访，疼痛共发作 2 次，程度较前明显减轻，发作时间缩短，情绪及睡眠得到改善。

六、案例六：蝶腭神经痛

1. 案例资料

患者，女性，17 岁，因"右侧颜面部疼痛 2 年，加重 6 个月"就诊。患者 2 年前无明显诱因下出现右侧颜面部疼痛，疼痛为阵发性电击样，以右侧鼻翼旁为著，伴有畏光、眼睑充血、流涕等症状，疼痛每次持续 1~2 天，疼痛剧烈时伴有恶心，无呕吐，不伴右侧牙槽疼痛，受凉、熬夜后可诱发，曾于当地医院就诊，予以"布洛芬"等口服，疼痛不能缓解，严重影响日常生活。体格检查颜面部无肿胀，皮肤感觉无减退，头颅 MRI 未示明显异常。

2. 诊断

结合患者病史、体征及辅助检查，考虑入院诊断为"蝶腭神经痛"。

3. 治疗

患者应用 2% 利多卡因注射液 1 ml，甲钴胺 0.5 mg，复方倍他米松 1 ml，行超声引导下右侧蝶腭神经阻滞术，疼痛迅速缓解。1 个月后随访，疼痛未再发作。

七、案例七：颞下颌关节紊乱

1. 案例资料

患者女性，27 岁，因"右侧耳屏前弹响伴咀嚼受限 6 个月"就诊。患者 6 个月前无明显诱因出现右侧耳屏前弹响，伴有咀嚼硬物受限，每于张口及咀嚼时发作，休息时疼痛可缓解，曾自行口服"双氯芬酸钠缓释片"治疗，初症状可减轻，后效果不佳，现感咀嚼无力加重，严重影响日常生活。体格检查颜面部无肿胀，右侧颞颌关节稍突出，压痛（＋），头颅 CT 未示明显异常。

2. 诊断

结合患者病史、体征及辅助检查，考虑入院诊断为"颞下颌关节紊乱综合征"。

3. 治疗

患者应用 2% 利多卡因注射液 1 ml，甲钴胺 0.5 mg，复方倍他米松 1 ml，行超声引导

10

下右侧颞下颌关节注射术，疼痛迅速缓解。1个月后随访，咀嚼力较前改善，张口未再有弹响。

（申文）

参考文献

［1］ 郭政，王国年.疼痛诊疗学［M］.4版.北京:人民卫生出版社,2016.

［2］ 刘延青，崔健君.实用疼痛学［M］.北京:人民卫生出版社,2013.

［3］ 神经病理性疼痛诊疗专家组.神经病理性疼痛诊疗专家共识［J］.中国疼痛医学杂志,2013,19(12):705-710.

［4］ 蒋劲.颌面部疼痛疾病诊疗的特点与现状思考［J］.中华疼痛学杂志,2021,17(1):5-6.

疼痛精确管理

第十一章
颈部疼痛的精确诊疗

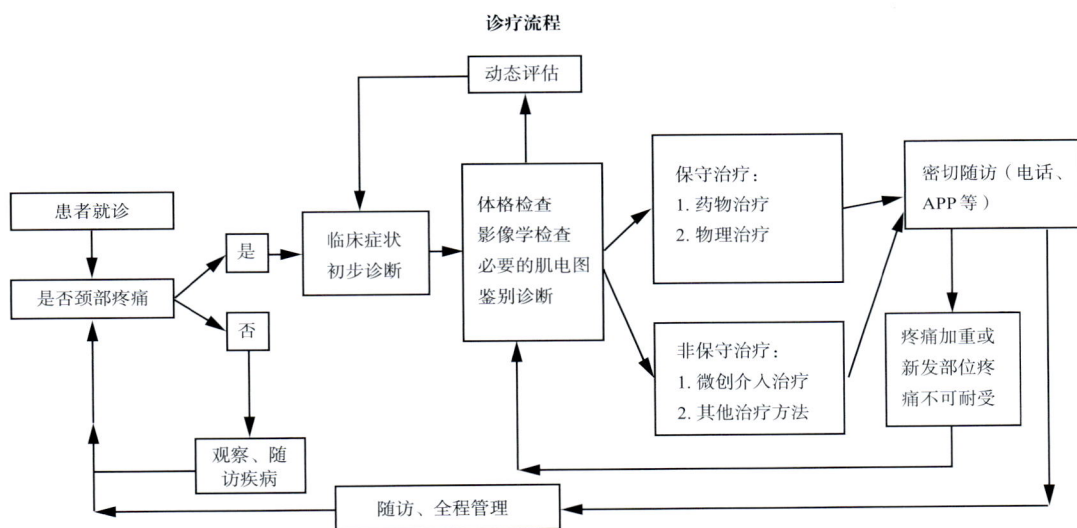

诊疗流程

动态评估

患者就诊

是否颈部疼痛 → 是 → 临床症状初步诊断 → 体格检查 影像学检查 必要的肌电图 鉴别诊断

否

观察、随访疾病

体格检查 影像学检查 必要的肌电图 鉴别诊断 → 保守治疗：1. 药物治疗 2. 物理治疗 → 密切随访（电话、APP 等）

体格检查 影像学检查 必要的肌电图 鉴别诊断 → 非保守治疗：1. 微创介入治疗 2. 其他治疗方法

密切随访（电话、APP 等） → 疼痛加重或新发部位疼痛不可耐受

随访、全程管理

颈部疼痛诊疗流程

第一节　颈部疼痛概述

　　颈部疼痛是临床常见的慢性肌肉骨骼疼痛疾病之一，随着社会节奏的变化、工作特点的改变，不仅是老年人，年轻人也有高发颈部疼痛的趋势。*Lancet* 在 2016 年、2018 年对全球疾病谱进行流行病学调查发现，颈椎病、骨关节炎等慢性非传染性疾病呈现高发趋势，并且给患者的医疗支付带来巨大压力，尤其颈椎病成为导致伤残调整生命年的主要疾病之一。

　　颈椎由 7 块椎骨构成。枕骨与第 1 颈椎之间的寰枕关节负责颈部屈伸和侧屈运动。第 1、2

11

颈椎之间的寰枢关节负责颈部一半的旋转活动度。第2到第7颈椎之间的关节负责颈部约2/3的屈伸、一半的旋转和侧屈运动。最常见的退行性改变见于 $C_{4\sim7}$。对应的颈神经有8对，均由脊髓发出，分为前根和后根，累及神经根的脊椎退行性改变会导致颈神经根病。不同节段神经根受累有不同表现。

颈部疼痛常见于颈部骨骼、神经和肌肉组织自身疾病，如颈椎病、颈椎间盘源性疼痛、颈椎关节突关节骨关节炎、骨骼肌肉损伤、后纵韧带骨化等。此外，非脊柱疾病如心血管疾病（心绞痛和心肌梗死）、恶性肿瘤（颈椎转移性肿瘤）、风湿性疾病（风湿性多肌痛和纤维肌痛）、血管疾病（椎动脉或颈动脉夹层）、内脏疾病（食管梗阻）、胆道疾病和肺尖肿瘤等也常有颈部疼痛，重点在于诊断和鉴别诊断。

2007年的一项多学科工作组研究将因颈痛就诊患者分为以下几类：①Ⅰ级，无重大病变征象且对日常活动几乎无干扰；②Ⅱ级，无重大病变征象但可能影响日常活动；③Ⅲ级，颈痛伴神经系统症状或体征（神经根病）；④Ⅳ级，颈痛伴重大病变（如骨折、脊髓病、肿瘤或脊髓感染）。该分类可帮助确定治疗紧迫性和干预必要性。例如，Ⅰ级和Ⅱ级患者通常为良性、自限性病程，初始处理通常包括简单的姿势调整、维持关节活动度的锻炼和（或）口服镇痛药。Ⅲ级患者也常为良性病程，但有时需要特定干预。Ⅳ级患者通常需要更紧急的评估和治疗。这个分类方案给出了颈部疼痛重要的初步处理流程，可以贯彻到疾病诊疗的具体操作中。

第二节　常见颈部疼痛疾病的管理

最常见的引起颈部疼痛的疾病为颈椎病、颈椎间盘突出症、颈椎小关节紊乱综合征、颈源性头痛，其他疾病如肌筋膜炎、颈椎棘间韧带炎、棘上韧带炎、后纵韧带钙化等不做主要描述。

一、颈椎病

颈椎病由脊柱退行性病变导致，是颈椎椎管内外各组织受增生的骨赘和黄韧带压迫所致的一系列临床症状。临床上多分为各种类型，其本质均为退行性病变导致的不同临床症状。

颈椎病的主要病因在于颈椎椎体、附件和肌腱等组织的骨赘形成、黄韧带增生、项韧带钙化等，压迫到脊髓、神经根、椎动脉和颈段交感神经时所引发的一系列临床症状。颈椎病的形成有着时间的顺序，病变的初始阶段主要为椎间盘变性与髓核突出，导致颈椎椎体失稳，椎间盘应力分布不均，促进了椎间盘的变性和损伤。进一步发展则可形成髓核突出，可刺激分布于纤维环后缘的窦椎神经，也可引起脊神经根的刺激或压迫，严重时也可出现脊髓压迫。椎间盘突出后，椎体增生的骨赘形成则为颈椎病的进一步发展奠定了解剖学基础。骨赘形成本质是力学稳定的结果，伴或者不伴骨膜下血肿骨化，肌腱起止点的钙化等，侧方的骨赘主要刺激神经根袖出现根性症状，而引起椎动脉受压者则相对少见。后方的骨赘除了刺激窦椎神经引起颈部症状外，尚会对脊髓本身及其伴行血管造成压迫而导致临床症状。不同部位的炎症反应和力学的不稳定，会导致 7 个颈椎自身及周围的组织继发性改变，脊神经根炎、脊髓压迫和缺血改变、椎动脉痉挛、交感神经节激惹等病理改变，则直接使颈椎病的临床表现各异，需要和多种疾病进行诊断和鉴别诊断。

颈椎病常分为脊髓型、椎动脉型、神经根型、交感型、其他（如颈型、混合型）五种类型。

（一）脊髓型颈椎病

1. 病因

脊髓型颈椎病是先天性发育异常导致的椎管矢状径狭窄，退变的椎间盘、椎体后缘增生的骨赘以及脊髓血管受压导致脊髓受压或者血供不足，从而引起一系列临床症状。

2. 诊断

（1）症状：临床表现为前期出现下肢无力，双腿发软无力感，并逐渐出现踩棉花感与跌倒，步态拙笨及胸、腰束带感等症状。在后期可出现尿急及便秘，逐渐引起尿潴留或大小便失禁。

（2）体征：体格检查可见四肢不完全性瘫，下肢表现为上运动神经元瘫痪，即腱反射亢进、病理反射阳性。上肢或为上运动神经元瘫痪，或为下运动神经元瘫痪。感觉障碍平面低于病变部位，且不整齐。屈颈、伸颈试验阳性，同时存在反射障碍，包括生理反射异常、四肢深反射亢进或活跃，腹壁反射、提睾反射和肛门反射减弱或消失；出现病理反射，Hoffmann 征阳性率高，后期踝阵挛、髌阵挛及 Babinski 征均为阳性。

（3）辅助检查：X 线平片及动力性侧位片椎管矢状径小，椎体与椎管矢状径比值大多小于 1∶0.75，绝对值也多小于 14 mm。CT 和 MRI 可对本病进行确诊，CT 主要阳性所见有椎体后缘骨赘、椎管狭窄、椎间盘突出或后纵韧带钙化、骨化合并黄韧带肥厚等。MRI 阳性所见有椎管矢状径狭小、硬膜囊、脊髓受压及脊髓异常信号等。

（4）诊断依据：① 具有脊髓受压的临床表现。② 辅助检查可见椎管矢状径狭窄、椎体不稳、骨质增生、脊髓受压等。③ 排除其他疾病。

3. 鉴别诊断

（1）肌萎缩侧索硬化症：该病属于运动神经元疾病，临床表现为以上肢为主的四肢性瘫痪，不伴有感觉障碍，发病突然，进展快，伴有明显的肌肉萎缩，同时有发音障碍，如果影响咀嚼肌，则可能导致吞咽困难等临床表现。脊髓型颈椎病的病程相对较长，并且多数伴有感觉障碍的症状或体征。在辅助检查方面，肌萎缩侧索硬化症椎管矢状径多正常，而脊髓型颈椎病多显示明显的狭窄。脑脊液检查、脊髓造影在肌萎缩侧索硬化症中多正常，颈椎病则常有脑脊液生化异常、造影阳性结果。肌萎缩侧索硬化症在疾病各个发展时期的肌电图、肌肉组织活检以及 CT、MRI 检查结果均能有效提供鉴别诊断的参考。肌萎缩侧索硬化症预后较差，常起病数年后危及生命。

（2）脊髓空洞症：该病是一种以脊髓内空洞形成、胶质增生为特点的缓慢进展型疾病。发展较为缓慢，初期影响上肢，多出现感觉分离现象，主要和病变累及前连合而出现的双侧手部、前臂尺侧、部分颈、胸部的痛温觉丧失，而触觉及深感觉基本正常。颈椎病无此特征性临床表现。脊髓空洞症随病情进展，还会出现肌萎缩症、神经性关节病等。MRI提示中央管扩大改变，结合临床表现，多能确诊脊髓空洞症。脊髓空洞症发病缓慢，常不累及生命。

（3）其他需要鉴别诊断的疾病：包括共济失调症、颅底凹陷症、多发性硬化症、脊髓痨等疾病，结合患者临床表现、体格检查及辅助检查结果，多能精确诊断。

4. 治疗

（1）药物及康复治疗

口服 NASID、肌肉松弛药、外用消痛贴等，均可有效控制疼痛，缓解症状，早日治疗能够较好恢复功能。症状缓解不显著者，可酌情采取微创介入治疗或手术治疗，以防脊髓变性，发生肢体瘫痪。

（2）微创介入治疗

经正规保守治疗 1~2 个疗程无效，无明显椎管狭窄、严重骨赘和脊髓变性者可以考虑微创介入治疗，包括射频、臭氧、低能量激光及等离子等。

（3）手术治疗

药物治疗、物理治疗及微创介入治疗无效者，应尽早手术治疗。

5. 预后

椎管明显狭窄伴有较大骨赘或后纵韧带严重钙化者，预后较差。病程长且病情严重者，尤其出现脊髓变性者，预后更差。疾病管理着重全程管理，及时进行微创介入治疗，消除疼痛，恢复功能，改善疾病预后。

（二）椎动脉型颈椎病

1. 病因

椎动脉型颈椎病指各种原因如退变、椎体不稳、轻微外力、颈椎间盘退变、椎间隙狭窄等导致的两侧上下横突孔错位，尤其指椎动脉周围组织如钩椎关节增生刺激压迫椎动脉，并引起痉挛，出现椎动脉供血不足而导致的一种颈椎病。

从第二颈椎起在椎体两侧稍后有嵴状突起，因其似钩状，故名钩突，钩突与相对应的上一椎体下面侧方斜坡处相咬合，并构成钩椎关节，亦可称为 Luschka 关节。此关节构成椎间孔的前壁，而其侧方与椎动脉相毗邻，故钩椎关节增生可挤压神经根或椎动脉而产生临床症状。

2. 诊断

（1）症状：此型临床特点主要表现为因椎动脉供血不全所引起的椎-基底动脉缺血症状，常表现为发作性眩晕、枕项部疼痛和一侧性头痛。如由内耳动脉缺血所致，表现为耳鸣、听力减退、复听等临床症状。可伴有视力模糊，严重者视力明显下降。部分患者出现记忆力减退，甚至神志恍惚及大脑内一片空白感等现象。少数患者出现发音障碍和猝倒现象。由于椎动脉周围附着有大量交感神经节后纤维，因此当椎动脉受累时刺激交感神经，则可出现一系列自主神经紊乱症状，如常见的心慌、胸闷、心前区不适等临床表现。

（2）辅助检查：X 线片显示钩突有明显的骨质增生，并与受累侧相一致；MRI 及 CT 检查亦有助于本病的诊断，但最后确诊需依据颅脑 MRA 和椎动脉造影。

（3）诊断依据：患者出现典型的椎-基底动脉缺血症状，且其发作与旋颈有关，一般有明显的间歇期，其发作与旋颈及颈部侧弯等活动有直接关系。经颅多普勒超声检查显示椎-基底动脉供血不足，即应考虑本症。

3. 鉴别诊断

（1）内耳疾患（梅尼尔病）：由内耳淋巴回流受阻引起局部水肿所致。梅尼尔病在临床上具有以下三大特点：发作性眩晕；波动性、进行性和感音性听力减退；耳鸣。由于椎动脉型钩椎关节病亦可出现上述症状，因此二者需要加以区别。实际上只要到耳科检查，排除内耳前庭功能障碍，就能排除耳源性眩晕。此外，MRI、DSA 等均有助于二者的鉴别。

（2）锁骨下动脉盗血综合征：又称臂基底动脉供血不足综合征。系锁骨下动脉或无名动脉的椎动脉起始处近心端，因动脉硬化、感染、先天性发育异常、外伤等，造成不完全或完全性闭塞性损害，借虹吸作用引起患侧椎动脉血液逆行，使正常情况下应流向脑干的血液倒流入锁骨下动脉的远心端，临床上表现为椎-基底动脉供血不足症状，出现眩晕、头昏、复视、肢体轻瘫等，多呈间歇性发作。椎动脉型颈椎病还可以导致患侧上肢缺血表现，如出现麻木、乏力等，易与锁骨下动脉盗血综合征混淆。

4. 治疗

（1）非手术疗法：以保守治疗为主，90% 以上患者症状缓解或消失；注意颈部活动，切勿突然转颈或颈椎侧弯；防止与避免头颈部外伤。药物治疗方面，应用 NSAID、肌肉松弛药、神经营养药联合使用，为基本治疗方法。物理治疗也是临床上应用最多的一种保守治疗方法。

（2）手术疗法：对反复发作、影响工作、学习与生活、经椎动脉造影证实并明确病变部位者，可行颈椎前路侧方减压术。术中对椎动脉进行减压的同时，尚应注意对患节的稳定与制动，并酌情行椎节融合术。

本型预后均较好，包括手术组病例，少有复发者。

（三）神经根型颈椎病

1. 病因

钩椎关节参与颈椎的运动，但其关节囊菲薄，易因劳损和外伤而出现松动以及创伤性炎症反应，在钩椎关节的外后方为颈脊神经根穿过的椎间孔，此处的脊神经虽有软脑膜、蛛网膜和硬膜包绕形成套袖，但由于骨性管壁缺乏弹性和退缩余地。因此，凡造成钩椎关节和小关节软组织水肿、充血、炎性渗出等各种病变侵及时，均可使此孔狭窄而刺激与压迫脊神经根造成症状。

2. 诊断

（1）症状：颈脊神经根受累引起颈、肩、臂症状，主要为颈脊神经根受压所致同侧上肢的运动、感觉与反射改变，如上肢放射样疼痛、无力、沉胀感、持物易掉落、手指麻木及肩臂酸痛等，并视病变椎节的不同而呈现不同的定位症状，其分布范围与脊神经节段相一致。

（2）体格检查：体检可发现患者颈部肌肉僵硬，活动受限，下面两个体格检查有助于诊断神经根受压的情况。① 椎间孔挤压试验：椎间孔挤压试验和改良椎间孔挤压试验可以再现神经根痛。椎间孔挤压试验也称颈部压缩试验，方法为让患者头部保持中立位，从头顶向下叩击或按压。如果不能再现患者的疼痛，则使患者头部伸展、向患侧旋转并倾斜，重复该试验（改良椎间孔挤压试验）。其他头部体位（包括屈曲）也可用来诱发神经刺激。诱发出肩部以下的症状为阳性结果，仅诱发出颈痛则不具特异性。② Elvey 上肢张力试验：Elvey 上肢张力征是上肢神经根紧张的体征，与下肢的直腿抬高试验类似。将患者头部转向对侧，并将患侧手臂外展、肘部外伸，手臂症状再现则为阳性。

（3）辅助检查：X 线、CT 扫描均可发现钩突处骨质增生，部分患者有椎间孔狭窄。MRI 则可清晰地显示脊神经根受压的部位、范围及程度，并有利于判定致压物的性质。

（4）诊断依据：诊断主要依据典型的根性症状包括手指及肩臂的放射性疼痛、麻木，其范围与受累椎节相一致。脊神经根牵拉试验阳性，辅助检查提示神经根受压节段和体格检查一致，即可确诊。

3. 鉴别诊断

（1）胸廓出口综合征：是指锁骨下动、静脉和臂丛神经在胸廓上口受压迫而产生的一系列症状。当臂丛神经受压时会出现颈肩臂部的疼痛、麻木及运动无力等神经源性症状。常表现为夜间疼痛显著，平卧后不能缓解，且有血管受压的临床表现，可见手部皮肤变冷、苍白，可出现典型雷诺现象。明白二者临床表现的主要区别，再通过辅助检查可予鉴别。

（2）腕管综合征：为正中神经通过腕管时受压所致，女性多于男性，多发生于右手。正中神经受压试验阳性，即用手压迫或叩击手腕掌侧中部（相当于腕横韧带的近侧端处），如出现1~3指麻木或刺痛时，则为阳性。

（3）其他：如椎管及神经根管处肿瘤等，出现和神经根型颈椎病类似症状时，临床上应根据各自疾病特点加以鉴别。

4. 治疗

（1）非手术疗法：药物治疗、理疗等均可使症状缓解或消失。对于炎性神经根疼痛严重患者，可施行选择性颈神经根阻滞治疗，效果良好。

（2）手术疗法：经正规的非手术疗法治疗1~2个疗程无效，或残留症状影响工作、学习及生活者，可行手术减压。以颈前路侧方减压术为佳，并应同时恢复颈椎的稳定性。

5. 预后

本型由于症状出现早、就诊早，易获得早期治疗，其预后也较佳。颈前路侧方减压术者，远期随访疗效亦稳定，少有复发者。

（四）交感型颈椎病

1. 病因

颈椎退行病变影响到颈部交感神经系统，则会导致交感型颈椎病。由于椎动脉周围附有大量的交感神经的节后纤维，因此，若椎动脉型颈椎病的患者骨赘增生和炎症反应波及交感神经系统，则会引起自主神经系统的功能失衡，从而引起一系列临床症状，因交感神经症状有其特殊性，故单列为一种类型的颈椎病。

2. 诊断

（1）症状：此类型颈椎病的临床症状主要和交感神经系统的失衡有关，胃肠道、心血管和呼吸系统的症状多见。患者最常见的主诉为恶心、呕吐、上腹部不适、心慌、胸闷，部分患者有心律失常的症状，还可以出现头晕、头痛、眼部干涩、眼部发胀及耳鸣等症状，临床表现不一。

（2）体征：若医生对发生症状的器官进行检查，则多为阴性，而颈部椎旁压痛常为阳性，尤其椎间孔压痛阳性多见。

（3）影像学特点：胃肠道、心脏、头颅及耳道等检查结果多为阴性，亦有共病现象存在，但对其他系统疾病的诊疗，对交感型颈椎病的症状缓解毫无帮助。颈椎多见退行性改变、钩椎关节增生、节段性不稳等，但无特殊阳性影像学表现。

（4）诊断依据：交感型颈椎病诊断周期较长，常常为排他性诊断。

3. 鉴别诊断

临床上主要和缺血性心脏病、心律失常、胃炎及胃溃疡等疾病进行鉴别诊断。

4. 治疗

药物治疗效果一般，物理治疗如星状神经节激光、椎旁物理治疗有一定效果，大部分患者对颈4、5、6节段的后内侧支治疗反应较佳。若保守治疗无效，可酌情行颈椎相应节段减压治疗。

5. 预后

本型颈椎病预后较好，常随其他类型颈椎病治疗好转而好转，如交感神经症状持续存在，则需长期治疗。

（五）其他

颈型颈椎病是指由颈椎退变所导致的，以颈部症状为主的一类颈椎病，但由于缺乏特异性，多不作为常用诊断。食管受压型颈椎病则是由增生的颈椎前缘骨赘压迫到食管导致的以吞咽困难为主的一类颈椎病。混合型颈椎病则指两种或者两种以上不同类型的颈椎病同时存在，尤其是交感型颈椎病、脊髓型颈椎病常和其他类型颈椎病共存，临床诊断、治疗需分清轻重，以控制疼痛、保护功能为原则进行治疗。

二、颈椎间盘突出症

1. 病因

颈椎间盘突出症常见于青壮年，典型的症状是急慢性颈项痛、上肢放射痛，主要和突出的椎间盘引起的炎症反应、压迫的部位密切相关。7个颈椎具有支撑头部正常生理活动和保护颈血管、脊髓等生物力学功能。椎体、椎间盘和前后韧带组成运动节段的前部，椎弓、椎间关节、棘突和韧带组成其后部，颈椎间盘主要由髓核、纤维环和软骨终板三部分构成，主要生物力学功能为对抗压缩力并对脊柱的活动具有决定性影响。随着年龄的增长，髓核逐渐脱水、变性、弹性减低，纤维环出现裂隙，容易发生撕裂、周围韧带松弛等退行性改变，成为髓核容易突出

11

的内因；急性或慢性损伤造成椎间盘内压增加，脆弱的纤维环被髓核破坏完整性，为髓核突出的外因。由于颈部活动主要集中在下段颈椎，因此颈椎间盘突出以 $C_{5\sim6}$、$C_{6\sim7}$ 为好发部位，其次为 $C_{4\sim5}$。

2. 诊断

（1）症状：颈椎间盘突出症的临床表现根据椎间盘压迫位置而有所不同。中央型突出的椎间盘可压迫硬膜囊及脊髓，出现四肢不完全性或完全性瘫痪、肌张力增高、大小便异常；与此同时，出现四肢腱反射异常、步态失稳、走路有踩棉花样的感觉，甚至可造成高位截瘫，严重者可危及生命。侧方型突出的椎间盘可刺激或压迫神经根，临床表现以单侧的根性症状为主，主要为颈痛、活动受限，犹如落枕，疼痛可放射至肩部或枕部，一侧上肢有疼痛和麻木、过敏、感觉减弱等感觉障碍。感觉障碍因椎间盘突出平面不同而异。

（2）体征：屈颈试验（脊髓张力试验）、膝踝阵挛、Hoffmann 征、Babinski 征等病理反射征阳性。

侧方型颈椎间盘突出查体可见：头颈部常处于僵直位，下颈椎棘突及肩胛部有压痛，牵拉患侧上肢可引起疼痛，握力有减退情况，表现为持物坠落。臂丛神经牵拉试验、压顶试验、Spurling 试验、Jackson 试验皆为阳性。如果椎间盘压迫椎动脉，则会影响椎动脉血液供应，出现心悸、眩晕、头痛等症状，少部分椎间盘向前方突出可刺激或压迫食管，出现吞咽障碍的症状。

（3）辅助检查：X 线检查可见非特异性的征象，如骨质增生、颈椎前后缘连线成角、椎体前倾或后倾、颈椎滑脱、病变椎间隙改变等。CT 检查可直接显示椎间盘突出的位置、大小、形态及与周围结构的关系，对椎间盘退行性变的显示方便、准确，对椎间盘钙化及颈神经根受压的诊断敏感性高于 MRI。MRI 检查可显示突出椎间盘组织与神经根、硬膜囊及脊髓之间的关系，脊髓有无变性等细节，能够对脊髓受压情况进行准确评估，在髓核、脑脊液等低密度组织显影方面可以弥补 CT 检查的不足。肌电图、神经传导速度与躯体感觉诱发电位，可协助确定神经损害的范围及程度，评价治疗效果，临床主要用于推断颈髓神经受损的具体节段，以及鉴别诊断等。

（4）诊断依据：颈椎间盘突出症具有典型的临床症状和体征，结合辅助检查常可确诊。多节段突出时，可以通过肌电图、诊断性神经根阻滞等方法确认责任节段，辅助检查如 CT、MRI 等可以帮助确诊。

3. 鉴别诊断

（1）颈椎病：颈椎病由颈椎及其附件的退变、外伤等原因导致，是颈椎骨关节炎、骨质增生、黄韧带肥厚、继发椎管狭窄、颈椎间盘脱出等病因引起的一系列功能障碍的临床综合征。临床常分为神经根型颈椎病、脊髓型颈椎病、椎动脉型颈椎病、交感型颈椎病等。颈椎间盘突出症则是单一的一种独立疾病，其压迫物仅指纤维环与髓核，广义上来看，颈椎间盘突出症包含在颈椎病范畴之内。此外，颈椎病的发病年龄多在 50 岁以上，以 50～60 岁多见。颈椎间盘突出症的发病年龄偏低，多在 30～50 岁。颈椎病大部分患者起病较缓慢，病情多数逐渐加剧恶化，间歇缓解不明显，治疗恢复慢。颈椎间盘突出症起病多急骤，病情发展较快，经及时治疗恢复也很快。

（2）胸廓出口综合征：胸廓出口综合征是指锁骨下动、静脉和臂丛神经在胸廓上口受压迫而产生的一系列症状。其中，当臂丛神经受压时，会出现颈肩臂部的疼痛、麻木及运动无力等神经源性症状，疼痛性质和颈椎间盘突出症类似，但常表现为夜间疼痛显著，平卧后不能缓解，且有血管受压的临床表现。根据二者的主要临床表现区别，再通过辅助检查可予鉴别。

（3）椎管内肿瘤：椎管内肿瘤是指生长于脊髓及与脊髓相近的组织，包括神经根、硬脊膜、血管、脊髓及脂肪组织等的原发、继发肿瘤。因肿瘤生长压迫神经根、脊髓而出现与颈椎间盘突出症相似的症状，其特点是夜间痛和平卧痛，借助辅助检查不难鉴别。

（4）其他：如周围神经卡压综合征、臂丛神经损伤等，通过症状、肌电图、影像学等检查不难鉴别。

4. 治疗

颈椎间盘突出症的治疗原则同颈椎病，主要分为三大类：保守治疗、微创介入治疗和开放性手术治疗。

（1）保守治疗：保守治疗如药物、物理治疗等能有效减轻患者的症状。药物治疗常用NSAID、肌肉松弛药、营养神经药等，若急性发作或疼痛剧烈不能缓解，亦可短期使用阿片类药物控制疼痛，好转后减量，以对因治疗为主。

物理治疗是临床上应用较多的一种非损伤性治疗。治疗时痛苦较小，患者易于接受，对颈椎间盘突出症的治疗起到了很好的辅助作用。常用的有：① 牵引疗法，牵引和颈托的应用可以减少颈椎的动度，减轻神经根的受压和刺激，纠正颈椎失稳；② 电疗；③ 光疗；④ 热疗。

（2）微创介入治疗：经过系统的保守治疗 3 个月，如果症状不改善、改善不明显或症状反复，应进行微创治疗。常见的微创介入技术如下：① 胶原酶髓核溶解术；② 射频热凝消融术；③ 经皮穿刺颈椎间盘臭氧消融术；④ 经皮穿刺椎间盘切吸术；⑤ 经皮穿刺激光气化椎间盘减压术；⑥ 射频椎间盘髓核成形术；⑦ 低温等离子髓核消融术；⑧ 全内窥镜下颈椎间盘突出髓核摘除术；⑨ 经显微镜下颈前路椎间盘切除植骨融合术。

（3）手术治疗：经保守治疗及微创介入镇痛治疗后，疼痛不能缓解，功能不能恢复，或伴有严重神经系统受压的情况，则可考虑开放手术，如颈前路减压植骨融合术、颈后路椎板成形椎管扩大术、颈后路切除椎间盘术、人工颈椎间盘置换术等，多可获得满意疗效。

5. 预后

颈椎间盘突出症的预后较好，关键在预防、保健以及疾病的全程管理。保守治疗时间过长会复发，微创介入镇痛及手术治疗患者预后相对良好。

三、颈椎小关节紊乱综合征

1. 病因

颈椎小关节紊乱综合征是颈椎小关节退行性病变或小关节囊内炎性刺激所导致的一类颈椎病，多见于中、青年，较易复发。除寰枕关节和寰枢关节外，颈椎小关节均由相邻椎体的上、下关节突构成。上、下关节突起始于椎板和椎弓根的交界处侧块。颈椎小关节均为真性关节，

从 $C_{3\sim4}$ 到 $C_8\sim T_1$ 节段，每个颈椎小关节均被相邻两个脊髓节段的颈脊神经支配，包括同一椎体水平和上一椎体水平的颈脊神经后内侧支。颈脊神经后内侧支属于混合性神经，穿行于椎板和上下关节突关节形成的骨纤维管内，退变或外伤发生后，软骨帽及滑膜等结构随之出现炎症反应，导致关节肿胀、滑膜关节炎、生成关节骨刺甚至关节粘连，对颈脊神经后支造成卡压，从而引发疼痛。故颈椎小关节紊乱症常常也被称为颈神经后支卡压综合征。

2. 诊断

1）症状

颈椎小关节疼痛多为轴性疼痛，常伴有反射性疼痛到颈项部、肩部，多数不超过肘关节。疼痛、肌肉僵直，活动受限为主要临床表现，颈椎活动时可诱发疼痛，不同阶段的颈椎小关节有不同临床表现：$C_{1\sim2}$ 小关节病变，疼痛累及颈项部、耳后区域；$C_{2\sim3}$ 小关节病变，疼痛位于枕后、耳后并可放射到前额及眶周；$C_{3\sim4}$ 小关节病变常累及枕下区和颈部后外侧；$C_{4\sim5}$ 小关节病变，疼痛常在下颈部侧后方；$C_{5\sim6}$ 小关节病变，疼痛常在肩部至肩胛之间区域；$C_{6\sim7}$ 小关节病变，疼痛常在肩胛冈上窝、冈下窝及肩胛间区。

2）体征

症状严重者可表现为强迫体位，颈部肌肉僵硬，棘突旁肌肉软组织可有压痛点，亦可扪及条索状、结节状软组织。

3）辅助检查

（1）颈部 X 线片：生理曲度变直，颈椎前凸减少、消失至反屈，或椎间隙后缘增宽，正位片示颈椎侧弯畸形，病变棘突偏歪；侧位片可见患侧椎体有旋转表现、双边影。

（2）颈椎 CT：以小关节突增生肥大、硬化、关节间隙变窄和关节周围韧带骨化为主，无明显椎间盘突出及椎管狭窄。增生肥大的钩椎关节突超过相应的关节面，并伴有关节间隙狭窄、消失，导致椎间孔及横突孔变性、狭窄。双侧-侧隐窝变尖细；关节突肥大增生亦可导致神经孔狭窄、硬膜囊和脊髓受压。

（3）颈椎 MRI：可排除椎间盘突出、血肿、肿瘤等椎管内病变所致的疾病。

4）诊断依据

综合病史、症状、体征、辅助检查判断常可准确诊断。诊断要点如下：长期低头病史，颈部及颈背部疼痛，不伴有根性症状，颈部椎旁局部压痛，颈部活动时有小关节弹响声，X 线、CT 和 MRI 提示颈椎小关节增生为主。

3. 鉴别诊断

（1）颈椎间盘突出症：颈椎间盘突出症的发病是在椎间盘发生退行性变的基础上，受到一定的外力作用后导致纤维环和后纵韧带破裂，髓核突出而引起颈髓或神经根受压。多数有慢性劳损或外伤史，颈、肩背疼痛，头痛，头晕，颈部僵硬，上肢麻木。颈部活动功能受限，可有上肢肌力减弱和肌肉萎缩，臂丛神经牵拉试验阳性，X 线及 MRI 等检查可明确颈椎间盘突出症。

（2）纤维肌痛：属于慢性肌肉骨骼疼痛疾病的一种，病因不明，缺乏可确诊的生物标志物指标。多见于女性，最常见的发病年龄为 25～60 岁。最突出的症状是全身弥漫性疼痛，尤以中轴骨骼（颈、胸椎、下背部）及肩胛带、骨盆带等处为常见，持续时间在 3 个月以上，多数有睡眠障碍、疲劳感及焦虑、抑郁状态。全身有多处压痛点，常见于枕骨下肌肉附着处、斜方肌上缘中点、$C_{5\sim7}$ 颈椎横突间隙的前面及冈上肌起始部，肩胛棘上方近内侧缘压痛点可能和小关节紊乱综合征的压痛点相混淆。

4. 治疗

（1）药物和物理治疗：药物治疗包括 NSAID、肌肉松弛药、外用药膏、消肿、营养神经等。康复理疗包括推拿、针灸、中药、手法、针刀治疗等。

（2）微创介入治疗：一般治疗无效或严重者需要微创介入治疗。最常用的为神经阻滞镇痛，明确责任节段后，可以在影像学引导下（X 线、B 超）进行责任小关节内或其相对应的脊神经后支进行诊断性阻滞来确定。临床上如果行诊断性阻滞后疼痛缓解程度超过 50%，则认为诊断性阻滞是成功的。神经阻滞效果满意，持续时间短，则可行脊神经后内侧支射频热凝术，疗效更持久。

（3）手术治疗：保守、微创治疗无效者，慎重推荐关节融合术手术治疗。

5. 预后

本病预后良好，但有反复发作趋势。

四、颈源性头痛

1. 病因

由颈椎及其附属结构所引起的头痛，称为颈源性头痛。颈源性头痛的诊断率较低，容易和偏头痛等疾患混淆，导致诊断周期和治疗周期都较长，需要对此疾病有较为清晰的了解。

颈源性头痛的发病机制主要和上颈段脊髓中的三叉神经颈椎复合体这一神经解剖结构受激惹有关，使得疼痛信号在颈部与头面部的三叉神经感觉接受区域之间双向传导。来自 $C_{1\sim3}$ 的前 3 对颈部脊神经及其分支是将疼痛传导至头部的主要周围神经结构，$C_{2\sim3}$ 关节突关节受累是颈源性头痛最常见的病因，寰枢关节受累可能是颈源性头痛的第二大原因，颈源性头痛不常见的原因包括 $C_{3\sim4}$ 关节突关节、上颈椎椎间盘和下颈椎关节突关节的病变。

2. 诊断

（1）症状：颈源性头痛的特点是强度波动的单侧头痛，多数和颈椎的活动有关，且由枕项部辐射至额部，患者常表现为眼部的不适、酸胀感。颈源性头痛的头痛性质为非搏动性、非撕裂样疼痛，强度为中至重度，持续时间不定。少数患者会出现同侧的颈肩部或手臂的疼痛。

（2）体征：体格检查可发现颈椎，尤其是上位颈椎椎旁压痛明显，颈部伸展范围受限。肌电图检查可见以深部颈部屈肌肌电活动减少为特征的肌肉受损。疼痛区域无痛觉过敏，病理征阴性。

（3）诊断依据：目前针对颈源性头痛的诊断标准还有一定的争议，根据临床表现、诊断性治疗的结果，多能确诊。辅助检查主要用于鉴别诊断，诊断价值不是最高，X 线、颈椎 MRI 和 CT 脊髓造影不能确诊颈源性头痛。目前常用的寰枢外侧关节、$C_{2\sim3}$ 关节突关节和（或）$C_{3\sim4}$

11

关节突关节的阻滞麻醉可用于确诊颈源性头痛。如果对诊断性阻滞的反应不完全，应寻找其他头痛的病因。

目前常用的诊断标准是 ICHD-3 的标准：

A. 任何满足标准 C 的头痛。

B. 有临床和（或）影像学证据证实存在已知能引起头痛的颈椎或颈部软组织内病变或疾病。

C. 至少符合下列 4 项中的 2 项以证明存在因果关系：① 头痛发生与颈部疾病或病变的发作之间有时序关联；② 当颈部疾病或病变有所改善或消退时，头痛也会有显著的相应改善或缓解；③ 诱发试验会使颈部活动度减少，头痛明显加重；④ 对颈部结构或其支配神经进行诊断性阻滞后，头痛消失。

D. 不能用另一种 ICHD-3 诊断更好地解释。

3. 鉴别诊断

颈源性头痛主要和偏头痛、紧张性头痛以及枕神经痛进行鉴别诊断。值得注意的是，常常会有疾病的共病状态，或者临床表现在两三种疾病之间切换，需要仔细询问病史和进行试验性治疗。

（1）偏头痛：无先兆偏头痛的头痛发作持续 4～72 h（未治疗或治疗无效），表现为单侧、搏动性中或重度疼痛、日常体力活动（如步行或上楼梯）会加重头痛，或头痛导致患者回避此类活动，常伴有恶心、呕吐、畏光和畏声。先兆偏头痛的先兆症状包括视觉先兆（明亮的线条、物体）、感觉先兆（烧灼感、疼痛、感觉异常）、言语和（或）语言先兆（措辞困难等）、运动先兆（抽动或者重复性节律运动）等。头痛与先兆伴随出现，或在先兆出现后 60 min 内出现头痛。食物、饥饿、气味等容易诱发偏头痛患者的疼痛发作。

（2）紧张性头痛：发作的典型表现为轻至中度的双侧非搏动性头痛，不伴其他相关特征。紧张性头痛的疼痛往往难以描述具体特征，常被描述为"钝痛""压迫感""头部胀满感""感觉头大"，或者被更形象地描述为"紧箍样""束带样"或"头或肩部沉重"。颅周肌肉压痛增加是紧张性头痛患者最重要的体征，如额肌、颞肌、咬肌、翼状肌、胸锁乳突肌、夹肌和斜方肌等，而颈源性头痛则很少有此种体征。应激和精神紧张是最常见的紧张性头痛诱因，头颈运动则是颈源性头痛和发作性紧张性头痛的重要触发因素。

（3）枕神经痛：枕神经痛是指在枕大神经、枕小神经或第三枕神经分布区内的阵发性刺痛，或为持续的深部疼痛或烧灼痛，叠加阵发的电击痛。有时伴有受累区域的感觉减退或感觉倒错。即使仔细评估临床特征且进行全面的检查，仍难以区分这两者。在这种情况下，使用影像学引导的阻滞麻醉通常可以准确诊断。

（4）其他：还要和颅后窝肿瘤、颈椎间盘突出、脊神经受压或肿瘤、动静脉畸形，以及脊髓髓内或髓外肿瘤等疾病相鉴别，辅助检查能做出较为清晰的诊断和鉴别诊断。

4. 治疗

（1）保守治疗：可以把锻炼理疗作为颈源性头痛患者的初始治疗选择。药物治疗包括 NSAID、肌肉松弛药、局部贴剂，以及治疗神经病理痛的药物如普瑞巴林、度洛西汀等。

（2）疼痛微创介入治疗：如寰枢外侧关节、$C_{2\sim3}$ 关节突关节（及上覆的第三枕神经）和

（或）$C_{3~4}$ 关节突关节的神经阻滞（可加用糖皮质激素）可以暂时减轻或缓解疼痛。对于由 $C_{2~3}$ 或 $C_{3~4}$ 关节突关节问题引起的颈源性头痛，若诊断性神经阻滞镇痛后可暂时完全缓解疼痛，则可考虑应用经皮射频神经切断术。

不推荐使用手术治疗颈源性头痛，如果颈源性头痛来源于寰枢关节，经诊断性阻滞后疼痛完全缓解而确诊，且理疗无效，则进行风险效果评估后可行关节融合术。

第三节　颈部疼痛临床案例

一、案例一：神经根型颈椎病

1. 案例资料

患者，女性，65 岁，身高 159 cm，体重 52 kg。

主诉：右侧颈部疼痛伴右侧上肢外侧及拇指麻木 2 月余。

患者颈部疼痛多年，疼痛反反复复，近 2 个月感颈部疼痛加重伴有右侧上肢外侧及拇指疼痛、麻木，疼痛呈胀痛，低头及久坐加重，休息可缓解。患者为求诊治，曾于外院中医科行推拿按摩，症状略有好转后又反复。为求进一步诊治，患者于 2021 年 7 月至笔者所在科室就诊，完善颈椎 MRI 检查示：$C_{3~4}$，$C_{4~5}$，$C_{5~6}$，$C_{6~7}$ 颈椎间盘突出，以 $C_{5~6}$ 突出为甚，中央偏右突出，对神经根略有压迫。

既往史：患者有高血压，无其他系统性疾病。

查体：颈椎旁压痛阳性，右侧臂丛牵拉试验阳性，压顶试验阳性，VAS 评分 5 分。

2. 诊断

神经根型颈椎病；高血压。

3. 治疗

患者入院后完善术前检查，无手术禁忌，行 DSA 引导下 C_6 神经根阻滞术。患者取仰卧位，头偏向健侧，常规消毒铺巾后，调节 DSA 照射角度以清晰显示椎间孔及上下关节突。穿刺针向上关节突方向缓慢进针，并位于靶区后方，以避开椎动脉。一旦针尖触及上关节突，退针几毫米后，调节针尖向着椎间孔后方缓慢推进。再次确定针尖位置，然后再次缓慢进针，并调整针尖方向，直至患者出现根性痛症状。回抽无血，注射造影剂，显示神经走行，后注入镇痛消炎液 2 ml（**图 11-1**）。

4. 案例分析

本例患者的症状为颈椎间盘突出压迫神经根引起的神经根性痛，该类患者通常主诉颈肩部、上肢或手指等部位的疼痛、麻木、感觉异常和反射改变。术前通过影像学检查评估受累神经根节段，结合患者症状，判断出主要责任神经根，完善术前相关检查后，在 DSA 引导下行 C_6 神经根阻滞术。

神经根型颈椎病是颈椎病中最常见的一种类型，常与其他类型合并存在。髓核的突出或脱出、后方小关节的骨质增生或创伤性关节炎、钩椎关节的骨刺形成，以及相邻的三个关节（椎体间关节、钩椎关节及后方小关节）的松动与移位等均可对脊神经根造成刺激与压迫。神经根型颈椎病在国内主要提倡保守治疗，其中神经阻滞是保守治疗的一个重要手段。神经根阻滞能够将消炎镇痛药物准确迅速地注入病变部位，在短期内起到消肿镇痛作用，不仅有助于急性期的控制，对于炎症后期和慢性炎症的增生、粘连也有很好的效果。

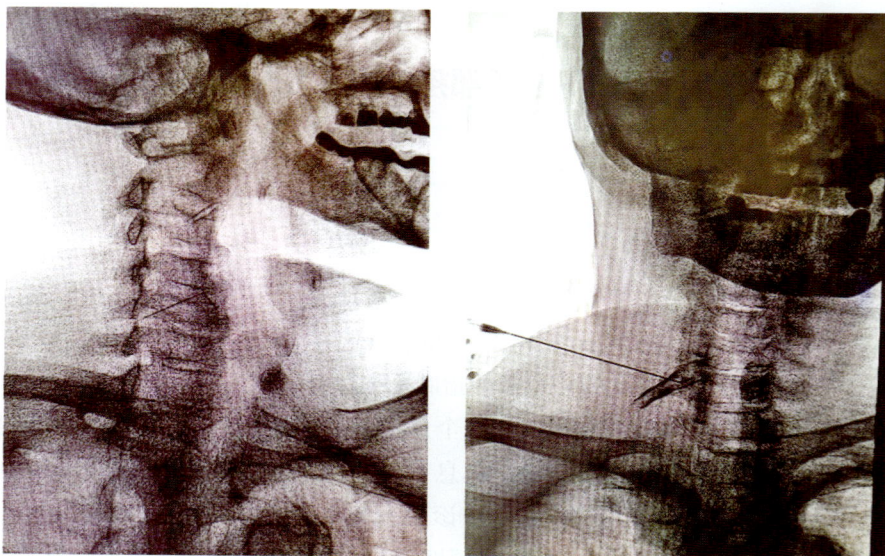

图 11-1　治疗前后透视图

二、案例二：交感型颈椎病

1. 案例资料

患者，女性，67 岁，身高 155 cm，体重 62 kg。

主诉：头痛、头晕伴右颈肩疼痛、出汗两周余。

患者就诊前两周无明显诱因下出现头痛、头晕及右颈肩疼痛、出汗增多。头痛部位主要位于枕部及前额，疼痛为钝痛样，颈肩部疼痛为针刺样，坐位或站立时症状加重，平卧时缓解。后于外院就诊行头颅 CT 检查未见异常，颈椎 MRI 示：$C_{4\sim5}$、$C_{5\sim6}$ 椎间盘稍突出，硬膜囊受压，颈椎退行性病变。口服 NSAID 治疗后，症状稍有缓解。发病后睡眠质量较差，二便正常，纳差。

既往史：患者有高血压病史多年，口服苯磺酸氨氯地平片，血压控制尚可，无其他系统病史及手术史。

查体：右 $C_{4\sim5}$、$C_{5\sim6}$ 椎旁压痛（＋）；右侧肩胛上区压痛（＋）；VAS 评分 7 分。

2. 诊断

交感型颈椎病；高血压。

3. 治疗

入院后完善术前检查，诊断为交感型颈椎病，于C臂机引导下行星状神经节阻滞。患者取仰卧位，在前后透视下，自T1向头侧数，确定C_6水平。倾斜C形臂图像增强器，使其目标椎体C_6的终板成一条线，向同侧旋转C形臂图像增强器，行神经孔斜位透视，自最头端的神经孔（即$C_{3\sim4}$）向下数，确定C_6椎体水平。目标结构为椎体和钩突的交界处（在钩突连线上或稍靠内侧处），使其显露清楚。穿刺成功后，注入造影剂，确认造影剂理想分布后，注射试验剂量的局麻药（1%利多卡因0.5 ml），观察60~90 s，以进一步避免局麻药误入血管。随后在星状神经节处注射局麻药10 ml。阻滞操作结束后，患者右侧上眼睑下垂，瞳孔缩小，出现Horner综合征（**图11-2**）。

术后首次查房时患者疼痛与头晕症状明显缓解，无不良反应，VAS评分3分。术后2天出院，1个月后随访，患者疼痛、头晕、出汗症状均较前缓解。

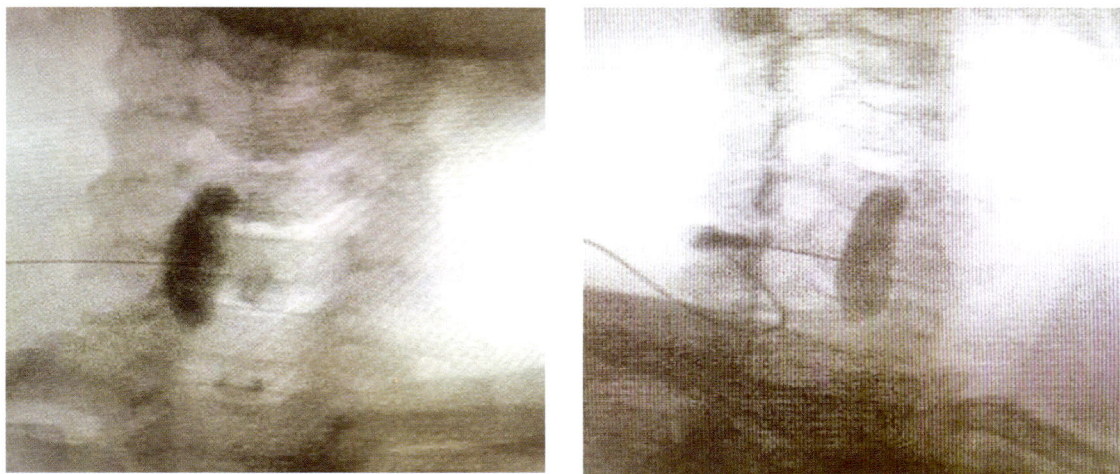

图11-2 注射2 ml造影后的前后位透视图以及神经孔斜位透视图

4. 案例分析

本病例患者的症状为头痛、头晕及颈肩部疼痛出汗，交感神经兴奋症状较为典型。结合影像学资料，完善术前相关检查后，在C臂机引导下行星状神经节阻滞，阻滞交感神经功能，调节自主神经系统平衡，进而改善临床症状。术后患者疼痛、头晕及出汗症状明显缓解。

交感型颈椎病患者的主诉症状往往比较纷乱，有多种表现，而每一位患者的症状又不尽相同。少部分患者只伴有一种症状，大多数患者伴随多种交感神经症状，且其症状的出现似乎毫无规律可循，牵一发而动全身。所以，笔者认为可能临床上存在许多交感型颈椎病的患者，由于其主要表现为其他系统的症状，导致其可能不认为这些症状与颈椎有关，因此来就诊的患者较少，诊断的也就较少。

所以，对于交感型颈椎病的诊断，除了症状上要有常规颈椎病的症状，如颈项部疼痛、活动不利等，还要有交感神经受刺激或抑制的症状，且症状的产生与颈部症状保持一致，并且排除其他系统的器质性改变。

医师主要根据症状和易混淆的疾病进行鉴别诊断，如患者有心率改变、心律失常、心前区疼痛，则需与心脏病进行鉴别：颈源性心脏病患者服用心血管药物后没有明显的改善；颈源性心脏病患者在活动后症状减轻，而心源性疾病患者活动后症状加重；颈源性心脏病患者的心脏症状与颈部症状同时发作。

交感型颈椎病的血压升高需与原发性高血压进行鉴别：颈源性高血压患者服用降压药后改善不明显，而治疗颈椎后症状减轻；颈源性高血压患者血压升高时，颈部不适症状增加，血压降低时，颈部不适症状减轻；颈源性高血压患者经手法治疗时血压明显降低，但在不治疗的间歇期血压存在明显的波动。

（马冰洁　纪运　马柯）

参考文献

［1］ GBD 2015 DALYs and HALE Collaborators. Global, regional, and national disability-adjusted life-years (DALYs) for 315 diseases and injuries and healthy life expectancy (HALE), 1990-2015: a systematic analysis for the Global Burden of Disease Study 2015 ［J］. Lancet, 2016,388(10053):1603-1658.

［2］ GBD 2017 DALYs and HALE Collaborators. Global, regional, and national disability-adjusted life-years (DALYs) for 359 diseases and injuries and healthy life expectancy (HALE) for 195 countries and territories, 1990-2017: a systematic analysis for the Global Burden of Disease Study 2017 ［J］. Lancet, 2018,392 (10159):1859-1922.

［3］ Guzman J, Haldeman S, Carroll L J, et al. Clinical practice implications of the Bone and Joint Decade 2000-2010 Task Force on Neck Pain and Its Associated Disorders: from concepts and findings to recommendations ［J］. Spine (Phila Pa 1976), 2008,33(4 Suppl):S199-S213.

［4］ 刘延青，崔健君. 实用疼痛学［M］.北京:人民卫生出版社,2013.

［5］ 中华医学会疼痛学分会.中国疼痛病诊疗规范［M］.北京:人民卫生出版社,2020.

第十二章
肩及上肢疼痛的精确诊疗

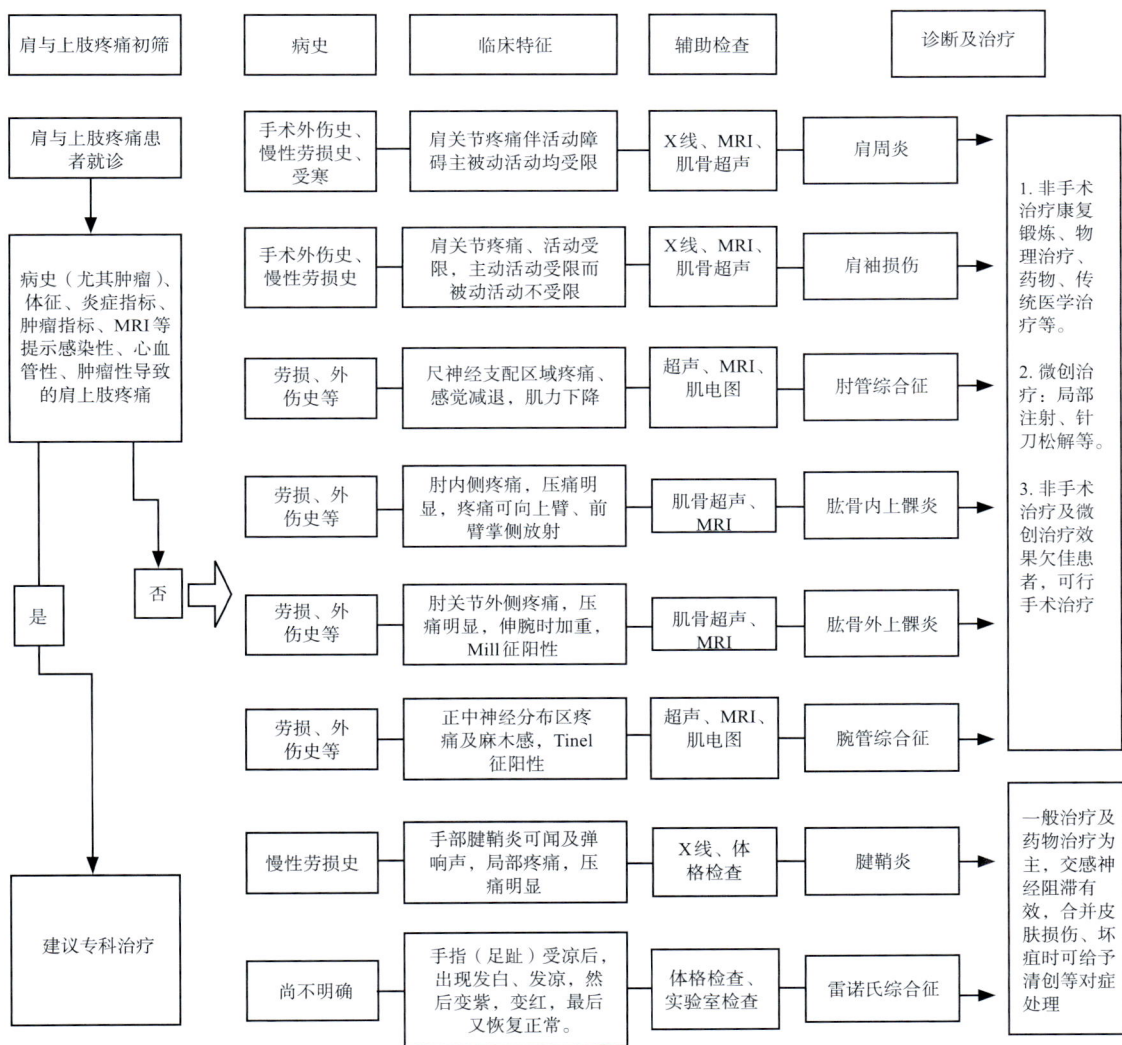

肩与上肢疼痛初筛	病史	临床特征	辅助检查	诊断及治疗

肩与上肢疼痛患者就诊

↓

病史（尤其肿瘤）、体征、炎症指标、肿瘤指标、MRI等提示感染性、心血管性、肿瘤性导致的肩上肢疼痛

是 → 建议专科治疗

否 →

病史	临床特征	辅助检查	诊断	诊断及治疗
手术外伤史、慢性劳损史、受寒	肩关节疼痛伴活动障碍主被动活动均受限	X线、MRI、肌骨超声	肩周炎	1. 非手术治疗康复锻炼、物理治疗、药物、传统医学治疗等。 2. 微创治疗：局部注射、针刀松解等。 3. 非手术治疗及微创治疗效果欠佳患者，可行手术治疗
手术外伤史、慢性劳损史	肩关节疼痛、活动受限，主动活动受限而被动活动不受限	X线、MRI、肌骨超声	肩袖损伤	
劳损、外伤史等	尺神经支配区域疼痛、感觉减退，肌力下降	超声、MRI、肌电图	肘管综合征	
劳损、外伤史等	肘内侧疼痛，压痛明显，疼痛可向上臂、前臂掌侧放射	肌骨超声、MRI	肱骨内上髁炎	
劳损、外伤史等	肘关节外侧疼痛，压痛明显，伸腕时加重，Mill征阳性	肌骨超声、MRI	肱骨外上髁炎	
劳损、外伤史等	正中神经分布区疼痛及麻木感，Tinel征阳性	超声、MRI、肌电图	腕管综合征	
慢性劳损史	手部腱鞘炎可闻及弹响声，局部疼痛，压痛明显	X线、体格检查	腱鞘炎	一般治疗及药物治疗为主，交感神经阻滞有效，合并皮肤损伤、坏疽时可给予清创等对症处理
尚不明确	手指（足趾）受凉后，出现发白、发凉，然后变紫，变红，最后又恢复正常。	体格检查、实验室检查	雷诺氏综合征	

肩及上肢疼痛诊疗流程

12

第一节　肩及上肢疼痛概述

肩及上肢疼痛疾病是临床常见病，包括肩关节周围炎、肩袖损伤、肱骨外（内）上髁炎、肘管综合征、腕管综合征、腱鞘炎等；但是也有一些疾病的原发病灶并不在肩与上肢，如颈椎病、胆囊炎、心绞痛等，需加以鉴别诊断。总的来说，引起肩及上肢疼痛的疾病包括肿瘤、外伤或者术后、感染、血管疾病（包括心绞痛）、神经性病变（带状疱疹、糖尿病等）、退行性病变、代谢性疾病、风湿免疫性疾病等，也可能是纤维肌痛、抑郁症的其中一部分症状。因此，医师务必详细了解患者病史、仔细进行体格检查、完善辅助检查和疼痛评估量表等以帮助明确诊断。

对于同一疾病的不同病程和不同严重程度，需要采用阶梯治疗。对于非特异性疼痛，一般采用物理治疗、外用药膏治疗、口服药物治疗、传统中医中药治疗、冲击波治疗等，根据需要应用扳机点注射、银质针松解、针刀治疗、关节腔注射、富血小板血浆注射、神经射频等，必要时进行手术治疗。对于慢性难治性疼痛，包括消炎镇痛药物疗效不佳者，建议采用多模式药物治疗，加用抗惊厥、抗抑郁药物治疗，必要时采用脊髓电刺激等方法治疗。对于慢性疼痛患者，务必重视综合治疗，同一种疾病在不同的患者中可有不同的表现，患者本身也有不同的治疗期望值，应根据患者病程、病情、经济等采用个体化治疗方案，以达到更好的治疗效果。

第二节　常见肩及上肢疼痛疾病的管理

一、肩关节周围炎

肩关节周围炎又称肩周炎、粘连性关节囊炎、冻结肩等，因多发于 50 岁左右的中年人，又称为五十肩。女性发病率高于男性。肩周炎是由肩关节周围肌肉、肌腱、滑囊和关节囊等软组织的慢性炎症、粘连引起的，以肩关节周围疼痛、活动障碍为主要症状的综合征，主要为单侧发病，虽为自限性，但病程可能较长，有时会持续 2~3 年，且 15% 的患者长期失能。1 型糖尿病患者的病程通常更长，更有可能治疗无效。

（一）病因

（1）肩关节及其周围软组织（**图 12-1**）发生退行性变。

（2）长期过度活动、姿势不良等所产生的慢性劳损导致肩关节周围软组织无菌性炎症。肩关节是人体活动度最大、最不稳定的关节，其稳定主要依靠肩关节周围的肌肉、韧带、肌腱维

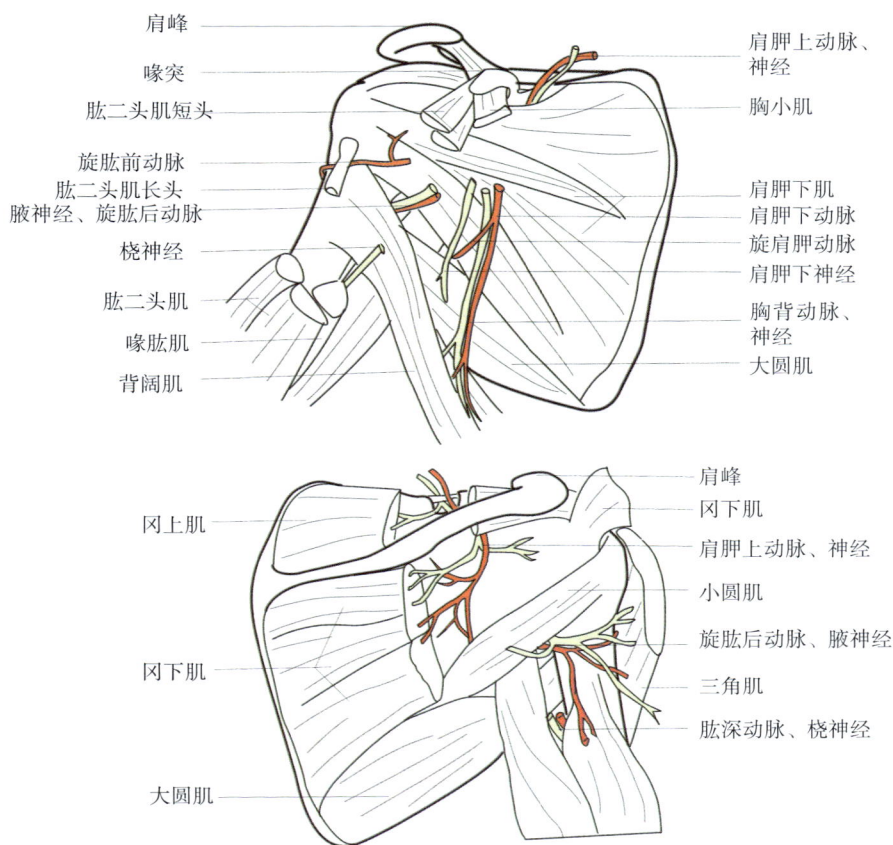

图 12-1 肩周解剖

持，长期肩关节运动易导致周围软组织劳损。

（3）继发于肩部损伤，包括上肢、肩关节等外伤骨折后制动，或软组织挫伤后引发；也可继发于其他外科手术，如心脏手术等。

（4）风、寒、湿等可引起和加重肩关节周围软组织无菌性炎症。

（5）其他：发病与糖尿病、甲状腺疾病、血脂异常、长期制动、脑卒中和自身免疫性疾病等有关。甲状腺疾病可能会使肩周炎的风险增加 2.7 倍，尤其是甲状腺功能减退症和良性甲状腺结节。

临床上患者的病因往往是多因素的。一般病程可分为急性炎症期、冻结期、解冻期和恢复期，也有的学者将最后两期统称为恢复期。

（二）诊断

1. 症状

表现为肩部疼痛，夜间加重，影响睡眠；肩部逐渐全方位活动受限，影响穿衣等日常生活。病程长，呈进行性加重，后期以关节活动受限最为明显，伸展动作受限（如上肢过顶、外展或伸向对侧）以及旋转功能受限（如抓挠背部或穿外套）。

2. 体征

受累侧肩关节至少 2 个方向的主动和被动活动明显受限，尤其外展、外旋最明显；压痛点多在肩峰下、喙突下、大圆肌、小圆肌、胸大肌、冈上肌、冈下肌及三角肌止点和肱二头肌长头肌腱处；病程较长的患者可见三角肌、冈上肌和冈下肌明显萎缩。

3. 影像学检查

（1）X 线：X 线检查多为阴性，部分患者可见骨质增生、韧带或肌腱钙化、关节间隙变窄等。X 线检查也有助于排除骨折、肩峰撞击、骨肿瘤等。

（2）超声：无创、性价比高而且无辐射暴露。可准确评估肩部浅表肌腱和肌肉病变、关节腔积液及滑囊炎等，且能动态观察、双侧对比。本病在超声下常表现为不同程度的肩关节囊下壁增厚，喙肱韧带及肩袖间隙软组织结构增厚，囊内回声增强、分布不均、结构紊乱等；动态超声检查发现在肩部活动时受累肌腱滑动受限。

（3）MRI：可发现肩关节囊和喙肱韧带增厚、关节腔积液、肩袖间隙水肿以及盂肱下韧带增厚等，往往伴随着肩部肌腱不同程度的炎症损伤等。

（4）肩关节造影：可见肩关节囊收缩，肩关节囊下部皱襞消失等改变。

（三）鉴别诊断

1. 颈椎病

除肩部疼痛外，多伴有肩颈上肢的疼痛及麻木，肩关节活动度多正常，而颈椎 X 线、CT、MRI 等影像学检查相结合可以进一步协助鉴别诊断。

2. 缺血性心脏病

部分患者可有肩部放射痛，但多不伴有肩部活动障碍。心肌酶谱、血清肌钙蛋白、心电图、冠脉 CTA 和冠脉造影提示心脏缺血性改变。

3. 肿瘤性病变

分为原发性和继发性，多存在肿瘤病史，MRI 等影像学检查提示肿瘤病灶等表现，尤其要注意排除肺尖部肿瘤。

4. 其他

如肩峰下滑囊炎、钙化性肌腱炎等也有肩关节疼痛伴活动受限，但钙化性肌腱炎患者 X 线、超声等可见受累部位钙化影。而肩峰下滑囊炎患者存在疼痛弧，主要为肩关节主动活动明显受限，而被动关节活动度正常。B 超、MRI 等检查也有助于鉴别诊断。必要时可在肩峰下滑囊注射局麻药，肩峰下滑囊炎患者疼痛能有效缓解且肩关节活动度显著增加。

（四）治疗

根据疾病的病因、病程、分期、患者的期望值及其对治疗的反应选择个性化的治疗方案，以达到缓解疼痛、缩短病程、改善肩关节活动和功能的治疗目的。

1. 非手术治疗

（1）健康教育：通过健康教育让患者对肩关节周围炎的发病特点、持续时间和转归过程有所了解，这可以增强患者的信心、减轻焦虑以及增加对其他治疗的依从性。

（2）传统中医中药治疗：中药、针灸、推拿、拔火罐等传统方法也有很好的效果。

（3）物理治疗和康复锻炼：体外冲击波治疗、电磁波、超声波、激光、电疗等均能缓解疼痛、减轻肌肉痉挛和关节僵硬。功能锻炼、康复训练则有助于帮助患者恢复肩关节活动范围，包括上肢悬垂钟摆运动、爬墙运动和被动牵拉练习等。

（4）药物治疗：对乙酰氨基酚和 NSAID 是一线止痛药物，常合用肌肉松弛药。为更好地改善症状，NSAID 口服合并外用，同时加用物理治疗、康复锻炼等多模式治疗是临床上最常采用的保守治疗手段。若疼痛严重影响睡眠，可以加用弱阿片类药物或者苯二氮䓬类药物等。

2. 微创治疗

（1）关节腔糖皮质激素注射：将糖皮质激素直接注射入盂肱关节腔内能够减轻炎症，缓解疼痛。相对于口服糖皮质激素，研究表明关节腔内注射起效更快，对缓解疼痛和改善活动的作用也更强。在超声引导下进行穿刺能够提高注射的准确性。

（2）关节腔水分离扩张术：关节内注射 20～30 ml 麻醉药联合生理盐水，以扩张盂肱关节关节囊。肩周炎患者常存在盂肱关节囊和关节周围胶原组织增厚和缩紧，导致关节容积明显减少，这可能会降低盂肱关节活动能力。

（3）神经阻滞及脉冲射频：选用臂丛、颈神经根、腋神经、肩胛上神经进行神经阻滞，或者同时神经脉冲射频，可以更好地缓解患者症状。推荐超声引导下治疗，可以更精确作用于靶点，同时可以减少并发症。

（4）各类软组织应用针具治疗：包括针灸针、针刀、银质针、浮针、触发点干针治疗等。各类治疗方法的机制有所不同也有相似点，主要降低相关肌筋膜韧带等局部张力，解除病变软组织的粘连和挛缩，促进局部微循环等，从而减轻疼痛和活动障碍。在针刺之前，必须仔细确定触发点的位置进针，推荐超声引导下精确治疗。

（5）麻醉下手法松解术：如果患者病史较长且伴有明显的肩关节僵硬，物理治疗效果不理想，可以考虑采用麻醉下手法松解术。通常在臂丛神经阻滞下进行，握住肱骨近端，将肩关节前屈、外旋、外展、内旋，可以联合采用关节腔糖皮质激素注射和关节囊扩张术，其最大的优点是患者的关节活动度在术后即刻就能得到明显改善，当然这种改善需要术后的物理治疗来维持。另外，手法松解术也有一定风险如骨折等，应避免应用于骨质疏松的老年患者，注意手法技巧。在松解后进行透视确认，有利于减少并发症。

3. 手术治疗

肩关节周围炎患者在经过 12 周正规的保守治疗，症状没有明显改善，或虽然有所改善但患者仍然无法耐受时，可以考虑进行肩关节镜下关节囊松解术。肩关节镜下关节囊松解术具有创伤小、疼痛轻、恢复快等优点。

二、肩袖损伤

肩袖是由冈上肌、冈下肌、肩胛下肌和小圆肌肌腱包绕肩关节形成的半环形腱膜结构，其腱纤维与关节囊纤维层交织附着，并共同止于肱骨解剖颈上半的沟中，使肱骨头紧贴关节盂，是稳定肩关节的主要结构。慢性劳损或急性损伤引起炎症导致的肩部疼痛、活动受限、肌力下降，称为肩袖损伤。

（一）病因

肩袖损伤多发于中老年人，其中 60 岁以上的人群发病率可达 54%。其病因往往是多源的，年龄导致的退行性改变是肩袖损伤发生的主要因素，其他包括卡压、慢性劳损、过度负荷等。需反复上举上肢过头的运动和职业肩袖损伤发生率升高，而吸烟、高胆固醇血症、先天遗传等也对肩袖损伤的发生有一定影响。

Neer 将肩袖损伤分成三期病变。I 期：年龄 < 25 岁，撞击引起肩峰下滑囊炎，肌腱没有改变或有微小水肿改变，病变是可逆的。Ⅱ 期：年龄为 25 ~ 40 岁，反复创伤使肌腱纤维变性引起肌腱炎（肌腱病）；内并无真正的炎症细胞，本质为肌腱纤维的退行性病变，可伴有嗜酸性、纤维及黏液变性，有时还可见软骨化生。Ⅲ 期：年龄在 40 岁以上，损伤肌腱出现部分或完全性撕裂。全层肩袖损伤又可根据两种不同的方法进行分类。Post 分型：① 小型损伤，< 1 cm；② 中型损伤，1 ~ 3 cm；③ 大型损伤，3 ~ 5 cm；④巨型损伤，> 5 cm。Gerber 分型：① 小型损伤，仅涉及 1 条肩袖肌腱；② 巨大损伤，涉及 2 条或 2 条以上肩袖肌腱；③ 不可修复性损伤，涉及 2 条或 2 条以上肩袖肌腱，并且 MRI 显示肌腱内脂肪浸润，术中松解后在外展 60° 仍不能将肩袖组织外移至肌腱止点处。

（二）诊断

肩袖损伤的临床诊断主要依靠病史、体征、体格检查及影像学检查。

1. 症状

肩关节疼痛、活动受限和无力，肩关节前方或者外侧疼痛，活动时加重，尤其是上肢过肩时，常伴夜间痛。

2. 体征

肩周压痛明显，多位于肱骨大结节近侧及肩峰下间隙位置；存在疼痛弧。上举等肩关节活动范围明显受限，同时主动活动受限而被动活动受限不明显。病程较长患者可见冈上肌和（或）冈下肌萎缩；Jobe 试验阳性和落臂试验阳性，提示冈上肌腱损伤；抗阻力外旋试验、Lag 试验和"吹号征"阳性，均提示冈下肌-小圆肌损伤；Lift-off 试验阳性和 Belly-press 试验阳性提示肩胛下肌损伤。

3. 影像学检查

（1）X 线检查：通常无明显异常。但有助于与肩峰撞击综合征、骨折、肩关节脱位、钙化性肩袖肌腱炎相鉴别。

（2）超声：无创、性价比高而且无辐射暴露，可准确评估肩部浅表肌腱和肌肉病变、关节腔积液及滑囊炎等，且能动态观察，双侧对比。尤其对于肩袖撕裂修补术后缝合线、锚钉和骨质改变等，MRI 检查会受限制，而高频超声不受限，对钙化的显示也优于 MRI，并可动态随访复查，结合相应病史可有助于鉴别复发性撕裂等。肩关节超声如图 12-2 ~ 图 12-7 所示。

（3）MRI：是目前诊断肩袖疾病中最常用的检查，具有软组织高分辨率及多维度、多序列扫描等优点。肩袖损伤的 MRI 表现如图 12-8 所示。

（4）肩关节镜检查：是诊断肩袖损伤的金标准，可以直观了解肩袖局部损伤情况，并同时进行镜下治疗。鉴于其为创伤性操作，多用于手术患者，因此不作为首选诊断方法。

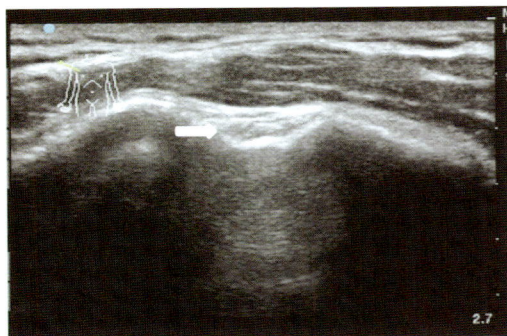

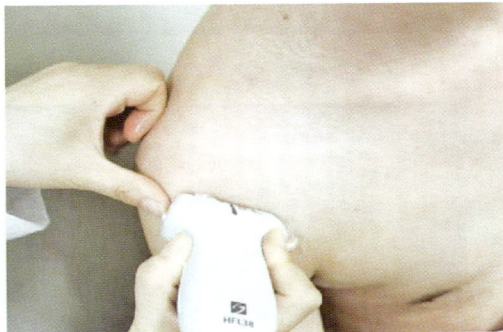

图 12-2　肱二头肌长头肌腱（白色箭头）

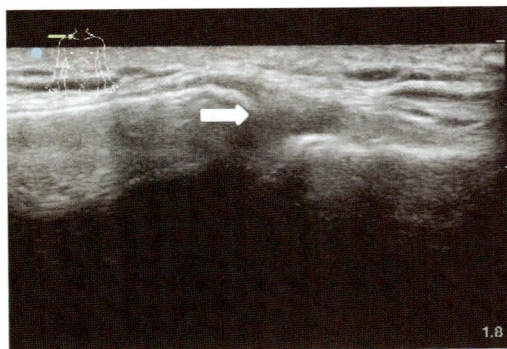

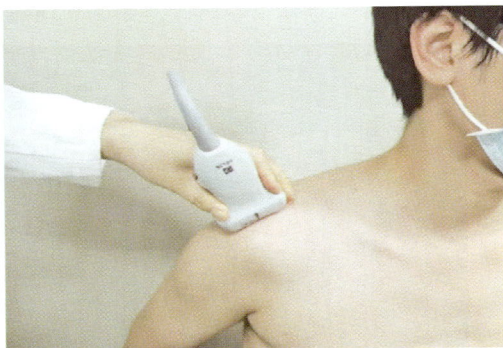

图 12-3　肩锁关节（白色箭头）

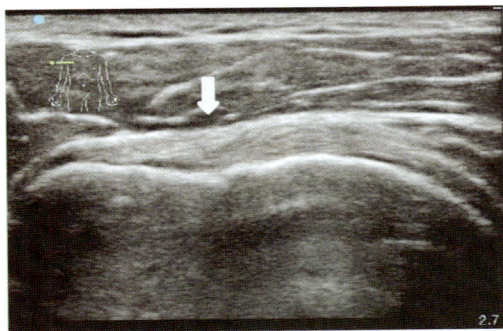

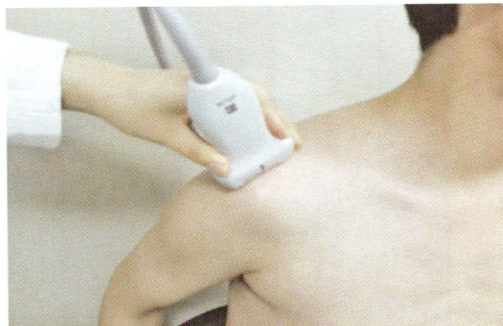

图 12-4　冈上肌肌腱（白色箭头）

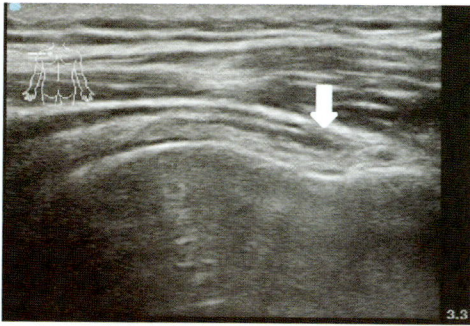

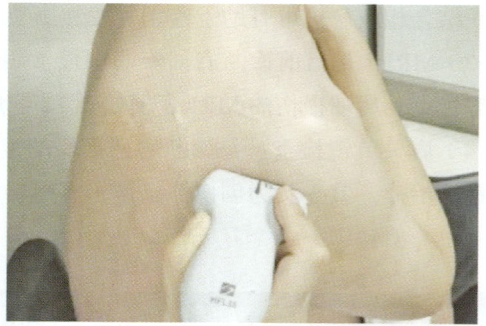

图 12-5　冈下肌肌腱（白色箭头）

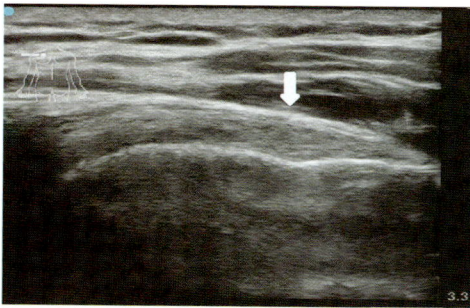

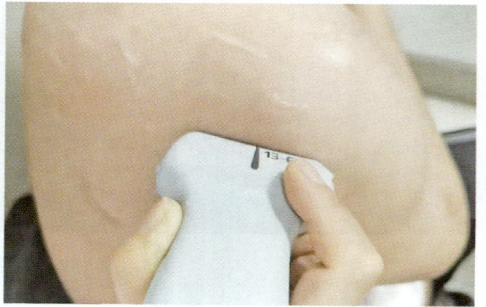

图 12-6　小圆肌肌腱（白色箭头）

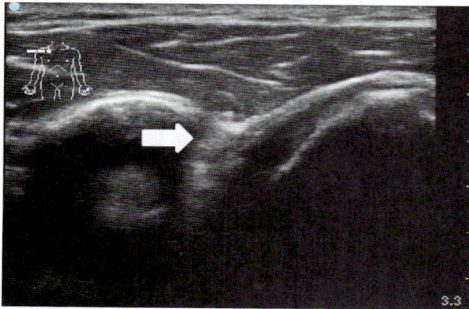

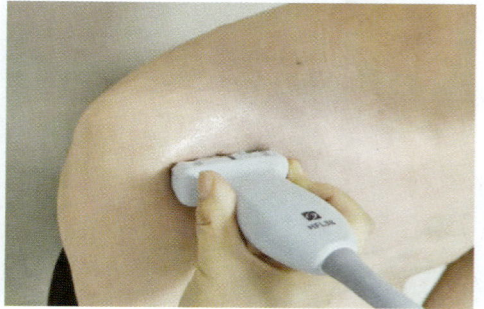

图 12-7　肩关节腔（白色箭头）

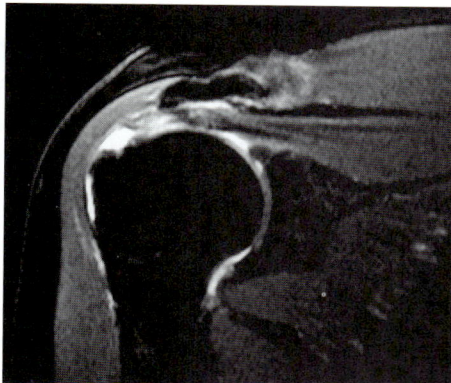

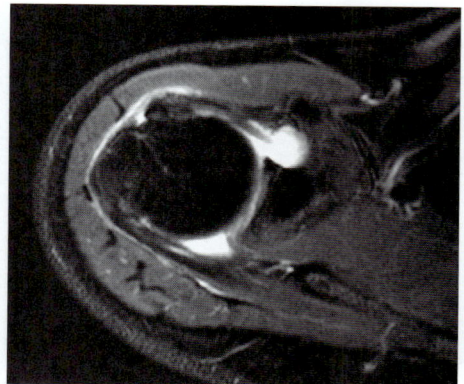

图 12-8　肩关节冈上肌、肩胛下肌肌腱损伤的 MRI 表现

左图提示冈上肌肌腱损伤，关节腔积液；右图提示肩胛下肌肌腱、冈下肌肌腱损伤。

（三）鉴别诊断

需与颈椎病、心脏缺血性疾病、肿瘤等疾病相鉴别，鉴别要点同肩关节周围炎。

（四）治疗

一般先保守治疗 3 个月，若疗效不明显，患者治疗意愿强烈，可行关节镜手术等治疗。需要强调的是在选择治疗方案前，医师应从患者的年龄、肩袖损伤程度、疼痛状况、症状持续时间、创伤史、日常生活习惯、患者预期等多方面进行综合考量，制订个性化治疗方案，确保治疗效果。

1. 非手术治疗

一般建议肩袖损伤患者先保守治疗 3 个月，尤其是以下情况建议非手术保守治疗：肩袖撕裂小于 1 cm 或者属于非全层撕裂；年龄大于 70 岁或者对肩关节功能恢复期望值不高者。

非手术治疗包括：① 健康宣教和休息制动；② 药物治疗，如 NSAID 等；③ 传统中医中药治疗，如针灸疗法、推拿、拔罐、中医中药等；④ 物理康复治疗，如体外冲击波治疗、运动训练、超声波、激光等；⑤ 局部注射，如糖皮质激素、局麻药、富血小板血浆等；⑥ 软组织针具治疗，如触发点治疗、银质针治疗、神经射频治疗等。

2. 手术治疗

其适应证包括：① 超过 1 cm 撕裂程度的急性损伤；② 年轻患者肩袖罹患全层撕裂，如果此类患者早期不及时进行手术修复，那么撕裂程度会越来越深，引起肌肉萎缩等其他症状而影响后期的手术治疗和效果；③ 非手术治疗 3 月疗效欠佳者。根据不同类型，选择不同的手术方式，主要包括肩袖清创修补、上关节囊重建、肌腱移位、反肩置换、肩峰下球囊间隔术等。巨大肩袖损伤由于较高的手术失败率和术后再撕裂率，依然是一个挑战。随着材料科学和组织工程学的迅猛发展，新的辅助治疗技术的应用，患者对肩关节功能的改善满意度将越来越高。

三、肘管综合征

肘管综合征（cubital tunnel syndrome，CUTS）是尺神经在肘部及其周围受到卡压而引起进行性损害的临床综合征。其属于周围神经卡压性疾病，发病率仅次于腕管综合征。在疾病早期，患者小指指腹会有麻木、不适等，影响手部动作灵活性，随着病情加重，患者会出现尺侧腕屈肌及环指、小指指深屈肌力降低，进而导致爪形畸形。

（一）病因

1. 慢性损伤

屈肘时尺神经被拉长，尺侧副韧带后束和斜束膨出，肱骨内上髁与尺骨鹰嘴之间的距离增加，肘管深度变浅，从而使肘管容积明显减少，内部压力显著升高，神经内压也同时升高。当屈肘角度超过 90° 时，肘管内压力显著增大，长期极度屈肘可能导致尺神经缺血性损伤。

2. 肘关节外翻

肘关节外翻造成提携角增大、尺神经相对缩短，在肘关节屈曲时尺神经受到牵拉、压迫和磨损，长期可造成其慢性损伤。

3. 尺神经滑脱

有 2%～16% 的人存在尺神经滑脱，但仅少数出现症状。屈肘时尺神经离开尺神经沟或经过内上髁游走于肘关节前方，伸肘时返回，如此长期反复，使尺神经受到慢性损伤。

4. 尺神经肘管内受压

肘关节屈曲时关节内侧韧带突出、腱膜拉紧导致管腔狭窄，进而导致尺神经受压。

（二）分型

肘管综合征分型方法较多，目前常用的有 McGowan 分型、Dellon 分型及顾玉东分型（**表 12-1**）。

表 12-1　肘管综合征的顾玉东分型

分型	感觉	运动	爪型手	肘部尺神经传导速度(m/s)	治疗方法
轻度	间歇性振动感异常	自觉无力，灵活性差	-	>40	保守治疗
中度	间歇性刺痛感减退	握力差，手指内收及外展受限	-	30～40	减压术
重度	持续性两点分辨觉异常	肌萎缩，手指不能内收、外展	+	<30	前置术

（三）诊断

医师主要通过病史、典型症状、体征及神经电生理检查相结合来确诊。近年来，随着影像技术的发展，高频超声检查、磁共振周围神经成像检查在临床中的应用填补了对神经形态学判断的空缺，可精确诊断神经损伤。

1. 病史及症状

多有外伤史或慢性劳损史。肘关节远端尺侧出现疼痛麻木感，以小指、环指尺侧、手背尺侧为主。

2. 体征

尺神经支配区域疼痛、感觉减退，可伴有手内肌萎缩、肌力下降和爪形手畸形，部分患者屈肘时可扪及尺神经滑脱。腕关节尺侧屈曲时不能抗阻力，小指远指间关节屈曲无力。第 1 骨间背侧肌受累时示指外展无力，往往表现为 Froment 征阳性、Froment 试验阳性。当第 3 骨间掌侧肌及小指蚓状肌受累时，所有手指内收时小指呈相对外展状态，称为 Wartenberg 征阳性，是尺神经损伤终末期表现。

3. 影像学检查

（1）超声检查通过测量神经横截面积、回声变化、有无异常回声、血流情况直观反映神经形态学变化，还可帮助确定神经压迫的病因，具有直观、无创、操作简单、无辐射、经济、可反复检查等优点，可作为常规检查手段。

（2）MRI检查可以较清楚地显示肘关节内部结构，对于软组织炎症、关节腔积液等异常信号改变较敏感，可以辨识尺神经受损部位、受损程度及受损原因等，可将其作为临床电生理检查的重要补充，广泛应用于肘管综合征的诊断及预后评估。而磁共振周围神经成像可直观显示病变神经及其所支配肌肉信号改变，定位神经卡压部位，有助于精确早期诊断。

（3）肌电图检查是肘管综合征诊断的金标准，可明确受累神经，判断神经损伤程度，有助于鉴别臂丛神经病变、胸廓出口综合征等。

（四）鉴别诊断

主要与神经根型颈椎病、肿瘤性病变和肱骨内上髁炎等鉴别。

（五）治疗

1. 非手术治疗

对于早期尺神经轻度受压的肘管综合征患者，首选非手术治疗，主要包括以下几种。

（1）健康教育、改变行为习惯、指导患者避免加重病情的活动，如肘关节过度活动或将肘部置于坚硬表面等。必要时制动，保持肘关节屈曲30°~40°，以缓解肘管内尺神经压力，防止肘关节反复或剧烈屈伸运动时对尺神经进一步损伤，最好能辅以支具、石膏等外固定、夜间夹板固定、肘垫等。

（2）药物治疗，包括NSAID、神经营养药物等。

（3）物理治疗，包括激光、超声波、脉冲信号治疗等。

（4）传统中医中药治疗，包括针灸疗法、推拿、中药熏洗等。

（5）局部注射及松解，包括局部糖皮质激素注射、超声引导下水分离注射、针刀韧带松解、神经脉冲射频术、富血小板血浆注射等。经保守治疗，约50%的患者可获得良好预后。

2. 手术治疗

若患者经保守治疗3个月无效或手内在肌萎缩，中、重度尺神经损伤，均应改行手术治疗。常用的手术方式主要有单纯尺神经松解、尺神经前置术等。微创技术的进步为微创治疗肘管综合征提供了基础，可达到与以往术式相近的疗效。基于影像学检查的精确定位，可在术中精确松解卡压部位，提高疗效和安全性。

四、肱骨内上髁炎

肱骨内上髁炎，又称高尔夫球肘，是指前臂屈肌总腱的起始部位疼痛和压痛的慢性劳损性疾病。肱骨内上髁部是前臂屈肌群的起点，包括桡侧腕屈肌、掌长肌、旋前圆肌、指浅屈肌、尺侧腕屈肌等肌腱，由于受到反复的牵拉刺激造成肌腱退行性变和炎性病灶。损伤与多种因素相关，常见因素有职业和运动性创伤等，其发病率呈上升趋势。

12

（一）病因

进行高尔夫球等运动时肘关节存在明显的外展应力，而肘内侧有拉张应力，加之腕屈肌的突然收缩致前臂屈肌止点劳损，故又称高尔夫球肘。凡能使前臂外旋和屈腕运动的工种都易发生此病。损伤后局部肌筋膜的无菌性炎症使分布于该部位的感觉神经末梢产生刺激性反应，进而表现为疼痛及压痛。病理上表现为屈肌总腱处的充血、水肿伴渗出粘连，以及该部位的肌腱筋膜撕裂、血肿形成，甚至纤维化或局部滑膜增厚、滑膜炎等无菌性炎症。

（二）诊断

1. 病史及症状

呈慢性发病，病程长，进行性加重。肘内侧疼痛，疼痛可向上臂、前臂掌侧放射，不能提重物，劳累后该部位局部疼痛可加剧。若治疗不及时或不当，则血肿机化造成局部组织粘连，在屈腕或前臂旋前时可因肌腱的牵拉而产生疼痛，尤其在主动屈腕、前臂旋前时疼痛明显，有时可沿尺侧向下放射，屈腕无力。本病可自愈，也可因经常劳累而反复发作。

2. 体征

肱骨内上髁尖部下内侧有明显压痛，前臂旋后抵抗试验阳性，屈腕抵抗试验阳性，屈肌紧张试验阳性，Mill 征阳性。

3. 影像学检查

X 线检查一般无异常变化，而 MRI、超声等影像学检查不仅能够对临床诊断、鉴别诊断提供帮助，还能帮助评估病情，对治疗方式的选择有一定的提示作用。超声可观察肌腱厚度有无变化、有无撕裂、回声分布和血流改变情况，而且无辐射、经济、直观，可以动态复查也可以与对侧对比，在临床应用越来越广泛。MRI 不仅能显示肌腱的急慢性损伤，还能显示是否伴随骨髓水肿，有助于正确诊断并排除较为复杂的肘关节损伤。

（三）鉴别诊断

主要和神经根型颈椎病、骨化性肌炎、肘关节尺侧副韧带损伤等疾病相鉴别。

（四）治疗

根据患者疼痛的程度、病程、影像学提示肌腱损伤程度和患者的期望等，制订个体化治疗方案。

1. 非手术治疗

（1）休息，避免患臂屈伸动作、剧烈运动、重体力劳动，必要时可使用小夹板固定前臂于屈肘伸腕位。

（2）药物治疗，包括 NSAID 口服和外用等对症治疗。

（3）物理康复治疗，包括体外冲击波治疗、偏振光、超激光等。

（4）传统中医中药治疗，包括针灸疗法、推拿、中医中药等。

（5）肌效贴治疗和功能锻炼。

（6）微创治疗，包括局部含糖皮质激素的消炎镇痛液注射、臭氧注射、富血小板血浆注射、触发点治疗、针刀疗法、银质针骨骼肌附着点松解术等。超声引导下治疗更为精确。

2. 手术治疗

对以上非手术治疗后久治不愈或反复发作的患者可采用手术治疗，具体方案尚没有定论，有学者推荐开放手术包括 U 形腱瓣的方法，既能彻底清除退变组织，又能进行可靠修复，以保证屈肌总腱的稳定性。对于合并尺神经病变的患者，建议行预防性松解和前置尺神经。

五、肱骨外上髁炎

肱骨外上髁炎也称网球肘，是因外伤、慢性劳损导致的前臂部分肌肉与伸肌起点处肌腱无菌性炎症。该病起病缓慢，多发于网球、羽毛球、乒乓球运动员、厨师及家庭主妇等人群，30～50 岁人群多见，性别上无明显差异。病理过程为肌腱起始处因为反复过度使用产生微小撕裂、肉芽组织形成以及肌腱的进行性变性。

（一）病因

主要病因如下：① 附着于肱骨外上髁处的伸肌总腱在抓握（如网球拍）等动作时过度紧张拉伸，长期慢性积累的拉伸状态最终会导致伸肌总腱变性、退化、撕裂、钙化和粘连等改变。② 经常有肘关节伸展同时伴前臂旋前或旋后动作的人群，如网球、羽毛球运动员、小提琴手、刷油漆、划船、木工等。③ 肌肉用力不平衡、柔韧性下降和增龄也是致病因素。

（二）诊断

1. 病史及症状

具有病程长、进行性加重的特点，常常为肘外侧疼痛，可向前臂外侧放射，提重物、拧毛巾等动作时疼痛加重，部分患者伴有肌力下降和肘关节运动功能障碍。本病可自愈，也可因经常劳累而反复发作。

2. 体征

肱骨外上髁处有明显压痛，Mill 征阳性。

3. 影像学检查

X 线检查一般无异常变化。超声具有操作简单、切面丰富、实时动态显像等优点。正常伸肌总腱（图 12-9）在超声上为条带样高回声结构，回声均匀一致，连续性好，而病变伸肌总腱明显增厚，以局部回声减低、不均质回声为主，内部可见强回声钙化等。若有肌腱撕裂，可见不规则片状或条状低回声，边界不清，部分患者肱骨外上髁骨皮质不光整、回声毛糙。

当肌腱部分撕裂时，在 MRI 中可表现为水样高信号横穿部分肌腱，使肌腱在形态上变细。当肌腱完全断裂时，可看到肌腱连续性中断等改变。

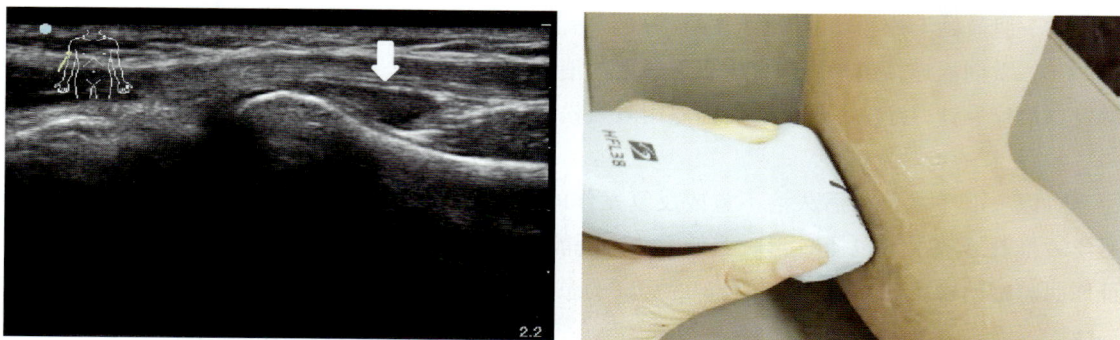

图 12-9　伸肌总腱（白色箭头）

（三）鉴别诊断

通过症状、体征和影像学检查等，主要与骨折、肿瘤、关节脱位等鉴别。

（四）治疗

肱骨外上髁炎具有一定的自愈性，但部分患者症状迁延不愈，可考虑手术治疗。肱骨外上髁炎的治疗应以疼痛的治疗、运动的维持、握力及耐力的提高、正常功能的恢复以及防止进一步恶化为治疗目标。

1. 非手术治疗

（1）休息，避免患臂屈伸动作、剧烈运动、重体力劳动，必要时可使用小夹板固定前臂于屈肘伸腕位，同时建议每天进行拉伸疗法和力量训练。

（2）药物治疗，包括 NSAID 等对症治疗。

（3）物理康复治疗，包括体外冲击波治疗、偏振光、超激光等。

（4）传统中医中药治疗，包括针灸、推拿、中医中药等。

2. 微创治疗

包括含糖皮质激素的消炎镇痛液注射、臭氧注射、富血小板血浆注射、触发点治疗、针刀疗法、银质针骨骼肌附着点松解术等，超声引导下治疗更为精确。

3. 手术治疗

对久治不愈或反复发作的患者可采用手术治疗。术式主要有皮下神经血管束切开术、伸肌总腱附着点松解术等。

六、腕管综合征

腕管是一个由腕骨构成底和两侧壁、屈肌支持带为顶的骨-纤维隧道，其内有第 2～5 指的指浅、深屈肌腱及屈肌总腱鞘、拇长屈肌腱和正中神经通过（**图 12-10**）。腕管综合征是由于正中神经在腕管内受卡压而表现出的一组临床综合征。常见临床症状是正中神经分布区即桡侧 3 个半手指（拇、示、中指及环指桡侧半）的疼痛及麻木感，较严重患者的麻木感可向手部或前

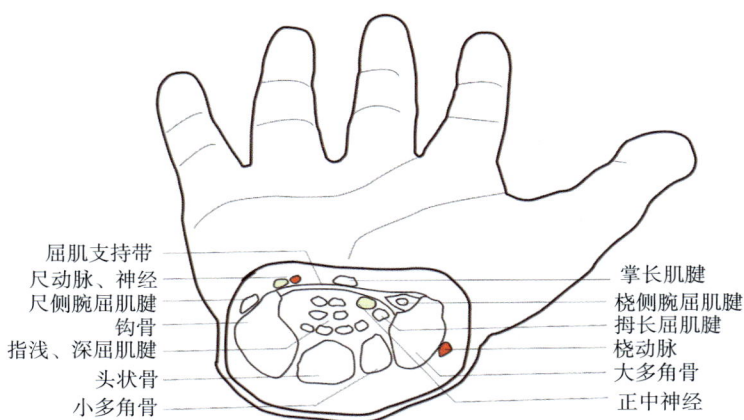

屈肌支持带
尺动脉、神经
尺侧腕屈肌腱
钩骨
指浅、深屈肌腱
头状骨
小多角骨

掌长肌腱
桡侧腕屈肌腱
拇长屈肌腱
桡动脉
大多角骨
正中神经

图 12-10　腕管解剖

臂放射，病程较长的患者可能伴有鱼际肌萎缩。腕管综合征的发病中年女性多见，男性患者中多有职业病史。

（一）病因

特发性腕管内腱周滑膜增生和纤维化、类风湿关节炎等滑膜炎、创伤或退行性变导致腕管内骨性结构异常，引起腕管容积减小或和腕管内容物增多，最终导致腕管内压力升高并引起静脉回流障碍，影响正中神经内微循环，出现神经内膜水肿等影响轴索的轴浆运输速度；若压力持续存在，神经外膜和神经束间质进一步发生水肿，弥漫性水肿引起神经内氧供减少和物质交换障碍，进一步刺激结缔组织反应性增生，导致神经膜纤维化增厚。由于物质代谢障碍和缺氧，髓鞘和郎飞结的结构逐渐被破坏，最终引起压迫处轴索断裂和瓦勒变性。而腕管内压力增加、正中神经微循环损伤、正中神经结缔组织改变和滑膜组织肥大之间是相互联系、相互作用的。

腕管综合征还容易出现于孕期和哺乳期妇女，机制不明，可能与雌激素变化导致组织水肿有关，但许多患者在孕期结束后症状仍然未得到缓解。

（二）诊断

1.病史及症状

本病好发于 40 岁以上成年人，女性多于男性，双侧可同时受累，优势手更易受累且程度较重。表现为拇指、示指、中指麻木疼痛，开始为间歇性，渐呈持续性、进展性，常在夜间或清晨及劳累时加重，甩手、局部按摩或上肢悬垂于床边时症状缓解。

2.体征

患者往往表现为腕叩诊试验（Tinel 征）阳性、屈腕试验（Phalen 试验）阳性、前臂正中神经加压试验阳性。病程久的患者可有鱼际肌萎缩，桡侧三指皮肤发干、发凉、色泽改变，甚至溃疡形成等。

3. 影像学检查

（1）X线：一般只能提供腕管局部的外伤骨折依据。

（2）超声：因其便捷、安全和直观等优点而被越来越广泛地应用于腕管综合征的诊治，不仅能够提示腕横韧带的厚度、正中神经的横截面积和肌腱滑膜的水肿情况，还能充分了解正中神经及周围组织结构关系等（**图 12-11**）。

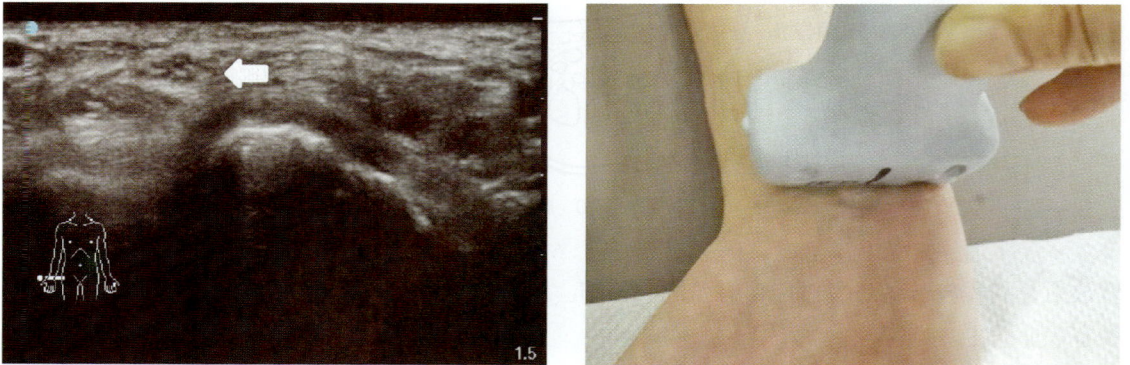

图 12-11　正中神经（白色箭头）

（3）MRI：可明确正中神经受压变性的程度，其诊断正确率近100%；但目前超声更为便捷，性价比高，更实用。

（4）电生理检查：是诊断腕管综合征的"金标准"，有助于诊断、鉴别诊断和手术适应证的确定，对于治疗效果的评价也有重要价值。

（三）鉴别诊断

主要与颈肋、颈椎病与颈椎间盘突出症、糖尿病周围神经病变、颈髓肿瘤压迫等相鉴别。

（四）治疗

对于非手术治疗效果不佳的患者，推荐进行手术治疗。鉴于手术治疗可能存在术后疼痛、腕部神经、血管的损伤，术后瘢痕明显及瘢痕痛等，因此临床工作中需评估患者情况，制订个体化治疗方案，严格把握手术指征。

1. 非手术治疗

（1）局部制动：症状较轻的患者可采用局部制动、观察随访，部分患者可自行缓解；腕关节支具固定可有效增加腕管容积，降低腕管内压力，从而松解正中神经，缓解手部麻木感。

（2）药物治疗：口服药物对症治疗可改善腕管综合征患者症状，如神经营养药物、NSAID、糖皮质激素等，但这类药物的远期疗效不确切。

（3）局部注射：在腕管远端进针注射消炎镇痛液，注入时应防止进针太深而将药液注入正中神经内，造成正中神经医源性损伤，建议在超声引导下进行。

（4）微创治疗：如针灸、针刀疗法、神经脉冲射频、富血小板血浆局部注射等，均在超声引导下治疗，以达到治疗目的并降低并发症发生风险。

2. 手术治疗

对于保守治疗效果欠佳的腕管综合征患者，可选择手术治疗。常用的手术方法有：传统开放式腕管松解术、内窥镜腕管松解术、小切口腕部正中神经松解术等。

七、狭窄性腱鞘炎

狭窄性腱鞘炎是较为常见的一种疾病，主要包括桡骨茎突狭窄性腱鞘炎、尺骨茎突狭窄性腱鞘炎、指屈肌腱狭窄性腱鞘炎。

（一）病因

屈指肌腱纤维鞘管反复摩擦，产生慢性无菌性炎症反应，局部出现渗出、水肿和纤维化，鞘管壁变厚，肌腱局部变粗，阻碍肌腱在该处的滑动而引起的临床症状。当肿大的肌腱通过狭窄鞘管隧道时，可发生一个弹拨动作和响声，故又称为扳机指或弹响指。

（二）诊断

桡骨茎突狭窄性腱鞘炎：多慢性发病，部分患者可有过度活动后急性发病。桡骨茎突压痛，部分可放射至手、肘等；查体发现桡骨茎突处可见轻度软组织肿胀，并可触及痛性硬结；屈拇、腕部尺偏时疼痛明显加重。

尺骨茎突狭窄性腱鞘炎：多为慢性发病，尺骨茎突后外侧疼痛，劳累或冷水刺激时加重，做前臂旋后、腕关节背伸等牵拉尺侧腕伸肌的动作时疼痛加重，疼痛也可放射到肘部、尺侧3～5指及相应手背。部分患者感患臂无力，肌力减弱，甚至不能捏物或端碗。查体时发现尺骨茎突后外侧明显压痛，部分患者可触及腱鞘增厚的痛性结节，伸腕桡倾试验阳性，老鹰回头试验阳性。

指屈肌腱狭窄性腱鞘炎：多为慢性发病，表现为掌指关节掌侧酸痛，可向远近侧放射，压痛明显，屈伸指时可闻及弹响声；手指固定于屈曲位或伸直位时功能受限，有扳机征。

腱鞘炎患者 X 线检查往往未见明显异常，红细胞沉降率、血常规等炎症指标在正常范围内；超声检查可提示局部肌腱增粗、周围软组织水肿等表现，有助于进一步确诊。

（三）治疗

1. 一般治疗
症状较轻者减少手部活动，进行局部热敷、按摩、理疗、冲击波治疗等。

2. 药物治疗
NSAID、中医中药等对症处理。

3. 微创治疗
对于症状较重患者可选择局部注射局麻药和糖皮质激素混合液（消炎镇痛液），效果明显。

12

也可以采用特殊针具，对病变部位进行刺、切、割、剥、铲等治疗方法，常用针具有针刀、铍针、松解针、水针刀、刃针、钩针、长圆针、拨针等。文献提示使用针具治疗时基本需要复合应用局部消炎镇痛液注射。

4. 手术治疗

对于病程较长、久治不愈的患者考虑手术，包括传统开放性腱鞘切开术及关节镜下腱鞘切开术。

八、雷诺综合征

雷诺综合征（Raynaud's syndrome，RS）是一种因动脉痉挛引起的发作性手指（足趾）缺血性疾病，多见于中青年女性，具有一定的家族聚集倾向。

（一）病因

病因尚不明确，可能与血管功能异常、神经功能紊乱等有关，其他因素包括吸烟、雌激素、遗传等。

（二）诊断

本病多见于中青年女性，呈家族聚集倾向，高冷地区及冬春季节更多见。典型表现为当受寒冷或情绪变化等刺激时肢端皮肤依次出现苍白、紫绀和潮红"三相"颜色变化，或苍白到紫绀及紫绀到潮红"双相"颜色变化。常先从指尖开始，之后波及整个手指，甚至手掌。后期可能伴随疼痛或感觉异常，严重者甚至出现肢端溃疡等。

原发性 RS 诊断标准：① 符合 RS 的诊断；② 毛细血管镜镜下未见结构异常；③ 体格检查中未发现提示继发性 RS 体征，如溃疡、坏疽、钙化；④ 无结缔组织疾病病史，如系统性硬化病、系统性红斑狼疮等；⑤ 抗核抗体阴性或者弱阳性；满足①～⑤项即可诊断为原发性 RS。诊断原发性 RS 应十分慎重，因为部分结缔组织病的早期抗核抗体谱可能为阴性或仅为弱阳性。RS 患者指（趾）端皮肤出现溃疡、坏疽、肢端硬化，或毛细血管镜下出现异常的毛细血管可诊断为继发性 RS，同时自身抗体（如抗核抗体、抗线粒体抗体等）强阳性可帮助诊断继发性 RS。

RS 主要与手足发绀症、网状青斑、冻疮、腕管综合征、红斑性肢痛症相鉴别。

（三）治疗

目前尚无根治 RS 的方法，对于继发性 RS，重点是治疗原发疾病。目前的治疗措施可以减缓疾病的进展及减轻发作时的症状，主要包括一般治疗、药物治疗、手术治疗及其他治疗。

1. 一般治疗

避免寒冷刺激、情绪激动等诱发因素；戒烟；保护手指，避免外伤。

2. 药物治疗

药物治疗是目前主要的治疗手段，主要包括：① 钙通道阻滞剂，常作为 RS 的首选药物；

② 血管紧张素转换酶抑制剂；③ 前列腺素；④ α 肾上腺素受体拮抗剂，如利血平；⑤ 胍乙啶，可干扰交感神经末梢囊释放去甲肾上腺素，阻滞其再吸收，应用时需注意监测血压；⑥ 甲基多巴；⑦ 其他，如硝酸甘油、前列腺素、内皮素受体拮抗剂、选择性 5-羟色胺再摄取抑制剂、磷酸二酯酶抑制剂等。抗氧化剂普罗布考能够保护血管内膜，明显降低 RS 发作次数。

关于药物顺序的选择，目前还缺乏专家共识及指南推荐。一般认为首选钙通道拮抗剂治疗，无效时可采用血管紧张素转换酶抑制剂及局部应用硝酸甘油等，当指（趾）端缺血时首选前列腺素类似物，其次可以选择波生坦、西地那非等。

3. 微创介入治疗或者外科治疗

对于经内科治疗无效或者病情严重导致肢端溃疡、坏疽的 RS 患者，可采用微创介入治疗或者外科治疗，以缓解疾病症状，但不能根治。目前常用的手术方法包括胸/腰交感神经射频术、星状神经节阻滞术、脊髓电刺激植入术、胸/腰交感神切除术、动脉外膜剥脱术、清创术等。

第三节　肩及上肢疼痛临床案例

一、案例一：体外冲击波联合氟比洛芬酯贴膏治疗肱骨外上髁炎

1. 案例资料

患者，女性，40 岁，身高 160 cm，体重 53 kg。

主诉：右侧肱骨外上髁疼痛 1 个月。

患者 1 个月前劳累后出现右侧肱骨外上髁疼痛，酸胀痛为主，提重物、拧毛巾、按压时疼痛加重，休息时疼痛减轻，不伴有上肢麻木、肿胀等不适，至医院门诊就诊。

既往史：否认其他疾病。

查体：右侧肱骨外上髁压痛阳性，Mill 征阳性，四肢肌力及感觉正常，神经反射正常，病理征阴性。

2. 诊断

肱骨外上髁炎。

3. 治疗

给予右侧肱骨外上髁氟比洛芬酯贴膏外用联合体外冲击波治疗。体外冲击波治疗方案：标记患侧肘关节最明显压痛点、伸肌总腱及其伸肌的体表投影，做好定位，选择治疗参数。频率一般为 12 Hz，从低能量水平（0.03 ~ 0.07 mJ/mm²）开始，逐渐进入中等能量水平（0.08 ~ 0.13 mJ/mm²）。操作时先冲击 1000 次，再对伸肌总腱体表投影冲击 200 ~ 300 次。同时嘱患者每日行前臂伸肌群肌力锻炼。每 5 天治疗 1 次，2 次治疗后患者症状即明显减轻。

4. 案例分析

肱骨外上髁有肱桡肌、桡侧腕长伸肌、腕短伸肌等附着，主要功能为伸腕伸指，其次为使前臂旋后。肱骨外上髁炎是临床的常见病多发病，是伸肌总腱的损伤撕裂、无菌性炎症。建议务必早期综合治疗以提高疗效，包括冲击波治疗、制动、每天拉伸和药物治疗。冲击波治疗一般先于局部疼痛部位、桡骨环状韧带和肱桡肌等部位，若疗效欠佳，可以同时行冈下肌、冈上肌、斜方肌和菱形肌等部位治疗。对于顽固性反复治疗效果欠佳者，可以行富血小板血浆等注射治疗或者手术治疗。

二、案例二：体外冲击波联合麻醉下肩关节松解术治疗粘连性肩周炎

1. 案例资料

患者，女性，48岁，身高155 cm，体重54 kg。

主诉：右侧肩关节疼痛伴活动障碍1年余，再发加重半年。

患者1年前拿重物后第2天出现肩关节明显活动受限，不能梳头、疼痛难忍。立刻给予塞来昔布口服、氟比洛芬酯贴膏外用和理疗、高能激光治疗1周后基本恢复。半年前，患者自觉逐渐出现右侧肩关节活动受限、不能往后穿衣服，肩关节周围轻度疼痛，给予塞来昔布口服、氟比洛芬酯贴膏外用和理疗后仍不能明显改善，给予冲击波治疗1周1次，同时应用含复方倍他米松注射液的消炎镇痛药物2次，行肩关节腔和周围肌腱注射治疗。治疗后疼痛和活动受限有所改善，但是仍影响穿衣，尤其是扣衣服后面的扣子。

既往史：否认外伤史、手术史、高血压、糖尿病等病史。

查体：右侧肩关节主动和被动活动明显受限，外展120°，前屈140°，背身明显受限。大圆肌、小圆肌、冈上肌、冈下肌及三角肌止点和肱二头肌长头肌腱处等部位压痛，右侧三角肌、冈下肌有萎缩。Neer征阴性，臂丛牵拉试验阴性，椎间孔挤压试验阴性。

2. 诊断

右侧肩关节粘连性肩周炎。

3. 治疗

入院后给予完善检查，MRI 如**图 12-12** 所示。无明显禁忌证后给予臂丛麻醉下右侧肩关节手法松解术，同时再次行关节腔水分离注射治疗。松解后患者活动范围明显增加，能完成各个方位的穿衣和扣扣子，术后2周进一步恢复，停药物治疗和冲击波治疗，继续嘱咐功能锻炼。

4. 案例分析

肩关节周围炎的诊断要点是排除肿瘤、心血管疾病等，患者肩关节疼痛，同时主动活动和被动活动均受限。肩关节炎往往有肌腱等软组织损伤的基础，需要多模式阶梯治疗。此病通常是自限性的疾病，但是其病程缓慢，且不能完全康复，患者的基本日常生活、睡眠和工作均受到严重影响。因此，建议如出现肩周疼痛，务必应用消炎镇痛药物等治疗。一旦影响到穿衣等动作，建议冲击波、理疗、药物等治疗，对于治疗1~2个月仍不能缓解者，早期行肩关节松

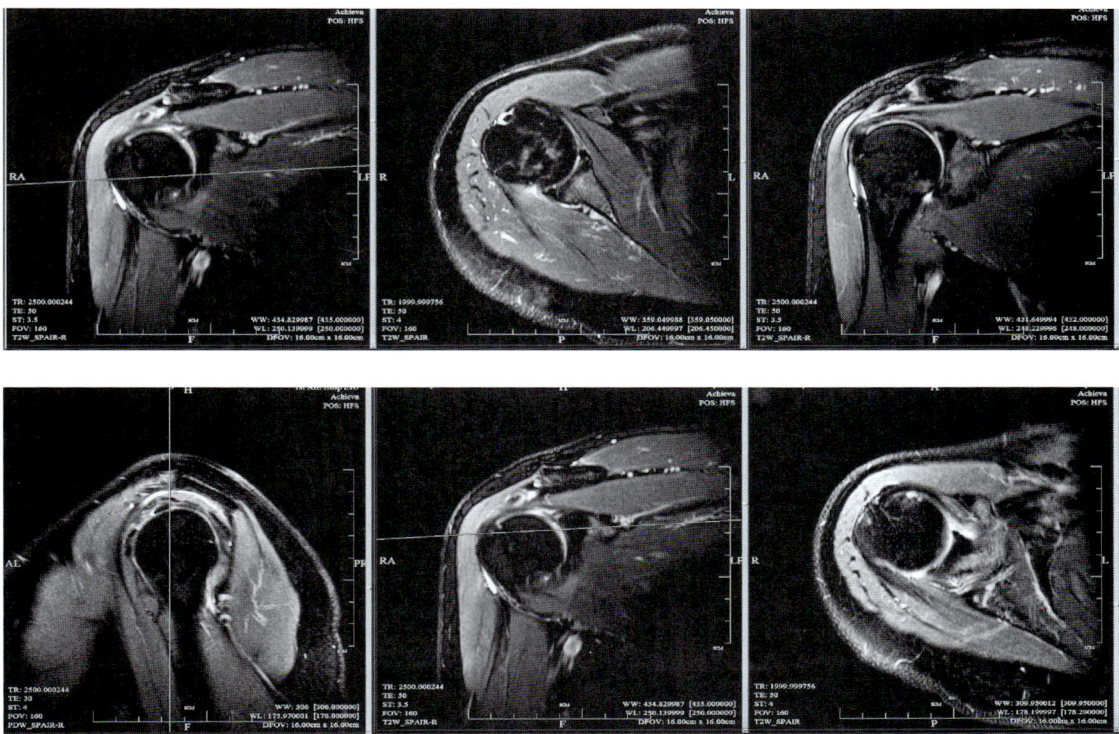

图 12-12 右侧肩关节冈上肌肌腱损伤的额 MRI 表现

右侧肱骨头关节面下小囊状信号，考虑慢性损伤或退行性变，右侧肩关节腔少量积液，粘连性关节炎征象。

解术。*Lancet* 发表了一项多中心三臂优越性随机临床试验，发现物理治疗、麻醉下关节腔注射加肩关节松解术和关节镜下关节囊松解术这 3 个干预措施，在治疗 12 个月后随访中的疗效无明显优越性，但麻醉下手法松解术是最具有经济成本效益的。

（闫哲　冯智英）

参考文献

[1] Wang W, Shi M, Zhou C, et al. Effectiveness of corticosteroid injections in adhesive capsulitis of shoulder: a meta-analysis [J/OL]. Medicine (Baltimore), 2017,96(28):e7529.

[2] Kraal T, Lubbers J, van den Bekerom M P J, et al. The puzzling pathophysiology of frozen shoulders - a scoping review [J]. J Exp Orthop, 2020,7(1):91.

[3] Rangan A, Brealey S D, Keding A, et al. Management of adults with primary frozen shoulder in secondary care (UK FROST): a multicentre, pragmatic, three-arm, superiority randomised clinical trial [J]. Lancet, 2020,396(10256):977-989.

[4] Lauder A, Mithani S, Leversedge F J. Management of recalcitrant carpal tunnel syndrome [J]. J Am Acad

Orthop Surg, 2019,27(15):551-562.

［5］ Andrews K, Rowland A, Pranjal A, et al. Cubital tunnel syndrome: anatomy, clinical presentation, and management［J］. J Orthop, 2018,15(3):832-836.

［6］ Wang L. Guiding Treatment for Carpal Tunnel Syndrome［J］. Phys Med Rehabil Clin N Am, 2018,29 (4):751-760.

［7］ Devgire V, Hughes M. Raynaud's phenomenon［J］. Br J Hosp Med (Lond), 2019,80(11):658-664.

［8］ Belch J, Carlizza A, Carpentier P H, et al. ESVM guidelines - the diagnosis and management of Raynaud's phenomenon［J］. Vasa, 2017,46(6):413-423.

［9］ 高福强, 孙伟, 邢更彦. 解读国际医学冲击波学会最新诊疗共识:体外冲击波的适应证与禁忌证［J］. 中华医学杂志, 2017, 97(31):2411-2415.

［10］ 裴福星, 陈安民. 骨科学［M］. 北京:人民卫生出版社, 2016.

［11］ 刘延青, 崔健君. 实用疼痛学［M］. 北京:人民卫生出版社, 2013.

［12］ 周俏吟, 申毅锋, 李石良. 腕管综合征超声影像学研究进展［J］. 中国医药导报, 2018, 15(29):46-49.

［13］ 王月香, 曲文春, 陈定章. 肌骨超声诊断［M］. 2版. 北京:科学出版社, 2020.

［14］ 汪海洋, 张一凡, 孙建明. 雷诺综合征的诊治进展［J］. 重庆医学, 2017, 46(19):2721-2724.

第十三章
胸背部疼痛的精确诊疗

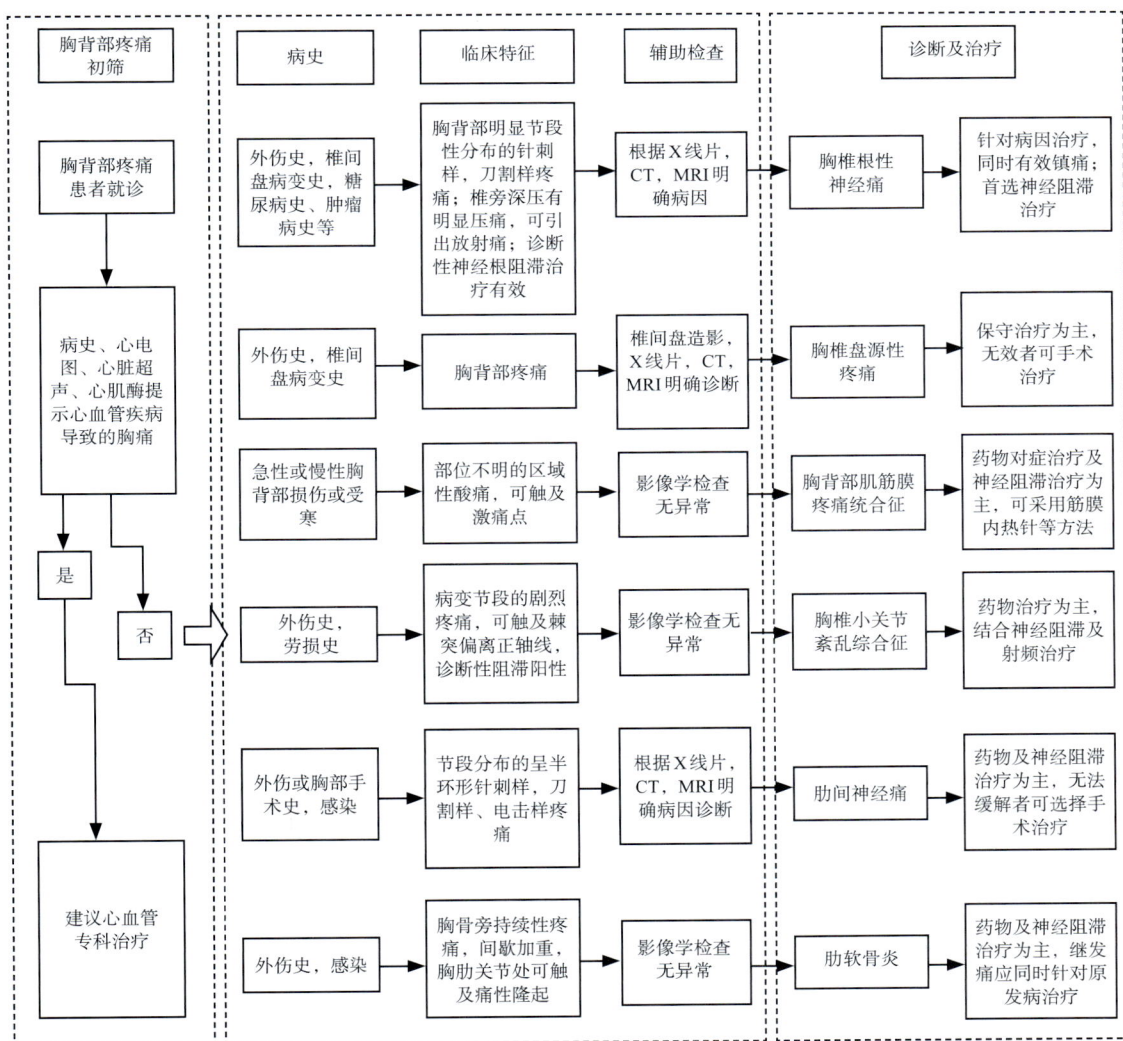

胸背部疼痛初筛	病史	临床特征	辅助检查	诊断及治疗
胸背部疼痛患者就诊	外伤史，椎间盘病变史，糖尿病史、肿瘤病史等	胸背部明显节段性分布的针刺样，刀割样疼痛；椎旁深压有明显压痛，可引出放射痛；诊断性神经根阻滞治疗有效	根据X线片，CT，MRI明确病因	胸椎根性神经痛 → 针对病因治疗，同时有效镇痛；首选神经阻滞治疗
病史、心电图、心脏超声、心肌酶提示心血管疾病导致的胸痛	外伤史，椎间盘病变史	胸背部疼痛	椎间盘造影，X线片，CT，MRI明确诊断	胸椎盘源性疼痛 → 保守治疗为主，无效者可手术治疗
是 / 否	急性或慢性胸背部损伤或受寒	部位不明的区域性酸痛，可触及激痛点	影像学检查无异常	胸背部肌筋膜疼痛综合征 → 药物对症治疗及神经阻滞治疗为主，可采用筋膜内热针等方法
	外伤史，劳损史	病变节段的剧烈疼痛，可触及棘突偏离正轴线，诊断性阻滞阳性	影像学检查无异常	胸椎小关节紊乱综合征 → 药物治疗为主，结合神经阻滞及射频治疗
	外伤或胸部手术史，感染	节段分布的呈半环形针刺样，刀割样、电击样疼痛	根据X线片，CT，MRI明确病因诊断	肋间神经痛 → 药物及神经阻滞治疗为主，无法缓解者可选择手术治疗
建议心血管专科治疗	外伤史，感染	胸骨旁持续性疼痛，间歇加重，胸肋关节处可触及痛性隆起	影像学检查无异常	肋软骨炎 → 药物及神经阻滞治疗为主，继发痛应同时针对原发病治疗

胸背部疼痛诊疗流程

13

第一节　胸背部疼痛概述

胸背部疼痛一般指从颈部到胸廓下端范围内发生的疼痛，以酸痛、闷痛、紧缩感、烧灼感、压榨感、针刺样及刀割样痛等为主要症状。绝大多数情况下，胸背部疼痛起源于胸廓或胸廓内器官，少数情况下，胃肠道疾病也可出现放射至胸背部的疼痛。此外，还有一些罕见的病因如血管球瘤、获得性低磷性骨软化综合征及 SAPHO 综合征等，也可引起胸背部疼痛。门诊胸痛患者的流行病学研究显示，1/3～1/2 的患者为肌肉骨骼源性疾病，10%～20% 为消化系统疾病，10% 为稳定型心绞痛，5% 为呼吸系统疾病，2%～4% 为急性心肌缺血（包括心肌梗死）。胸背部疼痛病因不同，临床表现与预后也不尽相同，有些胸背部疼痛可危及生命，因此正确辨别胸背部疼痛的性质，找出胸背部疼痛的病因，评估胸背部疼痛严重程度，对于正确处理胸背部疼痛、判断患者的预后尤为重要。

胸背部疼痛的准确诊断，需要详尽的病史、仔细的体格检查、选择性的实验室和影像学检查。胸背部疼痛患者就诊时，不能贸然给予止痛措施，要快速鉴别胸背部疼痛是否是危及生命的急症，如心肌缺血、心肌梗死、主动脉夹层、肺栓塞以及气胸等，详细询问疼痛的部位、性质以及是否存在放射痛，疼痛的诱发因素、缓解因素、持续时间等是正确诊断的关键。

在排除其他专科疾病后，胸背部疼痛应根据其病因、性质及疾病的严重程度，采取不同的治疗措施。

第二节　常见胸背部疼痛疾病的管理

一、胸椎根性神经痛

胸椎根性神经痛是由于各种致病因素损害或直接刺激胸脊神经，引起的该神经支配区节段性疼痛。胸椎根性神经痛是一种罕见的脊柱疾病，在脊柱疼痛综合征的评估中经常被忽视。胸椎椎间盘疾病和糖尿病是胸椎根性神经痛最常见的两种病因。脊髓成像技术以及电诊断医学的进步已经提高对这种疾病的认识。在胸椎，由于脊髓病的发病率增加，脊髓病常伴有神经根病变，需要及时的诊断和治疗。

（一）病因

1. 胸椎骨结构的病变

（1）胸椎间盘突出：胸椎间盘突出症的相关症状是多种多样的，通常包括神经根性症状，如可变疼痛、异常感、节段性分布的感觉障碍、痛觉异常和感觉丧失。

（2）胸椎骨折：老年人由于严重的骨质疏松常发生胸椎压缩性骨折，当神经根受压时可引起根性神经疼痛。

2. 肿瘤

转移性脊柱肿瘤或神经鞘瘤通常累及下胸椎，引起与脊神经根或脊髓相关的症状。

3. 感染

潜伏在胸背根神经节内的水疱-带状疱疹病毒在抵抗力低下时经再激活，可引发胸背根神经节损伤和疼痛。另外，胸椎结核、胸椎间盘炎、化脓性脊柱炎、棘旁脓肿等也会引起根性神经痛。

4. 糖尿病

糖尿病神经根病变是胸椎非压迫性神经根症状的常见原因。糖尿病性胸神经根病变的症状类似于椎间盘源性胸神经根病变，包括胸椎皮节支配区域的灼痛和感觉异常，并可放射至胸壁前壁和腹部。

5. 胸椎椎管内病变

包括胸椎硬膜外腔肿瘤、硬膜外脓肿及血肿等椎管内病变。

6. 胸背部手术损伤神经

如开胸术后疼痛综合征。

（二）诊断

1. 症状

主要表现为胸背部、腰背部的针刺样痛、触电痛、烧灼痛、撕扯样痛，并向侧、前胸部或腹部放射。早期可有束带感，并呈进行性加剧。变动体位、深呼吸、咳嗽、寒冷等可能加重疼痛。

2. 体格检查

患者胸椎活动受限，叩击病变椎体可引发疼痛，椎旁深按压有明显压痛，并可引出放射痛。带状疱疹性胸神经痛脊柱疱疹部位在所侵犯神经节下移 1～2 个节段，轻微的刺激可引起触痛。前胸、胸部和腹部的感觉减退、感觉障碍、痛觉超敏和节段性分布的感觉丧失，取决于哪条神经根受累。但体格检查不是诊断胸椎根性神经痛的可靠方法，患者可能有局限性脊柱和椎旁压痛，以及相应皮节感觉的改变，但这不是普遍的；并且感觉变化的带状分布可能不清楚，对于胸部或腹部的肌肉无力也没有可靠的体检方法。

3. 辅助检查

胸椎正侧位片可见胸椎侧凸、生理曲度加深、胸椎间隙变窄、椎体前缘和外缘骨赘形成、Schmorl 结节、压缩性骨折等改变。胸椎 CT 可鉴别椎体骨折的良恶性，胸椎 MRI 可明确胸椎间盘病变、黄韧带肥厚以及脊椎关节退行性变、炎性改变，神经鞘膜瘤及椎管内、髓内肿瘤等。肌电图可有助于发现胸椎旁肌、肋间肌或腹肌的病变，红外热像可区别退行性病变与炎性病变、椎体转移瘤以及发现胸背部肌肉软组织的问题等。

4. 诊断性神经根阻滞治疗有效

选择性神经根阻滞可作为胸椎根性神经痛的辅助补充诊断手段，以确定疼痛的病因及确切的部位。选择性神经根阻滞后，患者疼痛症状缓解一半以上即为诊断性神经根阻滞治疗有效。

（三）鉴别诊断

本病主要与心源性胸背痛、心因性胸背痛、胸椎结核、腹痛、脊髓肿瘤、蛛网膜炎或其他脊髓病变引起的胸背痛相鉴别，需要特别注意的是与心源性胸背痛相鉴别，如主动脉夹层多表现为突发胸痛，可伴有昏厥或意识障碍，查体可发现四肢血压相差较大；心绞痛多表现为胸闷、胸部压榨性疼痛；心肌梗死表现为心前区持续性疼痛。应详细询问病史、加重缓解的因素及伴随症状，仔细查体，必要时需做心电图、心肌酶谱、心脏彩超、心脏造影、胸椎 MRI、腰穿、脊髓造影等检查鉴别。

（四）治疗

治疗原则：针对病因治疗，同时有效镇痛。对源于胸椎骨转移瘤、椎管内肿瘤等病因，应尽早进行手术治疗。

1. 一般治疗

注意休息保暖，避免剧烈运动，纠正日常生活中的不良姿势等。

2. 药物治疗

（1）NSAID：在无禁忌证情况下首先考虑使用，因胸椎根性神经痛多数情况下为炎性痛。

（2）肌肉松弛药：对有肌肉痉挛的患者可以使用。

（3）抗惊厥药物：伴有明显的神经病理性疼痛时，可使用抗惊厥药物。

（4）阿片类药物：在其他药物治疗效果不佳时，中、重度疼痛可考虑使用阿片类药物。

3. 物理治疗

局部理疗、按摩、推拿、牵引治疗，也可缓解患者的疼痛。怀疑肿瘤者严禁进行物理治疗。

4. 神经阻滞治疗

在排除椎管内肿瘤、感染等禁忌证后，神经阻滞治疗是治疗胸椎根性神经痛的首选方法。

（1）胸椎旁神经、胸脊神经根、肋间神经阻滞：是治疗胸椎根性神经痛常用且有效的治疗方法，可缓解患者疼痛，有助于病因诊断和治疗。目前一般使用超声进行神经阻滞，可明显减少发生气胸的风险。方法：以胸椎旁神经阻滞为例，根据患者疼痛部位确认受累的胸神经根节段，使用超声成像系统和凸阵探头（2～5 MHz），定位要阻滞的神经根节段。将探头放置于需要阻滞的肋间隙平面（与胸椎纵轴垂直），先显示胸椎棘突-横突平面影像（图 13-1），再适当下移探头显示胸椎棘突-椎板-胸膜平面影像（图 13-2），椎板外侧缘下方即为椎间孔外口部位（图 13-2），按平面内技术调整穿刺针尖到达椎间孔外口部位，回抽无血、无气，即可注药。

（2）胸椎硬膜外腔阻滞：按照疼痛部位进行硬膜外穿刺置管，单次或持续硬膜外导管连续给药，但是胸椎硬膜外腔阻滞时会引起低血压，治疗时应注意。

（3）胸脊神经后支阻滞及痛点注射：胸椎根性神经痛患者有时有背部的深压痛，与胸椎小关节炎症有关，在横突的上外侧角或棘突旁开 2 cm 处进行阻滞；对有扳机点、触发点的患者，

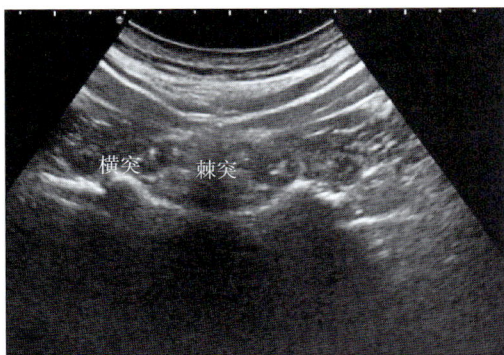

图 13-1 胸椎棘突-横突平面超声影像

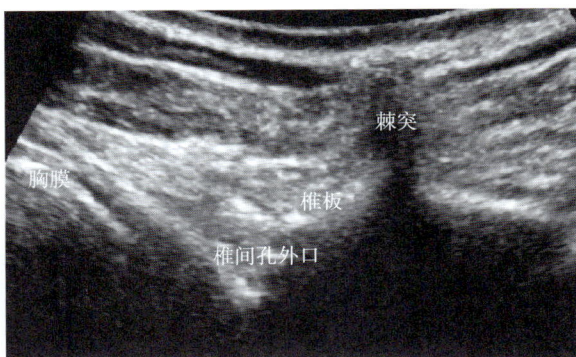

图 13-2 胸椎棘突-椎板-胸膜平面超声影像

也可以行痛点注射。

5. 微创介入治疗

神经阻滞治疗效果不佳者可选用微创介入治疗，如胸背根节脉冲射频、脊髓电刺激、椎体成形术等。

（1）胸背根节脉冲射频：对于带状疱疹、糖尿病、胸椎间盘突出、压缩性骨折以及一些原因不明，无明显器质性病变的顽固性胸椎根性神经痛患者，可行胸背根节脉冲射频治疗。在CT 或超声引导下穿刺，C 型臂或 DSA 下正侧位确认，正位显示针尖位于胸椎体横突下椎弓根中线（图 13-3），侧位显示针尖位于椎间孔后上（图 13-4），造影显示神经根鞘显影。穿刺到位后进行电生理测试，感觉刺激 0.5 ~ 0.7 V 内复制出疼痛部位，运动刺激 1.0 ~ 1.4 V 以上有疼痛部位的肌肉跳动。予 42℃、45 ~ 90 V（高电压）、20 ms 2 Hz 的脉冲射频治疗，持续4 ~ 15 min（长时程脉冲）。对于胸椎转移瘤引起的胸椎根性神经痛，也可行胸背根节射频热凝治疗。

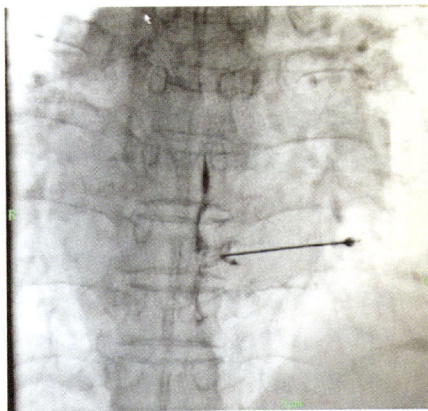

图 13-3 胸背根节造影后正位影像

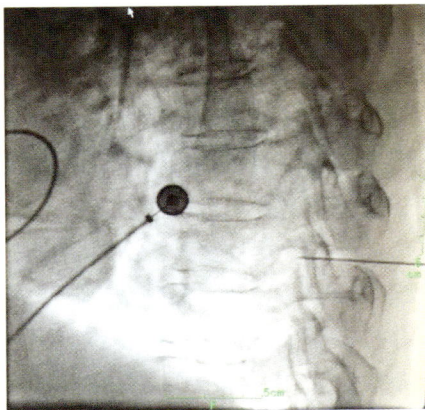

图 13-4 胸背根节侧位影像

（2）脊髓电刺激（SCS）：极少数顽固性胸椎根性神经痛如带状疱疹后神经痛的患者，行胸背根节脉冲射频疗效较差，可以行 SCS 治疗。病程 6 个月以内甚至 1 年以内的可以行临时 SCS

（**图 13-5**），病程 1 年以上的通常需要行永久 SCS。

（3）椎体成形术：适用于椎体压缩性骨折患者，在 C 型臂、DSA 或 CT 引导下行椎体成形术（**图 13-6**），可以快速缓解患者的疼痛。

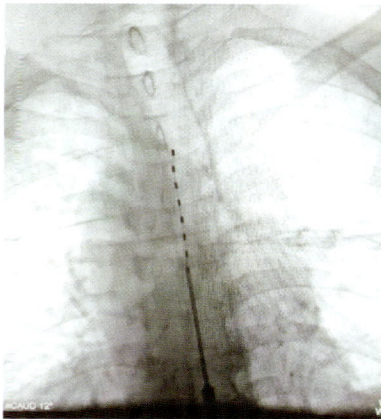

图 13-5　胸段临时 SCS 植入

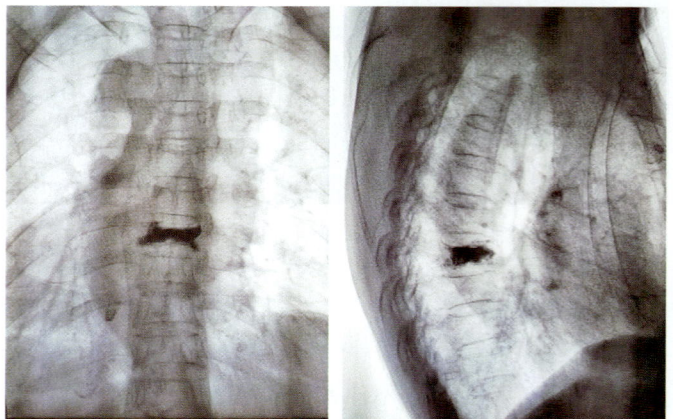

图 13-6　胸椎体成形术后正侧位影像

（4）其他治疗：对于胸椎间盘突出引起的胸椎根性神经痛患者，因胸椎间盘手术是一个复杂的手术，对有持续的症状或进行性神经损伤的患者，可行胸椎间盘射频术、经皮激光胸椎间盘减压术、经皮等离子消融胸椎间盘减压术或脊柱内镜下胸椎间盘突出髓核摘除术等。

二、胸椎间盘源性疼痛

胸椎间盘源性疼痛是指胸椎间盘退行性病变或损伤过程中产生大量致炎介质，刺激分布于腹侧硬膜、后纵韧带、纤维环背侧及髓核内的窦椎神经末梢，引起神经支配范围内的胸椎疼痛。

（一）病因

胸椎间盘源性疼痛的原因包括外伤、椎间盘退变、感染，其中椎间盘退变是最常见的原因，而导致椎间盘退变的因素包括创伤、代谢异常、遗传、血管病变和感染等。

（二）诊断

1. 临床表现

反复发作的胸背痛，甚至放射至腹股沟区和下肢。疼痛可以是单侧的，也可累及双侧，呈持续性或间歇性，常因咳嗽或用力加重。体格检查一般无明显阳性体征，通常无神经根受累体征，肌力、肌张力、触痛觉正常。

2. 体格检查

常见胸椎旁肌肉紧张，棘突旁有压痛和放射痛，叩击时疼痛加重。神经支配区内可有皮肤感觉减退及温度觉异常。

3. 影像学表现

X线检查可发现胸椎侧弯、后凸、骨赘形成、椎间隙变窄等征象（图 13-7）；CT 横断面扫描可见椎间盘"真空征"、钙化、椎间关节退变等影像学表现；胸椎 MRI 可见椎间盘"黑盘征"、膨出、突出、椎间盘后缘高信号区（HIZ）等征象（图 13-8）。部分患者影像学检查可无异常发现。

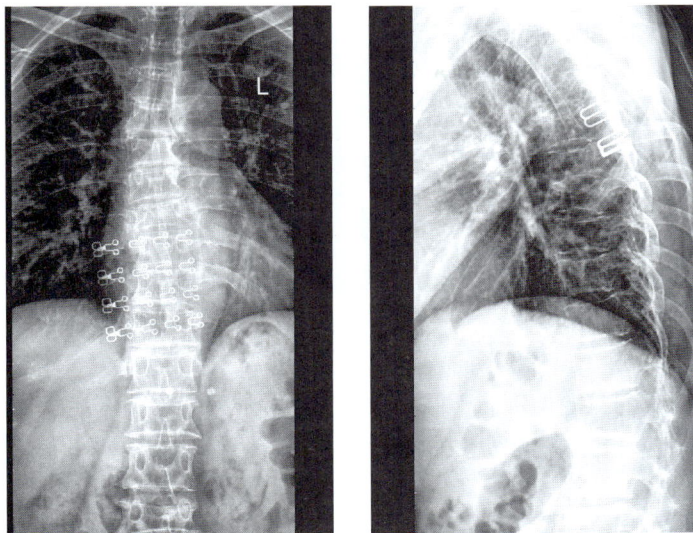

图 13-7 胸椎正侧位片

脊柱侧弯、骨赘形成、椎体压缩性骨折。

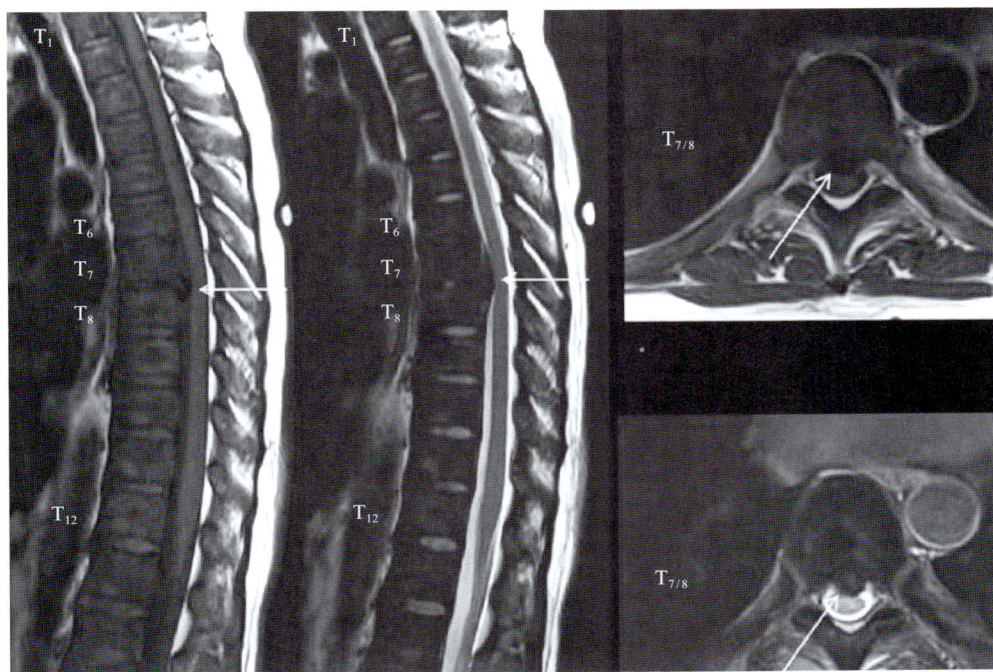

图 13-8 胸椎 MRI

椎间盘退变、突出、椎间盘后缘高信号区征象。

4. 椎间盘造影

椎间盘造影是在影像引导下将造影剂注入椎间盘髓核内，通过对造影分布图像、造影剂的注入量、诱发痛 3 个方面的观察（图 13-9），确定责任椎间隙的一种诊断方法。椎间盘造影是目前椎间盘源性疼痛诊断的"金标准"，比 MRI 更精确和敏感。

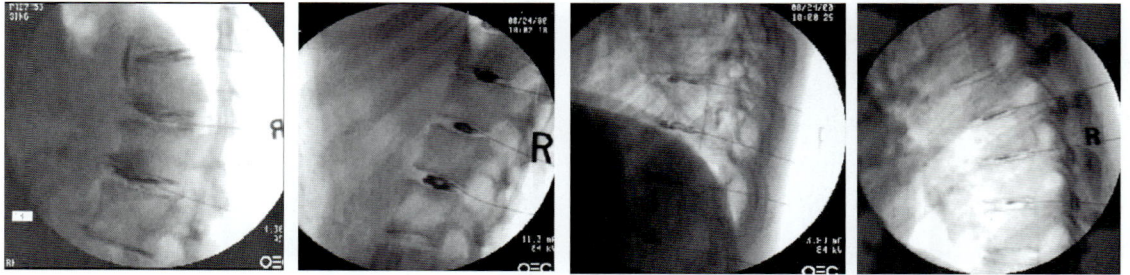

图 13-9　胸椎间盘造影

与腰椎间盘和颈椎间盘源性疼痛不同，胸椎间盘源性疼痛的临床症状往往不典型，且通常为排除性诊断。医师应详细询问病史和体格检查，结合影像学表现、诱发性椎间盘造影方能明确诊断。

（三）鉴别诊断

本病需与心源性胸痛、脊柱肿瘤、胸椎压缩性骨折、胸背部肌筋膜炎、胸椎小关节紊乱症、带状疱疹性神经痛、肺部肿瘤、纵隔肿瘤等相鉴别。如脊柱肿瘤，脊柱原发性肿瘤以脊膜瘤、胶质瘤等多见，转移性脊柱肿瘤大多来自肺癌、肝癌、乳腺癌等，常见于中老年人，病情进展快，夜间痛明显，常伴消瘦、食欲减退、倦怠等全身症状，CT 或 MRI 检查是目前诊断脊柱原发肿瘤和继发肿瘤的有效方法。

（四）治疗

1. 保守治疗

胸椎间盘源性疼痛初始治疗通常采取保守手段，如卧床休息、制动、佩戴支具等，同时配合应用NSAID、脱水剂、糖皮质激素、肌肉松弛药等药物控制症状。

2. 神经阻滞治疗

在超声引导下行竖脊肌平面阻滞、胸椎旁神经阻滞和胸脊神经后支阻滞，有助于缓解疼痛。

3. 椎间盘双侧成形术

对于保守治疗无效者，可以选用椎间盘双侧成形术（intradiscal biacuplasty，IDB）。由于IDB 风险高，仅适用于：① 保守治疗无缓解，且有超过 6 个月的慢性胸痛病史；② 病变椎间盘造影诱发试验出现复制痛，且邻近椎间盘造影不出现复制痛；③ 椎间盘高度至少为邻近椎间盘的 50%；④ MRI 显示 1～2 节段椎间盘退变，且其他节段无病变。

手术方法：患者取俯卧位，在透视引导下，将两根 7 英寸长 17 G 针插入胸椎间盘，将 IDB

探针插入针内，通过斜位、侧位和前后位透视图像证实了探头在椎间盘内的正确放置（**图 13–10**）。在 11 min 内逐渐升高温度至 45℃ 的设定温度，最终加热间隔为 4 min，温度为 45℃。在射频能量传递后，移除针头并覆盖敷料。

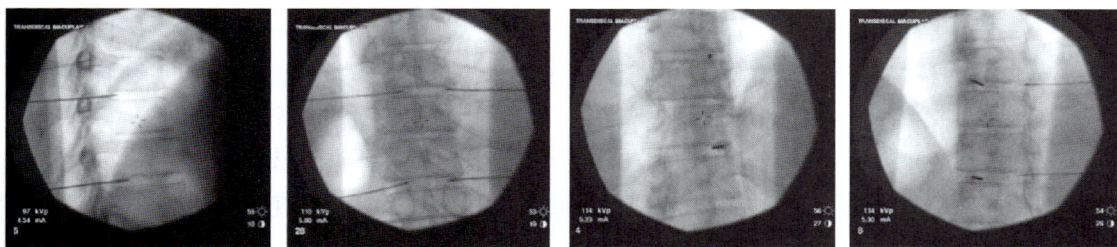

图 13–10　椎间盘双侧成形术正侧斜位影像

图片引自 Kapural L, Sakic K, Boutwell K. Intradiscal biacuplasty（IDB）for the treatment of thoracic discogenic pain［J］. Clin J Pain, 2010, 26（4）:354-357.

4. 经皮椎间盘减压术

经皮椎间盘减压术主要包括射频消融、经皮髓核吸除、化学融核等。

三、胸背部肌筋膜疼痛综合征

胸背部肌筋膜疼痛综合征（myofascial pain syndrome，MPS）是由于胸部肌肉和筋膜的反复牵拉劳损、急性损伤和胸椎退行性病变等原因，造成骨骼肌和筋膜组成的局部绷紧区域（称为激痛点）所引起的一种骨骼肌肉疾病。疼痛是本病的主要症状，常为隐痛、酸胀痛。急性起病者疼痛持续数周或数月后，可自愈或转为慢性疼痛。慢性者起病隐匿，晨起较重，活动后减轻，劳累后加重。其特征是在胸背部肌肉和筋膜出现多个激痛点。

（一）病因

胸背部肌筋膜疼痛综合征主要与胸背部损伤、疲劳后受寒、脊柱病变、精神紧张、感染有关，其中胸背部损伤是最常见的原因。此外，一些系统性疾病，如甲状腺功能减退症、维生素 D 缺乏症和铁缺乏症等可导致 MPS 的发展。

（二）诊断

1. 临床表现

有急性或慢性胸背部损伤或受寒等病史，患者主诉在胸背部的皮下组织、肌肉及关节有部位不明的酸痛，少有清楚定位的锐痛，偶有感觉异常或麻木。肌腱的附着点或肌腹上有固定疼痛区，气温降低或疲劳时疼痛加重。老年患者可出现僵硬与活动受限。此外，长期慢性疼痛可导致抑郁及睡眠障碍。

13

2. 查体

在肌肉松弛和紧张时分别检查胸背部肌肉，并和对侧进行对比，可发现相应的肌肉痉挛、疼痛，仔细触诊可扪及硬性条索、痛性结节和压痛点，按压可引起剧烈的疼痛。

3. 激痛点诊断

激痛点是指在紧绷的肌带内出现一个或多个对刺激敏感的痛性结节，按压该点引发局部疼痛和牵涉痛。激痛点诊断即在激痛点注射 0.5% 利多卡因可显著缓解疼痛，可帮助诊断该病。

4. 辅助检查

排除局部占位性或破坏性病变，实验室检查和 X 线、CT 等影像检查结果无异常。B 型超声成像（也称灰阶成像）不仅能用来识别激痛点（图 13-11），还可检视局部抽搐反应。关于激痛点的回声信号特点，一些研究显示为椭圆形的低回声区域（图 13-11），但也有研究报告为高回声表现（图 13-12）。超声弹性成像似乎比 B 型灰阶成像能更好地识别激痛点，可客观定量测定激痛点弹性模量，从而将其与邻近正常肌肉组织进行鉴别。红外热像图上的热点（图 13-13）可初步定位激痛点，通过查体再次确定激痛点，从而排除热图上无活性的激痛点，红外热像图可有效地应用于肌肉骨骼系统的诊断和疗效评价，并有望应用于激痛点的评估。

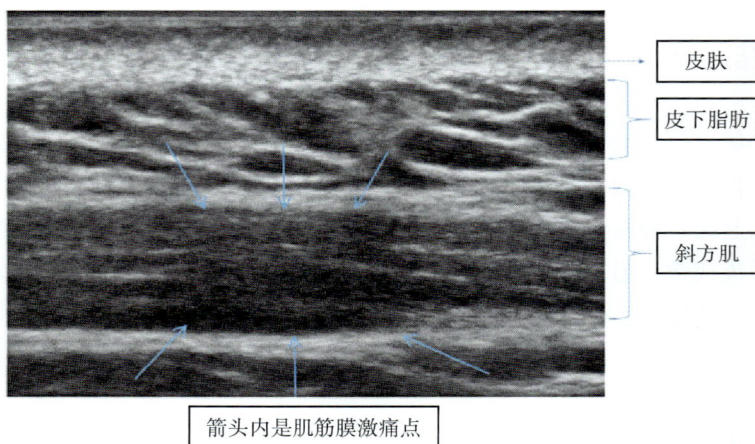

皮肤
皮下脂肪
斜方肌

箭头内是肌筋膜激痛点

图 13-11　肌筋膜激痛点的灰阶超声图像

图片改编自 Kumbhare D，Singh D，Rathbone H A，et al. Ultrasound-Guided Interventional Procedures: Myofascial Trigger Points With Structured Literature Review[J]. Reg Anesth Pain Med, 2017, 42（3）:407-412.

（三）鉴别诊断

MPS 需与胸椎结核、胸椎小关节紊乱症、胸椎盘源性疼痛、心源性胸痛等相鉴别。如胸椎结核常有午后低热、消瘦盗汗等结核全身中毒症状，且痛点多固定于脊柱病变平面的棘突或棘突旁，脊柱活动受限，可伴有畸形和神经系统异常。X 线片可见骨质破坏和椎间隙狭窄，CT 检查可清楚地显示结核病灶部位。

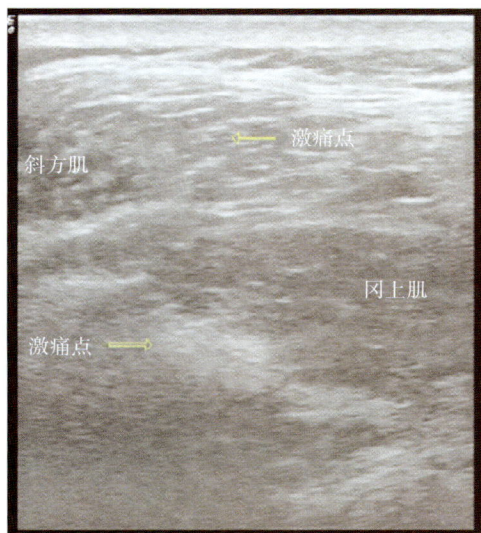

图 13-12　超声图像显示斜方肌和冈上肌有相对应的高回声区域

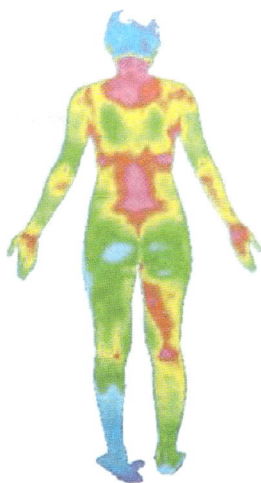

图 13-13　胸背肌筋膜疼痛综合征患者红外热像图

（四）治疗

1. 一般治疗

注意休息、保暖、戒烟酒、改变不良姿势以及适当运动。

2. 药物治疗

无禁忌证的情况下首选 NSAID 缓解疼痛，失眠、焦虑、抑郁的患者可使用抗焦虑药或抗抑郁药。Haviv 等研究发现，应用三环类抗抑郁药治疗持续面部疼痛和肌肉区域的触痛疗效较佳。肌肉松弛药广泛应用于 MPS 的治疗，主要包括环苯扎林、巴氯芬、替扎尼定、乙哌立松等。外用 5% 利多卡因贴剂和氟比洛芬凝胶贴膏可有效减少患者疼痛症状。

3. 激痛点注射疗法

在病变早期于疼痛部位联合注射局麻药、糖皮质激素、A 型肉毒毒素等，这种治疗具有止痛消炎、抑制胶原增生、减少结缔组织的渗透性、松解粘连组织等作用。激痛点注射有很好的止痛效果，已经得到广泛认同。

4. 肌筋膜释放

肌筋膜释放是常用的手法治疗之一，通过在肌肉紧张区域缓慢持续地施力，以达到肌肉松解、筋膜拉伸的效果，进而减轻疼痛及肌肉僵硬。

5. 软组织松解术

筋膜内热针、银质针疗法是目前治疗肌肉僵硬或疼痛的有效治疗方法，在患处插入内热针（**图 13-14**）或银质针（**图 13-15**），松解僵硬的肌肉，改善血液循环，减轻局部组织水肿，缓解疼痛症状。

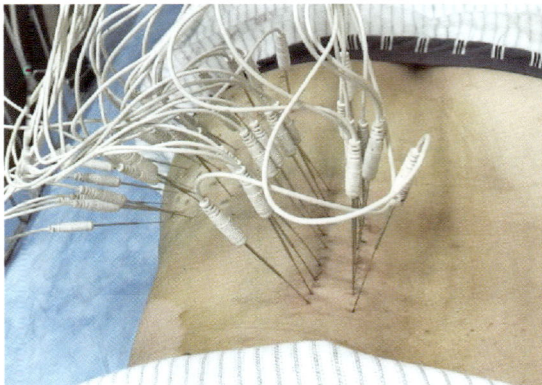

图 13-14　内热针治疗

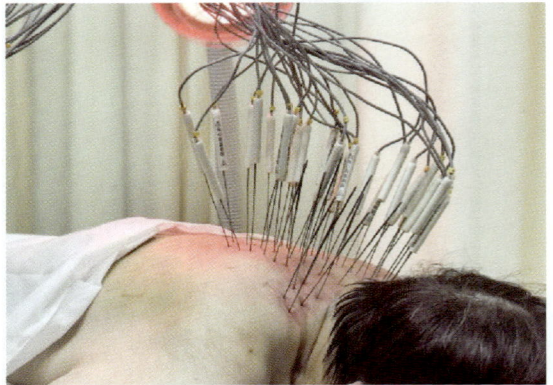

图 13-15　银质针治疗

6. 经皮神经电刺激疗法

经皮神经电刺激疗法（TENS）是通过刺激大直径有髓传入神经纤维，激活抑制性神经，从而减少脊髓小直径疼痛纤维传递的伤害性信号。应根据患者的症状选用不同的电刺激强度和频率，以达到最佳的效果。

除了以上方法外，MPS 还可以采用手法按摩、各种运动拉伸技术、冷喷、肌内效贴、冲击波、治疗性超声、肌肉电刺激、创伤性肌筋膜脉冲射频等在内的一系列治疗方法。

四、胸椎小关节紊乱综合征

胸椎小关节在外伤、长期处于不良体位等因素作用下，出现胸脊柱失稳、胸椎小关节错位的现象，导致神经、血管等软组织功能受到伤害，出现背部、胸肋部疼痛，称为胸椎小关节紊

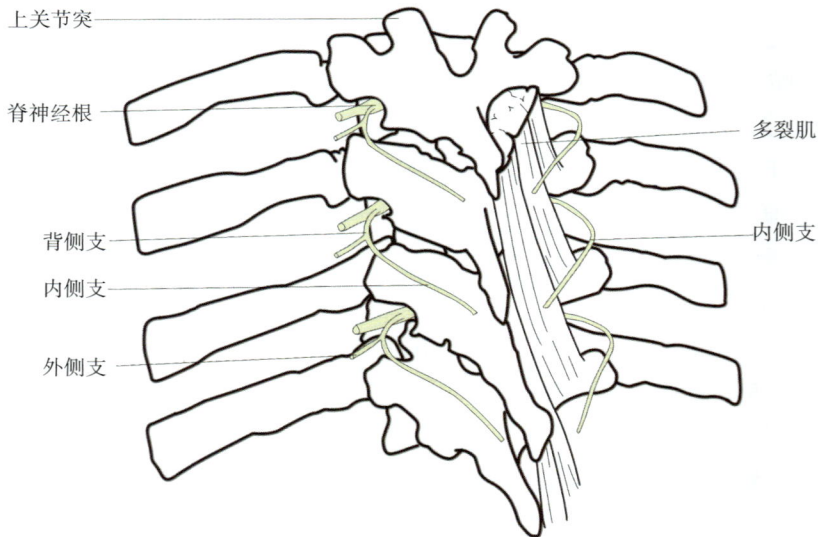

图 13-16　胸椎关节突关节解剖背面观

乱综合征。

关节突关节是由上一个椎骨的下关节突及下一个椎骨的上关节突构成的具有分泌关节滑液功能的关节，其中胸椎关节突关节是垂直走向的关节，活动方向常为侧屈，活动范围小。脊神经背根神经节后支双侧内侧支为关节突关节提供神经支配，其走行在胸椎不同水平呈现不同的路线。

（一）病因

胸椎小关节属于微活动关节，与颈椎、腰椎关节相比相对稳定，但在一些急慢性损伤的情况下造成的关节紊乱，会导致一个或多个胸椎的受力不均，致使单个和（或）多个椎体发生轻度失稳的情况，造成胸椎小关节错位或半错位，由此产生背部疼痛等症状。急性病因包括外伤、持物扭转或撞击、负重过大、用力失当及锻炼动作损害等，慢性病因包括胸椎椎间盘及韧带退行性改变、姿势不良、外伤后未及时治疗等。

（二）诊断

1. 临床表现

小关节发生错位时往往会产生多种多样的临床症状。表现为胸背部急、慢性损伤后出现疼痛。急性患者多表现为：① 脊背疼痛、肌肉痉挛、功能受限、肋间放射痛、心前区疼痛等；② 活动受限，疼痛因活动加重。慢性患者表现为胸闷、胸痛、憋气、呼吸沉重、心前区压迫感等。姿势不良或弯腰活动可使疼痛加重。此外，胸椎小关节紊乱刺激交感神经节前纤维将会引起相应内脏的自主神经功能紊乱，表现为心律失调、烦热盗汗、呼吸不畅等症状。

2. 体征

胸椎触诊时可发现胸椎棘突偏离中轴线，呈高低不平或左右偏歪；椎旁软组织可有触痛，可触及结节或肌痉挛的索状物；受累椎体棘突有压痛及椎旁压痛。

3. 辅助检查

胸椎 X 线或 CT 可见棘突侧偏、胸椎小关节错位或椎体前、后缘和小关节突骨质增生等退行性病变征象，余无明显异常征象，检出率不高。临床上一般用于排除胸椎间盘突出、胸椎肿瘤及结核等。此外，胸闷、心慌明显的患者，心电图检查可有心律失常、心肌缺血等改变。

4. 诊断性阻滞

诊断性阻滞是诊断胸椎小关节紊乱综合征的重要标准，具体操作为：在疑似受累的关节突节段的上下两个层面使用 1% 利多卡因或 0.25% 布比卡因 0.5 ml 浸润阻滞；结果判定为阳性的患者必须符合疼痛缓解 80% 及以上。需注意该方法存在一定的假阳性率，故应结合以下病史及体格检查并排除其他疾病后进行辅助诊断：① 具有胸椎区域的单侧或双侧椎旁疼痛的典型症状，可伴有放射痛；② 椎旁按压、被动伸展胸椎或旋转胸椎区域肢体可加重疼痛；③ 无痛觉超敏、异常疼痛及感觉丧失等神经痛表现；④ 腹部触诊排除腹腔脏器病变引起的牵涉性疼痛；⑤ X 线检查可能发现轻微小关节改变；⑥ CT 及 MRI 检查帮助排除其他疾病。

（三）鉴别诊断

胸椎小关节紊乱综合征需和内脏原发疾病引起的胸背牵拉痛、脊椎骨折、肿瘤或转移性肿瘤、结核、风湿病等疾病相鉴别，尤其是可导致死亡、易引起牵拉痛的疾病，如心肌梗死及胸主动脉夹层。一般心脏疾病痛点位置与心脏对应，常向左肩放射，可伴有胸闷、气短等症状，但疼痛常与脊椎活动无关，且触诊无阳性反应点。应详细询问心血管疾病史，必要时行心电图、心脏彩超、心肌酶等检查。

（四）治疗

1. 保守治疗

NSAID 为首选药物，辅以抗抑郁药、肌肉松弛药及运动治疗等。物理治疗包括手法治疗、仰卧牵引治疗等。此外，纠正不良姿势以及对肌肉的适当训练具有预防和治疗的重要意义。

2. 介入治疗

（1）胸椎关节突关节内糖皮质激素注射治疗：① 在 X 线透视下操作，患者俯卧位，腹下垫枕，透射显露椎间关节，标记压痛点，常规消毒后在其稍下方棘突旁 1～2 cm 处穿刺，针尖抵住上关节的基底部或下关节突的下端后，调整针尖方向，刺入小关节腔内，注射 3～5 ml 加入糖皮质激素的局麻药，1～2 周 1 次，一般不超过 3 次。② 超声引导下操作，矢状面定位肋骨椎板组织，向头侧平移至目标小关节，旋转探头切面至出现锯齿状图案，选择尾部至头部的进针方向，以平面内进针方法完成小关节腔注射（**图 13–17**）。

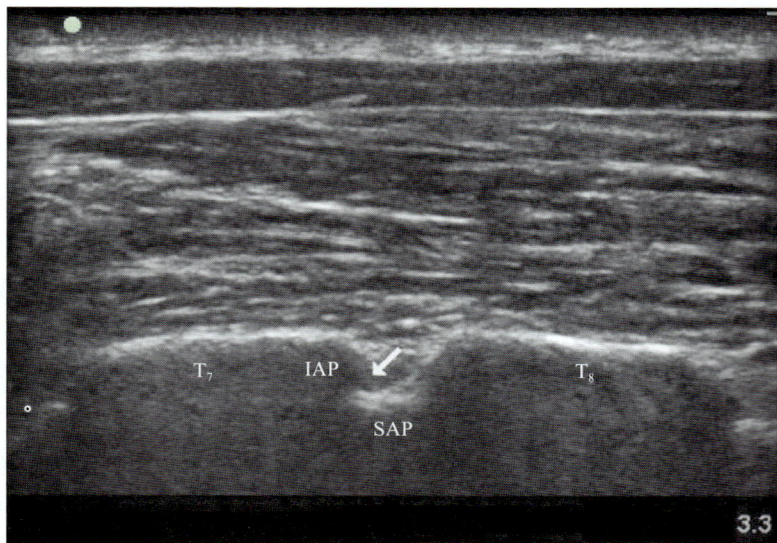

IAP—T_7 下关节突；SAP—T_8 的上关节突；箭头所指处为小关节腔。

图 13-17　T_7～T_8 小关节平面矢状面超声图像

图片引自 Hurdle M F. Ultrasound-guided spinal procedures for pain: a review［J］. Phys Med Rehabil Clin N Am, 2016, 27（3）:673-686.

（2）内侧支射频去神经支配治疗：射频电极针头放置在神经位置进行内侧支去神经支配治疗，射频电极放置在横突和上关节突交界处与神经方向平行的位置。射频前先做感觉测试，阈值不超过 0.5 V，同时测试运动来确认电极与运动神经纤维的安全距离。行去神经术前，注射加入糖皮质激素的局麻药可减轻手术相关性疼痛，预防神经炎。

3. 手术治疗

切除支配胸椎关节突的内侧支神经对缓解胸椎小关节紊乱综合征引起的疼痛有一定的效果，但须谨慎权衡利弊后选择。

五、肋间神经痛

肋间神经痛是以肋间神经损害为病因而出现的神经疼痛状况，常表现为肋骨、胸部和（或）上腹壁一个及多个节段分布的带状疼痛，疼痛的性质包括锐痛、放射性疼痛、灼烧性疼痛、电击样疼痛或刺痛，可能伴有疼痛区域的感觉异常如麻木、感觉减退等症状。疼痛可表现为间歇性发作或持续性发作，但病程可能较长，并在引起肋间神经痛的疾病治愈后仍存在。肋间神经痛在严重的情况下可能会影响相应节段的运动功能。

（一）病因

肋间神经痛分为原发性和继发性两类，原发性肋间神经痛比较少见，临床上以继发性肋间神经痛为主。原发性肋间神经痛的病因暂时不明，而继发性肋间神经痛的诱因如下所示。

1. 炎症
带状疱疹感染、胸膜炎、结核病和强直性脊柱炎等。

2. 创伤
胸部软组织损伤、骨折、胸肋关节错位、胸部术后、胸椎损伤、脊柱侧弯等。

3. 肿瘤
原发性或转移性肿瘤。

4. 代谢性疾病
糖尿病末梢神经炎、骨质疏松、酒精中毒等。

5. 其他
老年性脊柱骨关节炎、退行性改变、胸椎骨质增生、胸椎间盘突出症、解剖异常引起的神经压迫等。

（二）诊断

1. 临床表现
常表现为沿肋间神经单支或多支区域分布的带状疼痛或感觉异常，疼痛表现为神经病理性疼痛，如烧灼样痛、冷痛、电击样疼痛、针刺样疼痛、刀割样疼痛等，可伴有与肋间神经相对应的一个或多个节段的麻木感。疼痛为间歇性或持续性疼痛，胸廓活动如咳嗽、打喷嚏会诱发疼痛加重。疼痛可放射至非病变部位，并大多局限于一侧。值得注意的是，带状疱疹感染引起的肋间神经痛可能先于疱疹出疹，即带状疱疹前驱性疼痛，应注意诊断。

2. 查体

在体格检查中，疼痛区域可能存在感觉减退、痛觉过敏及异常性疼痛，严重者可能伴有感觉丧失的神经受损表现，对疼痛区域的触诊或牵拉动作可能会引起疼痛。既往胸外科手术病史病例的体格检查应包括对手术瘢痕的评估，对该区域进行触诊以判断是否和疼痛的发生相关。一项可能与肋间神经痛相关的检查结果是 Schepelmann 征：患者腰胸侧向疼痛一侧弯曲（肋间结构受压）时疼痛增加，而远离一侧的疼痛增加可能表明胸膜炎性疼痛（胸膜扩张）。而在腹壁前皮神经卡压综合征的情况下，Carnett 征可能呈阳性（即在腹部肌肉接触期间触诊疼痛区域时疼痛增加，如仰卧起坐时进行触诊）。其他相关病史及表现包括妊娠史、自身免疫性疾病病史及肿瘤相关的影响和代谢紊乱等体征。

3. 辅助检查

单纯性肋间神经痛的诊断应主要基于病史和体格检查，但在某些情况下需要辅助影像学检查。对于胸部外伤性损伤，在 X 线检查及胸部 CT 检查中可以发现肋骨骨折或肋间神经受到的组织压迫等征象。胸外科手术治疗肺部肿瘤时，CT 或 MRI 可以辅助鉴别肿瘤转移引起的疼痛。比外，肌电图可以检测肋间神经功能以帮助诊断。

根据典型的临床症状和体征进行判断是否为肋间神经痛，结合辅助检查排除其他疾病，如胸椎间盘突出引起的疼痛。肋间神经阻滞有助于诊断。继发性肋间神经痛的诊断有助于原发病的诊断和治疗，在排除原发病引起的肋间神经痛后方可下原发性肋间神经痛的诊断。

（三）鉴别诊断

继发性肋间神经痛的致病原因有很多，应根据病史、体征、影像学资料进行诊断和鉴别诊断，确定原发病。原发性肋间神经痛在排除继发性病因的基础上，根据其临床表现可以诊断，应注意与心绞痛、胸膜炎、心肌炎、主动脉夹层、内脏病变、胸椎间盘突出引起的胸神经根病、胸椎结核、肋骨骨纤维异常增殖症及脊髓肿瘤进行鉴别诊断。

（四）治疗

原发性肋间神经痛主要是对症治疗，而对于继发性肋间神经痛，在明确诊断后，病因治疗是关键，同时进行对症处理。胸外科手术及胸部手术是明确的肋间神经痛病因，在确定要行这类手术的情况下，采取预防术后疼痛的措施如肋间神经阻滞、减少胸科手术夹板使用及多模式镇痛，可以减少术后肋间神经痛的发生率。肋间神经痛的治疗方式如下。

1. 药物治疗

NSAID 结合抗惊厥药（如加巴喷丁、普瑞巴林）、抗抑郁药（三环类抗抑郁药、选择性去甲肾上腺素再摄取抑制剂等），也可联合使用局部贴剂治疗（利多卡因贴剂及辣椒素等）。

2. 物理治疗

经皮神经电刺激治疗、针刺治疗及直线偏振光照射等治疗有一定的止痛效果。

3. 阻滞疗法

包括局部痛点阻滞、肋间神经阻滞治疗、胸椎旁神经阻滞疗法。除了单次椎旁神经阻滞治疗外，还可以根据病情选择椎旁连续神经阻滞治疗。而对于难以辨别的根性或末梢性肋间神经痛，硬膜外腔阻滞是一种可选择的阻滞治疗方法。随着医疗条件的进步，以上操作可在影像学的指导下进行，可进一步提高成功率，避免并发症。临床上最常使用的是的肋间神经阻滞治疗，具体操作方法如下。

（1）定位：一般按照疼痛范围确定阻滞的神经，因肋间神经皮支有重叠分布，故阻滞范围应超过镇痛区域 1～2 个节段。可在欲阻滞神经的不同部位进行阻滞，常用的阻滞部位是肋角和腋后线。肋间神经解剖如**图 13-18** 所示。

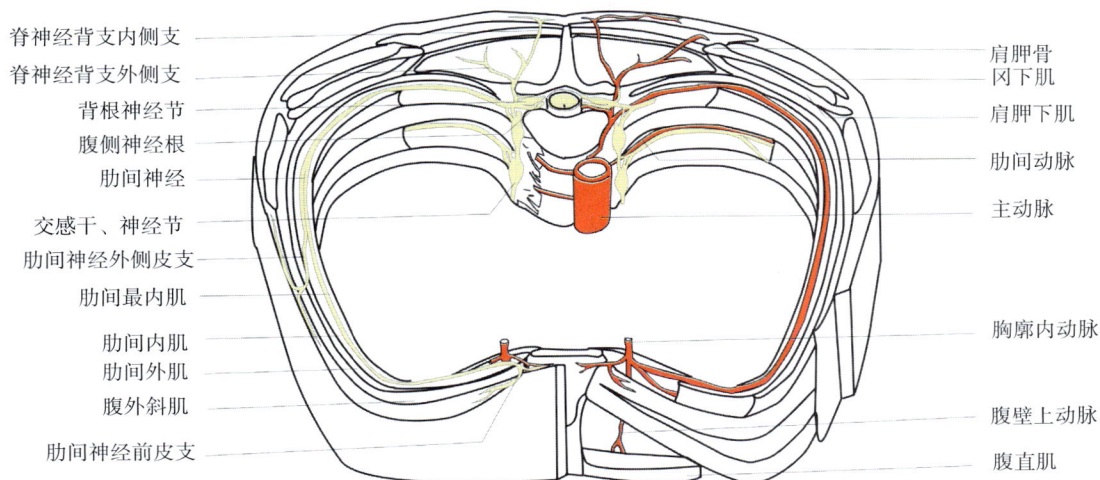

图 13-18　肋间神经解剖

（2）具体操作：患者健侧卧位，屈颈弓背。确定神经阻滞穿刺点，常规消毒后，固定进针点，局部注射皮丘后用连注射器的 3.5 cm 长 6、7 号短针触及肋骨，标记深度。保持针尖在肋骨表面滑动，针尖离开肋骨下缘后，术者再向前进针 2～3 mm，有阻力消失感表明针尖已刺入肋骨下沟，患者有时会出现向腹侧放射的异感。反复回吸无血、无气，注入 3～5 ml 局麻药。不同部位肋间神经阻滞治疗的穿刺技术要求不同。目前主张采用超声引导下行肋间神经阻滞（**图 13-19**），最佳阻滞部位在肋角与腋中线之间的肋间阻滞，超声下可见到肋骨，从尾端向头

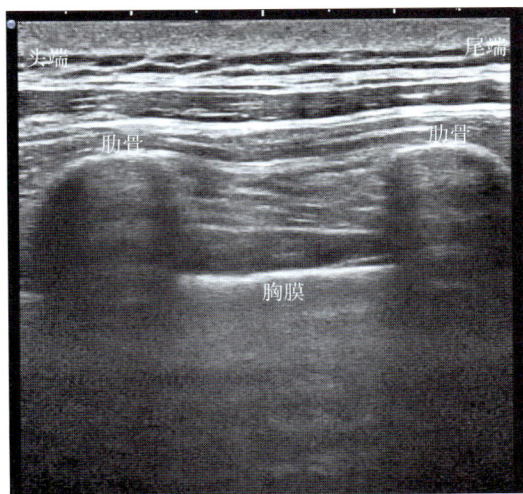

图 13-19　超声引导下肋间神经阻滞

侧进针，将药物注入相应肋骨的下缘，肋间内肌与肋间最内肌之间，可见明显的胸膜下陷，注意避免损伤肋间动静脉。

4. 手术治疗

手术治疗包括肋间神经射频毁损、肋间神经化学毁损及胸椎神经节毁损等，更具侵入性的手术包括肋间神经切除术、背根神经切断术及脊髓前外侧索切断术等。因手术具有不可逆性，应谨慎选择。

六、肋软骨炎

肋软骨炎分为化脓性肋软骨炎和非特异性肋软骨炎（Tietze 综合征）。临床上化脓性肋软骨炎属于少见的外科感染，故此处不作详述。Tietze 综合征是一种以肋软骨局限性、非化脓性肿大和疼痛为主要症状的常见病，临床表现主要为前胸部疼痛，有时疼痛会放射到肩部及上肢，故容易与伴有前胸痛症状的乳腺疾病、呼吸系统疾病、心脏疾病等混淆。

（一）病因

确切的病因尚未明确，目前主要的观点认为与上呼吸道病毒感染、局部的肋软骨营养不良、外伤、胸肋关节内炎症等有关。此外，劳累和天气变化可能是发病的诱因。

（二）诊断

1. 临床表现

好发于 20 ~ 50 岁人群，也有儿童和老年病例被报道。疼痛可出现在各个肋软骨，病变多累及单侧的 2 ~ 4 肋软骨处，为持续性钝痛、隐痛或胀痛，咳嗽、深吸气、打喷嚏等活动可使疼痛加剧。大部分患者可在 3 ~ 4 周自行痊愈，但也有部分患者的症状反复出现，病程长达数月甚至数年。

2. 体征

查体可见病变的肋软骨呈梭形肿大，局部有明显压痛，但局部皮肤无炎症表现，挤压胸廓时疼痛明显加重，累及多个肋软骨时病变部位可呈串珠状畸形。

3. 辅助检查

血液检查一般正常，X 线无法显示软骨，但可用于排除胸壁骨折、结核、肿瘤等疾病。目前，CT、MRI、超声等也在逐渐应用于肋软骨炎的诊疗。超声图像显示病变的肋软骨和肋骨末端增大，回声一般没有明显的变化（**图 13-20A**）。CT 一般显示慢性改变，如软骨下骨和肋软骨钙化（**图 13-20B**），对于骨骼和关节早期炎症的变化不敏感。MRI 对于显示软骨有明显的优势，可以直接显示增大的肋软骨和软骨下骨，以及骨髓水肿（**图 13-20C**）。正电子发射计算机体层显像（positron emission computed tomography，PET-CT）用于 Tietze 综合征的诊断很少被报道。有文献报道在 Tietze 综合征患者中，PET-CT 图像示病变肋软骨交界处存在轻度 ^{18}F-氟代脱氧葡萄糖摄取（**图 13-20D**）。

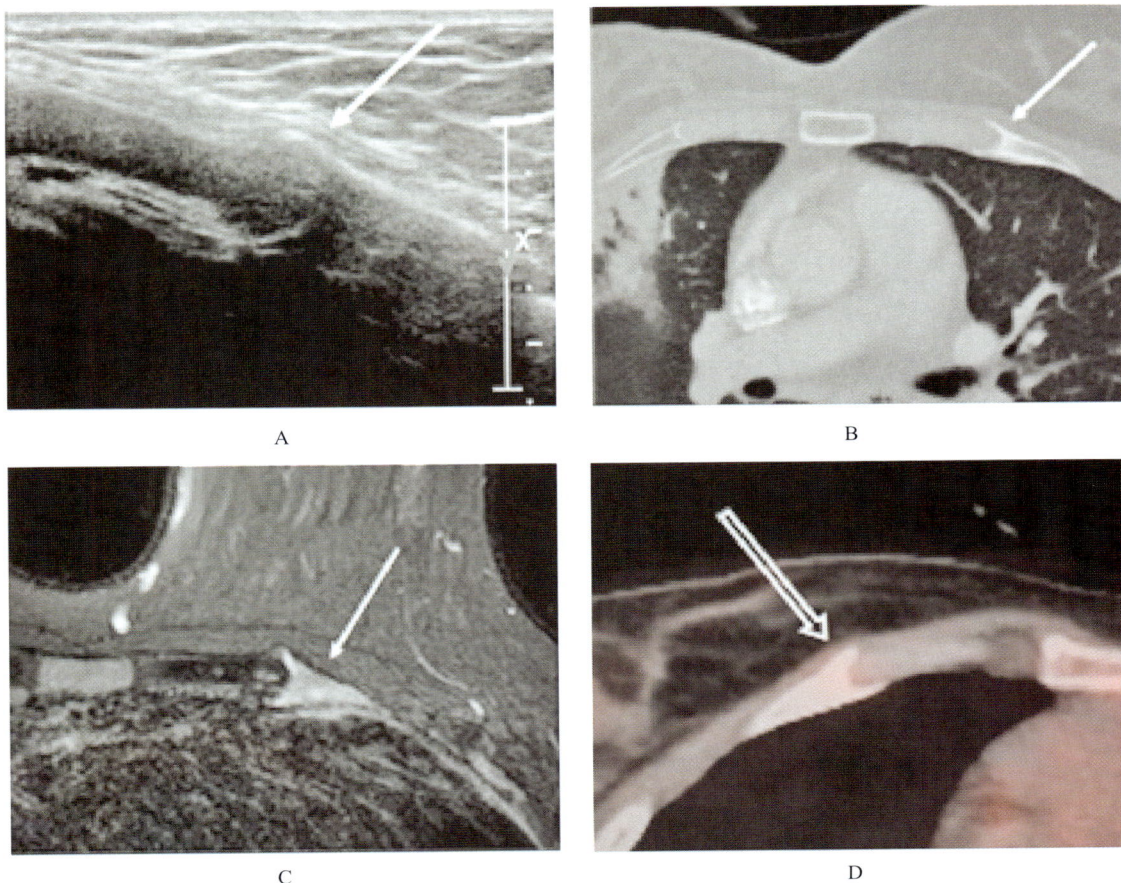

A   B

C   D

图 13-20　Tietze 综合征的影像学表现

图片引自 Dong C K, Sang Y K, Kim B M. Dynamic contrast-enhanced MR imaging of tietze's syndrome: a case report［J］. Investig Magn Reson Imaging, 2020, 24（1）:55-60.

（三）鉴别诊断

根据病史、临床症状及体征，Tietze 综合征的诊断并不困难。需要鉴别胸膜炎、肋骨骨折、心脏疾病、胸部结核、骨肿瘤或转移瘤等疾病。此外，还应注意排除类风湿关节炎、痛风、纤维肌痛综合征、淋巴瘤等疾病累及肋骨引起的前胸部疼痛。

（四）治疗

Tietze 综合征预后良好，一些病例可在不经治疗下自愈。注意休息，避免引起胸廓活动的剧烈运动。对于症状较严重或症状持续存在的患者，可采取以下治疗措施。

（1）口服 NSAID 对症治疗。

（2）物理治疗，如激光、红外线、超声波、热敷等。

（3）对于疼痛难耐者、对症治疗欠佳者，可以使用局部神经阻滞术。在受累肋软骨上、下缘及肋骨表面使用利多卡因和长效糖皮质激素混合液行局部注射治疗，亦可行肋间神经阻滞治疗。

第三节　胸背部疼痛临床案例

一、案例一：超声引导下行肋间神经阻滞治疗胸椎根性神经痛

1. 案例介绍

患者，男性，75 岁，身高 172 cm，体重 74 kg。

主诉：右上腹痛 2 个月。

患者右上腹有轻微感觉障碍，右侧 $T_{8\sim9}$ 支配区域有带状疼痛（**图 13-21**）。患者站立位、坐立位疼痛加重，仰卧位疼痛减轻，并否认有其他全身性症状。患者曾于胃肠科接受血液生化检查、腹腔 CT 和腰椎 MRI 检查，结果未发现与疼痛相关的明显异常，患者还做了右侧脂肪瘤切除术以减轻疼痛，但患侧腹痛加剧，并扩散至右上腹。患者于疼痛科行胸椎 CT 检查，显示 $T_{8\sim11}$ 节段有一处陈旧性压缩骨折，右侧 $T_{8\sim9}$ 椎间孔狭窄，伴骨质破坏（**图 13-22**）。肌电图显示 $T_{8\sim9}$ 节段右侧脊旁肌存在自发异常活动，且其他节段的脊旁肌、肋间肌、腹直肌平面无自发异常活动。

既往史：患者否认外伤史、胃肠疾病史、盆腔疾病史、高血压、糖尿病。

查体：$T_{8\sim9}$ 椎旁有明显压痛，四肢运动与感觉功能良好，无神经系统异常体征。

本病例改编自参考文献［5］。

2. 诊断

胸椎根性神经痛。

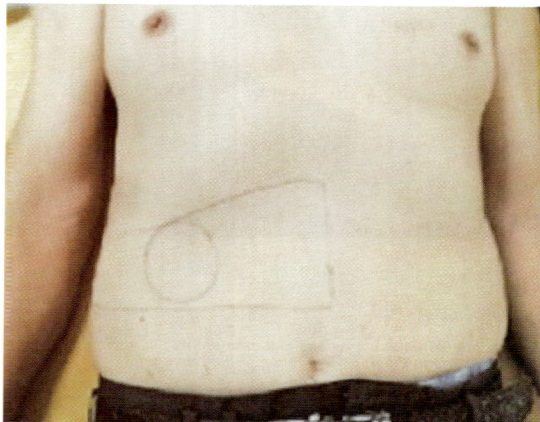

图 13-21　黑线范围表示患者右上腹疼痛部位

图片引自 Choi H E, Shin M H, Jo G Y, et al. Thoracic radiculopathy due to rare causes［J］.Ann Rehabil Med, 2016, 40（3）:534-539.

3. 治疗

患者入院后完善相关检查，采用 NSAID、加巴喷丁、物理治疗配合脊柱拉伸运动等，并在超声引导下进行肋间神经阻滞。数周内患者疼痛减轻，持续治疗 6 个月后，患者疼痛症状缓解。

4. 案例分析

老年人由于骨质疏松，易发生胸椎压缩性骨折，当神经根受压时可引起根性神经痛。本病例患者的症状为胸椎压缩性骨折引起的胸椎根性神经痛，并可见椎间孔狭窄伴骨质增生，当坐立位或站立位时，神经根受压，疼痛加重。胸椎根性神经痛很大程度上取决于排除诊断，对于疑似胸椎根性神经痛的患者，可通过体格检查及其他辅助检查加以诊断。胸椎 CT 及 MRI 有助于发现病变位置以及病变严重程度，胸椎旁肌肌电图发现异常自发活动有助于定位病变的胸椎

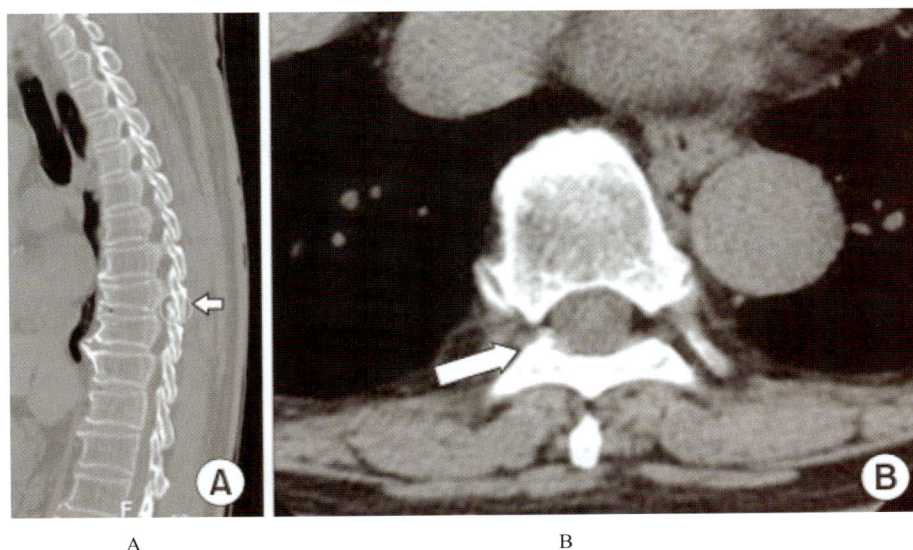

图 13-22　胸椎 CT 矢状位（A）和轴状位（B）显示右侧 T_{8-9} 椎间孔狭窄伴骨质增生（↑）

图片引自 Choi H E, Shin M H, Jo G Y, et al. Thoracic radiculopathy due to rare causes [J] .Ann Rehabil Med, 2016, 40（3）:534-539.

水平。本病治疗以保守治疗为主，在排除椎管内肿瘤、感染等禁忌证后，神经阻滞治疗是治疗胸椎根性神经痛的首选方法，目前一般使用超声引导下的肋间神经阻滞或胸椎旁神经阻滞。保守治疗无效时可选用手术或脊椎牵引治疗。

二、案例二：血管球瘤致右前胸痛 10 余年

1. 案例介绍

患者，女性，61 岁，身高 162，体重 63 kg。

主诉：右前胸疼痛 10 余年，加重 1 天。

患者 10 余年前劳累及情绪激动后出现右前胸部阵发性闪电样、牵扯样剧痛，咳嗽、深呼吸可加重疼痛，无压榨感，无放射痛，与饮食无关，疼痛间歇发作。曾在多家医院急诊科、心内科就诊，急查心肌酶、心电图及胸部 X 线片均无明显异常，每次剧痛均需予强阿片类药物处理，疼痛方可逐渐缓解。1 天前，患者出现右前胸剧痛，收入笔者所在科室。患者自起病以来，胃纳可，精神、睡眠差，二便正常，体重无明显增减。

既往史：高血压病史 5 年余，收缩压最高达 200 mmHg，规律服药，血压尚可。糖尿病病史 1 年，血糖控制平稳。

查体：右侧第 5～6 肋骨胸骨连接处稍肿胀、压痛。VAS 评分：8 分.

2. 诊断

① 胸壁占位病变（血管球瘤）；② 高血压病三级（极高危组）；③ 2 型糖尿病。

13

3. 治疗

入院后完善相关检查，予口服普瑞巴林 150 mg q12 h、羟考酮 10 mg q12 h、甲钴胺 0.5 mg 静脉注射、鼠神经生长因子 18 μg 肌内注射。影像检查结果：① 胸部 CT 平扫 + 三维重建示右前胸部软组织肿块，建议进一步行 MRI 检查；② 胸部 MRI 平扫 + 增强扫描示右侧前下胸部第五前肋水平胸壁见一枚带蒂肿块自皮下沿肋间隙向前纵隔突入，肿块边界清晰，与邻近组织分界清楚，大小为 2.14 cm × 3.16 cm × 3.59 cm，相邻肋骨骨质未见明显破坏，MRI 提示右侧前下胸部第五前肋水平胸壁肿物，考虑神经源性肿瘤可能性大（图 13-23）。患者转胸外科行胸腔镜辅助下右胸壁肿物切除术，病理提示血管球瘤（图 13-24）。

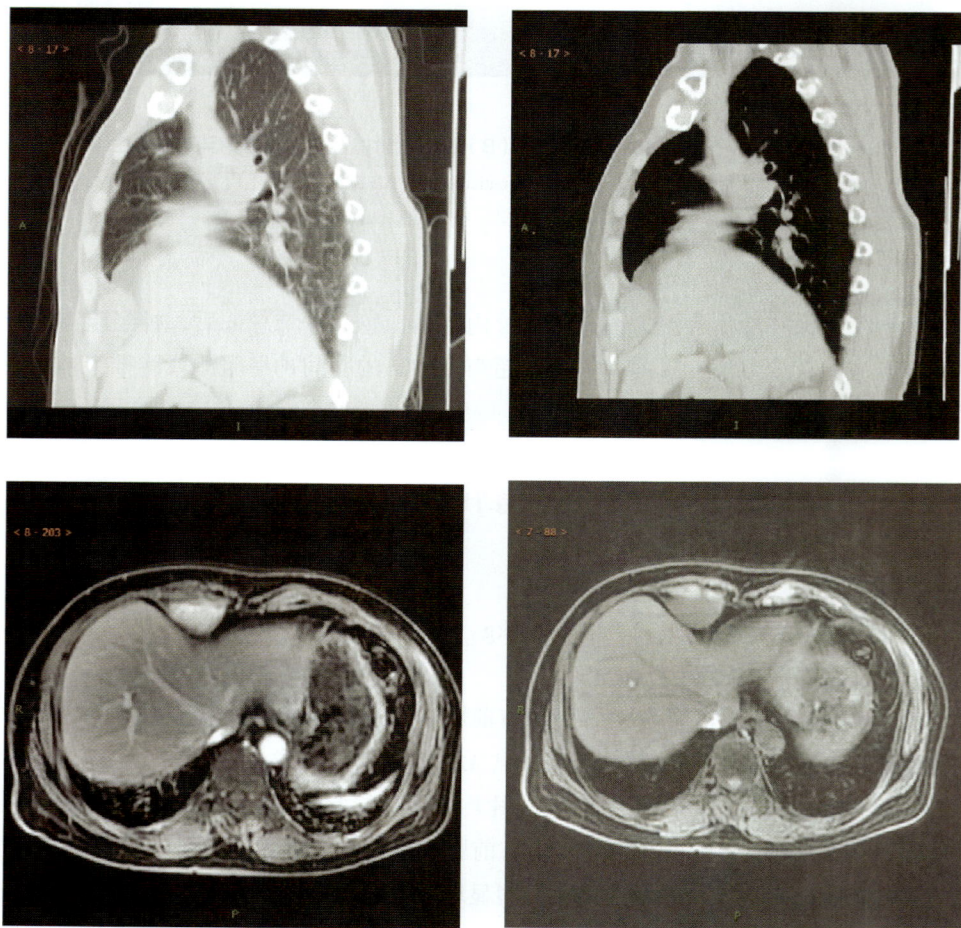

图 13-23　CT 及 MRI 显示胸骨后血管球瘤

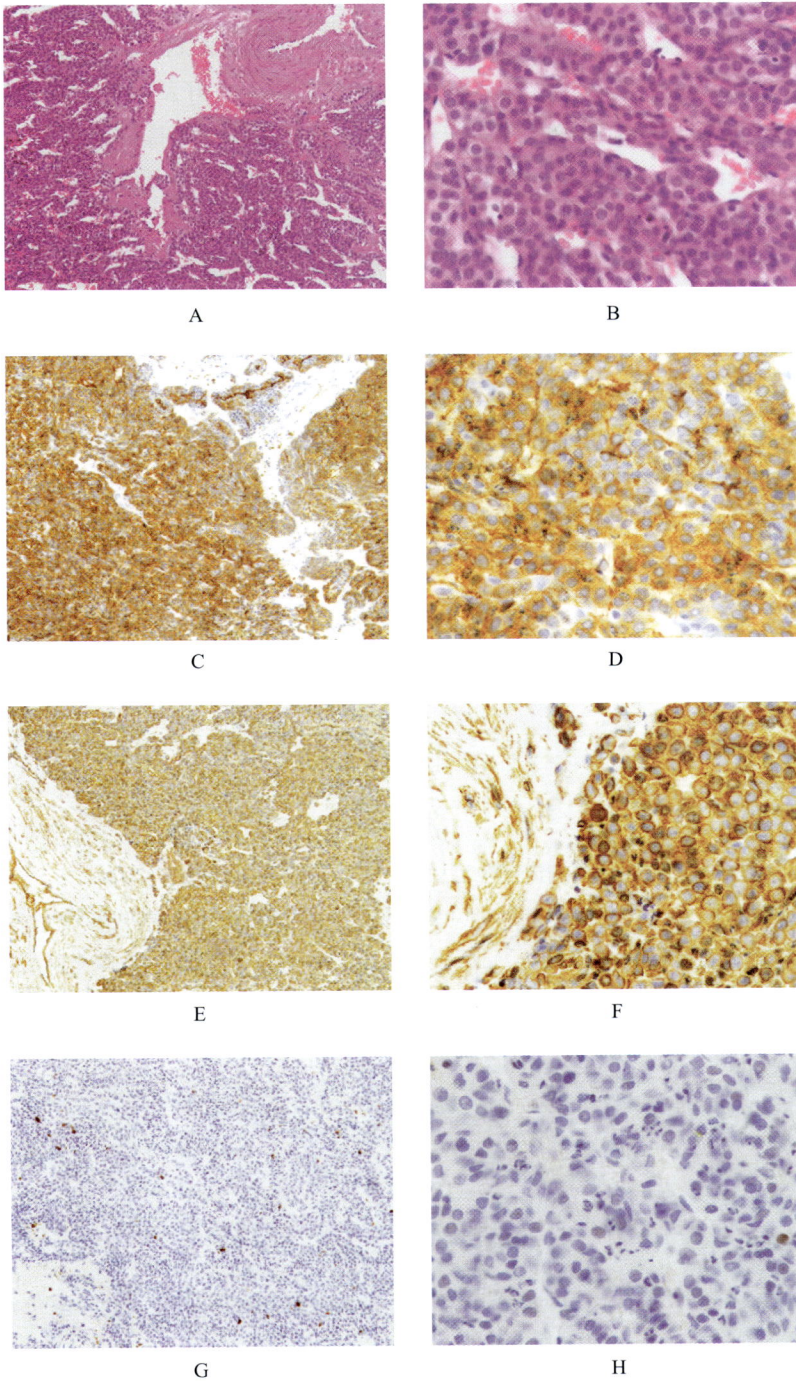

图 13-24 病理结果

血管球瘤 HE 染色（A.100×，B. 400×）；免疫组化 CD34（C.100×，D. 400×）和 Vimentin（E.100×，F. 400×）阳性表达；Ki67（G.100×，H. 400×）低表达。镜下见肿瘤细胞呈小圆形，大小较一致，胞质嗜酸性，瘤细胞围绕裂隙样血管呈多层生长，细胞核圆形或卵圆形，染色质较细腻，核仁及核分裂象少见。免疫组化染色显示 Vimentin 和 CD34 强阳性，细胞增殖指数 Ki-67 阳性＜5%。

4. 案例分析

血管球瘤是一种常见于真皮的少见肿瘤，瘤体直径通常在 2 cm 以内，好发部位为四肢指端甲床下方，胸骨后血管球瘤罕见。患者病史通常超过 10 年，好发年龄为 40～60 岁，以间歇性、阵发性剧痛，局限性触痛，冷敏感三联征为主要临床表现。体格检查主要包括 Love 试验、Hildreth 试验及 Joseph-Posner 试验，辅助检查主要有 X 线片、肌骨超声、CT 及 MRI 检查。治疗方式主要为手术治疗。

本例患者 61 岁，右前胸痛病史超过 10 年，为间歇性、阵发性刀割样剧痛，心电图、心脏超声、心肌酶及胸部 X 线片检查无明显异常，排除心血管疾病导致的胸痛；患者无带状疱疹病史，排除带状疱疹后神经痛；咳嗽、深呼吸可加重疼痛，表明胸壁活动可能与疼痛相关；查体发现右侧第 5～6 肋骨胸骨连接处稍肿胀、压痛，同样提示胸壁受累可能。基于以上分析，予胸部增强 CT 及胸部 MRI 检查发现右胸壁肿物，肿物切除后病理提示为血管球瘤。

疑难罕见病所致胸背部疼痛的准确诊断离不开详尽的病史采集、仔细的体格检查、实验室检查、必要的影像学、病理学检查及充分的鉴别诊断，精确的诊断可避免盲目治疗给患者带来的损伤和经济负担。

（王小平）

参考文献

［1］　中华医学会疼痛分会. 中国疼痛病诊疗规范［M］.北京:人民卫生出版社, 2020.

［2］　Kapural L, Sakic K, Boutwell K. Intradiscal biacuplasty (IDB) for the treatment of thoracic discogenic pain［J］. Clin J Pain, 2010, 26(4):354-357.

［3］　Kumbhare D, Singh D, Rathbone H A, et al. Ultrasound-guided interventional procedures: myofascial trigger points with structured literature review［J］. Reg Anesth Pain Med, 2017, 42(3):407-412.

［4］　Shankar H, Reddy S. Two-and three-dimensional ultrasound imaging to facilitate detection and targeting of taut bands in myofascial pain syndrome［J］. Pain Med, 2012, 13(7): 971-975.

［5］　Choi H E, Shin M H, Jo G Y, et al. Thoracic radiculopathy due to rare causes［J］. Ann Rehabil Med, 2016, 40(3):534-539.

［6］　Hurdle M F. Ultrasound-guided spinal procedures for pain: a review［J］. Phys Med Rehabil Clin N Am, 2016, 27(3):673-686.

［7］　Dong C K, Sang Y K, Kim B M. Dynamic contrast-enhanced MR imaging of tietze's syndrome: a case report［J］. Investig Magn Reson Imaging, 2020, 24(1):55-60.

第十四章
腰骶部疼痛的精确诊疗

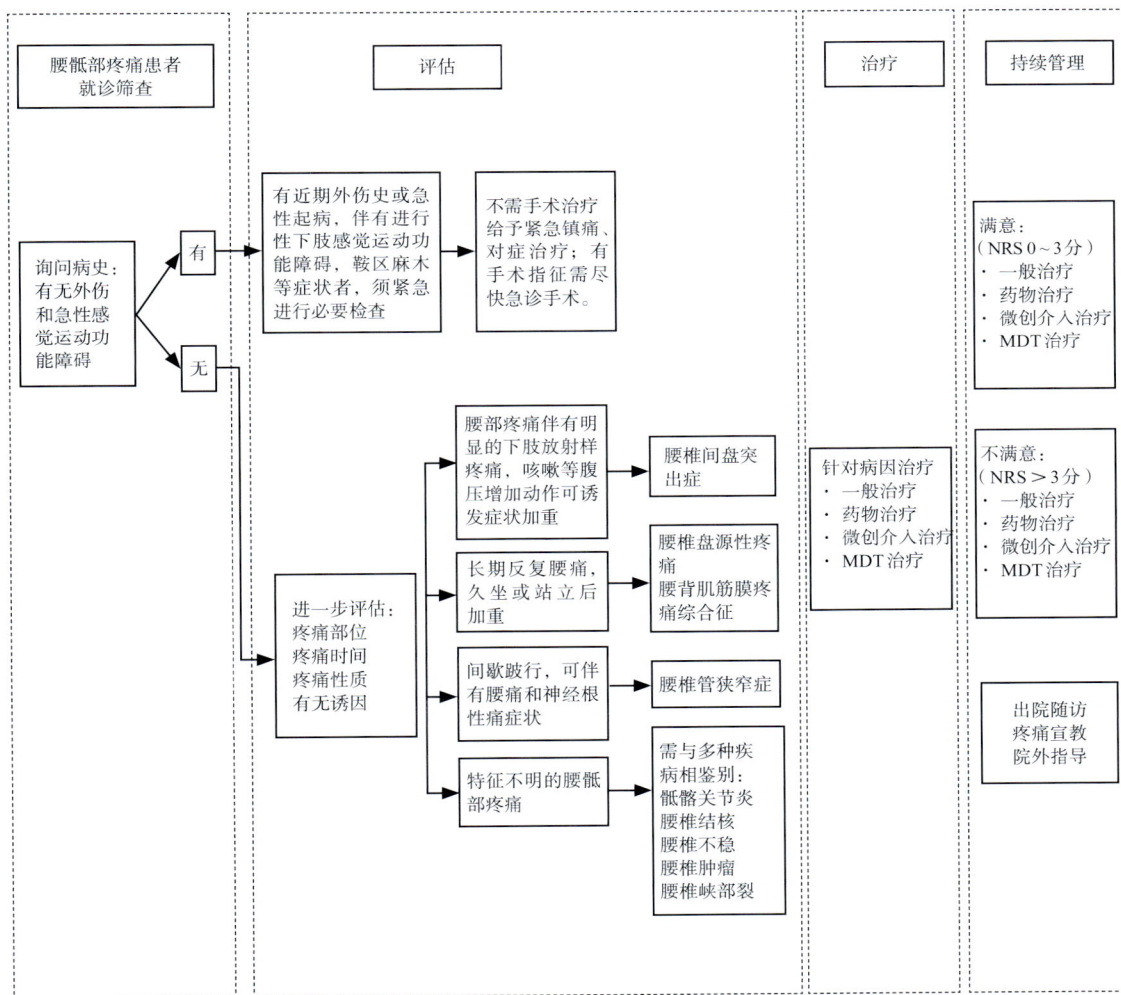

腰骶部疼痛患者就诊筛查	评估	治疗	持续管理

询问病史：
有无外伤和急性感觉运动功能障碍

→ **有** → 有近期外伤史或急性起病，伴有进行性下肢感觉运动功能障碍，鞍区麻木等症状者，须紧急进行必要检查 → 不需手术治疗给予紧急镇痛、对症治疗；有手术指征需尽快急诊手术。

→ **无** → 进一步评估：
疼痛部位
疼痛时间
疼痛性质
有无诱因

- 腰部疼痛伴有明显的下肢放射样疼痛，咳嗽等腹压增加动作可诱发症状加重 → 腰椎间盘突出症
- 长期反复腰痛，久坐或站立后加重 → 腰椎盘源性疼痛 腰背肌筋膜疼痛综合征
- 间歇跛行，可伴有腰痛和神经根性痛症状 → 腰椎管狭窄症
- 特征不明的腰骶部疼痛 → 需与多种疾病相鉴别：
骶髂关节炎
腰椎结核
腰椎不稳
腰椎肿瘤
腰椎峡部裂

治疗

针对病因治疗
- 一般治疗
- 药物治疗
- 微创介入治疗
- MDT 治疗

持续管理

满意：
（NRS 0～3分）
- 一般治疗
- 药物治疗
- 微创介入治疗
- MDT 治疗

不满意：
（NRS > 3分）
- 一般治疗
- 药物治疗
- 微创介入治疗
- MDT 治疗

出院随访
疼痛宣教
院外指导

腰骶部疼痛诊疗流程

14

第一节　腰骶部疼痛概述

腰骶部疼痛常称作腰部痛或下腰痛，是指腰部、腰骶、骶髂、臀部等处的疼痛，大多可伴有一侧或两侧下肢的放射痛或牵涉痛，所以临床上习惯称之为腰腿痛。腰骶部疼痛在人群中极其广泛，约80%的人在一生中的某一时期会受腰痛的困扰，是中老年常见病。20岁以后，腰椎间盘会随着年龄增长逐渐发生退行性改变，在此基础上继发椎间小关节及其周围韧带、关节囊的退变，造成椎间关节不稳，继而引起腰部各种软组织的损伤，导致椎间盘位移，脊柱曲度异常、侧弯等力学改变，影响脊神经和马尾神经而出现相应的症状体征。腰骶部疼痛也可能是上述病理过程的相反病程。总之，腰骶部骨骼、神经和软组织任何一方出现问题，都可能引起相应连锁改变。

腰骶部疼痛不是一个独立的疾病，而是多种疾病的共同症状，其临床表现多样，诊断及鉴别诊断复杂，需要根据患者的具体情况，包括病因、症状、体征，以及必要的影像学检查和实验室检查进行综合分析。腰骶部疼痛大多局部常有僵硬感，腰部活动可受限，受风着凉、天气变化、过度疲劳可使症状加重及反复发生。急性发作时腰骶部疼痛较为剧烈，腰骶两侧局部肌肉痉挛，腰部活动障碍，站立及行走亦受影响。患者在俯卧位放松肌肉后较容易找准压痛点。患慢性病、情绪低落或气候变化时，疼痛会加重或复发。临床表现根据病变部位表现有所不同，一般在局部可查到压痛或叩击痛，也可有姿势改变或跛行。

腰骶部疼痛应依据病因进行针对性治疗，总体包括物理治疗、药物治疗、软组织松解、局部痛点注射治疗、责任神经阻滞治疗、椎管内治疗及椎间盘治疗等。在治疗过程中，往往会选择多种方法联合治疗，如肌肉松解联合神经阻滞治疗、椎间盘微创联合软组织松解等。医师对疾病的认识不同，在治疗方法的选择上也会有所差异，例如有的医师习惯先进行软组织松解术，有的医师习惯选择神经阻滞治疗等。

第二节　常见腰骶部疼痛疾病的管理

一、腰椎盘源性疼痛

（一）病因

腰椎盘源性疼痛（discogenic low back pain，DLBP）是腰痛的重要原因，占非特异性腰痛的70%，以及所有腰痛的40%~50%，是临床常见疾病。临床表现为长期反复发作的腰部疼痛，久坐或站立后加重，常伴有髋部、臀部及大腿外侧的牵涉性疼痛，严重影响患者的正常生活和工作。

DLBP 主要源于椎间盘自身退变。椎间盘退变破坏了椎间盘的稳定性，影响了邻近的神经组织，致使腰椎活动时对神经的痛觉末梢产生机械刺激进而引起疼痛；也有学者认为，椎间盘内营养供应的减少以及细胞外基质成分的变化，会增加椎间盘内负荷，降低其对损伤的反应能力；免疫方面，椎间盘退变、纤维环破裂时，椎间盘内血液供应不足，机体的免疫平衡紊乱，内皮细胞移入椎间盘形成新的毛细血管，这些毛细血管在纤维环损伤刺激下发生局部炎症反应，释放炎性介质，从而刺激交感神经并传导出疼痛；力学方面，椎间盘具有增强脊柱活动幅度、缓冲外界刺激产生的震动、承受躯体压力、保护大脑和脊髓的作用，由于长期慢性机械损伤及椎间盘的退变，髓核及纤维组织发生变化，不能承受原先所受的压力及运动程度等，加之脊椎长期处于磨损状态，神经刺激及纤维环破坏增加，如此反复，加重了 DLBP 的进程。

（二）临床表现

该病常表现为下腰部正中深部位置疼痛，如 $L_{4\sim5}$ 和 $L_5\sim S_1$ 棘突间、髂后、大转子等处的酸胀感。在活动后疼痛会明显加重，如抬重物、弯腰等活动，不能久坐久站，咳嗽、喷嚏会加重症状，症状持续时间可长达数月。这种腰痛通常会发生根性放射痛，但一般不会存在麻木、无力等神经损伤症状。患者常描述坐下或从椅子上站立等动作困难。

（三）诊断

1. 病史

包括职业、诱发因素、部位、发生时间及规律、伴随症状、既往治疗史等。

2. 临床表现

DLBP 以缺乏特异性的腰痛为主要症状表现，典型疼痛在腰带部位，头端不超过胸腰交界，远端放射通常不超过膝部，伴有坐位疼痛加剧或久坐耐受性下降症状。

3. 查体

一般棘突处存在深压痛，棘突旁的压痛多不明显，直腿抬高试验为阴性，神经系统检查不存在异常。

4. 辅助检查

腰椎 X 线、CT 等检查常为阴性。DLBP 患者矢状位腰椎 MRI 的 T_2 加权像上往往会发现椎间盘低信号，腰椎间盘后缘圆形或线状的局限性高信号区，可以辅助该疾病的诊断。

5. 椎间盘造影

可以较为直观地观察到纤维环是否完整，可以作为该疾病的辅助诊断方法。

14

（四）鉴别诊断

该疾病需要与多种可引起腰部疼痛的疾病相鉴别。

1. 腰椎峡部裂

影像学表现为腰椎一侧或两侧椎弓上下关节突之间的峡部骨质缺损不连续，该疾病根据峡部裂的位置和程度导致周围不同结构受损而引起不同症状，如出现椎间孔变形刺激神经根时会伴有明显的神经根刺激症状，X线检查可鉴别。

2. 腰椎滑脱和腰椎失稳症

该类疾病症状多、体征少，多数伴有腰部疼痛且与体位变化有关，伴或不伴有下肢的放射性疼痛。X线主要表现为典型的腰椎过屈、过伸位时椎体间位置和角度的变化，椎间隙轻度狭窄，终板硬化以及椎体周围骨赘形成。

3. 腰椎间盘突出症

腰部疼痛多伴有下肢症状，影像学检查明显可见椎间盘突出至硬膜外腔，压迫硬膜囊或神经根等表现。

4. 其他

需要与腰椎感染类疾病、腰椎肿瘤和其他异常情况相鉴别。

（五）治疗

1. 非手术治疗

（1）药物治疗：NSAID，如洛索洛芬钠片 60 mg/次，每天 3 次。

（2）物理治疗及中医治疗：物理治疗包括电疗、光疗、冲击波治疗等；也可行针灸、推拿按摩、美式整脊等疗法。

（3）神经阻滞和注射治疗：根据查体结果在影像引导（X线或超声）下对局部明确的痛点进行注射治疗，或对疼痛支配的责任脊神经后支进行神经阻滞治疗，可以缓解局部无菌性炎症反应，减轻疼痛。

（4）软组织松解技术：主要指各种针刺或刀具疗法，如针刀治疗、经皮骨骼肌松解术（银质针或内热针治疗）等。

2. 手术治疗

（1）开放手术：DLBP的传统开放手术治疗主要包括脊柱融合术和椎间盘置换术。腰椎融合术目前仍是治疗盘源性腰痛的"金标准"，但椎间融合术适应证狭窄，而且有创伤大、术后恢复时间长、治疗费用高、邻近节段加速退变等缺点，目前临床满意率只有60%~70%。人工椎间盘对脊柱活动度具有一定保护作用，能避免一部分融合手术的并发症，例如邻近节段加速退变。但腰椎人工椎间盘置换也有一些常见的并发症，包括沉陷、碎裂及松动、血肿、神经损伤、血管损伤及栓塞、异位骨化等，脊椎不稳、骨质疏松、椎管狭窄等患者并不适用，因此该方法的适应证范围更窄。

（2）微创介入手术：随着微创技术的发展，近几年衍生了多种微创手术方法治疗DLBP，包括腰骶神经后内侧支射频消融术、椎间盘射频热凝术、等离子髓核消融术、椎间盘内臭氧注射、经皮腰椎间盘激光汽化减压术等。这些方法可以利用热损伤或者化学物质灭活终板或是纤维环上的神经感受器以及使肉芽组织发生变性、固缩，进而缓解疼痛。

二、腰椎间盘突出症

（一）病因

腰椎间盘突出症（lumbar intervertebral disc herniation，LDH）是因椎间盘退变和损伤导致纤维环破裂，髓核单独或者连同纤维环、软骨终板向外突出，刺激或压迫窦椎神经、神经根和马尾神经所引起的以腰腿痛为主要症状的一种综合征。约 95% 的 LDH 发生于 $L_{4\sim5}$ 和 $L_5\sim S_1$ 间隙，高位 LDH 及多个椎间隙同时发病者较少见。该病常见于 30～55 岁青壮年，60% 的患者有腰扭伤史。多数患者既往有腰痛史或从事特殊职业，如长期坐位工作、驾驶员等。

1. 退行性改变

椎间盘由髓核、纤维环和软骨终板构成。腰椎间盘在脊柱的负荷与运动中承受强大的应力，因此极易退变和损伤。腰椎间盘退行性改变是 LDH 发生的基本因素，包括纤维环和髓核含水量减少，使髓核张力下降；同时，透明质酸及角化硫酸盐减少，低分子量糖蛋白增加，胶原纤维变性及胶原纤维沉积增加，髓核失去弹性，间盘变薄，椎间隙变窄，椎间盘结构松弛，脊柱的稳定性下降，纤维环向心性裂隙。另外，年龄、力学、生物化学、自身免疫和遗传易感等因素也会导致腰椎间盘退变。

2. 损伤

椎间盘退变后抗损伤能力减低，从事体力劳动、久坐久蹲、驾驶、进行体育运动等都容易引起椎间盘损伤。

3. 腰骶先天结构异常

腰椎骶化、骶椎腰化、半椎体畸形、小关节畸形、关节突不对称等先天异常，可使下腰椎承受异常应力，从而导致椎间盘内压升高，构成椎间盘旋转性损伤。

4. 遗传易感因素

LDH 有家族发病的报道，有色人种的 LDH 发病率较低。编码结构蛋白、基质金属蛋白酶、凋亡因子、生长因子、维生素 D 受体等因素与 LDH 患病风险增加相关。

5. 妊娠

妊娠期盆腔、下腰部组织充血明显，各种结构相对松弛，而腰骶部较平时又承受更大的重力，这样就增加了椎间盘损害的概率。

6. 其他

肥胖、糖尿病、高脂血症、吸烟、感染等也是发生 LDH 的危险因素。

（二）临床表现

1. 腰痛

大多数患者先有腰痛，之后会伴有或不伴有腿部症状。疼痛部位主要位于下腰部和腰骶部，有慢性和反复发作的特点，劳累后症状加重，卧床休息后症状减轻。产生疼痛的原因主要是突出的髓核刺激分布于纤维环外层及后纵韧带的窦椎神经纤维，有时亦可影响到臀部。

2. 坐骨神经痛

由于大多数 LDH 发生于 $L_{4\sim5}$ 或 $L_5\sim S_1$ 椎间隙，因此坐骨神经痛是常见的伴发症状。典型的坐骨神经痛是从下腰部向臀后部、大腿后外方、小腿外侧直到足部的放射痛。患者在弯腰、打喷嚏或咳嗽、排便用力时腹压增加，会使疼痛加剧。早期为痛觉过敏，病情较重，病程较长者可出现感觉迟钝或麻木。

3. 股神经痛

高位腰椎间盘突出，$L_{1\sim4}$ 神经根受累，可引起股神经痛，出现下腹部、腹股沟区或大腿前内侧疼痛。

4. 腰椎姿势异常

姿势异常是一种为减轻疼痛的姿势性代偿畸形，具有辅助诊断价值。由于椎间盘突出的方向向后或者后外侧，会刺激或压迫神经根，而脊柱会保护性地采取一定的弯度来避开椎间盘对神经的刺激，缓解疼痛。因此，患者可表现出不同的侧凸、侧后凸、双肩或骨盆不等高等姿势异常。

5. 麻木与感觉异常

多数患者会出现不同程度的感觉异常，如触痛觉减退和麻木等，有时患者会感觉患肢怕冷、畏寒。感觉障碍按受累神经根支配区分布，如 $L_{1\sim4}$ 神经根受累影响大腿内侧和膝内侧；L_5 神经根受累影响小腿前外侧和足背前内方以及第 1 趾和第 2 趾间；S_1 神经根受累影响小腿后侧和足外侧及足底，神经受损初期可出现其支配区皮肤痛觉过敏。受累神经根所支配的肌肉皆可有不同程度的肌力减退，甚至肌萎缩和反射异常。

6. 马尾综合征

此症状常出现于急性中央型 LDH 患者，患者在弯腰搬重物、用力咳嗽、打喷嚏等情况下，突然感觉到腰骶部剧烈疼痛，双下肢无力或不全瘫，伴有鞍区的感觉异常、会阴部疼痛，甚至大、小便功能障碍，男性可出现勃起功能障碍，女性出现尿潴留和假性尿失禁。

（三）诊断

典型 LDH 患者，根据病史、症状、体征即可做出初步诊断。如需确诊本病及准确判断病变间隙、突出方向及大小、神经受压情况和主要引起症状的病损部位，必须结合临床症状、体征和影像学检查进行综合判断。

1. 诊断要点

（1）结合病史：询问发病时间、诱因、疼痛部位及性质，观察患者脊柱外形及步态。

（2）体格检查：腰椎活动受限；病变侧椎间隙多有深压痛，可伴有同侧下肢放散，疼痛位置与相应受累神经支配区域相符；伴或不伴下肢感觉异常，相应受累神经支配区域皮肤浅感觉减弱；受累神经支配的肌肉萎缩或无力；直腿抬高试验、直腿抬高加强试验、健侧直腿抬高试验或股神经牵拉试验阳性；腱反射改变等。

（3）辅助检查结果：腰椎 MRI 或 CT 显示椎间盘突出，压迫神经症状、体征与受累神经相符。

2. 注意事项

（1）腰痛不是诊断 LDH 的必要条件，但患者常有腰痛病史。

（2）单纯 MRI、CT 等影像学诊断不能作为诊断 LDH 的依据。

（3）脊髓造影术为有创操作，不作为常规推荐，神经电生理检查和红外热成像检查对 LDH 诊断意义有限，不做常规推荐。

（4）对于多节段 LDH，难以明确主要责任椎间盘节段时，可采用椎间盘造影术和选择性神经根阻滞术来明确责任节段。

（四）鉴别诊断

绝大多数典型的 LDH 可根据病史、体征和辅助检查（CT 或 MRI）等做出诊断。但是该病也可与其他引起腰痛、腿痛的疾病相混淆，因此临床上必须加以鉴别诊断。

1. 腰部慢性软组织损伤

腰肌劳损、腰部肌筋膜炎、棘上韧带损伤、棘间韧带损伤、腰骶韧带损伤、第三腰椎横突综合征等都是最常见的腰部慢性软组织损伤。这类疾病的主要病因大多与退变、超负荷运动以及长时间的不良姿势有关，退变使软组织的抗损伤能力下降，长期超负荷运动使组织代偿性增生、肥大，甚至出现纤维样增生。长时间的不良姿势使小血管受压，造成组织缺血缺氧，代谢产物堆积，形成无菌性炎症。腰部局限性或弥漫性界限不清的疼痛是这类疾病共有的症状，大多有固定的明显压痛点和软组织痛性结节及条索感，用局麻药做压痛点局部阻滞后，疼痛可立刻减轻或消失。

2. 椎管狭窄症

椎管狭窄症是指多种原因所致椎管、神经根管、椎间孔的狭窄，并使相应部位的脊髓、马尾神经或脊神经根受压的病变。本病具有腰腿痛病史，但以间歇性跛行为主要特点，尤其是在行走较长时间时症状加重明显，休息能够减轻。两者的鉴别主要依靠 X 线、椎间盘造影、CT、MRI 检查等。

3. 腰椎结核

腰椎结核患者多数伴有全身结核中毒症状，如午后低热、夜间盗汗、乏力等。该病腰痛多呈持续性钝痛，休息能有所好转，但无完全缓解的间歇期。体格检查可见腰部保护性强直，活动受限，活动时疼痛加重。下腹部可伴有冷脓肿，腰椎可出现后凸畸形。影像学检查常显示两椎体相邻缘破坏，椎间隙变窄，腰大肌影增宽或边缘不清，腰椎向后成角畸形。

4. 腰椎滑脱

椎弓根先天性发育薄弱易发生疲劳骨折，此外创伤也容易造成该部位的骨折，这二者均可发生脊椎向前滑脱。下腰痛是其主要症状，脊椎滑脱程度较重时可诱发椎间盘退变和突出，出现神经根压迫症状。腰部 X 线斜位片可证实椎弓根骨折，侧位片可了解有无椎体向前滑脱及其程度。

5. 腰椎肿瘤

腰椎或骶椎及椎管内的肿瘤均可出现腰痛和下肢痛，此种疼痛呈持续性、渐进性加重，可半有运动、感觉障碍。影像学检查可见椎骨有骨质破坏，椎管内肿瘤经椎管造影或 MRI 检查可见肿瘤组织可压迫入椎管内等。

6. 马尾神经肿瘤

此病常为进行性腰痛，夜间疼痛加重，起床活动后疼痛减轻。骶尾部皮肤感觉异常，可伴有大小便功能障碍。双下肢小腿肌肉无力，腱反射减弱或消失。应结合腰椎的 CT 和 MRI 等检查与 LDH 相鉴别。

7. 梨状肌综合征

梨状肌损伤后会出现与 LDH 类似的临床症状，但患者多无明显腰痛，且患者在梨状肌局部有明确的压痛及放射痛。直腿抬高试验 < 60°时疼痛剧烈，> 60°时疼痛会突然减轻，局部神经阻滞治疗可明显减轻疼痛。

8. 其他疾病

如强直性脊柱炎、除结核以外的脊柱感染、带状疱疹后神经痛等也应与 LDH 进行鉴别。

（五）治疗

多数 LDH 患者的症状会随时间推移而缓解，因此治疗应根据病程、临床表现、椎间盘突出的位置及相应神经根受压严重程度，采取个体化治疗方案。主要围绕如下几个方面进行：限制活动，有利于炎症及水肿的消退及促进纤维环修复；抗炎镇痛，消除神经根的炎症及水肿，缓解疼痛；椎间盘减压，促进突出髓核回缩或摘除破碎游离脱垂的髓核，解除对神经的压迫；恢复加强脊柱的稳定性，保护椎间盘。具体治疗方法很多，一般分为两大类：非手术治疗和手术治疗。各种治疗方法的作用机理、治疗效果不尽相同，采用单一的方法治疗很难达到理想的治疗效果。通常需要根据患者椎间盘突出的类型、病程长短、病情轻重以及年龄和身体状况，采用多种方法进行综合治疗。

1. 非手术治疗

（1）休息：急性发作期需卧床休息，从脊柱动力学角度来看，站立、坐位、卧位时椎间盘所承受的负荷差距巨大。平卧状态椎间盘承受压力最低，故卧床有利于保护椎间盘，促进纤维环修复。但不主张长期绝对卧床，鼓励患者进行适当的、有规律的日常活动。卧床 2～3 周后开始进行腰背肌锻炼，锻炼 1 周以后如果患者腰及腿部无明显不适感，可以带腰围下地行走，应注意减少弯腰持物动作。

（2）一般治疗：LDH 患者根据情况可进行牵引、推拿、按摩、理疗等一般治疗。此外，正确的健康宣教对预防复发、缓解症状等有一定的帮助。

（3）药物治疗：① 镇痛，NSAID，如布洛芬和依托考昔等是常用药物；另外离子通道调节剂，如加巴喷丁、普瑞巴林等可以辅助治疗出现放射样根性痛的患者；曲马多、阿片类药物（羟考酮、芬太尼、丁丙诺啡等）可用于疼痛程度较重的患者。② 脱水，甘露醇、糖皮质激素等对消除神经根水肿有一定帮助。③ 中枢性肌肉松弛药，如乙哌立松、氯唑沙宗等。④ 神经营养剂、改善微循环及中药等对 LDH 都有一定的疗效，临床上可根据病情选择使用。

（4）软组织松解术：针刀、内热针、银质针等均可在不同程度上松解粘连组织，改善软组织的血供，并减少组织对神经的卡压，进而改善 LDH 症状。

（5）神经阻滞治疗：① 硬膜外腔注射治疗，根据解剖定位或在影像引导下进行操作，可经椎间孔、椎板间隙、侧隐窝及骶裂孔等多种入路穿刺，使药物到达受累神经根周围。使用药物一般包括糖皮质激素类、低浓度局麻药等。② 选择性神经根阻滞治疗，对于单根神经病变症状明显的患者行选择性神经根注射糖皮质激素，可以减少受压神经根及周围组织炎症，缓解疼痛，部分患者可实现长期疼痛控制，可作为首选治疗方法。③ 另外，根据患者的不同症状还可以选择进行腰交感神经阻滞治疗及腰脊神经后支的注射治疗等。

（6）介入治疗：在影像引导下精确穿刺，以最小的创伤将器具或药物置入到病变的间盘内，用物理方法、机械方法或化学方法进行治疗称为微创介入法。常用的技术包括射频热凝术、经皮椎间盘等离子消融减压术、经皮低能量激光汽化减压术、经皮椎间盘胶原酶化学溶解术、经皮椎间盘旋切术和椎间盘臭氧注射等。

2. 手术治疗

（1）微创手术：包括显微镜下椎间盘摘除术（microendoscopic discectomy，MED）、经皮脊柱内镜腰椎间盘摘除术（percutaneous endoscopic lumbar discectomy，PELD）、单侧双通道内镜（unilateral biportal endoscopy，UBE）等。

（2）开放手术：经严格正规的保守治疗无效且无法用微创技术处理时，可考虑开放手术进行摘除髓核治疗。

三、腰椎管狭窄症

（一）病因

腰椎管狭窄症（lumbar spinal stenosis，LSS）是指腰椎椎管、侧隐窝或椎间孔因先天发育因素或者后天因素（如退变），导致骨性或者纤维性结构狭窄，而引起神经源性跛行、神经根痛或多种表现的临床疾病。LSS 是导致腰腿痛或腰痛的常见病之一，多发于 40 岁以上的中老年人。LSS 是老年人腰腿痛的第二大病因，随着年龄增加，发病率也随之升高。腰椎管狭窄形成的病因一直有多种学说，目前多数学者认为与构成椎管、神经根管的任何结构（包括骨与结缔组织），由于先天发育不良、畸形、韧带肥厚或松弛、骨质增生、移位或骨折等造成的狭窄有关。可总结概括如下。

1. 原发性狭窄

由先天性骨发育异常及畸形引起，较为少见。

2. 继发性狭窄

（1）腰椎退行性改变：是老年腰椎管狭窄主要病因，约占总体病因的 71.6%。随着年龄的增长，腰椎间盘首先退变，随之而来的是椎体唇样增生，后方小关节增生、肥大、内聚，突入椎管，当上关节突肥大增生时，尤其在下腰椎（$L_{3～5}$）由上关节突背面与椎体后缘间组成的侧隐窝发生狭窄，通过此处的神经根可能被压迫。黄韧带增厚或骨化、椎板肥大这些均占据椎管内一定的空间，形成退变性腰椎管狭窄。

（2）腰椎滑脱：腰椎滑脱后，上位椎体的下关节突向前移，引起该平面椎管矢状径减小，硬膜囊及神经根可能受压。

（3）其他原因：退变伴有腰椎间盘突出、外伤性骨折脱位、椎管内肿瘤、纤维瘤、血肿等都可能造成腰椎管狭窄。

（二）临床表现

LSS 的典型临床表现是神经源性间歇性跛行，和（或）间歇性的下肢放射痛、沉重无力等。通常在久行、久立以及腰部过伸时临床症状加重，而在腰部屈曲或者休息后临床症状可缓解，这些临床表现常常与皮节的分布不匹配，并且随着患者行走距离加大，站立时间过长或者腰部后伸时症状更加明显。

（三）诊断

目前 LSS 诊断的争议较多，多数学者认为患者首先应具备典型临床症状（如间歇性跛行、神经或马尾神经功能障碍体征），其次是对应影像学改变，二者缺一不可。

1. 体格检查

多数患者腰部过伸会引起下肢麻痛加重，但仍有部分患者症状是阴性的。直腿抬高试验多为正常或仅有轻度抬腿受限，跟腱反射可减弱或消失。可伴有伸肌肌力减弱、感觉减退等症状。主诉多、体征少是 LSS 的一个疾病特点。

2. 影像学诊断

（1）X 线检查：正位表现为椎弓根粗大，椎弓短小，椎间关节增大且向中线偏移，椎板间隙变小等。侧位表现为后关节增生肥大，椎体后骨赘突起突入椎管。该检查对椎管径的测量不能完全代表椎管狭窄的实际情况。

（2）CT 检查：CT 是临床常用辅助检查技术，其优势是能通过不同层面以三维形态显示关节解剖结构。CT 测量椎管矢状径 < 10 mm 可作为诊断 LSS 的标准。另外，研究表明肌肉萎缩所致椎管面积、硬膜囊面积、椎管形态等改变与 LSS 发病关系密切，可为 CT 检查提供新方向。

（3）MRI 检查：对椎管内容物具有较高的对比度，可直观显示中央椎管、侧隐窝、椎间孔受压情况。不同于 CT，它可以显示椎管矢状面形态，因此 MRI 对 LSS 及其他椎管疾病的诊断更准确。神经根沉降征对 LSS 的诊断具有较高的敏感性、特异性和有效性。

（四）鉴别诊断

LSS 根据临床表现、发病年龄、疼痛特点及影像学检查一般可以确诊，但是应与 LDH，特别是椎间盘脱出的患者进行鉴别。另外，LSS 也要特别与腰椎肿瘤相鉴别。

（五）治疗

LSS 的治疗策略是目前的研究热点，有研究发现 70% 的未经治疗患者症状不变，15% 的患者症状改善，15% 的患者症状恶化。由此可见，大部分患者都应通过适当的治疗来缓解疼痛，提高生活质量。

1. 非手术治疗

非手术治疗通常作为 LSS 患者的首选方案，特别是轻中度 LSS 患者。

（1）一般治疗：加强姿势锻炼、针灸、理疗、按摩、卧床休息、腰部制动、骨盆牵引等。

（2）药物治疗：包括 NSAID、神经营养药、部分麻醉镇痛药及其他药物（如肌肉松弛药、抗癫痫类药等）。中药可通过补益肝肾、强壮筋骨、活血通经等作用达到缓解和治疗的目的。

（3）肌肉松解治疗：此类疗法包括各种针具或刀具，如小针刀和银质针等。对于有明显的韧带及侧隐窝结构粘连的患者，可在局麻下行分离手术。

（4）硬膜外注射治疗：可以减轻局部炎症因子的释放、扩大椎管容积、剥离椎管内粘连，具有短期疗效，但是尚缺乏长期疗效的证据。硬膜外注射治疗多应根据疼痛部位选取相应节段进行靶点治疗。

2. 手术治疗

（1）减压：是治疗 LSS 的有效方法，主要包括传统开放式椎板切除减压术和经内镜下椎管减压术。经内镜下椎管减压术已广泛应用于临床，主要包括显微镜下椎间盘摘除术（MED）和经皮脊柱内镜腰椎间盘摘除术（PELD）等。

（2）减压融合：斜外侧腰椎椎间融合术（oblique lumbar interbody fusion，OLIF）是近年来被逐渐推广应用的一种椎间融合技术。

（3）融合内固定术：目前常用的融合内固定术有后路腰椎椎体间融合术（posterior lumbar interbody fusion，PLIF）、经椎间孔腰椎椎体间融合术（transforaminal lumbar interbody fusion，TLIF）、微创经椎间孔腰椎椎体间融合术（minimally invasive transforaminal lumbar interbody fusion，MIS-TLIF），以及前路腰椎椎体间融合术（anterior lumbar interbody fusion，ALIF）等。

LSS 的最佳治疗策略仍然存在争议，非手术治疗和手术治疗如何选择仍是众多临床研究者关注的焦点。非手术治疗和手术治疗各有利弊，应按照患者个体情况和病情需要进行合理选择，尽量做到最优化。

四、腰背肌筋膜疼痛综合征

（一）病因

腰背肌筋膜疼痛综合征（lumbodorsal myofascial pain syndrome，LMPS），广义上指的是一切因软组织而起、与肌源性疼痛相关的综合征，如肌筋膜炎、肌筋膜疼痛症等，狭义上则特指由肌筋膜疼痛触发点（myofascial trigger point，MTrP）诱发的，以肌源性疼痛、牵张痛为主的一系列临床表现。在一般人群中，LMPS 的终生患病率高达 85%，女性更为常见。

目前 LMPS 的病因及机制并不清楚，但一般认为和 MTrP 相关。引起 MTrP 的病因主要包括：① 慢性劳损、过度疲劳性牵拉、心理压力等。其中，肌肉疲劳性牵拉包括反复提起重物等日常生

14

活活动，姿势不正确或异常、肌肉萎缩以及疲劳都会导致 MTrP 的产生，进而导致 LMPS 疼痛。② 某些疾病也可引发 MTrP，包括脊柱侧弯、骨关节炎、慢性疾病状态和脊髓变性。③ 此外，一些系统性疾病可导致 LMPS 的发展，包括甲状腺功能减退症、维生素 D 缺乏症和铁缺乏症等。

（二）临床表现

LMPS 是临床常见的一种软组织疼痛，多见于骨骼肌，以 MTrP 为主要临床特征，按压时可产生局限性及牵涉性疼痛。气温降低或疲劳时腰部疼痛加重，疼痛多于卧位休息、增加局部肌肉血流等处理后减轻。

（三）诊断

1. 典型病史及表现

有急性损伤史或长期性姿势不良或超负荷劳动史。

2. 查体特点

肌腱的附着点或肌腹上有固定的痛区和压痛点，按压痛点可引发区域性的不按神经根分布的分散痛；触诊受累的肌筋膜呈紧绷感或索带感；查体时存在某种程度的运动受限区域。

3. 影像学检查

X 线片常常显示腰椎（尤其是 L_3）横突过长，远端边缘部可有钙化阴影，或显示两侧横突不对称等。无特异性影像学诊断。

（四）鉴别诊断

1. 腰椎间盘突出症

腰椎间盘突出症一般伴有下肢症状，如直腿抬高试验阳性，伴有下肢放射痛，运动或感觉减退，行 CT 或 MRI 检查可显示有椎间盘突出影像表现。

2. 腰椎结核

腰椎结核患者多数伴有全身结核中毒症状，如午后低热、夜间盗汗、贫血、乏力等。体格检查可见腰部保护性强直，活动受限，活动时疼痛加重。影像学检查常显示两椎体相邻缘破坏，椎间隙变窄，腰大肌影增宽或边缘不清，腰椎向后成角畸形。

3. 肾周围脓肿及肾脏肿瘤

肾周围脓肿腰痛会同时伴有发热，血常规显示白细胞计数增高，肾区叩痛。肾脏肿瘤一般伴有消瘦，夜间痛明显，肿瘤标志物筛查及影像学检查（如 CT、MRI）可鉴别。

（五）治疗

1. 药物治疗

（1）NSAID：通常用于缓解疼痛，其通过抑制 COX 以减少前列腺素的合成，并减少了周围伤害感受器的敏感性和兴奋性，从而缓解疼痛。目前 NSAIDs 治疗 LMPS 多以口服为主，但亦有研究表明 NSAID 局部给药（如双氯芬酸二乙胺乳胶剂）亦可有效。

（2）三环类抗抑郁药：阿米替林、去甲替林等抗抑郁药在 LMPS 治疗方面疗效显著。

（3）肌肉松弛药：替扎尼定属于 α_2 肾上腺素受体激动剂，近年来作为一种新型的治疗 LMPS 的药物逐渐被临床应用，它可以显著减少 LMPS 患者的疼痛，并改善其睡眠质量。环苯扎林是一种肌肉松弛药，常用于缓解急性骨骼肌肉疾病中出现的骨骼肌痉挛及其伴发疼痛。另外，巴氯芬、奋乃静、苯二氮䓬类药物（如氯硝西泮）也可以用于治疗 LMPS。

（4）外用药：有学者发现利多卡因贴剂与安慰剂组相比，治疗因肌筋膜触发点引起的疼痛有显著效果。外用药物中还包括氟比洛芬巴布膏、水杨酸甲酯贴片、双氯芬酸贴片等。

2. 物理疗法

（1）电刺激治疗：多年来一直应用于疼痛的治疗。经皮神经电刺激疗法（TENS）是一种经典电刺激疗法，对 LMPS 有显著的治疗效果。电抽搐肌内刺激（electrical twitch obtaining intramuscular stimulation，ETOIMS）是一种新发展的电刺激技术，通过一支单极肌电图电极针，刺激深部的运动终板，引发一次肌肉抽搐反应。这种技术是对针灸疗法的改进，对 LMPS 有良好的疗效。

（2）理疗：包括超声波、体外冲击波等，能够通过热能和机械作用，增强局部组织的代谢循环，促进肌筋膜组织再生、延伸，从而达到对 LMPS 局部疼痛的缓解和治疗的效果。

3. 中医疗法

LMPS 属中医学"痹证""经筋病"范畴，针刺、艾灸、推拿、针刀、拔罐、刺络放血及中药等治疗方法可以温经散寒、活血祛瘀、疏经通络止痛。

4. MTrP 注射治疗

MTrP 是肌筋膜疼痛的体格检查标志，其呈条索状，局部按压有疼痛感，可以识别或预测疼痛。因此，MTrP 注射已成为治疗 LMPS 最常见的方式。镇痛液主要由低浓度局麻药和少量类固醇组成，每点可给予 3 ~ 5 ml。其他注射药物主要包括肉毒毒素、臭氧、中药注射液（如复方当归注射液）、维生素 B_{12} 等。

五、骶髂关节炎

（一）病因

骶髂关节炎是骨关节炎中的一种，大多数的骶髂关节炎并不是一个单独的疾病，而是由各种原因导致的骶髂关节炎症反应，是以慢性炎症、骨质破坏及骨质增生为主要特点的疾病。骶髂关节炎可分为原发性和继发性。

1. 原发性骶髂关节炎

原发性骶髂关节炎主要由年龄、体质、遗传等因素引起。原发性骶髂关节炎的关节软骨细胞活性低下，髋部肌肉等软组织支持力量减弱，软骨呈退行性变。年龄越大，积累的损伤越多，关节软骨基质中黏多糖含量减少，纤维成分增加，软骨的韧性降低，易遭受损伤而产生退行性变。另外，肥胖体形的人发病率较高。

2. 继发性骶髂关节炎

主要是由其他疾病引起，如强直性脊柱炎、类风湿关节炎、骶髂关节错位、骶髂关节半脱

14

位、骶髂关节紊乱等，这些最终都可能演化为骶髂关节炎。另外，内分泌异常和代谢障碍如糖尿病、肢端肥大症、褐黄病等也可引起骶髂关节炎发病。

（二）临床表现

骶髂关节炎患者往往有全身乏力、腰背部疼痛、骶髂关节处疼痛等症状。腰骶部疼痛是骶髂关节炎常见的临床表现，可伴随骶髂关节处疼痛、晨僵、黏着感等。随着病情进行性加重，患者可出现关节痉挛，强直性脊柱炎患者的骶髂关节、耻骨联合、跟骨结节、胫骨结节等处压痛明显加重。骶髂关节炎晚期容易得到准确诊断，但早期因症状较轻、不具特异性而被漏诊、误诊，导致延治、误治。

（三）诊断

骶髂关节炎的影像学诊断以 CT、MRI 为主，同时应结合其临床表现及实验室检查。

1. CT 检查

在骶髂关节炎的诊断中，CT 的应用最为普遍。观察骶髂关节的关节面有无破坏是 CT 诊断骶髂关节病变的核心观察指标；是否存在关节面硬化及关节间隙的改变，也是其关键诊断点。

2. MRI 检查

MRI 能显示 CT 无法显示的软组织、软骨异常和关节骨髓水肿或周围脂肪沉积等改变，准确性更高，而这正是炎症存在和活动的证据。MRI 在软骨病诊断方面优于 CT，但 MRI 在诊断本病时容易出现假阳性。

3. 其他诊断

除影像学常用检查外，活检与远红外热成像也可用于该病的诊断。研究发现，在 CT 引导下进行骶髂关节细针活检对早期骶髂关节炎的诊断要优于 MRI，敏感性较高。另外，研究人员发现骶髂关节区的红外增温温差与红细胞沉降率增高呈正相关，认为红外热图在早期骶髂关节炎诊断中具有优势。

（四）鉴别诊断

原发性骶髂关节炎应与各种原因引起的继发性骶髂关节炎相鉴别，如骶髂关节结核、髂骨致密性骨炎、脊柱关节炎、化脓性骶髂关节炎等。

1. 骶髂关节结核

多累及单侧骶髂关节，关节面和骨质破坏，但骨质硬化不明显，而关节间隙增宽，严重骨质破坏至晚期可见骨硬化，症状上也多见一侧钝痛。

2. 髂骨致密性骨炎

致密性骨炎所致骶髂关节炎影像学特征主要是骨密度增高，病变主要发生在骶髂关节髂骨侧。影像上只有双侧髂骨耳状面呈尖端向上、边界清晰且较均匀的类三角形骨质硬化区，一般不伴骨质破坏，而关节间隙无明显增宽或变窄。一般认为致密性骨炎的发病与妊娠、分娩、劳损等有关，多发于青年经产妇。

3. 脊柱关节炎引起的骶髂关节炎

骶髂关节炎是脊柱关节炎的主要病理标志之一，临床中影像学提示有骶髂关节炎常常首先让医生想到脊柱关节炎。脊柱关节炎是一组炎症关节疾病，包括经典的强直性脊柱炎、银屑病关节炎、炎症性肠病相关脊柱关节炎、反应性关节炎和未分化脊柱关节病等。医生需根据各自临床表现、病史、体征、实验室和影像学检查结果进行鉴别。

4. 化脓性骶髂关节炎

化脓性骶髂关节感染通常表现为腰臀区疼痛，起病急，局部疼痛重，关节软骨被肉芽组织破坏，局部可见脓肿，同时因受累范围可出现髋关节、背部及腹部疼痛。化脓性骶髂关节炎常发生于骶髂关节的一侧，好发于关节下 1/3 滑膜部位，疾病进展快，2～3 周即可出现关节面侵蚀、模糊，关节间隙增宽，随着病程延长可出现骨性强直，软组织钙化。MRI 的特征性表现为骶骨或髂骨骨髓水肿炎症，骶髂关节间隙增宽。

5. 其他原因引起的骶髂关节炎

肿瘤性病变、痛风、骶髂关节退行性改变、急性外伤性骶髂关节改变等原因均可能引起骶髂关节炎的改变，可根据病史及影像学表现加以鉴别。

（五）治疗

1. 药物治疗

（1）中医以中药内治及中药熏蒸（洗）、药浴、热敷、热熨、贴敷、涂擦及揉药等多样化的外治法相结合，对骶髂关节炎的治疗有一定的疗效。

（2）目前针对急慢性骶髂关节炎疼痛患者的治疗药物主要有 NSAID、肌肉松弛药等。NSAID 不仅能减轻炎症反应，还具有镇痛作用，在临床中常用。但在应用 NSAID 时，要特别注意其不良反应，尤其对于长期服用此药的患者，要加强对胃肠道、肾脏的监测与防护。肌肉松弛药主要放松骶髂关节周围紧张收缩的肌肉，因而能缓解急性骶髂关节炎造成的疼痛。

2. 骶髂关节注射疗法

在骶髂关节腔内注射药物治疗可以迅速缓解疼痛，故成为临床上治疗骶髂关节炎最常用的治疗手段。目前可在 X 线、CT 及超声等多种手段的引导下进行操作，治疗精确、疗效显著。常用的注射药物有低浓度局麻药、糖皮质激素、臭氧气体或臭氧水等。

3. 其他治疗方法

骶髂关节周围软组织针刀、银质针治疗，也可有效缓解疼痛。严重者可行骶髂关节周围神经灭活。磁振热、冲击波等物理治疗也有一定疗效。

六、尾骨痛

（一）病因及临床表现

尾骨痛是指尾骨部、骶骨下部及其相邻肌肉或其他软组织的疼痛，可由多种疾病引起。以坐硬板凳、咳嗽、解大便时挤压尾骨尖端时疼痛加重为主要表现。其病因主要有以下几个方面：

① 外伤，尾骨骨折、脱位或挫伤痊愈后，部分患者往往遗有尾骨痛。② 长期的坐位，压迫尾骨周围组织，或慢性尾骨部劳损，同样使尾骨周围组织发生粘连或纤维化，压迫尾骨附近的神经丛，导致疼痛产生。③ 盆腔疾病甚至肿瘤等原因都可能引发尾骨疼痛。④ 先天性尾椎畸形容易导致尾骨痛。

（二）诊断

根据病史、体征、症状，结合肛门指检及影像学检查，可做出诊断。

（1）部分患者有骶尾部外伤史或骨折病史。也有一部分由关节退变或韧带损伤引起。

（2）查体时可发现骶尾部位有压痛，骶骨部位感觉减退。

（3）肛门指诊时固定尾骨，前后晃动可引发剧烈疼痛发作。

（4）X 线正侧位片可显示有无骨折及脱位、骨质增生及破坏及先天发育异常等。

（三）鉴别诊断

应与其他原因引起的尾骨疼痛相鉴别，如骶部神经鞘瘤、软骨瘤、软骨肉瘤、尾部血管球瘤、骶管内肿瘤、腰椎间盘病变、神经官能症等。

（四）治疗

1. 一般治疗

（1）卧床休息，避免久坐及骑跨坐位，改变坐姿，可用气垫、气圈减少臀部承重。

（2）保持大便通畅。

（3）每日可行热水坐浴。

（4）局部理疗。

2. 药物治疗

主要包括 NSAID 和活血化瘀中药等。

3. 局部神经阻滞治疗或者痛点注射治疗

4. 其他

新鲜骨折伴有移位者可经肛立即复位。慢性疼痛者可行内、外固定手术及尾骨切除术。

七、腰骶部疼痛的诊疗要点

腰骶部疼痛首先要重视病因的筛查，详细询问病史，排除器质性脏器病变、骨折、感染、结核、肿瘤等原因引起的疼痛。其次要进行全面仔细的体格检查，需将几种能够引起相同症状的疾病互相鉴别，依据必要的影像学资料，做到诊断明确。最后，根据诊断进行有针对的治疗方案的制订，进行精确治疗。治疗以保守、创伤小、微创为原则，根据患者病情制订个体化治疗方案。

第三节　腰骶部疼痛临床案例

一、案例一：椎间孔镜治疗腰椎间盘突出症急性发作

1. 案例资料

患者，女性，55岁，主诉：腰腿剧烈疼痛3日。

现病史：患者腰腿反复疼痛3年余，3天前因弯腰搬重物突然出现腰部及左小腿外侧剧烈疼痛伴麻木，无法行走。

既往史：无过敏史、高血压、冠心病、糖尿病等病史，有剖宫产手术史。

查体：腰椎生理弯曲存在，$L_{4\sim5}$，$L_5\sim S_1$ 棘突间隙压痛（＋），放射痛（＋），椎旁左侧压痛（＋），放射痛（＋）。左侧直腿抬高试验45°（＋＋），加强试验（＋＋）。右侧直腿抬高试验85°（－）。左侧小腿外侧及鞍区皮肤感觉减退，伴有痛觉过敏，大小便未见明显异常。腰椎 MRI 示：$L_{4\sim5}$，$L_5\sim S_1$ 椎间盘突出，向左后侧压迫硬膜囊。

2. 诊断

腰椎间盘突出症。

3. 治疗

（1）完善相关术前检查：包括心电图、生化、凝血功能、血常规、红细胞沉降率、C反应蛋白、腰椎 CT 和 MRI，以及腰椎正侧位、前屈后伸位片和骨盆正位片等。

（2）药物治疗：镇痛，氟比洛芬酯100 mg，每日2次，静脉滴注；脱水，甘露醇250 ml，每日1次，静脉滴注；营养神经，甲钴胺0.5 mg，每日3次，静脉滴注。

（3）血液结果回报无异常，CT结果显示：$L_4\sim S_1$ 椎间盘突出，未见钙化灶。

（4）于X线引导下分别行 L_5 和 S_1 神经根诊断性阻滞治疗，明确责任神经。每次于神经根周围给予1%利多卡因＋造影剂0.5 ml，最终判断 L_5 神经根为责任神经，$L_{4\sim5}$ 椎间盘为责任病灶，拟行椎间孔镜治疗。

（5）X线引导下行椎间孔镜治疗：入室后，患者侧卧于手术床上，C臂透视定位，在正位片上沿上关节突尖端与椎间盘中点在体表画线，同时侧位片上沿上关节突尖端和 L_5 椎体后缘在体表画线，两线交点为穿刺点。常规手术区皮肤消毒、铺巾。0.5%利多卡因＋0.15%罗哌卡因逐层浸润麻醉至上关节突尖端，尖刀片切开穿刺点皮肤约0.6 cm。置入导丝，沿导丝扩张工作通道。置入环锯打磨上关节突扩大椎间孔，然后将工作套管置入椎弓根内缘连线与棘突之间、间盘后缘。在持续生理盐水冲洗下入镜观察，术野双极电凝止血，探及椎间盘、摘除突出退变间盘，游离松解神经根和硬膜囊，置入消融电极入盘内多点消融热凝纤维环破裂口（**图14-1**）。镜下观察无活动性出血，神经根松弛，硬膜囊搏动可，退出内镜及工作通道，切口缝合一针，纱布包扎。手术结束，患者安返病房。

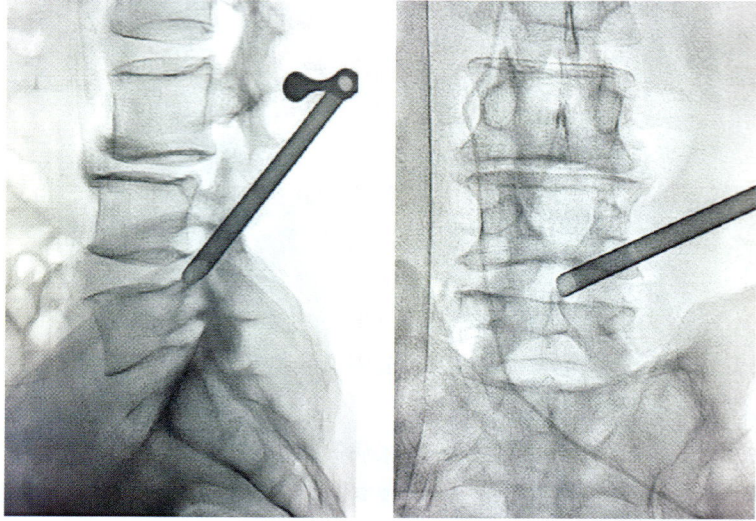

图 14-1　脊柱内镜治疗

4. 案例分析

本病例患者有数年反复发作的腰腿疼痛病史，且在弯腰搬重物这一明显诱因之后突然出现了腰部及左小腿外侧剧烈疼痛伴麻木，行走不能。自带影像学资料辅助诊断为腰椎间盘突出症伴有急性发作症状。术前通过 CT 检查及选择性神经根阻滞再次明确诊断，可行椎间孔镜治疗。术后患者疼痛明显缓解，无手术相关不良反应。

近年来，脊柱内镜治疗 LDH 已成为常规的治疗方法。相比传统开放脊柱手术，内镜微创手术具有许多优点，如创伤小、风险少、疗效显著、可重复操作等。

（二）案例二：腰椎盘源性疼痛

1. 案例资料

患者，男性，45 岁，主诉：腰骶部反复疼痛数年。

现病史：患者腰骶部反复疼痛 5 年余，自诉 5 年前从高处跳落时出现腰骶部疼痛，自行休息后缓解。后多次无明显诱因出现腰骶部疼痛，不伴有下肢放射性疼痛及感觉减退，NRS 评分 5 ~ 6 分。

既往史：无过敏史、高血压、冠心病、糖尿病等病史。

查体：脊柱伸屈、旋转、侧弯等活动略受限，腰部压痛（-），直腿抬高试验及加强试验（-），无神经损伤症状。腰椎 X 线片和 CT 未见明显异常。

2. 诊断

腰骶部疼痛待查。

3. 治疗

（1）完善相关术前检查：包括心电图、凝血功能、血常规、红细胞沉降率、C 反应蛋白、腰椎 MRI 等。

（2）给予常规药物治疗：镇痛，氟比洛芬酯 100 mg，每日 2 次，静脉滴注；物理治疗，磁振热 30 min/次，每日 1 次。

（3）血液结果回报无异常，MRI 结果提示：$L_{4\sim5}$ 椎间盘 T_2 相呈现黑盘征，在间盘后缘有一条状高信号。

（4）经过影像学检查及查体，初步诊断为腰椎盘源性疼痛。为进一步明确诊断，行椎间盘造影术。在放射线引导下进行 $L_{3\sim4}$ 和 $L_{4\sim5}$ 椎间盘造影，发现 $L_{4\sim5}$ 椎间盘的纤维环破裂，造影剂流出，并复制出患者原有疼痛，给予 1% 罗哌卡因 1.0 ml，患者自诉疼痛消失，拔出穿刺针，用无菌纺纱按压，贴敷无菌敷料，送回病房。嘱患者行之前诱发疼痛的动作，再次证实疼痛消失，4 h 后疼痛再现。拟于次日在 X 线引导下行 $L_{4\sim5}$ 椎间盘的经皮穿刺低温等离子消融髓核成形术。

（5）嘱患者取俯卧位，暴露术区，在 C 臂机引导下确定并标记进针点，常规消毒，铺无菌巾。使用 1% 利多卡因在 $L_{4\sim5}$ 正中旁 8～10 cm 处局部浸润麻醉，采用同轴技术将穿刺针沿着管球方向向椎间盘进行穿刺。在 C 臂引导下，穿刺进入椎间盘，正位见针尖在椎弓根内缘的位置，侧位在椎间盘中后方约 1/4 的位置。穿刺成功后，将针芯拔出，使用腰椎专用等离子消融刀头，连接并调整主机，在 C 臂机透视下确定消融行程。随后将能量设为 2 档，在 0、2、4、6、8、10 点位行电切及电凝操作（图 14-2）。术毕，拔出穿刺针，无菌纺纱按压，无出血后贴敷无菌敷料，送回病房。

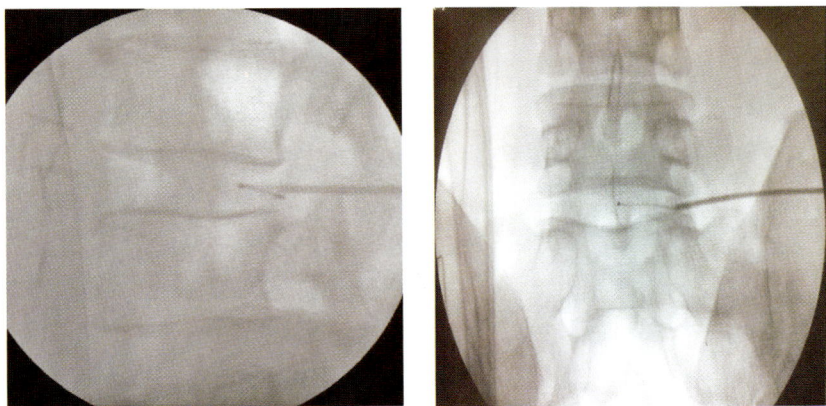

图 14-2 等离子消融髓核成形术

4. 案例分析

本病例患者腰骶部反复疼痛数年，查体无明显特征性阳性体征，影像学检查没有骨折、结核、感染、腰椎间盘突出症等明确病因。根据椎间盘造影诊断为腰椎盘源性疼痛，遂给予经皮穿刺低温等离子消融髓核成形术治疗，术后患者疼痛缓解。

随着我国人口老龄化的加重，腰椎盘源性疼痛的发病率也逐年增高。患者坐位时腰痛出现，久坐会加剧疼痛。经皮穿刺低温等离子消融髓核成形术采用等离子射频刀头，将髓核组织细胞间的肽链在40℃下裂解为低分子气体和元素分子，减小椎间盘体积，随后在70℃下将髓核内的纤维固化、皱缩和气化，在纤维未断裂前重塑髓核，从而减轻对神经末梢的刺激及神经根或脊髓的压力。该技术可有效减轻患者疼痛，改善腰椎功能，临床疗效显著。

（周华成　蔡振华）

参考文献

［1］　谭冠先.疼痛诊疗学［M］.3版.北京:人民卫生出版社,2011.
［2］　徐佳隆,吴建军.退行性腰椎管狭窄症的治疗研究进展［J］.局解手术学杂志,2020,29(10):843-847.
［3］　中华医学会疼痛学分会脊柱源性疼痛学组.腰椎间盘突出症诊疗中国疼痛专家共识［J］.中国疼痛医学杂志,2020,26(1):2-6.

第十五章

髋部及下肢疼痛的精确诊疗

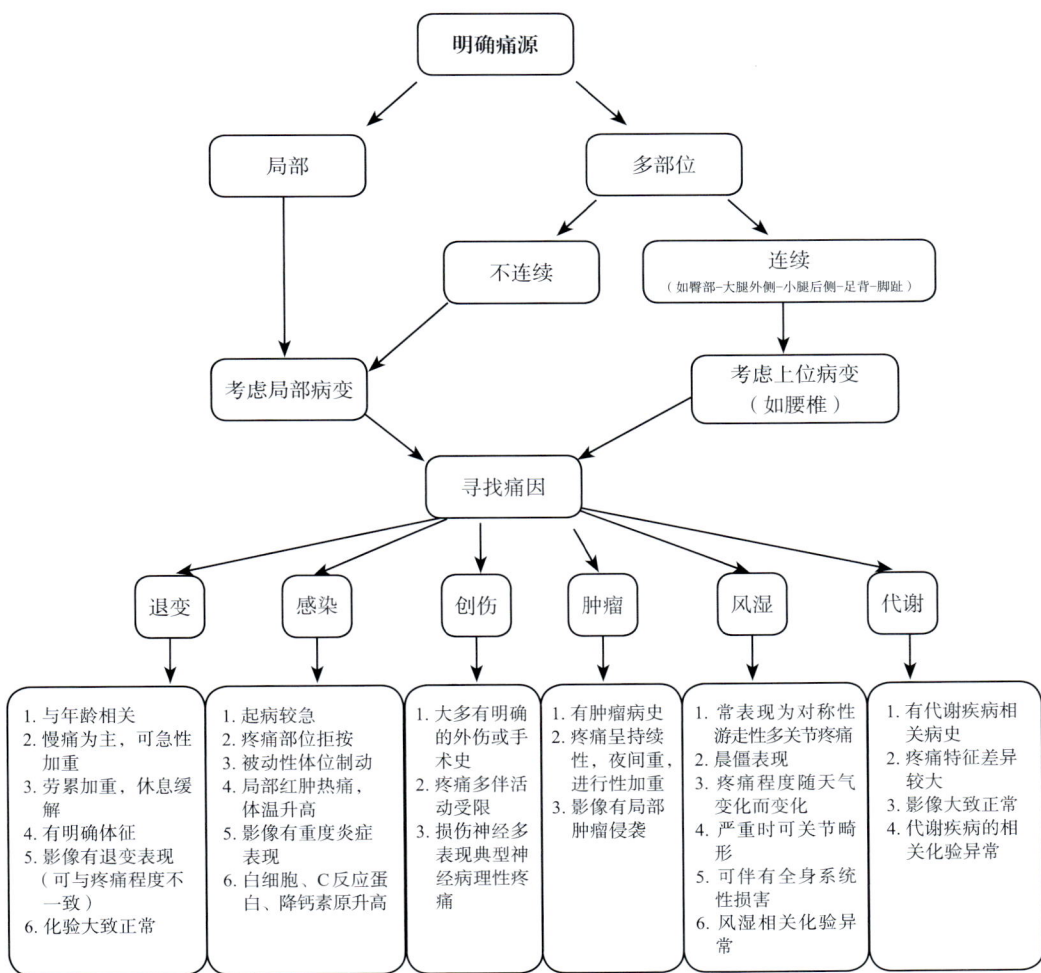

```
                        ┌──────────┐
                        │ 明确痛源 │
                        └──────────┘
              ┌─────────────┴─────────────┐
         ┌────────┐                   ┌────────┐
         │  局部  │                   │ 多部位 │
         └────────┘                   └────────┘
              │              ┌────────────┴────────────┐
              │         ┌────────┐              ┌──────────────────┐
              │         │ 不连续 │              │      连续         │
              │         └────────┘              │（如臀部-大腿外侧- │
              │                                 │小腿后侧-足背-脚趾）│
              │                                 └──────────────────┘
              │                                         │
     ┌──────────────┐                          ┌──────────────┐
     │ 考虑局部病变 │                          │ 考虑上位病变 │
     └──────────────┘                          │  （如腰椎）  │
              │                                 └──────────────┘
              └──────────────┬──────────────────────┘
                        ┌──────────┐
                        │ 寻找痛因 │
                        └──────────┘
```

寻找痛因分支：退变、感染、创伤、肿瘤、风湿、代谢

退变	感染	创伤	肿瘤	风湿	代谢
1. 与年龄相关 2. 慢痛为主，可急性加重 3. 劳累加重，休息缓解 4. 有明确体征 5. 影像有退变表现（可与疼痛程度不一致） 6. 化验大致正常	1. 起病较急 2. 疼痛部位拒按 3. 被动性体位制动 4. 局部红肿热痛，体温升高 5. 影像有重度炎症表现 6. 白细胞、C反应蛋白、降钙素原升高	1. 大多有明确的外伤或手术史 2. 疼痛多伴活动受限 3. 损伤神经多表现典型神经病理性疼痛	1. 有肿瘤病史 2. 疼痛呈持续性，夜间重，进行性加重 3. 影像有局部肿瘤侵袭	1. 常表现为对称性游走性多关节疼痛 2. 晨僵表现 3. 疼痛程度随天气变化而变化 4. 严重时可关节畸形 5. 可伴有全身系统性损害 6. 风湿相关化验异常	1. 有代谢疾病相关病史 2. 疼痛特征差异较大 3. 影像大致正常 4. 代谢疾病的相关化验异常

髋部及下肢疼痛诊疗流程

15

第一节　髋部及下肢疼痛概述

髋部及下肢疼痛疾病是一大类常见、多发疾病，严重影响患者生活和工作。髋部及下肢是人体的负重部位，随着年龄的增加，发生于该部位的疼痛性疾病也逐渐增加，多达40余种。由于篇幅所限，本章重点介绍临床常见的髋关节炎、股骨头坏死、膝关节骨关节炎、梨状肌综合征、膝关节内外侧副韧带损伤、踝关节炎、跟痛症、血栓闭塞性脉管炎等8种疼痛疾病的诊治。这些疾病的病因不同，临床表现各异，需要临床医师在明确诊断的基础上，进行合适的综合治疗，争取安全有效的临床结局。

第二节　常见髋部及下肢疼痛疾病的管理

一、髋关节炎

髋关节炎包括髋关节骨关节炎、类风湿性髋关节炎、痛风性髋关节炎和化脓性髋关节炎。下文重点介绍髋关节骨关节炎，其是指由于髋关节面长期负重不均衡所致的关节软骨变性，或骨质结构改变的一类骨关节炎性疾病。导致髋关节炎的原因有很多，一般由肥胖、创伤、感染、衰老造成，多见于50岁以上的肥胖患者。其主要表现为臀外侧、腹股沟等部位的疼痛（可放射至膝）、肿胀、关节积液、软骨磨损、骨质增生、关节变形、髋关节的内旋和伸直活动受限、不能行走，甚至卧床不起等。一旦患上了髋关节炎，其会严重影响患者身心健康和生活质量。

（一）病因

髋关节承受着人体很大的重量，髋关节的发病原因至今未十分清楚，可能与肥胖、外伤、软骨病变、遗传、大量或长期应用糖皮质激素等因素有关。

（二）临床表现

1. 症状

髋关节炎早期症状并不明显，随着病情的进一步发展，会逐步出现僵硬、酸胀、疼痛，甚至活动受限等症状。

（1）疼痛：疼痛可为间歇性或持续性，行走活动后加重，少有休息痛。疼痛多为针刺样、钝痛或酸痛不适等，常向腹股沟区、大腿内侧、臀后侧和膝内侧放射，并有该区麻木沉重感。

（2）关节僵硬与活动受限：患髋关节屈伸不利，下蹲困难，不能久站，行走呈"鸭步"。早期症状为外展、外旋活动明显受限。

（3）跛行：为进行性短缩性跛行，由髋痛及股骨头塌陷，或晚期出现髋关节半脱位所致。早期往往出现间歇性跛行，儿童患者则更为明显。

2. 体征

局部深压痛，内收肌止点压痛，髋关节外展、外旋或内旋活动受限，患肢可缩短，有肌肉萎缩，甚至有半脱位体征。大腿滚动试验阳性，4 字试验阳性，Thomas 征阳性，Allis 征阳性，Trendelenburg 征阳性，髋关节过伸试验阳性。

3. 辅助检查

X 线和 CT 表现为关节间隙变窄甚至消失，骨赘、软骨下硬化、软骨下囊肿和股骨头塌陷。MRI 能更清晰地显示软骨下骨髓水肿和滑膜炎等。

4. 诊断依据

根据髋关节炎典型的症状、体征和影像学表现即可确诊。

（三）鉴别诊断

需与类风湿性髋关节炎、痛风性髋关节炎和化脓性髋关节炎等相鉴别。

（四）治疗

一般先采取保守治疗的方法，缓解或者消除患者的髋关节疼痛，使其髋关节功能得到一定的恢复，当保守治疗无效时，考虑采取手术治疗的方式。

1. 一般治疗

首先，要求患者卧床休息，限制关节负重活动，延缓疾病发展的速度。其次，要减轻患者关节的负重，患者可以借助助行器、拐杖行走。对于偏胖的患者，还要减重，从而降低髋关节的负重情况。此外，正确的体疗以及理疗可使其髋关节周围的肌肉力量得到提升，缓解病情。

2. 药物治疗

NSAID 能在一定程度上控制患者的疼痛感，使其生活质量得到改善。但是口服给药到达髋关节腔内的药物浓度有限，且髋关节炎需要长期治疗，大部分 NSAID 因其不良反应而受限。目前临床上推荐选择性 COX-2 抑制剂如塞来昔布等药物，短期应用并监测药物不良反应，避免长期应用掩盖病情进展。

3. 微创治疗

在药物治疗的基础上，可以在超声或 C 臂引导下在髋关节腔内注射消炎镇痛药和（或）玻璃酸钠，或者针刀松解髋关节腔并减压。髋关节镜下行关节腔检查清理、滑膜切除，部分病例同时行软骨修整、盂唇成形等。微创治疗可以明显缓解症状并延缓病情进展。

4. 手术治疗

当药物治疗无效时，可以考虑采取手术治疗的方式。手术治疗通常分为两类，一类是保留髋关节的手术，如股骨近端截骨术、髋臼骨赘切除术等，另一类是全髋关节置换术。

15

二、股骨头坏死

股骨头坏死是一种常见的髋关节疾病，是股骨头静脉淤滞、动脉血供受损或中断使骨细胞及骨髓成分部分死亡引起骨组织坏死及随后发生的修复，共同导致股骨头结构改变及塌陷，引起髋关节疼痛及功能障碍的疾病。本病危害较大，若错过最佳治疗时机，可出现患肢跛行，严重者甚至会出现患肢功能丧失，给患者的生活及工作带来严重影响。

（一）病因

股骨头坏死主要是由于股骨头的血供中断或受损造成骨细胞出现死亡，及软骨下骨骨折塌陷引起骨质结构发生改变，导致股骨头变形，功能降低。其具体致病因素可大致分为创伤性以及非创伤性坏死，病变表现大多集中在腹股沟、大腿或臀部。

创伤性股骨头坏死的主要致病因素包括股骨头颈骨折、髋臼骨折、髋关节脱位、髋部严重扭伤或挫伤（无骨折，有关节内血肿）等。

非创伤性股骨头坏死的主要病因为皮质类固醇类药物应用、长期过量饮酒、减压病、血红蛋白病（镰状细胞贫血、血红蛋白C病、地中海贫血等）、自身免疫性疾病和特发性疾病等。

（二）诊断

1. 症状

大多数股骨头坏死患者早期无明显体征表现，当向病患处施加重压时，受影响的关节才会出现疼痛感。随着病程发展，疼痛感会持续增强，患者即使不活动患肢，也会感到疼痛，并严重影响患肢的正常活动。

（1）局部疼痛：病变部位会出现轻至重度疼痛，也有主诉下肢疼痛的患者，随着病程发展会呈现逐渐加重情况。股骨头坏死的典型表现为腹股沟区深部疼痛，可放射至臀或膝部。

（2）活动功能受限：因疼痛影响行走，或行走加重疼痛。病情重者，甚至影响翻身、系鞋带等。病症发展至后期，由于髋部血管持续受压的状况下，会导致骨关节炎和严重活动障碍。

（3）骨骼畸形：骨骼畸形的症状，是由股骨头塌陷引起的继发性表现，如患肢短缩、骨盆倾斜等。

2. 体征

患侧肢体缩短，走路跛行，脊柱侧弯，骨盆倾斜，髋关节屈、伸、内收、外展活动受限，腹股沟中点压痛阳性，4字试验阳性，跟骨叩击试验阳性，Thomas征阳性，Allis征阳性。

临床上常使用国际骨循环研究会（Association Research Circulation Osseous，ARCO）分期对股骨头坏死进行诊断治疗。具体ARCO分期如下：0期，患者无明显临床症状，X线或CT检查也不能发现异常，在病理活检时可以发现骨坏死；Ⅰ期，患者无明显临床症状，MRI检查时可以发现有骨坏死；Ⅱ期，患者无明显临床症状，大多数患者在进行X线检查时，会发现股骨头内有密度不均匀的表现，例如囊性变，骨质硬化等；Ⅲ期，患者多有行走时髋关节疼痛症状，X线检查可以发现股骨头有塌陷变形；Ⅳ期，患者髋关节疼痛加重，在休息时也会出现疼痛症状，X线检查可发现股骨头塌陷变形，髋关节间隙变窄。

3. 辅助检查

X线早期见股骨头内密度不均，逐渐进展出现股骨头下"新月征"，晚期可见股骨头碎裂塌陷，关节间隙变窄等表现。MRI是早期股骨头缺血坏死诊断的"金标准"，早期可见股骨头内骨髓水肿信号。

4. 诊断依据

股骨头坏死需要临床症状、体征、辅助检查这三部分相结合进行诊断，最常用的检查是X线。对于Ⅱ、Ⅲ期病变，CT检查可清楚显示股骨头坏死情况，MRI是诊断早期股骨头坏死的"金标准"。

（三）治疗

1. 一般治疗

保护性负重，避免撞击性和对抗性运动。使用双拐减少股骨头承重可有效减轻疼痛，延缓股骨头塌陷时间，但不主张使用轮椅。对大范围坏死（面积＞30%）患者，塌陷早期可使用患肢牵引。

2. 药物治疗

早期的股骨头坏死可以使用NSAID或者中成药促进炎症吸收，缓解症状。

3. 物理治疗

物理治疗包括体外冲击波、电磁场、高压氧等。

4. 微创治疗

微创治疗包括髋关节腔注射、关节腔和髓腔针刀减压、股骨头钻孔减压术等。股骨头钻孔减压术主要针对股骨头坏死早期的改变。股骨头的形态正常，软骨下骨没有塌陷，只是在MRI上表现为股骨头软骨下骨有水肿样的声像，并且压力增高。这时采取在大粗隆下方股骨外侧，沿股骨颈方向钻孔减压，可改善股骨头局部的血运，从而达到防止股骨头进一步坏死恶化的可能。如果方法有效，可避免或推迟人工关节置换术。

5. 手术治疗

股骨头坏死进展较快，非手术治疗效果不佳，多数患者需要手术治疗。手术方式包括保留患者自身股骨头为主的修复重建术和人工髋关节置换术两大类。

三、膝关节骨关节炎

骨关节炎是一种退行性病变，系由增龄、肥胖、劳损、创伤、关节先天性异常、关节畸形等诸多因素引起的关节软骨退化损伤、关节边缘和软骨下骨反应性增生。本病多见于中老年人群，好发于负重关节及活动量较多的关节如膝关节。过度负重或使用这些关节，均可促进退行性变化的发生。临床表现为缓慢发展的关节疼痛、压痛、僵硬、关节肿胀、活动受限和关节畸形等。

（一）病因

1. 损伤

关节内骨折、半月板损伤、髌骨脱位等原因造成关节软骨损伤。

2. 过度负重

由于肥胖或膝关节内、外翻畸形而致关节面过度负重，肥胖、超重的老年人易得此病。

3. 感染或炎症

感染或炎症引起关节软骨破坏。

4. 软骨下骨坏死

如干脆性骨炎发生关节内游离体造成关节软骨面损坏。

（二）诊断

1. 症状

（1）关节疼痛及压痛：通常情况下，开始活动时疼痛加剧，活动进行时疼痛缓解，随着活动量增加或负重时，疼痛又会加重，休息后缓解。

（2）关节僵硬：在早晨起床时关节僵硬及发紧感，也称为晨僵，但骨关节炎的晨僵时间一般不会超过半小时，活动后可缓解。

（3）关节肿大：部分膝关节因骨赘形成或关节积液会出现关节肿大。

（4）骨摩擦音（感）：由于关节软骨破坏、关节面不平，关节活动时出现骨摩擦音（感）。

（5）关节无力、活动障碍：关节疼痛、活动度下降、肌肉萎缩、软组织挛缩可引起关节无力，行走时软腿或关节绞锁不能完全伸直或活动障碍。如未及时治疗，可发展为关节畸形，甚至功能障碍，严重者可致残。

2. 体征

膝关节肿胀、积液、膝周压痛；膝关节屈伸活动受限，活动不灵活，呈僵硬状态，主要表现为上下台阶、蹲起困难，关节出现骨摩擦音（感）；关节积液明显，浮髌试验呈阳性；关节周围组织萎缩，肌挛缩，晚期关节变形；膝关节成角畸形，内扭转畸形多见。

3. 辅助检查

（1）X线检查：显示髌骨、股骨髁、胫骨平台关节缘呈唇样骨质增生，胫骨髁间隆突变尖，关节间隙变窄，有时可见关节内游离体。

（2）实验室检查：三大常规、红细胞沉降率、类风湿因子等均无异常发现。

4. 诊断依据

根据患者的症状、体征和膝关节 X 线检查可以诊断膝关节骨关节炎，必要时可完善膝关节 MRI 检查。

（三）治疗

应根据骨关节炎患者病变的部位及病变程度，内外结合，进行个体化、阶梯化的综合治疗。

目前骨关节炎的治疗分为基础治疗、药物治疗、修复性治疗和重建治疗 4 个阶梯治疗。

1. 基础治疗

包括患者教育、运动治疗、物理治疗和行为支持治疗。

2. 药物治疗

NSAID 是骨关节炎患者缓解疼痛、改善关节功能最常用的药物，选择性 COX-2 抑制剂如塞来昔布等安全性较好，但不建议长期使用。氟比洛芬酯凝胶贴是可通过皮肤吸收的 NSAID 药物，可长期使用。

3. 微创治疗

微创治疗包括关节腔注射术和关节腔冲洗术。对于急性发作期患者可行关节腔冲洗治疗和关节腔消炎镇痛液注射，能够迅速缓解疼痛，有效延缓骨关节炎的进展。慢性期大多采用透明质酸钠注射剂（高分子化学提取物）局部关节腔内注射。此药具有粘弹特性，可增加关节润滑度，保护关节软骨面免受损害。

4. 修复性治疗

包括关节镜手术、软骨修复手术和力线矫正手术等。

5. 重建治疗

如关节置换术。

四、梨状肌综合征

梨状肌综合征是指由于梨状肌病变损伤、梨状肌下孔狭窄而压迫坐骨神经、血管等所引起的一侧臀部及下肢疼痛为主的病症，是一种典型的周围神经卡压综合征。

（一）病因

梨状肌的急性或慢性损伤是导致梨状肌综合征的主要原因，梨状肌损伤后，局部充血水肿或痉挛，反复损伤导致梨状肌肥厚，可直接压迫坐骨神经而出现梨状肌综合征。此外，部分妇科疾病如盆腔、卵巢或附件炎症以及骶髂关节发生炎症时，也有可能波及梨状肌，影响通过梨状肌下孔的坐骨神经而发生相应的症状。

（二）诊断

1. 症状

患者多有外伤史、慢性劳损史、夜间受凉史或妇女盆腔炎病史。臀部有酸、胀、疼痛并沿坐骨神经走行方向放射，引起大腿后面、小腿外侧疼痛，小腿外侧和足趾麻木。严重者疼痛可呈刀割样、跳动性剧痛，影响睡眠，翻身困难，生活难以自理。腹压增加时疼痛无明显加重。多数患者有间歇性跛行，自觉患腿短缩。

2. 体征

强迫体位，走路跛行。腰部一般无阳性发现。臀部可触及梨状肌紧张、肿胀、肥厚的条索状物，有明显的压痛，可向足背放射。直腿抬高试验及加强试验阳性，但抬高超过 60 时疼痛又可减轻，梨状肌紧张试验阳性。

3. 辅助检查

腰椎 X 线、CT 及 MRI 检查均无异常发现，臀部 B 超显示梨状肌肿胀并且回声减低，符合梨状肌综合征表现。

4. 诊断依据

根据病史、症状、体征，无腰痛，压痛在梨状肌下孔处，梨状肌紧张试验阳性可诊断本病。但应注意除外根性坐骨神经痛、腰扭伤、骶髂关节病变等。

（三）治疗

1. 一般治疗

卧床休息，使用非阿片类止痛药。

2. 局部阻滞治疗

常采用局麻药物与激素的混合液，在梨状肌疼痛部位注射，多有良好的效果。

3. 针刀疗法

用针刀松解粘连、硬化的梨状肌，释放压迫的坐骨神经，改善局部血运。操作时刀口线及剥离方向应与坐骨神经平行，以免损伤神经组织。

4. 手术治疗

上述方法无效时，可考虑手术切断梨状肌减压。

五、膝关节内外侧副韧带损伤

膝关节内外侧副韧带损伤，是指膝关节过度内翻或外翻时，被牵拉的韧带超出生理负荷而发生撕裂、断裂等损伤，以膝关节淤青、肿胀、疼痛、功能障碍、有明显压痛点等为主要表现。因膝关节内侧副韧带较外侧副韧带薄弱，故内侧副韧带损伤较多见。若不及时诊治，会严重影响关节功能。

（一）病因

膝关节内外侧副韧带损伤一般与体力劳动、剧烈活动及交通事故有关，主要是膝关节内外侧副韧带过度的内收或外展动作导致受损。膝关节内侧副韧带损伤的原因有膝关节在关节活动范围内屈曲（130°～150°），胫骨突然外展、外旋或足及胫骨固定，以及股骨突然发生内收内旋动作等，如踢足球时足内侧发力过猛，摔跤时使用的"绊脚"技法等。膝关节外侧副韧带损伤的原因包括膝关节在弯曲状态时，胫骨突然发生内收、内旋运动，以及股骨突然被外展或者外旋等。在运动中，由于膝关节内侧受到冲击，外力作用使身体向后倾，也可引起外侧副韧带损伤。

（二）诊断

1. 症状

（1）内侧副韧带损伤：① 单纯内侧副韧带拉伤时即感膝内侧疼痛，仍可继续活动，但伤后片刻疼痛加重，肌肉痉挛。② 内侧副韧带部分断裂，多合并关节内出血。疼痛明显，某角度有不稳感，肌肉痉挛。③ 内侧副韧带完全断裂，疼痛明显，关节积血，肌肉痉挛，膝关节屈伸受限，且多合并其他损伤。

（2）外侧副韧带损伤：受伤后外侧副韧带处疼痛。因该韧带结构为柱状，不与关节相通，因此伤后很少引起关节积液。

2. 体征

（1）内侧副韧带损伤：韧带若部分或完全断裂，关节肿胀、积血，浮髌试验阳性。内侧副韧带压痛，内侧分离试验阳性（疼痛、松弛）。

（2）外侧副韧带损伤：外侧副韧带处疼痛、压痛。外侧分离试验阳性（疼痛、松弛）。

3. 诊断依据

询问病史和查体在判断损伤的类型及损伤程度上有决定性的作用。

（1）明确的外伤史。

（2）患侧副韧带局部肿胀及皮下淤血，压痛，侧方挤压（分离）试验阳性。

（3）X 线检查见关节间隙，有宽狭的改变。

（4）CT 或 MRI 检查有助于准确诊断撕裂部位、严重程度和并发的损伤，为制订治疗方案提供关键信息。

（三）治疗

对于膝关节侧副韧带损伤患者，需要根据韧带损伤的严重程度分别予以保守治疗或者手术治疗。

1. 一般治疗

对于膝关节内侧副韧带轻度损伤的患者一般采用保守治疗，应用石膏以及支具等将膝关节屈膝 20°～30°并固定。

2. 物理治疗

微波治疗利用高频电磁波，发挥生物热效应，扩张局部毛细血管，促进血液及淋巴液的循环，并改善膝关节周围的血液供应，进而加快关节内炎症消除，具有良好的镇痛、消炎、解除痉挛的作用。

3. 药物治疗

临床常用 NSAID 缓解疼痛，但需注意药物不良反应。

4. 微创治疗

应用局麻药和糖皮质激素可行患膝内外侧副韧带的注射治疗，能够有效地消炎镇痛。

15

5. 手术治疗

膝关节内侧副韧带完全断裂者应及早修补，如同时伴有半月板损伤与前交叉韧带损伤者也立在手术中同时处理，而外侧副韧带断裂者应立即手术修补。

六、踝关节炎

踝关节炎是由多种因素造成的广泛关节软骨损伤，有很多种类，包括创伤性踝关节炎、痛风性踝关节炎、风湿性踝关节炎、感染性踝关节炎等，临床上最常见的是踝关节扭伤以后没有及时治疗，所形成的踝关节创伤性关节炎。目前认为踝关节炎是关节软骨的改变，以关节软骨形态学、生化、代谢、基质的改变为主。踝关节炎的发病率较膝、髋及脊椎关节者少。

（一）病因

造成踝关节炎的原因主要有以下几个方面：一是外部的暴力因素，如猛烈的撞击、坠压等造成的关节骨折、软骨损坏等；二是一些先天的畸形以及后天的不良习惯或姿势，其造成的关节承重失衡也会造成踝关节炎；三是过大的运动强度负荷，过多的体力运动或活动、截肢后的独侧承重或者过度的肥胖都会造成关节受损严重而导致踝关节炎。

（二）诊断

1. 症状

主要为踝关节肿胀、疼痛和不同程度的活动受限，严重者可出现踝关节畸形及功能丧失。踝部的疼痛和僵硬，可表现为静止时痛，稍活动可好转，即"休息痛"；也可表现为静止后活动时痛，或久行后疼痛。关节可有肿胀和积液，压痛可局限于一侧，关节活动受限时可有跛行，其特点是平足趋进、步幅小、急促。

2. 诊断依据

根据病史、症状、体征，可诊断踝关节炎。

（三）鉴别诊断

1. 创伤性关节炎

有外伤史，早期以关节疼痛为主，活动后可减轻，晚期出现关节肿胀、关节畸形。

2. 痛风性关节炎

肿痛明显，除关节疼痛外，可伴发热、寒战等症状，血尿酸升高，患者可有痛风病史。

3. 风湿性关节炎

多伴有大关节的游走性疼痛，检查可发现抗链球菌溶血素 O 试验阳性、红细胞沉降率偏高，但类风湿因子为阴性。

4. 类风湿关节炎

多侵犯双手小关节，反复发作，晨僵半小时以上，实验室检查提示红细胞沉降率偏高，且类风湿因子阳性。

（四）治疗

对于处于不同阶段的踝关节炎，其临床表现不一样，治疗方式也有所不同，大体分为保守治疗和手术治疗。早期症状较轻，以保守治疗为主，中晚期患者保守治疗难以缓解症状，大多选择手术治疗。

1. 一般治疗

踝关节矫形器和护踝能保持踝关节的稳定性。推拿、按摩、针灸及体外冲击波等可以改善血液循环、减缓局部炎症，缓解疼痛。

2. 药物治疗

NSAID 是踝关节炎患者缓解疼痛、改善关节功能最常用的药物，注意事项同膝关节骨关节炎。

3. 微创治疗

急性期可应用局麻药和糖皮质激素进行关节腔内注射，有效缓解疼痛；慢性期可行玻璃酸钠关节腔内注射。

4. 手术治疗

多用关节清理术、关节融合术、全踝关节置换术、截骨术、关节成形术等。

七、跟痛症

跟痛症是指跟骨下面、后面的疼痛性疾病，包括筋膜炎、距骨融合、跟下脂肪垫不全、跟管综合征及跟部滑囊炎等症，本病属于骨质退行性改变。由于附着在跟骨结节处的跖腱膜受到长期的牵拉、刺激而产生损伤变性、慢性无菌性炎症，以及跟骨的骨质增生引起足跟痛。中医学认为本病是由肝肾不足造成的。

（一）病因

（1）由于长时间站立、长途步行、长跑竞走、负重行走等，使跖腱膜、趾短肌等在跟骨结节附着处反复牵拉，发生无菌性炎症，产生足跟痛。

（2）随年龄增长，足跟弹力脂肪纤维垫退行性变，弹性降低，脂肪垫功能不全，结果产生足跟痛。

（3）胫后神经自跟腱内侧下降至足跟跖腱膜，途中经过的肌腱韧带损伤后发生水肿，瘢痕形成，导致足跟痛。跟管内足底神经受压，也导致足跟痛。

（二）诊断

1. 症状

（1）跖筋膜炎：中老年多发，起病缓慢。足跟下针刺样疼痛，向前放射，清晨不敢下地行走，活动片刻有所缓解，但走路多疼痛又加重。

（2）跟骨下脂肪垫损伤：跟骨下脂肪垫损伤多因外伤、行站过久特别是负重行走、爬山等原因，使跟骨下方着力处的脂肪垫损伤，发生出血、水肿、变性、变硬等病变，患者诉行走时疼痛，局部肿胀、压痛。

（3）跟管综合征：夜间和站立时疼痛明显。跖神经损伤时，踝至足跖和第1趾发生疼痛；胫神经跟内侧支受损时，足跟和足跖内侧痛。

（4）跟腱滑囊炎：一侧跟腱抵止点疼痛较多见，行走、站立和剧烈活动后疼痛加剧。

2. 体征

（1）跖筋膜炎：扁平足多见，跟骨前内侧区有深在的明显压痛点。

（2）跟骨下脂肪垫功能缺损：触诊跟骨下空虚感，压痛范围较广。

（3）跟管综合征：足跟内侧区压痛，叩击受损神经远端，其支配区皮肤感觉异常。

（4）跟腱滑囊炎：跟腱附着处压痛，可触及肿物或有摩擦感。

3. 诊断依据

根据病史、症状和体征诊断并不难。但通常需做X线检查，一方面排除骨折、关节脱位、关节肿瘤等疾病，另一方面可发现跟骨骨质增生和跟骨脂肪垫钙化。后者可证实跟骨下脂肪垫功能缺损，而跟骨骨质增生不一定有足跟痛，只有在跖筋膜有无菌性炎症时才发生足跟痛。通过跟骨叩击试验（用拳叩击跟骨），可排除踝关节损伤。

（三）治疗

1. 一般治疗

注意休息，除去或减少局部压迫以及造成足跟痛的原因，如使用防震鞋垫，穿足内翻矫正鞋等。

2. 物理疗法

局部理疗或热敷，如冲击波治疗、红外线、直线偏振光近红外线、磁疗、超声等。

3. 药物治疗

临床常用NSAID缓解疼痛，但需注意药物不良反应。

4. 注射治疗

确定足跟部疼痛及压痛点的位置。在压痛明显处确定进针点，进行消炎镇痛液注射治疗。

5. 针刀疗法

大多数足跟痛患者存在痛点周围软组织粘连，用针刀进行松解治疗效果好，可根据病变情况，剥离粘连组织或切断部分腱膜、韧带。

6. 手术治疗

非手术治疗无效者，可考虑手术治疗，如骨刺切除、跖腱膜附着处松解或胫后神经跟下支切断术。

八、血栓闭塞性脉管炎

血栓闭塞性脉管炎（thromboangiitis obliterans，TAO），又称 Burger 病，国内简称脉管炎，是一种进行缓慢的、主要累及四肢中小动脉和静脉的血管病变。病理变化为血管壁的阶段性、非化脓性炎症伴腔内血栓形成，管腔阻塞，导致肢体缺血，引起疼痛和肢端坏疽。病程呈周期性发作，病变多在下肢，好发于 20~40 岁的男性。

（一）病因

TAO 的确切病因尚未明确，相关因素可归结为外部因素（吸烟、潮湿与寒冷的生活环境、慢性损伤和感染）和内在因素（自身免疫功能紊乱、性激素和前列腺素失调以及遗传因素）两方面。其中吸烟是 TAO 发生和发展的重要因素。

（二）诊断

1. 临床表现

（1）局部缺血期：主要表现为患肢的苍白、发凉、酸胀乏力和感觉异常（包括麻木、刺痛、烧灼感等），然后可出现间歇性跛行。此外，此期还可伴有反复发作的游走性血栓性静脉炎，表现为浅表静脉的发红，呈条索状，并有压痛。

（2）营养障碍期：主要表现为疼痛和皮温明显下降，出现苍白、潮红或发绀，并伴有营养障碍，可表现为皮肤干燥、脱屑、脱毛、指（趾）甲增厚变形及肌肉的萎缩、松弛。

（3）组织坏死期：为病程晚期，出现患肢肢端的发黑、干瘪、溃疡或坏疽，多为干性坏疽，伴有严重的静息痛，整夜无法入睡，消耗症状明显。

2. 辅助检查

不同临床分期的 TAO 超声显示有所不同，轻度表现为内膜增厚并有不规则斑块样形成，有时伴声影，管腔不规则狭窄。重度时可表现为附壁血栓形成。红外热成像也可协助诊断，常表现为双下肢温度低于躯干及双上肢。

3. 诊断依据

患者多为有吸烟史的青壮年男性；患肢存在程度不同的缺血症状，疼痛是最突出的表现；患者有游走性浅静脉炎的病史；患侧足背动脉和（或）胫后动脉搏动减弱或消失；全血黏度、血浆黏度及血细胞比容均显著高于正常值。

（三）治疗

1. 一般治疗

戒烟；保暖、防止受寒、但不可局部热敷；加强锻炼促进患肢侧支循环的建立。

2. 药物治疗

主要适用于早、中期患者，包括以下几类：血管扩张剂、抗凝剂、血小板抗聚剂、改善微循环药物、激素、抗生素、中医药等。

3. 物理治疗

肢体负压疗法、高压氧治疗等。

4. 微创治疗

微创治疗包括硬膜外阻滞、腰交感神经阻滞、射频或毁损、脊髓电刺激等。硬膜外阻滞或者腰交感神经节阻滞术能使手术侧下肢血管张力缓解，血管扩张，促进侧支循环的建立，但持续时间较短。腰交感神经节脉冲射频术的特点是调节神经功能而不损伤神经，可以反复治疗。脊髓电刺激可缓解部分患者的疼痛，改善患侧下肢血管张力，促进侧支循环建立，降低致残率。

5. 手术治疗

当非手术疗法不理想时，可考虑血管腔内介入治疗、动脉血栓内膜剥脱术、血管旁路移植术甚至截肢术等。腰交感神经节切除术适用于腘动脉或足背动脉搏动减弱或消失的第一、二期患者。术前应常规行腰交感神经阻滞试验，若阻滞后皮肤温度上升 $1 \sim 2 \, ^\circ C$ 以上，术后效果较好；如果皮肤温度没有改变，说明动脉已经闭塞，血管张力解除后，也不能增进血流，就不宜行交感神经节切除术。

6. 其他治疗

自体干细胞移植治疗等。

第三节　髋部及下肢疼痛临床案例

髋部及下肢疼痛疾病的诊断思路及内容主要包括两个方面：其一，要考虑疼痛来源的部位，即明确"痛源"。如疼痛仅仅局限于某一部位如膝关节内侧，可能病变就在膝关节。如疼痛是多部位的，可能又有两种情况，一种是不连续的多部位，如膝关节疼痛的同时存在足跟痛，这种情况下可能病变分别存在于两个部位，而另一种多部位疼痛是连续的，如臀部-大腿外侧-小腿后外侧-足背-第 1 趾（有时是跳跃的），这时应考虑疼痛来源于上位病变，如腰椎或腰椎以上。其二，要考虑产生疼痛的机制，即寻找"痛因"。造成髋部及下肢疼痛的原因可能有退变、感染、创伤、肿瘤、风湿和代谢异常等，而对于不同病因导致的疼痛，其临床特征又有异同点（**图 15-1**），这给临床诊断带来了困难和挑战。临床医师面对髋部及下肢疼痛的患者时，应详尽了解病史，分辨症状主次，系统全面查体，选择适宜的辅助检查，综合判断临床症状、体征和辅助检查结果之间的逻辑关系，力争做出正确的临床诊断。

一、案例一：髋关节炎

1. 案例资料

患者，男性，68 岁，身高 163 cm，体重 82 kg，主诉：右侧髋部疼痛 1 月余。

患者 1 个月前无明显诱因下出现右侧髋部疼痛，活动后加重，休息后缓解，曾在当地行输液、药物（具体不详）、推拿等治疗，效果不佳。患者为求进一步诊治至笔者所在科室就诊，门诊以"髋关节炎"收住入院。髋关节 MRI 示：右侧关节腔少量积液，双侧髋关节退行性变。患者自发病以来，一般情况可，神志清，精神可，饮食可，夜间睡眠差，大小便正常，体重较前无明显下降。

既往史：否认冠心病、高血压、糖尿病病史，否认重大手术史，否认肝炎、结核病史及接触史，否认药物过敏史，否认外伤输血史，预防接种随当地。

查体：NRS 7 分，腰椎生理曲度存在，腰椎棘间椎旁压痛（−），右侧臀上皮神经压痛（+），右髋部叩击痛（+），髋关节分离试验（−），梨状肌紧张试验（−），双侧直腿抬高试验（−），右侧 4 字试验（+），双下肢肌力可，感觉无异常。

2. 诊断

髋关节炎（右）。

3. 治疗

入院后完善术前检查，无手术禁忌，拟行髋关节腔消炎镇痛液注射及针刀松解治疗。术前开放静脉，仰卧于治疗床上，髋关节轻度外展。超声探头与股骨颈长轴平行，由上至下依次显示：髋臼、髋臼唇、股骨头、关节囊和股骨颈。超声引导下穿刺针到达股骨头和股骨颈交界处，注射消炎镇痛液 10 ml，然后给予 30 μg/ml 臭氧 5 ml。退针后同样路径进行针刀松解，拔针刀，无菌敷贴覆盖，观察 20 min 后患者无明显不适，平车送回病房。术后观察 1 日，NRS 1 分，患者出院。出院后 2 周门诊复查，右侧髋部疼痛完全消失，NRS 0 分。

4. 案例分析

本病例患者右髋部疼痛 1 月余，尤以负重行走时疼痛明显伴髋关节活动受限，查体提示右侧 4 字试验（+）。辅助检查排除髋关节肿瘤、结核等器质性疾病，髋关节炎诊断成立。完善术前相关检查后，行髋关节腔消炎镇痛液注射及针刀松解治疗。术后患者疼痛明显缓解。

二、案例二：股骨头坏死

1. 案例资料

患者，男性，58 岁，身高 159 cm，体重 72 kg，主诉：腰及左侧髋部疼痛、活动受限 7 月余，加重 10 天。

患者 7 个月前无明显诱因出现腰部及左侧髋部疼痛，活动后加重，间歇跛行 800 m。曾在当地行输液、药物（具体不详）、针灸推拿等治疗，效果差。患者近 10 天疼痛加重，伴有翻身困难，患者为求进一步诊治至笔者所在科室就诊，门诊以"股骨头坏死"收住入院。患者自发病以来，一般情况可，饮食正常，夜间睡眠差，大小便正常，体重较前无下降。

既往史：高血压病史 5 年，甲状腺功能亢进症病史 2 年，规律服药，控制可。否认冠心病、糖尿病病史，否认重大手术史，否认肝炎、结核病史及接触史，否认药物过敏史，否认外伤输血史，预防接种随当地。

查体：NRS 8 分，腰椎生理曲度存在，$L_{3\sim4}$，$L_{4\sim5}$ 椎旁压痛（+），左侧臀部压痛（+），双侧骶髂关节压痛（－），骨盆分离试验（－），左股神经处压痛（＋），左大腿滚动试验（＋），左侧4字试验（＋），双侧直腿抬高试验（－），双下肢肌力可，感觉无异常。

MRI示：左侧股骨头缺血坏死，左侧关节腔少量积液；双侧髋关节退行性变。

2. 诊断

股骨头缺血性坏死（左）；腰肌筋膜疼痛综合征。

3. 治疗

入院后完善术前检查，无手术禁忌，拟行左股骨头髓腔、左侧髋关节腔减压术及髋关节腔消炎镇痛液注射治疗。术前开放静脉，仰卧于治疗床上。C型臂下定位右侧大转子下2 cm为穿刺点，常规消毒、铺巾，1%利多卡因逐层浸润直至骨膜，用克氏针经穿刺点沿股骨颈向股骨头方向穿刺，达股骨头皮质下。另取腹股沟中点外下2 cm为穿刺点，行髋关节腔穿刺减压，并注射消炎镇痛液8 ml，然后给予30 μg/ml臭氧5 ml。治疗后观察20 min患者无明显不适，平车准回病房。患者观察2日后出院，出院时腰及左侧髋部疼痛明显缓解，NRS3分。建议患者拄拐1个月，门诊复查。

4. 病例分析

本病例患者腰及左侧髋部疼痛伴活动受限7月余，行走受限，间歇跛行，且逐渐加重。查体翻身困难，左股神经处压痛（＋），左大腿滚动试验（＋），左侧4字试验（＋）。MRI示：左侧股骨头缺血坏死，并排除髋关节肿瘤、结核等器质性疾病，股骨头坏死诊断成立。完善术前相关检查后，行髋关节腔和髓腔减压及关节腔消炎镇痛液注射。术后患者疼痛明显缓解，但应加强保护及康复。

三、案例三：膝关节骨关节炎

1. 案例资料

患者，男性，68岁，身高178 cm，体重82 kg，主诉：左侧膝关节疼痛7个月，加重4个月。

患者于7个月前无明显诱因下出现左膝关节疼痛，疼痛间断发作，刀割样痛，活动、负重时疼痛加重，静息时疼痛缓解，蹲下站起时困难，近4个月偶尔出现膝关节绞索，疼痛加剧。患者口服依托考昔，外用氟比洛芬凝胶贴膏，疼痛稍缓解但活动仍受限，遂至医院就诊。患者自发病以来，精神状态、食欲尚可，睡眠差。

既往史：患者40年前因左眼外伤行假体植入术，否认高血压、糖尿病、冠心病、支气管哮喘等疾病。

查体：NRS评分4分。右膝关节肿胀，主动、被动屈伸活动无明显受限。左膝关节内侧缝及胫骨内髁处压痛（＋），左膝内膝眼处压痛（＋），左膝髌下压痛（＋），左膝髌骨研磨试验（－），左膝前、后抽屉试验（－），左膝浮髌试验（－），双侧小腿皮肤感觉正常，双侧膝腱反射（＋＋），病理征未引出。

辅助检查：X线示右膝关节关节间隙明显变窄，以内侧间隙狭窄为主，关节面硬化，关节边缘骨质增生。

2. 诊断

骨关节炎（左膝）。

3. 治疗

入院后完善术前检查，无手术禁忌，拟行左膝关节冲洗术。患者开放静脉通道，平车推入治疗室，平卧于治疗床，患膝关节屈曲位。常规消毒铺巾，局麻后，穿刺针在左膝髌骨的外上方，由股四头肌腱外侧向前下穿刺进入关节囊，抽吸无明显积液积血，推注生理盐水无阻力，即确定在关节腔，连接输液管，缓慢滴注生理盐水 500 ml，冲洗关节腔。然后局麻下于左膝关节内膝眼处穿刺进入关节腔，引流冲洗液，冲洗完毕，轻轻挤压出关节腔内残余冲洗液，给予关节腔玻璃酸钠 5 ml 和消炎镇痛液 5 ml，拔除穿刺针，穿刺点敷贴覆盖，加压包扎。观察 20 min后，患者无不良反应发生，平车安返病房。术后观察 2 天疼痛消失，NRS 0 分，患者出院。

4. 案例分析

本病例患者左侧膝关节疼痛 7 个月，尤以上下楼梯和蹲起时疼痛明显。查体示左膝关节肿胀，膝周压痛明显。影像学检查提示左膝关节退行性变，无肿瘤、结核等器质性疾病，左膝关节骨关节炎诊断成立。完善术前相关检查后，行膝关节冲洗术及关节腔玻璃酸钠和消炎镇痛液注射治疗。术后患者疼痛消失，蹲起活动改善。

四、案例四：梨状肌综合征

1. 案例资料

患者，男性，36 岁，身高 178 cm，体重 86 kg，主诉：双臀部疼痛、麻木 9 个月，加重 2个月。

患者诉双臀部疼痛、麻木，性质为酸胀痛，右侧为重，疼痛向双下肢外侧放射达足背和足趾，长时间行走疼痛加重，休息后疼痛减轻，最近 2 个月疼痛呈进行性加重。自发病以来，患者精神、饮食、睡眠可，二便正常。

既往史：患者 25 年前行"左肘关节内固定"手术。5 年前曾患心肌炎，好转后出院。否认冠心病、糖尿病病史，否认肝炎、结核等传染病病史，无药物、食物过敏史，预防接种不详。

查体：NRS 8 分，脊柱生理曲度存在，弹性尚可，活动不受限。腰椎无明显掌压痛及叩痛，腰椎棘间压痛（－）、脊旁压痛（－），双侧臀上皮神经投影处压痛（－），双侧梨状肌下孔压痛（＋），梨状肌紧张试验（＋），双侧直腿抬高试验 70°，双侧 4 字试验（－），仰卧挺腹试验（－），屈颈试验（－），双侧大腿滚动试验（－），骨盆挤压与分离试验（－）。双侧膝腱反射（＋＋），双侧跟腱反射（＋＋），病理反射未引出。

辅助检查：腰椎 MRI 无异常发现；臀部 B 超显示梨状肌肿胀且回声减低，符合梨状肌综合征表现。

2. 诊断

梨状肌综合征。

3. 治疗

患者步入手术室，俯卧于治疗床上，定位双侧髂后上棘与大转子连线上三分之一处，常规消毒铺巾。超声引导下显示左侧梨状肌，取 7 号穿刺针于定位点穿刺进针，超声显示穿刺针尖位于梨状肌肌腹内，回抽无血无气体，注入 5 ml 消炎镇痛液（配方：倍他米松 7 mg、甲钴胺 1 mg、2% 利多卡因 5 ml、生理盐水 10 ml），并给予 30 μg/ml 臭氧 5 ml 后出针，同样方法注射右侧梨状肌。观察 20 min，患者无不适，离开手术室。术后 1 周随访，患者双臀部疼痛麻木明显缓解，NRS 3 分。

4. 病例分析

本病例患者的症状为双臀部疼痛，并向双下肢放射。查体示双侧梨状肌下孔压痛明显，梨状肌紧张试验阳性。影像学检查排除上位腰椎病变及肿瘤、结核等器质性疾病。完善术前相关检查后，行局部梨状肌下孔消炎镇痛液注射，治疗后患者疼痛麻木明显缓解，活动受限改善。

五、案例五：膝关节内侧副韧带损伤

1. 案例资料

患者，男性，48 岁，身高 179 cm，体重 72 kg，主诉：右膝部疼痛 2 个月。

患者于 2 个月前剧烈活动后出现右膝部疼痛，疼痛间断发作，活动时疼痛加重，静息时疼痛缓解，蹲下站起时困难。外用氟比洛芬凝胶贴膏，有轻度缓解。患者为求进一步诊治至笔者所在科室就诊。患者自发病以来，精神状态、食欲尚可，睡眠一般。

既往史：否认高血压、糖尿病、冠心病、支气管哮喘等疾病。

查体：NRS 评分 4 分。右膝关节主动、被动屈伸活动稍受限。右膝关节内侧压痛（++），右膝髌骨压痛（-），右膝浮髌试验（-），右膝髌骨研磨试验（-），右膝侧方应力试验（+），双膝前、后抽屉试验（-），双侧膝腱反射（++），双侧下肢皮肤感觉正常，病理征未引出。

2. 诊断

右膝关节内侧副韧带损伤。

3. 治疗

患者平卧于治疗床，患膝关节屈曲位。常规消毒铺巾，局麻后穿刺右膝关节内侧副韧带附着处，回抽无血，注射消炎镇痛液 3~5 ml，并给予 30 μg/ml 臭氧 3 ml 后出针。观察 30 min 后，右膝疼痛缓解，NRS 1 分，无不良反应，离院。患者于 1 周后门诊复查，右膝疼痛消失，NRS 0 分。

4. 病例分析

本病例患者剧烈活动后出现右膝部疼痛 2 个月，查体右膝关节内侧压痛（++），右膝侧方应力试验（+）。影像学检查排除膝关节肿瘤、结核等器质性疾病，右膝关节内侧副韧带损伤的诊断成立。完善操作前相关检查后，行右膝关节内侧副韧带消炎镇痛液注射治疗。治疗后疼痛明显缓解。

六、案例六：跟痛症

1. 案例资料

患者，女性，69 岁，身高 158 cm，体重 72 kg，主诉：左足跟疼痛 3 月余，加重 1 周。

患者于 3 个月前无明显诱因下出现左足跟疼痛，疼痛间断发作，活动久时疼痛加重，静息时疼痛缓解，长时间静止后开始活动时疼痛尤甚。外用热敷、膏药等保守治疗效果欠佳。患者自发病以来，精神状态、食欲、睡眠尚可。

既往史：高血压病史 3 年，血压控制理想。否认糖尿病、冠心病、支气管哮喘等疾病。

查体：NRS 评分 4 分。左踝关节活动度正常。左足跟压痛（++），双侧膝腱反射（++），双侧直腿抬高试验（−），双下肢肌力 V 级，双侧下肢皮肤感觉正常，病理征未引出。

2. 诊断

跟痛症（左）。

3. 治疗

完善左足侧位片和血常规化验，无治疗禁忌，拟行足跟痛消炎镇痛液注射＋针刀松解治疗。患者俯卧于治疗床，暴露左足跟部。常规消毒铺巾，局麻后，穿刺针在跟骨前缘压痛最明显处快速进针，回抽无血，缓慢注射消炎镇痛液 5 ml，出穿刺针，行针刀松解，松解后加压包扎。观察 30 min 后，患者无不良反应发生，左足跟疼痛明显缓解，NRS 1 分。患者治疗后 1 周于门诊复查，左足跟疼痛消失，NRS 0 分。

4. 病例分析

本病例患者左足跟疼痛 3 个月，尤以长时间静止后开始活动时疼痛剧烈。查体示左足跟前缘压痛，影像学检查排除肿瘤、结核等器质性疾病，完善相关检查后，行跖腱膜消炎镇痛液注射及针刀松解治疗。术后患者疼痛明显缓解，行走不受限。

七、案例七：血栓闭塞性脉管炎

1. 案例资料

患者，男性，49 岁，身高 162 cm，体重 65 kg，主诉：双下肢疼痛伴发凉 2 年余。

患者于 2 年前无明显诱因下出现双下肢疼痛伴发凉，疼痛和发凉感位于双下肢小腿，疼痛以胀痛为主，偶有烧灼感，时轻时重，受凉可诱发，伴间歇性跛行，严重时偶可出现双小腿红肿。口服止痛药及营养神经药物治疗，无明显效果。为求进一步诊治至笔者所在科室就诊。患者自发病以来，精神状态、食欲尚可，睡眠欠佳。

既往史：否认高血压、糖尿病、冠心病、支气管哮喘等疾病。

查体：NRS 7 分。腰椎活动度、膝关节活动度正常，腰椎棘间、椎旁压痛（−），双侧直腿抬高试验（−），双下肢肌力 V 级，肌张力正常，双侧膝腱反射、跟腱反射（++），双下肢皮温略低，病理征未引出。

辅助检查：超声示双下肢动脉血栓性脉管炎，内膜增厚并有不规则斑块样强回声，有时伴声影，管腔不规则狭窄。红外热成像显示双小腿外侧前侧温度较躯干和双上肢低约 0.6℃。

2. 诊断

血栓闭塞性脉管炎。

3. 治疗

患者入院后完善术前检查，无手术禁忌，先请血管外科会诊，暂无手术指征，然后交替行腰交感神经阻滞／射频调节治疗。开放患者静脉通道，俯卧于治疗床。定位 L_2 椎体下缘脊柱中线旁开 4 cm 为穿刺点，穿刺针与皮肤矢状面呈 60°角，向脊柱中线方向缓慢进针，触及椎间盘后外缘调整穿刺针方向沿椎间盘后外缘进针，直至针尖到达椎体前外侧。注射造影剂 3 ml，可见椎体旁（正位）、椎体前（侧位）显示为线样分布影像，不随腹腔脏器移动。注射消炎镇痛液 10 ml，结束后拔除穿刺针，穿刺点敷贴覆盖。手术顺利，观察 15 min，患者自诉双下肢疼痛和发凉感明显缓解，NRS 3 分。观察 20 min 后，患者无不良反应发生，平车安返病房。3 h 后发凉感复现，阻滞治疗短期有效但不能维持，择期以原穿刺方法行脉冲射频调节治疗 2 次。患者双下肢发凉感消失，胀痛明显缓解，NRS 1 分。复查红外热成像示双下肢与躯干、双上肢温度差明显减小。

4. 案例分析

本病例患者双下肢疼痛伴发凉 2 年余，查体无阳性发现。B 超检查见双下肢动脉血栓性脉管炎并内膜增厚，有不规则斑块形成，红外热成像显示双小腿温度较低，根据症状、体征及影像学检查，血栓闭塞性脉管炎诊断成立，同时排除肿瘤、结核、腰椎管狭窄症等器质性疾病。在没有血管外科手术指征（或患者不接受手术）的情况下，完善术前相关检查，行腰交感神经阻滞／脉冲射频调节治疗。术后患者疼痛明显缓解，发凉感消失，活动受限改善。

（傅志俭　李芸）

第十六章
腹部及内脏疼痛的精准诊疗

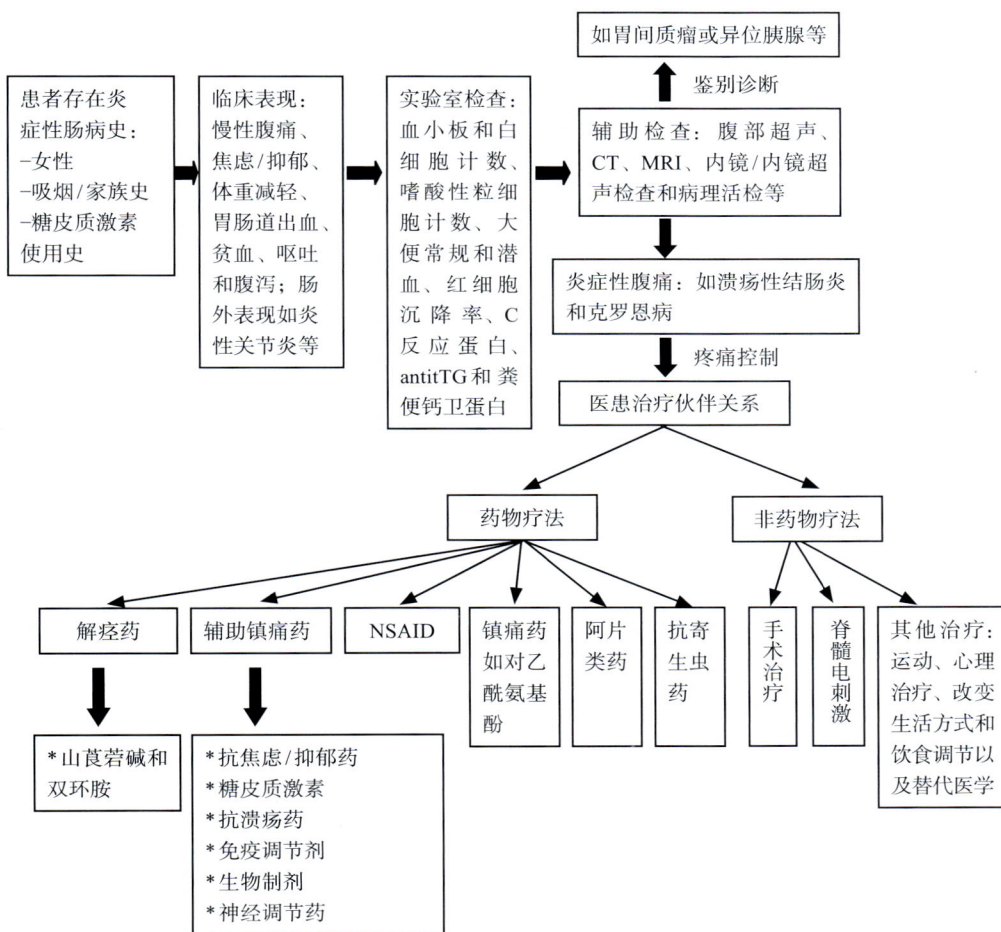

```
患者存在炎        临床表现：        实验室检查：                          如胃间质瘤或异位胰腺等
症性肠病史：      慢性腹痛、        血小板和白                                    ↑
-女性            焦虑/抑郁、       细胞计数、                            鉴别诊断
-吸烟/家族史      体重减轻、        嗜酸性粒细
-糖皮质激素        胃肠道出血、      胞计数、大         辅助检查：腹部超声、
 使用史           贫血、呕吐        便常规和潜         CT、MRI、内镜/内镜超
                 和腹泻；肠        血、红细胞         声检查和病理活检等
                 外表现如炎        沉降率、C
                 性关节炎等        反应蛋白、        炎症性腹痛：如溃疡性结肠炎
                                 antitTG和粪        和克罗恩病
                                 便钙卫蛋白
                                                            疼痛控制
                                                  医患治疗伙伴关系
```

药物疗法   非药物疗法

| 解痉药 | 辅助镇痛药 | NSAID | 镇痛药如对乙酰氨基酚 | 阿片类药 | 抗寄生虫药 | 手术治疗 | 脊髓电刺激 | 其他治疗：运动、心理治疗、改变生活方式和饮食调节以及替代医学 |

```
*山莨菪碱和      *抗焦虑/抑郁药
 双环胺         *糖皮质激素
               *抗溃疡药
               *免疫调节剂
               *生物制剂
               *神经调节药
```

炎症性腹痛诊疗流程

16

```
┌──────────────────┐  ┌──────────────┐     ┌──────────────┐ 无法手  ┌──────────────┐
│排除脊柱源性腰痛   │  │对警示征进    │     │多药化疗或手术│ 术或放  │放射性粒子植  │
│及其他类型腹腔内   │  │行适当的诊    │     │治疗如聚焦超  │ 化疗    │入术或内镜下  │
│脏良恶性病变如慢   │  │断工作        │     │声手术（HIFU）│ ──────▶│胰腺导管支架  │
│性胰腺炎、假性胰   │  │              │     │、胰腺癌冷冻消│         │安置术        │
│腺囊肿、胆石症、   │  │              │     │融术（PCA）   │         │              │
│消化道梗阻         │  │              │     │              │         │              │
└──────────────────┘  └──────────────┘     └──────────────┘         └──────────────┘
         ▲                    ▲                    ▲   病因治疗
```

```
┌──────────┐    ┌──────────┐    ┌──────────┐        ┌──────────┐
│患者存在胰│    │肿瘤是否侵│    │辅助检查：│   否   │确诊胰腺癌腹痛│
│腺癌病史：│───▶│犯邻近器官│───▶│如血液生化│ ─────▶ │          │
│-腹痛或中下│   │或远处转移│    │指标、消化│        └──────────┘
│腰部牵涉痛 │    │，是否接受│    │道肿瘤标志│              │ 疼痛控制
│-黄疸和体重│    │化疗、放疗│    │物、B超、 │              ▼
│减轻       │    │或手术等  │    │腹部CT、   │        ┌──────────┐
└──────────┘    └──────────┘    │MRI       │        │多模式镇痛│
                                └──────────┘        └──────────┘
                                                          │
                                                          ▼
                                                  ┌──────────────┐
                                                  │医患治疗伙伴关系│
                                                  └──────────────┘
```

                                    非药物疗法   药物疗法
                                                                              三阶梯止痛原则

| 神经调控技术 | 神经松解疗法 | 传统放疗/姑息放疗 | 脊髓后正中线点状切开术（PMM） | 经皮神经电刺激疗法CTENS和经颅直流电刺激疗法（tDCS） | 补充和替代疗法 | 对乙酰氨基酚和NSAID | 阿片类药物 | 辅助性镇痛药 |

```
┌──────────────┐    ┌──────────────────────┐
│*IDDS植入术   │    │*腹腔神经丛阻滞（CPB） │
│*脊髓电刺激   │    │*腹腔神经节松解术（CGN）│
│（SCS）       │    │*腹腔神经丛松解术（CPN）│
└──────────────┘    │*广泛神经丛松解术（BPN）│
                    │*胸腔镜内脏神经切除术   │
                    │（TS）                 │
                    │*内镜超声引导CPN（EUS-  │
                    │CPN/CGN/BPN）          │
                    │*内脏神经射频消融术     │
                    │*内脏神经冷冻松解术     │
                    └──────────────────────┘
```

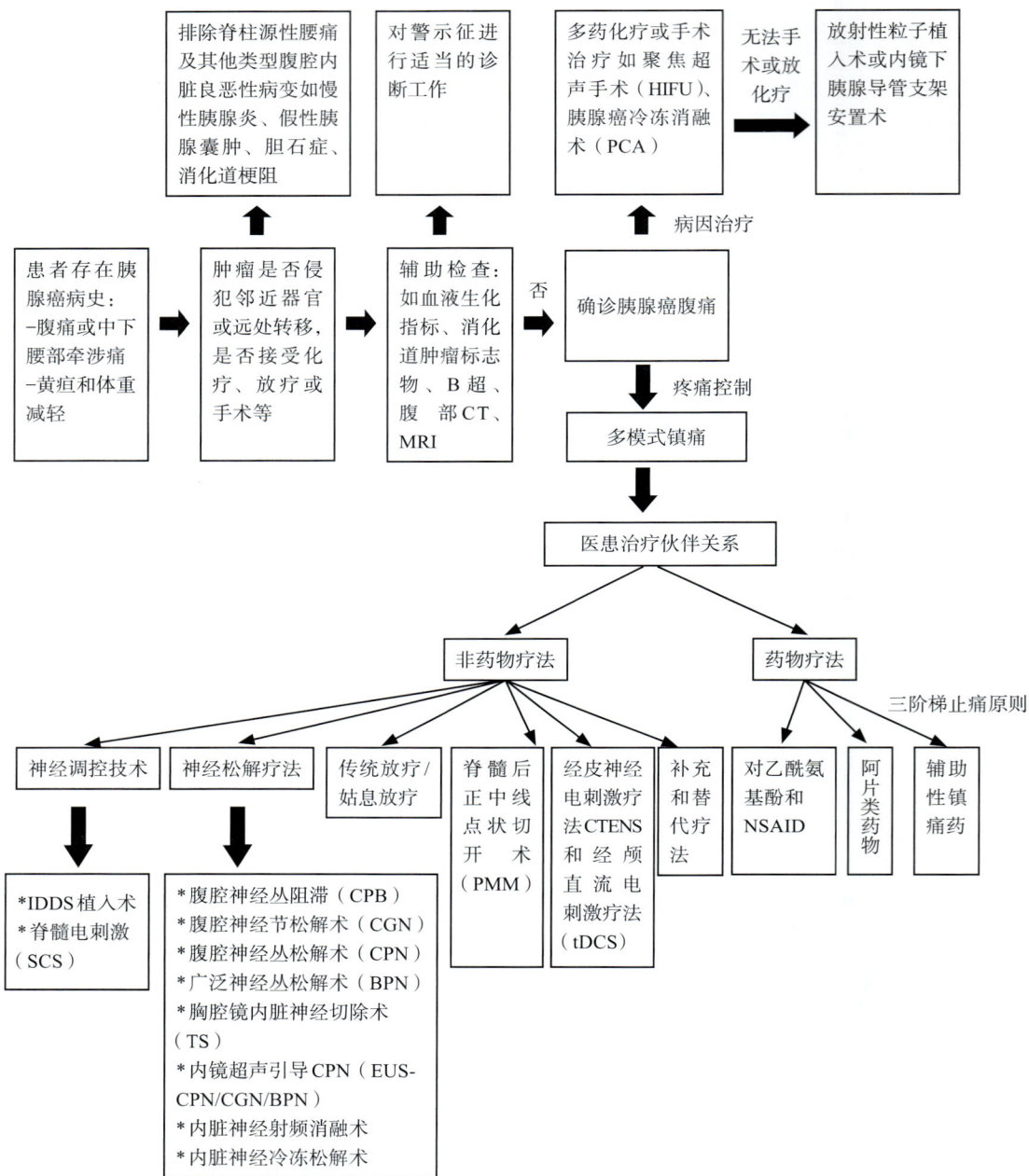

胰腺癌腹痛诊疗流程

```
┌─────────────┐    ┌─────────────┐    ┌─────────────┐    ┌─────────────────┐
│患者存在非典 │ →  │除结核或血液 │ →  │超声、X线片、│ →  │排除内脏疾病以及腹型│
│型腹痛或伴束 │    │肿瘤所致外, │    │MRI、骨扫描  │    │癫痫和腹型偏头痛  │
│带感,疼痛位 │    │实验室检查一 │    │或骨密度测定 │    └─────────────────┘
│置相对固定或 │    │般无特殊改变 │    │可发现脊椎相 │            │
│偏于一侧:   │    └─────────────┘    │应病变并排除 │            │ 否
│-存在胸段椎 │                      │内脏疾病     │            ↓
│管内占位或退 │                      └─────────────┘    ┌──────────────┐
│行性病变     │                                        │脊柱源性腹痛  │
│--一般无明显 │                                        └──────────────┘
│腹部体征     │
└─────────────┘
```

```
                        ┌──────────────┐
                        │医患治疗伙伴关系│
                        └──────────────┘
                     ┌──────┴──────┐
              ┌──────────┐    ┌──────────┐
              │症状治疗  │    │病因治疗  │
              └──────────┘    └──────────┘
          ┌──────┼──────┐      ┌──────┴──────┐
      ┌────────┐┌────────┐┌────────┐┌────────┐┌────────┐
      │药物疗法││物理疗法││微创介入││外科手术││微创介入│
      └────────┘└────────┘└────────┘└────────┘└────────┘
```

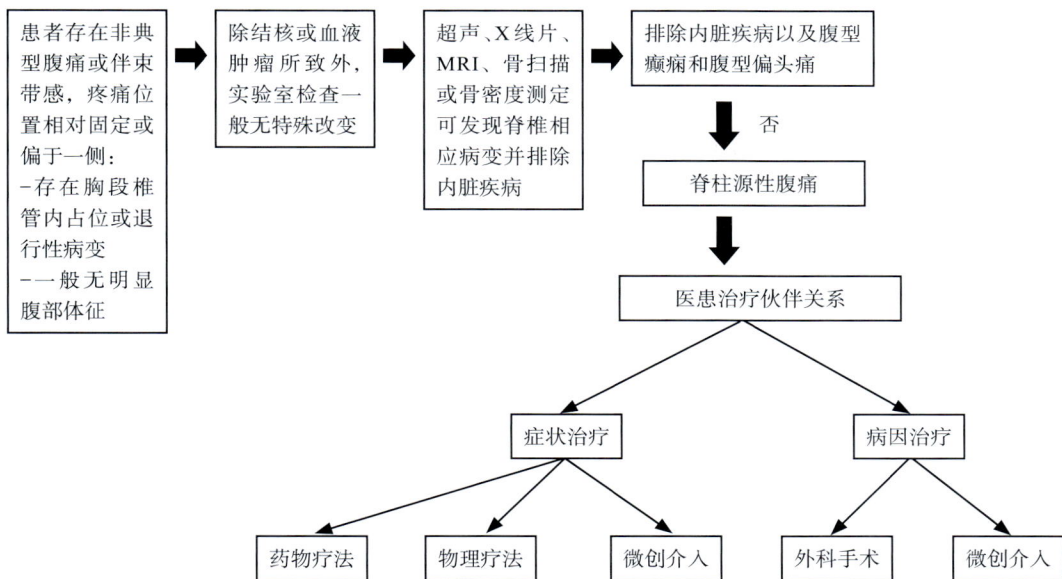

脊柱源性腹痛诊疗流程

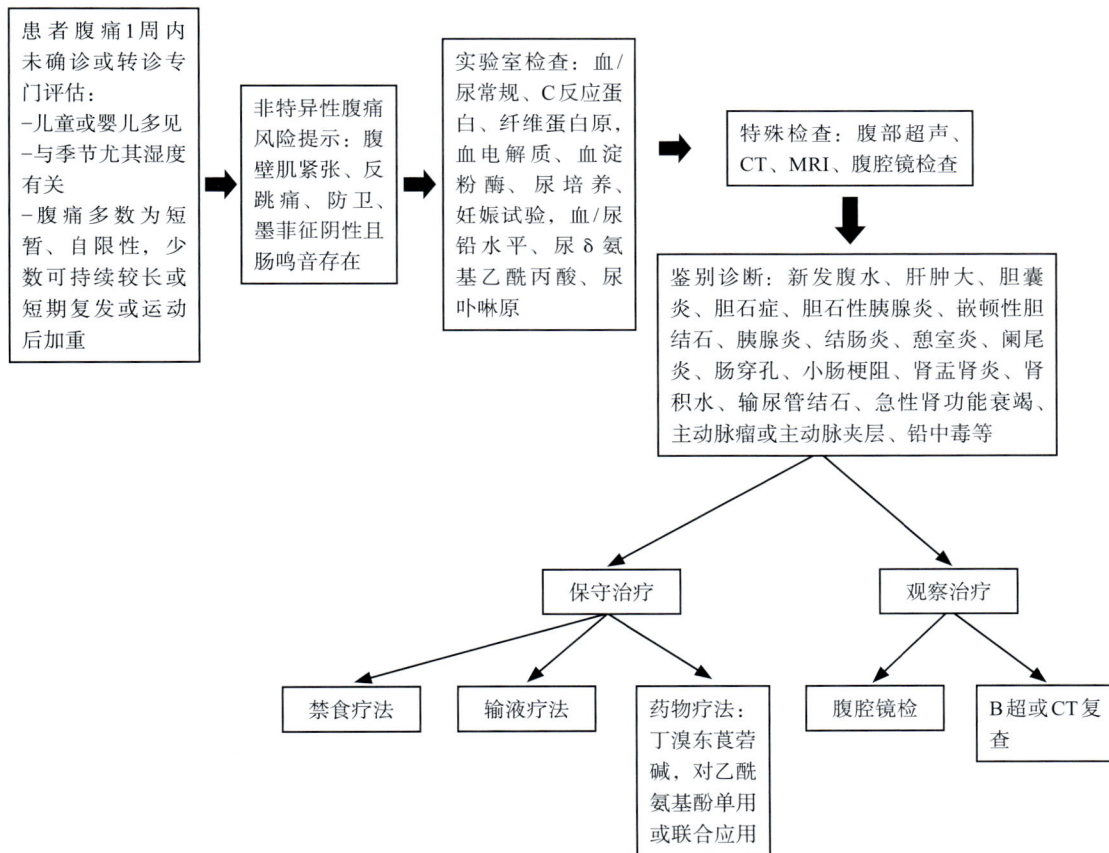

```
┌─────────────┐    ┌─────────────┐    ┌─────────────┐
│患者腹痛1周内│    │非特异性腹痛 │    │实验室检查:血/│
│未确诊或转诊专│    │风险提示:腹 │ →  │尿常规、C反应蛋│
│门评估:     │ → │壁肌紧张、反 │    │白、纤维蛋白原、│
│-儿童或婴儿多见│   │跳痛、防卫、 │    │血电解质、血淀 │
│-与季节尤其湿度│   │墨菲征阴性且 │    │粉酶、尿培养、 │
│有关         │    │肠鸣音存在   │    │妊娠试验,血/尿│
│-腹痛多数为短│    └─────────────┘    │铅水平、尿δ氨 │
│暂、自限性,少│                      │基乙酰丙酸、尿 │
│数可持续较长或│                      │卟啉原         │
│短期复发或运动│                      └─────────────┘
│后加重       │
└─────────────┘
```

```
                    ┌──────────────────┐
                    │特殊检查:腹部超声、│
                    │CT、MRI、腹腔镜检查 │
                    └──────────────────┘
                              │
                    ┌──────────────────────┐
                    │鉴别诊断:新发腹水、肝肿大、胆囊│
                    │炎、胆石症、胆石性胰腺炎、嵌顿性胆│
                    │结石、胰腺炎、结肠炎、憩室炎、阑尾│
                    │炎、肠穿孔、小肠梗阻、肾盂肾炎、肾│
                    │积水、输尿管结石、急性肾功能衰竭、│
                    │主动脉瘤或主动脉夹层、铅中毒等  │
                    └──────────────────────┘
              ┌──────────┴──────────┐
        ┌──────────┐            ┌──────────┐
        │保守治疗  │            │观察治疗  │
        └──────────┘            └──────────┘
     ┌──────┼──────┐          ┌──────┴──────┐
 ┌────────┐┌────────┐┌────────┐┌────────┐┌────────┐
 │禁食疗法││输液疗法││药物疗法:││腹腔镜检││B超或CT复│
 └────────┘└────────┘│丁溴东莨菪││        ││查      │
                     │碱,对乙酰│└────────┘└────────┘
                     │氨基酚单用│
                     │或联合应用│
                     └────────┘
```

非特异性腹痛诊疗流程

16

考虑肠易激综合征、功能性消化不良和其他疼痛的功能性胃肠病，或肠系膜缺血。其他可能的诊断包括痛苦的妇科疾病，例如子宫内膜异位症

对警示征进行适当的诊断工作

转诊至心理卫生保健专业人员以排除装病

是 ↑　　是 ↑　　是 ↑

患者存在持续或频繁的复发性腹痛至少6个月：
－与已知全身性疾病无关
－包括工作和社交在内的日常功能丧失

→ 疼痛与大便、进食或月经有关吗？ 否→ 病史或体检中确定的警示征？ 否→ 怀疑疼痛是假装的？

↓ 否

功能性腹痛综合征

↓

医患治疗伙伴关系

非药物疗法　　　　　药物疗法

动态人际心理疗法　　认知行为疗法　　催眠术　　抗抑郁药　　对症治疗

增强疗法
*两种不同的抗抑郁药
*抗抑郁药+非药物疗法
*抗抑郁药+非典型抗精神病药
*抗抑郁药+抗胆碱药
*抗抑郁药+普瑞巴林或加巴喷丁

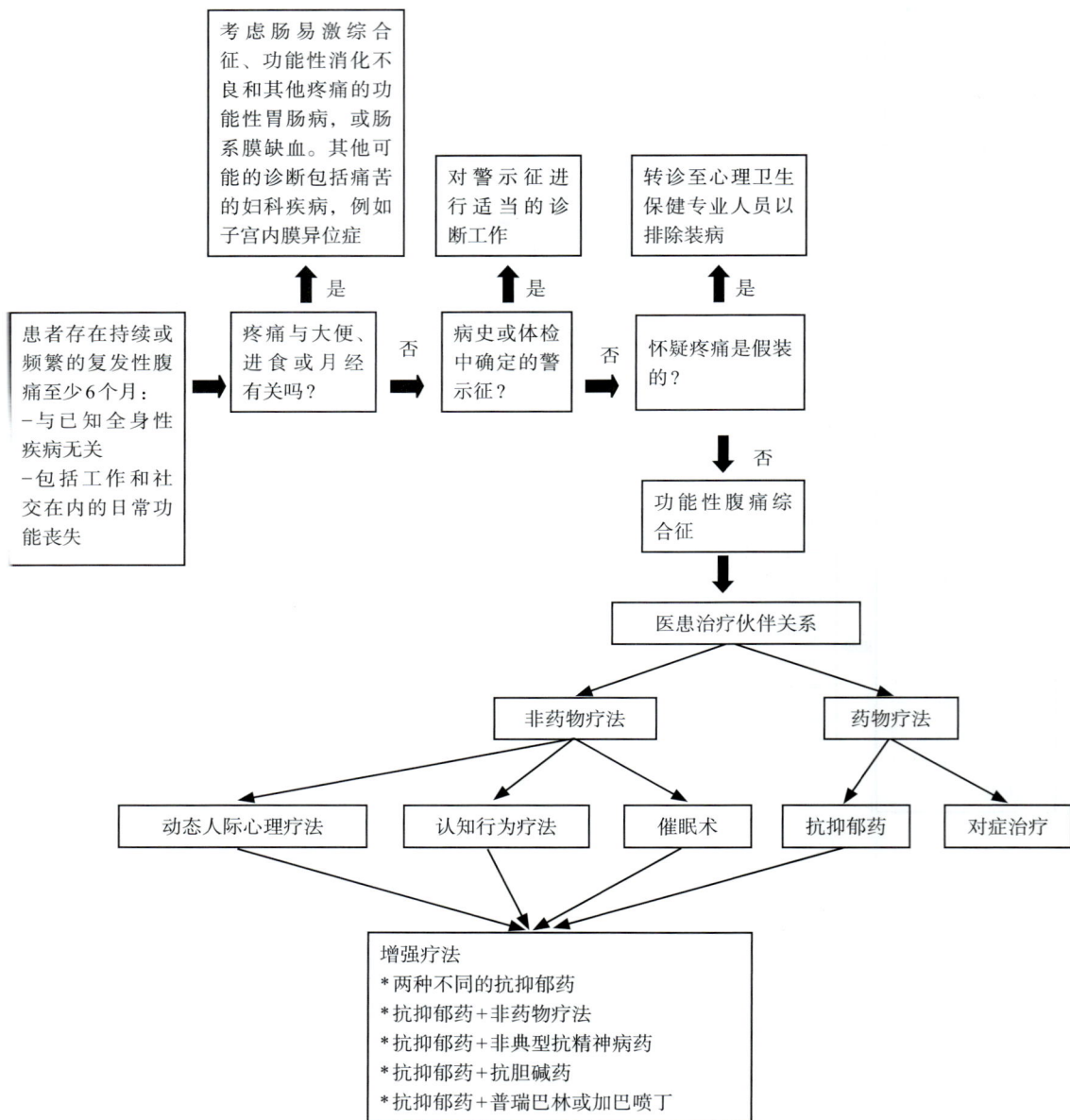

功能性腹痛综合征诊疗流程

338

第一节　腹部及内脏疼痛概述

腹部及内脏疼痛，简称腹痛，多达 1/4 的成年人一生中曾经历过腹痛，慢性术后疼痛中腹痛占 48%。1%～2% 的成人有慢性腹痛（chronic abdominal pain，CAP），且女性居多。CAP 可由炎症性疾病、损伤或手术创伤，以及结构、功能原因等引起。

（一）腹痛的分类

1. 根据病因来源分类

（1）炎症性疼痛：如急慢性胃炎、消化性溃疡、膈下脓肿，慢性胰腺、胆囊、腹膜、阑尾、盆腔或肾盂输尿管炎症等。

（2）恶性肿瘤相关性疼痛：如腹、盆腔内实质或空腔脏器恶性肿瘤侵犯腹腔神经丛等。

（3）空腔脏器或管道梗阻导致脏器阻塞或扭转：如急性胃、大网膜或卵巢囊肿蒂扭转，肠梗阻或套叠，胆囊、胰管或肾盂输尿管结石等。

（4）腹腔内脏穿孔或破裂：如胃肠穿孔，肝脾、肝癌或宫外妊娠破裂，胰腺损伤等。

（5）血管病变：如冠心病，急性肝静脉、门静脉或肠系膜血栓，腹主动脉夹层动脉瘤，脾、肾梗死等。

（6）腹腔内脏功能紊乱：如反流性食管炎、胃神经官能症、胃肠痉挛、急性胃扩张、胃肠功能紊乱、胆道运动障碍等。

（7）其他原因导致的腹痛：如腰腹部带状疱疹后疼痛，肋间神经痛，腹壁及内脏手术或腹壁创伤后慢性疼痛，脊柱源性腹痛，中毒与电解质紊乱，内分泌与代谢疾病，焦虑抑郁等精神疾病也可导致腹痛。

2. 根据病变部位分类

（1）腹壁痛：如肋间神经痛、腰腹部带状疱疹相关性神经痛、腹壁肌肉损伤、术后瘢痕、皮神经卡压综合征、恶性肿瘤腹壁种植转移等导致的腹痛。

（2）内脏痛：如内脏器官的炎症、损伤、肿瘤、梗阻、扭转、穿孔、出血或缺血、外伤或功能障碍、寄生虫感染等导致的腹痛。

（3）脊柱源性腹痛：如胸腰椎骨质疏松合并压缩性骨折、脊椎侧弯、胸椎结核、胸椎椎间盘突出或黄韧带肥厚、脊髓神经损伤、脊椎小关节病变、椎管狭窄等导致的腹痛。

（4）牵涉痛：来自远隔器官的病变如冠心病、心绞痛、腹痛型癫痫、脑卒中或脑炎、部分脊髓肿瘤、蛛网膜炎等可导致牵涉性腹痛。

3. 根据病程长短分类

（1）急性腹痛：指发病急骤，疼痛病程少于 6 个月者。如急性阑尾炎导致的急性下腹痛，急性胆囊炎导致的急性右上腹痛。

（2）慢性腹痛：指病情迁延不愈，疼痛病程超过 6 个月者。常见的如恶性肿瘤以及慢性腹腔炎症、术后肠粘连等导致的慢性腹痛。

（二）治疗原则

1. 病因治疗

腹痛的病因复杂，必须首先明确诊断，然后针对原发病进行治疗。对急性腹痛，紧急情况下应及时开腹或经腹腔镜手术以消除病因。

2. 疼痛治疗

对急性腹痛，诊断明确且确实存在剧烈疼痛者，可根据实际情况给予必要的止痛措施。对慢性腹痛，当药物治疗无效或不良反应限制其应用时，应考虑行微创介入或手术治疗，如椎管内患者自控镇痛术、腹腔神经丛阻滞或毁损术、鞘内药物输注系统植入术、脊髓电刺激、脊髓后正中点状切开术等。

第二节　常见腹部及内脏疼痛疾病的管理

一、炎症性腹痛

（一）病因

1. 常见病因

慢性炎症性腹痛多源自炎症性肠病（inflammatory bowel disease，IBD），包括克罗恩病（Crohn disease，CD）和溃疡性结肠炎（ulcerative colitis，UC），其中 UC 比 CD 更多见，且常和功能性肠病如肠易激综合征（irritable bowel syndrome，IBS）共病。北美和欧洲的 UC 发病率为 90 ~ 505/10 万，影响超过 70% 的活动性炎症患者和 20% 以上的静止性炎症患者，并导致不良的饮食习惯和营养状态。IBD 静止痛（abdominal pain in quiescent，QP-IBD）与糖皮质激素使用、焦虑或抑郁和女性性别独立相关。

2. 其他病因

包括胰腺炎、罕见的胃肠道炎性纤维样息肉（inflammatory fibroid polyp，IFP）、嗜酸性胃炎、蛔虫感染、静脉硬化性结肠炎、硬化性包裹性腹膜炎等。

（二）诊断

1. 病史

如吸烟或家族史等。

2. 症状和体征

慢性腹痛、呕吐、腹泻、胃肠道出血、焦虑、抑郁、体重减轻、贫血；肠外表现如炎性关节炎、IBD 相关皮肤病（包括坏疽性脓皮病）、结节性红斑、葡萄膜炎、巩膜炎和原发性硬化性胆管炎等；嗜酸性胃炎可表现为伴恶心和腹泻的间歇性腹痛。

3. 实验室检查

包括血小板和白细胞计数、嗜酸性粒细胞计数、大便常规和潜血、红细胞沉降率、C 反应蛋白、白蛋白含量、抗组织转谷氨酰胺酶（anti-tissue transglutaminase，anti-tTG）和粪便钙卫蛋白。

4. 辅助检查

包括腹部超声、CT、MRI、内镜/内镜超声检查和病理活检等；如嗜酸性胃炎的胃肠黏膜组织学评估显示嗜酸性粒细胞浸润达每高倍视野 20 个嗜酸性粒细胞。

（三）鉴别诊断

IFP 需与某些黏膜下病变如胃间质瘤或异位胰腺相鉴别。

（四）治疗

1. 非手术治疗

（1）药物治疗：1/3 以上的 UC 患者炎症控制后仍有持续性疼痛，此时可考虑使用解痉药（如山莨菪碱、双环胺）、对乙酰氨基酚、NSAID（如布洛芬、吲哚美辛和塞来昔布）、神经调节药（如加巴喷丁）、阿片类药物、抗抑郁/抗焦虑药、糖皮质激素、抗溃疡药（如美沙拉秦）、免疫调节剂（如硫唑嘌呤、巯嘌呤、甲氨蝶呤）、生物制剂（如英夫利西单抗、阿达木单抗、培塞利珠单抗、戈利木单抗、维得利珠单抗、乌司奴单抗）以及抗寄生虫药（如阿苯达唑）等进行治疗。

（2）其他治疗：包括运动、心理治疗（认知行为疗法、压力管理和应对技能培训最常用）、改变生活方式和饮食调节（如戒酒、补充益生元制剂）以及替代医学（如针灸和 TENS）。

2. 脊髓电刺激疗法

传统的脊髓电刺激（SCS）治疗胰腺炎引起的慢性神经痛有一定的疗效，而背根神经节刺激（DRGS）对持续性疝修补术后疼痛以及 Roux-en-Y 胃分流术后上腹痛均有效。胸椎管植入永久性电极并采用 BurstDR-SCS 持续 2 年以上可能是治疗疝修补术后疼痛综合征、UC、腹神经病变导致的腹痛综合征的有效方法。

3. 手术治疗

20%~30% 药物治疗无效的 UC 患者需要手术治疗。

二、恶性肿瘤相关性腹痛

腹部恶性肿瘤可涉及实质脏器和空腔脏器，前者如肝癌、胰腺癌、肾癌等，后者包括胃癌、胆囊癌、结直肠癌、小肠癌等，不同来源的恶性肿瘤均可导致腹痛。胰腺癌是预后极差的实体癌之一，最常见于胰体（45.2%）和胰头（41.9%），全球发病率为 8/10 万，能手术治疗者不到

20%，平均存活时间不超过 4.6 个月，5 年生存率仅为 5%~10%，93% 的患者存在与胰腺癌相关的疼痛，其中 83% 为中、重度疼痛。即便在肿瘤治疗开始或已证实肿瘤缩小后，仍有 30% 的患者存在持续性疼痛。年龄 ≥ 70 岁是疼痛治疗不足的独立预测因子。疼痛控制不佳与热量摄入减少、睡眠质量差、职业和社交活动减少或受限有关，因此，适当的支持性治疗以减轻疼痛可以极大地提升患者对治疗方案的适应性和耐受力，并改善其总体生活质量和生存率。下文主要阐述胰腺癌相关性疼痛。

（一）病因

胰腺癌腹痛的病理生理机制复杂并涉及多个因素，最常见的两种机制是胰腺神经病变和胰管阻塞。疼痛可能继发于肿瘤对腹腔神经丛的直接浸润或压迫和（或）主胰管梗阻、胰酶不足。

1. 神经病变

胰腺癌具有嗜神经性，约 70% 的胰腺腺癌发生神经周围浸润，或累及轴突束周围的保护鞘。肿瘤切除术后常见的病理表现为胰腺内和胰腺外神经丛（包括腹腔神经丛）的恶性受累，也可表现为神经密度增加和神经肥大。胰腺癌疼痛的发生还与几种神经递质如谷氨酸、P 物质、神经生长因子（nerve growth factor，NGF）、降钙素基因相关肽以及炎症细胞有关，尤其肿瘤巨噬细胞浸润可增加 NGF 的分泌，从而激活痛觉通路。高水平的 NGF 与胰腺癌的神经侵袭和疼痛强度呈正相关。

2. 主胰管阻塞

胰腺肿瘤经常导致主胰管阻塞，导致上游管内和间质压力增加，继发胰腺外分泌酶缺乏，引起吸收障碍和餐后疼痛。

3. 其他原因

疼痛的发生还与肿瘤直接侵犯邻近器官、远处转移以及化疗、放疗或手术等治疗不良反应相关。

（二）诊断

胰腺癌患者最常见的症状是腹痛或中下腰部的牵涉痛、黄疸和体重减轻。结合病史、临床表现和辅助检查如血液生化指标检测、消化道肿瘤标志物、B 超、腹部 CT、MRI 检查，一般不难确定诊断。

（三）鉴别诊断

需排除脊柱源性腰痛，以及其他类型腹腔内脏良恶性病变如慢性胰腺炎、假性胰腺囊肿、胆石症、消化道梗阻等。

（四）治疗

胰腺癌腹痛应在病因治疗的基础上，采用多模式联合镇痛以缓解患者疼痛并提高生活质量，延长生存期。

1. 非手术治疗

1）化学治疗

化学治疗（简称"化疗"）在晚期胰腺癌患者疼痛和生活质量指标的管理中至关重要。吉西他滨因可提高临床受益率及生存率，被获准用于晚期胰腺癌。5-氟尿嘧啶、奥沙利铂、伊立替康联合应用则在整体健康状况改善及疼痛缓解时间上明显优于单用吉西他滨。二线的多药化疗方案（如 5-氟尿嘧啶＋亚叶酸＋伊立替康脂质体），对接受吉西他滨为基础的胰腺癌化疗患者，无论对生存率或疼痛缓解均有好处。

2）放射治疗

放射治疗简称"放疗"，包括传统放疗和姑息性放疗，均可有效解决局部晚期胰周癌相关性疼痛。可能的治疗机制包括：放疗可通过减少肿瘤体积，减轻导管阻塞，从而缓解肿瘤相关导管阻塞和神经周围浸润引起的疼痛，或通过破坏炎症途径减少神经侵袭的不良影响。

立体定向全身放疗（stereotactic body radiation therapy，SBRT）技术更先进，能以适型方式提供更高剂量的辐射。研究表明，对胰腺癌相关疼痛患者实施 SBRT，分 1～6 次给予 16.5～45 Gy 的放疗剂量，其疼痛缓解率超过 80%，54% 的患者疼痛完全缓解，还能改善不能手术者的恶心（100%）、厌食（58%）、体重减轻（80%）和疲劳（20%），包括十二指肠出血、溃疡和肠梗阻在内的轻中度 3 级毒性发生率为 3.3%～18%。

放疗既可单独使用，又可与腹腔神经丛阻滞或毁损术等联用。对预后不良的患者，单用姑息性放疗的止痛效果与同期放化疗相当。美国放射肿瘤学会临床指南强烈建议对胰腺癌原发或特定的转移灶进行姑息性放疗，以进行症状管理。SBRT 和适形放疗为胰腺癌相关性疼痛的有效控制提供了一种非侵入性手段，并能减少阿片类药物的依赖。

3）镇痛药物治疗

（1）对乙酰氨基酚和 NSAID：这些药物在治疗严重和持续疼痛方面的镇痛效果有限，长期使用会增加毒性风险。不良反应包括但不限于肝损伤（主要涉及对乙酰氨基酚）、胃炎、溃疡和肾损伤。此外，当与化疗联用时，NSAID 在化疗诱导脱水的情况下可增加急性肾损伤的风险，而对乙酰氨基酚可导致肝功能异常。对于无手术指征的、消化道或骨转移导致的难治性癌痛，经门诊规范化用药，包括阿片类药物增量或轮换、口服 NSAID 和辅助镇痛仍无法控制者，采用帕瑞昔布 40 mg/d 皮下、肌肉或静脉注射治疗 1～3 天，疼痛缓解率达 87%，且阿片类用量减少。少见不良反应包括注射部位蝶形红斑和血肿，急性肾损伤和肝功能紊乱。

（2）阿片类药物：是治疗胰腺癌疼痛的主要药物，其中绝大多数是纯 μ 受体激动剂，与中枢和周围神经系统的 μ 受体结合起镇痛作用；另一些则表现为其他镇痛机制，如 NMDA 受体拮抗（美沙酮和左啡诺）和（或）单胺重摄取抑制（曲马多、他潘多尔、美沙酮和左啡诺）；丁丙诺啡作为 μ 受体部分激动剂在癌痛控制的作用尚未完全确定；其他混合激动／拮抗剂，如纳布啡和喷他佐辛，因激活与感觉障碍相关的 κ 受体而无效。用药应遵循三阶梯止痛药物使用原则。中、重度疼痛的初治患者可选用即释弱阿片类药物如曲马多，或小剂量强阿片类药物，如氢可酮（仅可与对乙酰氨基酚联用）、吗啡、羟考酮（含或不含对乙酰氨基酚）、羟考酮和氢吗啡酮。每天需要服用几次即释阿片类药物者应及时换用阿片缓释剂，以延长镇痛时间并维持更稳定的血药浓度。应根据病情每 3~4 h 给予一次即释阿片类药物以治疗暴发痛，剂量约为计划阿片缓释剂每日基础剂量的 10%~20%。包括抗癌治疗在内的联合用药、器官功能损害、老年、恶病质和遗传学可能严重影响阿片类药物代谢，尤其反复用药时易导致镇痛不足或过量。肾功能衰竭时活性代谢物的积累可能导致阿片类药物神经毒性。芬太尼和美沙酮无活性代谢物，美沙酮通过胆汁盐排泄，两者可作为肾衰竭患者的首选。在出现肝衰竭的情况下，阿片类给药应采用较低剂量和较长给药间隔时间。

（3）辅助性镇痛药：研究显示，普瑞巴林 75 mg 每日两次和盐酸吗啡缓释片联合应用于胰腺癌疼痛可显著减少后者的每日用量达 23.5 mg，止痛效应和单用吗啡类似，但暴发痛的持续时间更短，不足之处是嗜睡、头晕和认知功能障碍的发生率显著高于单用吗啡。其他如糖皮质激素、抗抑郁药等也常与阿片类药联合用于治疗慢性胰腺癌疼痛。

4）补充或替代治疗

据报道，草药疗法与药物的相互作用可能影响处方药物如化疗药、对乙酰氨基酚、降糖药物、抗凝剂和阿片类药物的疗效或不良反应，或损害宿主免疫能力或器官功能。因此，在化疗期间停止补充与替代疗法、营养药物、草药疗法最安全。

5）经皮神经电刺激疗法（TENS）和经颅直流电刺激疗法

TENS 是一种无药物、无创、低风险的疼痛治疗方法。TENS 治疗仪产生一个低强度电流，该电流通过导线流向放置在身体疼痛部位或其附近的粘合电极片。电流经皮肤传导到疼痛区域的肌肉，与局部伤害性神经纤维结合，调节神经递质的释放。通常在电刺激 30 min 内，疼痛程度降低 20%~50%，并可持续 1 至数小时。采用高频和足够高强度的电流止痛最有效，电流传导略有不适但不疼痛。对存在腹部开放性伤口、心脏起搏器或妊娠患者，不推荐 TENS 治疗。使用 TENS 期间，患者应保持清醒，操作重型机械或驾驶时应谨慎。

经颅直流电刺激疗法（transcranial direct current stimulation，tDCS）用于肝细胞癌所致的上腹痛，在第 5 次刺激后起效并持续至刺激结束后 1 个月，无论 VAS 还是 VRS 评分均明显降低，未来可尝试用于胰腺癌所致的上腹痛。

2. 微创介入治疗

胰腺癌疼痛被认为部分由腹腔神经丛介导。腹腔神经丛是三个主要交感神经丛中最大者，起源于后腹腔，位于主动脉前外侧，大约在第一腰椎、腹腔干和肠系膜上动脉水平，肾动脉位于神经丛的正下方。它由节前交感神经传出纤维组成，包括内脏大、小和最小内脏神经，分别起源于 $T_{5\sim10}$、$T_{10\sim11}$ 和 T_{12} 的胸交感神经链。腹腔神经丛接收来自胃远端、胰腺、胆囊、十二指肠、小肠和大肠的反馈（**图 16-1**）。

1）神经松解术

腹腔神经丛阻滞（coeliac plexus block，CPB）、腹腔神经节松解术（celiac ganglia neurolysis，CGN）、腹腔神经丛松解术（celiac plexus neurolysis，CPN）、广泛神经丛松解术（broad plexus neurolysis，BPN）以及胸腔镜内脏神经切除术（thoracoscopic splanchnicectomy，TS）均为侵入性的神经松解术，可减少对阿片类药物的需求，以治疗上腹部恶性肿瘤，尤其胰腺癌引起的疼痛，应用化学药物（常用 50%~100% 乙醇）或物理毁损会导致靶神经纤维永久性或暂时性

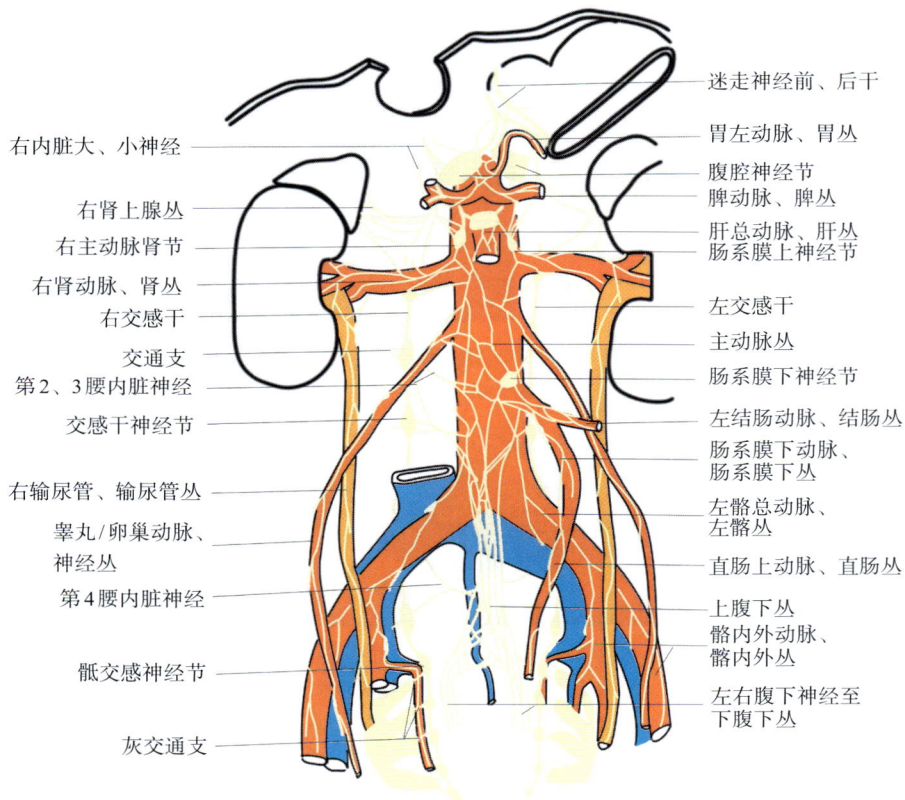

右内脏大、小神经

右肾上腺丛
右主动脉肾节
右肾动脉、肾丛
右交感干
交通支
第2、3腰内脏神经
交感干神经节

右输尿管、输尿管丛
睾丸/卵巢动脉、神经丛
第4腰内脏神经

骶交感神经节

灰交通支

迷走神经前、后干
胃左动脉、胃丛
腹腔神经节
脾动脉、脾丛
肝总动脉、肝丛
肠系膜上神经节
左交感干
主动脉丛
肠系膜下神经节
左结肠动脉、结肠丛
肠系膜下动脉、肠系膜下丛
左髂总动脉、左髂丛
直肠上动脉、直肠丛
上腹下丛
髂内外动脉、髂内外丛
左右腹下神经至下腹下丛

图 16-1　腹腔神经丛解剖

变性，从而中断神经传递。神经松解术通常用于药物治疗无效的晚期胰腺癌患者，可借助腹部超声、透视或 CT 影像下经皮腹前入路或双侧后入路、术中放置或使用内镜超声（endoscopic ultrasound，EUS）引导经胃后壁入路完成。

内镜超声引导下腹腔神经丛松解术（endoscopic ultrasound-guided celiac plexus neurolysis，EUS-CPN）可借助彩色多普勒技术，提供胃腔周围血管的详细实时成像（图 16-2），一般认为其总体安全性优于经皮入路 CPN，它可以通过单侧或双侧入路进行，但操作时仍需考虑神经丛、胰腺和局部肿瘤扩散的相关神经解剖以及医师的专长。

目前证据表明，CPN 至少可改善 4~8 周时的疼痛评分达 80% 左右，且治疗后 4~8 周时阿片类药用量显著减少，但对总体生存率无影响；采用单侧或双侧入路疼痛缓解率及治疗相关不良反应无差异；EUS 或 TS 下神经松解术可使疼痛降低至少 50% 并持续数周，而风险较低，其间患者仍可接受化疗或放疗。

（1）内镜超声引导下神经松解术：EUS-CPN 于 1996 年进入临床，是一项相对较新的技术，美国国立综合癌症网络（National Comprehensive Cancer Network，NCCN）指南第三版（2017）推荐其用于重度癌症相关性疼痛。近年来内镜超声引导下腹腔神经节松解术（EUS-guided celiac ganglia neurolysis，EUS-CGN）、内镜超声引导下广泛神经丛松解术（EUS-guided broad plexus neurolysis，EUS-BPN）也已广泛用于临床。EUS-CGN 是将神经松解剂直接注入腹腔神经节（图 16-3）。研究

16

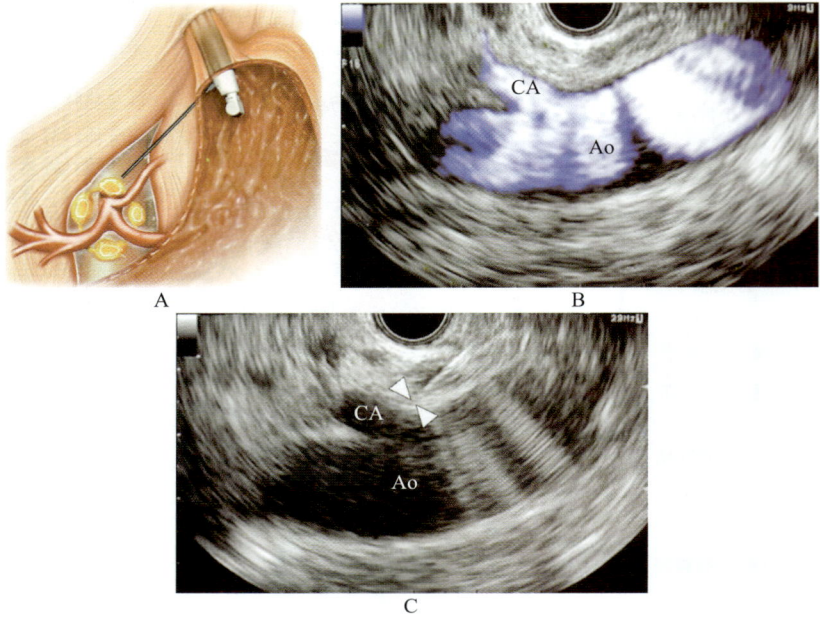

图 16-2　内镜超声引导下腹腔神经丛松解术（EUS-CPN）

A. EUS-CPN 示意图；B. 胃小曲部彩色血流 EUS 图像，显示主动脉（Ao）和腹腔动脉（CA）的纵向视图；C. 穿刺过程中 EUS-CPN 的 EUS 图像，在 CA 原点附近推进 22 号针，箭头表示针尖。蓝色：血流

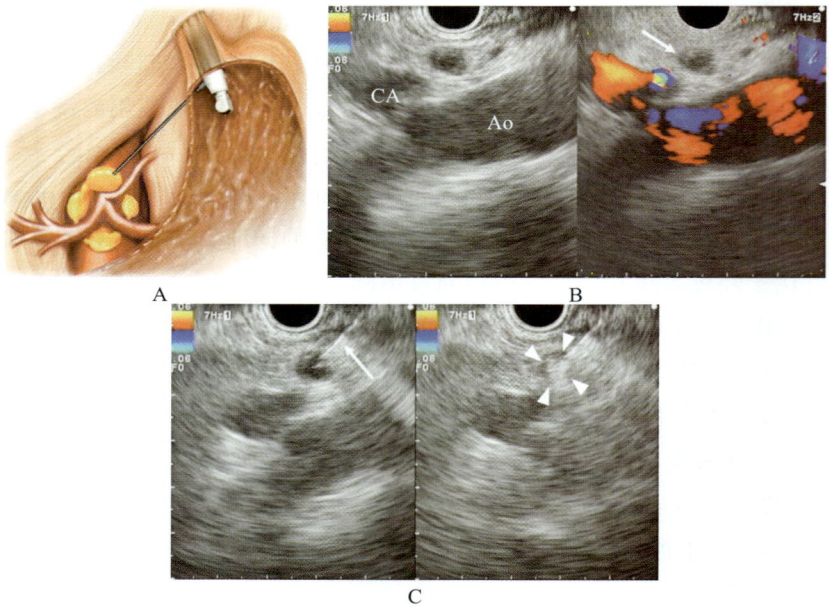

图 16-3　内镜超声引导下腹腔神经节松解术（EUS-CGN）

A. EUS-CGN 示意图；B. 胃小弯的 EUS 图像，显示位于主动脉前方的腹腔神经节（箭头）；C. 注射神经松解剂前后的 EUS 图像，神经节呈高回声（箭头）。Ao：主动脉，CA：腹腔动脉；蓝色：远离镜头的血流；红色：流向镜头的血流

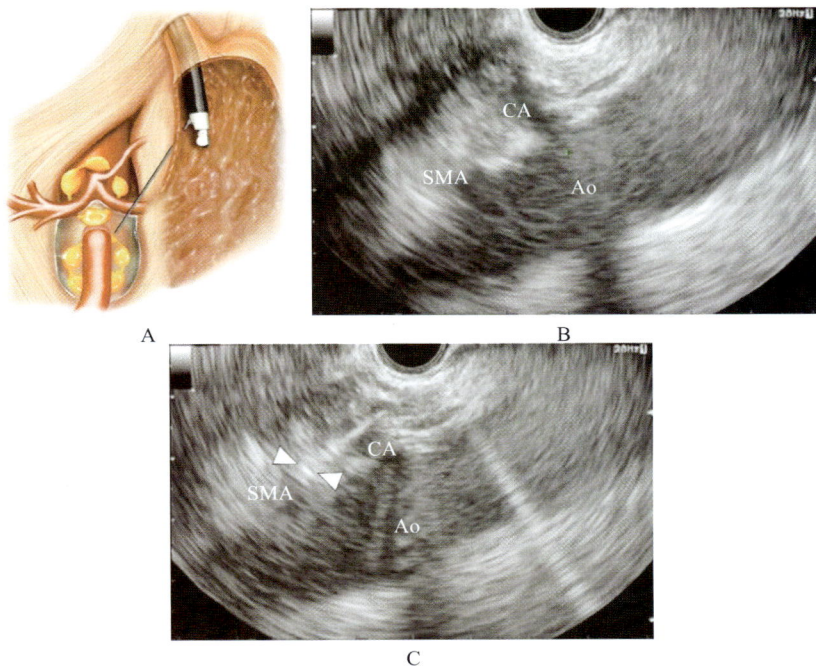

图 16-4 内镜超声引导下广泛神经丛松解术（EUS-BPN）

A. EUS-BPN示意图；B. 胃小弯的EUS图像，显示主动脉（Ao）、腹腔动脉（CA）和肠系膜上动脉（SMA）的纵向视图；C. 穿刺过程中的EUS图像，在SMA附近推进25号针，箭头表示针尖

显示，EUS-CGN 比 EUS-CPN 能更有效地缓解疼痛（缓解率 73.5% vs. 45.5%），且高容量 EUS-CGN（注射无水酒精 4 ml）优于低容量 EUS-CGN（无水酒精 1 ml），前者扩散范围更广，可能实现更彻底的神经松解。EUS-BPN 是 EUS 引导神经松解术的改良，通过在肠系膜上动脉起点周围注射神经松解剂，使药物分布更广泛（图 16-4）。研究显示，EUS-BPN 对胰腺癌尤其癌细胞在腹腔内广泛扩散、已超出 CPN 分布范围者疼痛缓解率显著优于 EUS-CPN，而 EUS-BPN 联合 EUS-CGN 比 EUS-BPN 单用镇痛效果好。

适应证：伴有上消化道恶性肿瘤（包括胰腺癌）的慢性腹痛和背痛患者，尤其是无法手术切除的胰腺癌患者，其疼痛严重影响生活质量，或阿片类药物镇痛不足、阿片类药物相关不良反应难以耐受。

禁忌证：包括出血倾向（凝血酶原时间国际标准化比率 > 1.5，血小板计数 < 50×10^9/L）、心肺不稳定和不能充分镇静者。因出血风险增加，食管或胃静脉曲张可能是相对禁忌证。其他相关禁忌证包括解剖结构扭曲或手术改变，直接肿瘤侵犯，以及腹腔或肠系膜上动脉的先天性解剖畸形，使 EUS 引导下难以清晰显示腹腔干或腹腔神经节的解剖标志。

并发症：EUS-CPN 并发症发生率为 21%，常见腹泻（18%）和低血压（20%），与神经松解术后交感神经活动中断有关，多数为自限性和轻微反应，另有 1.5% ~ 8% 的患者术后短暂性疼痛加重。严重并发症发生率只有 0.2%，如脊髓前动脉穿刺损伤或神经毁损药物注射后血管痉挛导致急性脊髓缺血引起的永久性截瘫、神经毁损药从腹腔神经丛向头侧膈肌弥散致双侧膈神经麻痹引起的急性呼吸衰竭、注射无水酒精后毗邻血管痉挛或动脉栓塞导致的肝脾梗死与肠缺血。

（2）内脏神经松解术与射频消融术联合应用或单独应用：与腹部恶性肿瘤相关的疼痛可源于躯体、内脏或神经病变。内脏伤害性信号沿交感神经纤维传导至位于 $T_{12} \sim L_2$ 椎体周围的腹腔神经丛，随后被上传至 $T_{5\sim12}$ 背根神经节的内脏神经导致上、中腹部疼痛。① 内脏神经松解术与射频消融联合应用：患者取俯卧位，2% 利多卡因皮肤局麻，射频针向 T_{11} 椎体前外侧穿刺，一旦确认针尖到位，立即行感觉测试，当在其腹痛的同一区域诱发腹部刺激，以 2% 利多卡因 2 ml 局麻后对两侧内脏神经行射频消融（radiofrequency ablation，RFA），80℃，90 s。稍稍退针，司法在椎体周围扩大毁损。随后，将针放置于 T_{11} 椎体前外侧附近（内脏神经通常位于此处），以非离子造影剂确认针尖到位，每侧给予 2% 利多卡因 3 ml 局麻后，将无水酒精 8 ml 与造影剂 2 ml 混合，透视下每侧给药 5 ml 并确认溶液扩散到位，术后疼痛缓解 3 周。② 内脏神经松解术单独应用：适用于腹腔神经丛神经松解术无效（治疗后 2～3 周疼痛控制不佳）的胰腺癌疼痛患者，可获得持久有效的疼痛控制。患有全身性疾病和感染、凝血障碍、严重脊柱病变或临床上严重心肺疾病者列为禁忌证。具体操作如下：患者术前禁食 6 h，安置 20 G 静脉插管，术前静脉注射生理盐水 500 ml。患者在手术台上取俯卧位，胸部垫枕，以减少胸腰椎前凸并增加髂后上棘和胸廓之间的距离。监测心电图、无创血压和脉搏血氧饱和度仪。透视观察 T_{12}，将 C 臂旋转 20°～30°，适度调整横突和椎体间距。插入 22 G 15 cm 长的注射用千叶针，透视引导下朝 T_{12} 椎体的前外侧缘推进，两侧分别进行。在正、侧位透视下确认 T_{12} 椎体和针的最终位置，轻轻回吸确认无血液或液体，随后注射造影剂并透视确认其扩散范围，分别向两侧注射 6% 苯酚溶液 5～8 ml。

（3）内脏神经冷冻松解术：适用于保守药物止痛无效的胰腺癌疼痛患者，是一项微创、安全有效的方法。在局部麻醉和 CT 引导下，采用 17 G 冷冻刀头，经皮后外侧椎旁入路进行内脏神经冷冻松解术，VAS 评分在术后 1、3、6 个月获得明显改善，止痛药用量显著减少，无明显并发症。

2）高强度聚焦超声（high-intensity focused ultrasound，HIFU）

又称聚焦超声手术，其单用或联合吉西他滨化疗可使晚期胰腺癌患者疼痛缓解率达 80% 或更多，且生存期延长。止痛机制可能包括：① 肿瘤中的神经纤维因热效应受损或发生凋亡；② 靶向腹腔神经丛失活无法向大脑传输疼痛信号；③ 由此产生的肿瘤收缩使支配神经纤维的机械压力降低，减少了发出疼痛强度和组织来源信号的神经传递。HIFU 治疗胰腺癌相关疼痛的并发症很少或轻微，包括浅表皮肤烧伤（3.4%）、皮下脂肪硬化（6.7%）和无症状胰腺假性囊肿（1.1%）。与传统的高强度 HIFU 治疗相比，采用低强度累积 HIFU 治疗转移性胰腺癌疼痛缓解率和生存率更高，且安全性更好。

3）胰腺癌冷冻消融术

研究证实，尽管胰腺癌冷冻消融术（pancreas cryoablation，PCA）可能会导致一些胰腺癌患者出现短期腹痛，但联合 PCA 和 CPB 可缓解胰腺癌腹痛 8 周以上，治疗后仅有轻微不良反应如血清淀粉酶升高、腹胀和恶心、腹部出血，在 3 周后自发消失或在对症治疗后消失。

4）内镜下胰腺导管支架安置术

胰腺癌腹痛的两个主要机制是继发于梗阻的胰腺导管高压和继发于局部肿瘤浸润的神经病

变。前者导致梗阻性疼痛，后者则是持续的神经病理性疼痛。一项系统评价显示，胰腺癌腹痛患者采用胰腺导管减压术，其中绝大多数为经内镜逆行性胰胆管造影术（endoscopic retrograde cholangiopancreatography，ERCP），极少数为 EUS，手术成功率为 87%，95.2% 使用了塑料支架安置，术后疼痛部分或完全改善率为 93%，疼痛改善的平均持续时间为 94 ± 16 天。并发症方面，ERCP 相关不良事件为括约肌切开术后出血（1.8%）、术后胰腺炎（0.6%）和胰腺出血（0.6%）；EUS 引导下胰腺导管减压术患者未出现不良事件；支架移位和阻塞发生分别为 3.6% 和 3.0%。没有不良反应相关死亡率的报告。

5）神经调控技术

（1）鞘内药物输注系统（IDDS）植入：IDDS 通过鞘内注射在脊髓背角受体附近提供持续精确且比口服 / 肠外途径更小剂量的阿片类药物缓解疼痛，并减少不良反应。适用于确诊胰腺癌无法切除且继发严重疼痛、CPN/RFA/ 硬膜外输注无效而需要大剂量阿片类药物止痛，或使用最大耐受剂量止痛药仍无法控制疼痛和（或）出现不可耐受的不良反应者。一项长达 11 年的观察性研究结果显示，难治性胰腺癌疼痛患者在手术室采用全麻下 IDDS 植入治疗，穿刺点多选择 $L_{2\sim3}$ 间隙，鞘内导管末端多位于 $T_{4\sim8}$ 水平，以 T_6 水平最多，初始 IT 流量植入泵为 1ml/d，外置 PORT 为 4.8 ml/d。IDDS 植入后疼痛缓解率可达 50%～75%，常用药物包括罗哌卡因（一线或二线药物）、吗啡和齐考诺肽（均为一线药物）等。患者的重度疼痛由术前的 89.3% 降至术后 3 个月不足 10%。与综合治疗（comprehensive medical management，CMM）相比，IDDS 植入的疼痛缓解率和 6 个月时的存活率更高，而毒性反应更低。其主要风险包括轻微硬膜穿刺后头痛（发生率 32.3%）、手术伤口裂开、感染和出血。当患者处在低体能状态、无腹水 / 胃肠穿孔、预期寿命＜ 3 个月、家庭和医院之间车程＜ 1 h 时，首选 PORT 植入，据此选择全植入泵的患者存活时间明显长于使用外置 PORT 者。

（2）脊髓电刺激（SCS）：通常采用椎板间隙入路穿刺，穿刺针在 $T_{9\sim10}$ 水平进入硬膜外后间隙，然后将电极推进到中胸段（$T_{5\sim6}$），持续电流刺激脊髓背侧柱，发挥止痛作用，必要时考虑永久植入 SCS。采用 1～10000 Hz 高频刺激，不仅能消除传统低频刺激的不舒服的感觉异常，缓解改善整体疼痛，且电极放置更容易，无需诱发感觉异常即可确定电极的正确位置。SCS 在胰腺癌相关腹痛中有望成为传统神经松解术、鞘内给药和药物止痛的替代方案。

3. 放射性粒子植入术

CT 引导下放射性 ^{125}I 粒子植入治疗适用于病理诊断为胰腺癌疼痛且无法手术切除、预期生存时间大于 3 个月以及对化疗不耐受和拒绝外照射者。禁忌证包括局麻下不能耐受穿刺、多器官功能衰竭、胰腺癌合并急性胰腺炎；治疗后凝血功能障碍未见改善；严重糖尿病降糖治疗后血糖不能控制在 16.7 mmol/L 以下。具体如下：靶区体积（计划靶区体积）定义为肿瘤靶区外扩 1cm，匹配的外周剂量为 110～160 Gy。患者术前禁食 12 h，以免术中肠道损伤。术中 CT 扫描确定合适的穿刺路径和穿刺点。皮肤常规消毒，放置无菌孔巾，用 2% 利多卡因局麻，CT 引导下每隔 0.5～1.0 cm 将 ^{125}I 粒子植入肿瘤内进行间质放疗，术后 CT 评估放射剂量，冷区补充植入粒子。术后 48 h 继续禁食，同时加强全肠外营养，并常规使用止血药物控制局部出血。

4. 手术治疗

脊髓后正中点状切开术（punctate midline myelotomy，PMM）是在疼痛部位头侧脊髓部位手术以阻断疼痛上行通路。有报道对小肠多发性间变性癌、腹膜癌和腹膜后淋巴瘤导致的在下腹部、中腹部和上腹部严重内脏痛，在 T_4 水平实施 PMM，术后疼痛强度明显降低，仅出现轻微短暂不良反应。改良的 $T_{1\sim2}$ PMM 可用于治疗晚期胃癌后内脏疼痛。难治性晚期胰腺癌疼痛可考虑在 $T_{3\sim4}$ 水平，实施开放性 PMM、经皮射频毁损和经皮机械毁损三种方式，其中开放性 PMM 疗效最佳，经皮机械毁损次之，经皮射频毁损疗效最差。

三、脊柱源性腹痛

（一）病因

胸段椎管内占位或退行性病变如骨质增生、椎管狭窄、胸椎间盘突出、脊椎压缩性骨折、黄韧带肥厚、脊椎结核或冷脓肿形成、胸椎管自发性硬膜外出血、脊椎转移瘤或多发性骨髓瘤、脊髓星形细胞瘤、儿童椎旁神经节母细胞瘤（罕见）、先天性椎管囊肿等均可导致脊柱源性腹痛，而为治疗慢性疼痛在胸段椎管内植入浆式电极术后出现的即刻腹痛则可能与小的、短暂的硬膜外血肿导致胸神经根病有关。

（二）诊断

1. 病史和症状体征

多数为非典型腹痛，可为轻度隐痛，或剧烈电击样疼痛，或伴有束带感，位置相对固定，有时与体位有关，或疼痛偏于一侧，伴随症状包括胃食管反流和便秘等。一般无明显腹部体征，仔细检查可能发现沿肋间神经分布的痛觉减退或痛觉异常。胸椎管自发性硬膜外出血则可出现背痛，伴或不伴神经功能障碍，也可表现为非典型腹痛。脊髓星形细胞瘤可引起弥漫性腹痛并阵发性加剧，先天性椎管囊肿可表现为夜间右腹部和上腹部间断性疼痛。

2. 实验室检查

除结核或血液肿瘤所致外，一般无特殊改变。

3. 影像学检查

X 线片、CT、MRI、骨扫描或骨密度测定可发现脊椎相应病变，腹部超声检查有助于排除内脏疾病。

（三）鉴别诊断

排除内脏疾病以及腹型癫痫和腹型偏头痛，诊断性治疗有助于鉴别诊断。

（四）治疗

1. 病因治疗

针对不同病因采取保守治疗和微创介入或手术治疗（如脊髓内出血伴神经功能障碍必须急

诊手术，仅伴有神经根病的胸椎间盘突出可考虑经后路行半椎板切除术和显微椎间盘切除术）。

2. 疼痛治疗

采取药物治疗、神经阻滞和微创介入治疗以消除或缓解疼痛。胸段浆式脊髓电极植入术后即刻腹痛如无其他神经功能缺损，应首先进行保守治疗，观察和镇痛。

四、非特异性腹痛

非特异性腹痛（nonspecific abdominal pain，NSAP）是指患者 1 周内没有明确诊断或转诊进行专门评估的腹痛。非特异性腹痛（超声未见明显异常）在儿童中的总发生率为 53.55%，且 3 岁以下者多见。芬兰一项长达 21 年的观察研究显示，NSAP 的年平均发生率为 34/10 000，且与季节尤其是湿度相关。

（一）病因

其病因及发病机制尚不清楚，可能和致敏医学事件（如肠扩张、炎症或运动障碍），致敏心理社会事件（如家庭压力、焦虑或特定的心理应对方式），导致内脏痛觉过敏的早期生活事件，细菌、病毒、蠕虫感染，妇科疾病，妊娠子宫破裂，以及自发性脊髓硬膜外血肿等有关。有报道因急性胃肠炎、便秘导致 NSAP 者达 22.04%；横向回结肠内陷则是成人非特异性腹痛的罕见原因。

（二）诊断

NSAP 的诊断原则是用最简便的检查和最小的创伤获得最准确的诊断，通常采用排除性诊断，早期确诊 NSAP 将节约大量的人力和财力。也有人认为 NSAP 不应成为最终诊断，强调后续随访和反复检查至关重要。通过以下诊断程序排除急性阑尾炎、结肠炎、憩室炎、妇科疾病、腹部肿瘤等疾病后仍不能明确诊断时才考虑此病。

1. 病史和症状体征

对青少年需注意询问有无发育不良表现或胃肠道疾病（如炎症性肠病、腹腔疾病、消化性溃疡病）家族史。大部分非特异性腹痛是短暂的、自限性的，少部分可持续很长时间或短期内复发，部分患者腹痛在运动后加重，可伴有恶心、呕吐、腹泻、便秘等不适。体格检查时部分患者有腹部压痛，女性患者腹痛与月经周期无关。当腹壁肌紧张、反跳痛、防卫、墨菲征检查结果阴性且肠鸣音存在时，提示有 NSAP 的风险。

2. 实验室检查

普通生化检查包括血常规、尿常规、C 反应蛋白、纤维蛋白原、血电解质、血淀粉酶、尿培养、妊娠试验等，考虑铅中毒时还应检测尿铅水平、尿 δ 氨基乙酰丙酸水平、尿卟啉原水平和血铅水平，结合超声检查可以获得初步诊断。其中白细胞计数、绝对中性粒细胞计数是鉴别阑尾炎和 NSAP 的有效炎症标志物，对两者具有中等的诊断准确率，而纤维蛋白原和 C 反应蛋白对并发阑尾炎的诊断准确性较好。

3. 影像学检查

影像学检查包括常规胸部 X 线片、腹部 X 线片检查；超声检查对急诊 NSAP 患者的诊断和决策尤为重要；螺旋 CT 尤其多排螺旋 CT 是诊断 NSAP 最适合的影像学检查方法，能对 NSAP 作出较为准确的判断；腹部 MRI 可发现 25% 的 NSAP 患者存在脊柱和骨盆骨异常或恶性肿瘤，推荐用于有严重症状的 NSAP 患者。

4. 腹腔镜检查

在上述检测仍无法确诊的情况下可以考虑腹腔镜检查。早期腹腔镜检查可以尽快确诊，避免延误治疗和进行不必要的剖腹手术，对肥胖患者、孕妇等特殊人群有一定的优势，同时具有微创、诊治同步且并发症少的优点，在 NSAP 的处理上具有重要价值，与主动观察相比最终确诊率更高，但由于缺乏共识，仍不能将其作为临床常规检查。

（三）鉴别诊断

1. 内脏疾病导致的腹痛

排除新发腹水、肝肿大、胆囊炎、胆石症、胆石性胰腺炎、嵌顿性胆结石、胰腺炎、结肠炎、憩室炎、阑尾炎、肠穿孔、小肠梗阻、肾盂肾炎、肾积水、输尿管结石、急性肾功能衰竭、主动脉瘤、主动脉夹层、铅中毒等原因导致的腹痛。有用性指数（usefulness index，UI）检查有助于临床医师区分 NSAP 与其他急性腹痛原因。

2. 铅中毒导致的腹痛

腹痛可能是铅中毒患者急诊的首要也是最常见的表现，因此容易将其误诊为 NSAP。其性质为弥漫性、严重、间歇性和铅绞痛（痉挛），常伴随便秘、恶心、呕吐、腹泻，以及肠梗阻症状，如腹胀和肠鸣音降低。此外，铅中毒患者还会伴随全身性症状，包括疲劳、头痛、恶心、便秘、贫血、易怒、微妙的情绪变化以及手、脚、肌肉或关节疼痛等，可资鉴别。

（四）治疗

1. 非手术治疗

积极临床观察，保守治疗为主，即暂禁食、输液、不建议常规使用止痛药。对于 6 岁及以上的儿童，丁溴东莨菪碱已被批准用于治疗胃肠道和泌尿生殖道平滑肌痉挛，包括肠易激综合征和肠绞痛，对乙酰氨基酚单用或与之联合使用对 NSAP 镇痛疗效相当，适用于已排除胃肠道疾病家族史，且腹痛可能影响儿童入学或对其爱好造成干扰时，有助于早期打断疼痛恶性循环，但药后应在住院观察期间或在后续电话随访中对客观的改善指标进行评估，如是否容易分心、能否进食、饮水或排尿排便等。

医师需每隔一段时间观察临床症状和生命体征的变化，并复查血常规、尿常规等。如发现有病情变化，立即实施 B 超、CT 等特殊检查，确诊后针对病因治疗。

2. 手术治疗

必要时早期行腹腔镜检查，既有助于明确病因，又可同时针对病因进行治疗。

五、功能性腹痛综合征

功能性腹痛综合征（functional abdominal pain syndrome，FAPS）是一种局限于腹部的慢性疼痛疾病，持续至少 6 个月，具有与其他疼痛性功能性胃肠道疾病不同的特征。普遍认为 FAPS 是一种比肠易激综合征或功能性消化不良更不常见的功能性疾病，北美报告的发病率为 0.5%～2%，女性多见（女性：男性 =3：2），发病率在 40 岁时达到峰值。其症状大多与食物摄入和排便无关，而与一些日常活动的丧失有关，且与精神障碍（尤其是焦虑、抑郁、躯体化障碍、转化障碍或疑病）有较高的共病率。有报道小儿因 FAPS 造成的每年医疗总费用高达 2512 欧元。

（一）病因

病因学和病理生理学尚不完全了解。FAPS 可能代表一组异质性疾病，任何一名患者都可能涉及周围神经性疼痛机制、内源性疼痛调节系统的改变（包括下行痛觉调制和皮层痛觉调制回路的功能障碍）或两者兼有。胸椎或腰椎椎间盘和（或）椎骨的移位可能是导致 FAPS 症状的因素。中医学认为肝气郁结是最常见的证候。

（二）诊断

通常，FAPS 患者用情感术语将腹痛描述为持续存在且不受进食或排便的影响，涉及较大的解剖区域而非精确部位，或是其他几种疼痛症状之一，以及作为从童年开始或随时间反复出现的疼痛经历的延续。在精神病理学中，FAPS 被视为躯体形式疼痛障碍，并满足其诊断标准。因此，FAPS 的诊断应基于长期的病史和积极的症状标准；若无警示症状（包括发病年龄 > 50 岁、出血、夜间腹泻、进行性疼痛、原因不明的体重减轻、贫血、炎症性肠病和结直肠癌家族史），不需要进行广泛的诊断评估。诊断时建议包括临床 / 心理社会评估、观察症状报告行为和详细的体检。

1. FAPS 的罗马 Ⅲ 断标准

FAPS 的罗马 Ⅲ 诊断标准必须包括以下所有内容：① 持续或接近持续的腹痛；② 疼痛与生理事件（如进食、排便或月经）之间无关或仅偶尔相关；③ 部分日常功能丧失；④ 疼痛非假装（如装病）；⑤症状不足以解释另一个功能性胃肠道疾病的疼痛。在过去 3 个月内症状符合标准，且在诊断前至少持续 6 个月。

2. FAPS 患者常见的症状相关行为

（1）通过语言和非语言方式表达不同强度的疼痛，在进行分散注意力的活动时可能会减少，但在讨论令人沮丧的心理问题或检查时会增加。

（2）紧急报告与现有临床和实验室资料不相称的剧烈症状（例如，在 1 到 10 的范围内总是将疼痛评定为"10"）。

（3）极力减少或否认心理社会因素的作用，或明显的焦虑或抑郁，或将其归因于疼痛的存在，而不是可以理解的生活环境。

（4）要求诊断性检查，甚至探查性手术，以确认该情况为"器质性"。

（5）将注意力集中在完全缓解症状上，而不是适应慢性疾病。

（6）经常求医。

（7）在自我管理方面承担有限的个人责任，同时对医师实现症状缓解寄予厚望。

（8）在实施其他治疗方案时，申请使用麻醉性镇痛药。

（三）鉴别诊断

与其他疼痛性功能性胃肠道疾病如 IBS、功能性消化不良等进行鉴别。

（四）治疗

治疗基于生物-心理-社会方法，以治疗性医患合作为基础。对 FAPS 患者通常采用经验性治疗，首先设定治疗目标，帮助患者承担责任，再根据症状严重程度和残疾程度进行治疗，并咨询心理保健专业人员或咨询多学科疼痛诊疗团队（如有）。关键在于建立有效的医患关系（包括同情、患者教育、疾病确认、保证、治疗协商等），遵循一般治疗方法，并提供具体方案如抗抑郁药物和抗惊厥药物的应用。

1. 药物治疗

药物的选择、剂量和组合受精神病共病的影响。

（1）抗抑郁药：低剂量的三环类抗抑郁药以及选择性 5-羟色胺再摄取抑制剂和 5-羟色胺去甲肾上腺素再摄取抑制剂（如文拉法辛和度洛西汀）对伴有抑郁或焦虑的 FAPS 患者可发挥直接镇痛和抗抑郁的疗效。

（2）抗惊厥药：如加巴喷丁、普瑞巴林、卡马西平和拉莫三嗪可作为三环类抗抑郁药的替代品，相对安全且无成瘾性，不良反应较少，可中断疼痛和抑郁的恶性循环，适用于某些难治性患者。

（3）其他镇痛药：大多数镇痛药如对乙酰氨基酚和 NSAID 以外周作用为主，对 FASP 几乎无效。考虑到成瘾和麻痹性肠梗阻风险，应避免使用麻醉性镇痛药。

2. 心理治疗

包括认知行为疗法、动态或人际心理疗法、放松技术和催眠疗法，其中采用家庭催眠疗法对儿童 FAPS 简便且有效。对难治性 FAPS 最有效的方法是及时转诊至疼痛治疗中心并实施多学科治疗计划。

3. 补充或替代治疗

包括脊柱推拿、按摩、针灸和 TENS。中药治疗使用最多的单一草药是人参，最常用的经典方剂是四磨汤。

4. 微创介入或手术治疗

在 T_{11} 和 T_{12} 椎体水平采用射频热凝胸内脏神经对 FAPS 有效。对归因于肠粘连的 FAPS 患者行腹腔镜下粘连松解术可能有显著的诊断和治疗益处。

第三节 腹部及内脏疼痛临床案例

一、案例一：胸椎间盘突出导致的腹痛（脊柱源性腹痛）

1. 案例资料

患者，男性，52 岁，保安，因顽固性右侧剧烈腰痛 1 年转诊而来。患者疼痛沿右侧 T_9 皮节分布区从背部辐射到脐部，疼痛在伸腰时缓解，弯腰时加重。他每天必须戴上腰部支具以保持腰部伸直，避免剧烈疼痛。患者曾在多家医疗机构就诊，使用各种类型的止痛药，均未见效，也曾接受数次由麻醉师实施的肋间神经阻滞治疗，也无显效。

既往史：无特殊，否认外伤史、手术史或皮肤感染史。

查体：神经系统无异常，四肢无乏力和感觉障碍。

辅助检查：胸椎 MRI 显示 $T_{9\sim10}$ 水平的旁中央至椎间孔的胸椎间盘突出（图 16-5）；胸椎 CT 显示椎间孔内钙化，表明存在钙化性椎间盘突出（图 16-6）。

2. 诊断

脊柱源性腹痛。

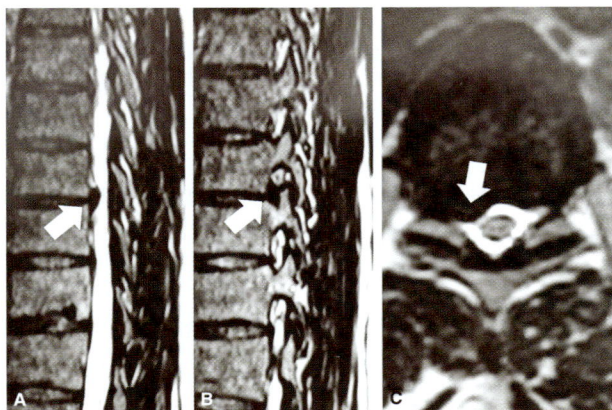

图 16-5　患者 MRI 表现

T_2 加权 MRI 矢状位（A，B）和轴位（C）显示旁中央至椎间孔椎间盘突出压迫 T_9 神经根。箭头表示突出的椎间盘。

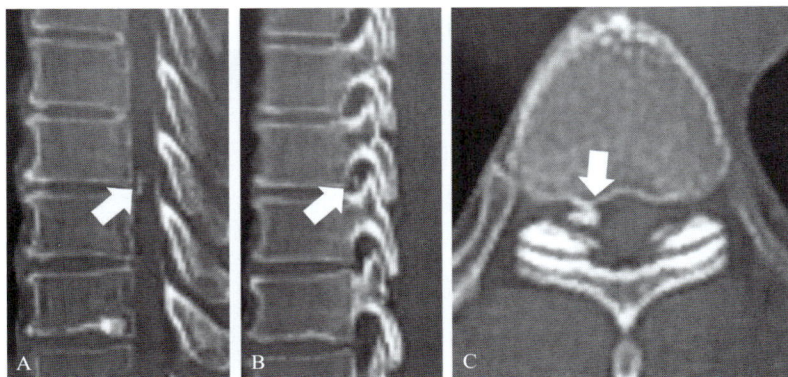

图 16-6　患者 CT 表现

CT 矢状位（A，B）和轴位（C）显示钙化的胸椎间盘突出和椎间孔狭窄（B）。箭头表示钙化的胸椎间盘突出。

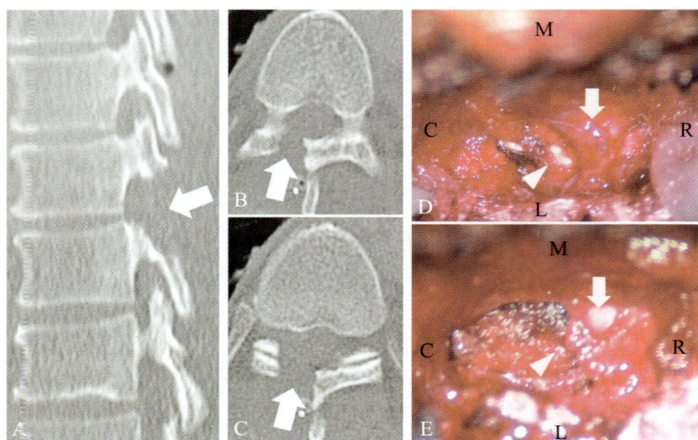

C—尾侧；M—内侧；L—外侧；R—头侧。

图 16-7　患者术后表现

A. 椎板切除术（箭头）和椎间孔减压位置的术后CT图像；B、C. 轴位CT图像显示有一半以上的小关节得以保留；D. $T_{9\sim10}$椎间盘突出，T_9神经根（三角）严重压迫并移位、充血；E. T_9神经根压力成功解除（箭头），并很好地移除突出的椎间盘（三角）

3. 治疗经过

根据患者的疼痛分布、与躯干位置相符的特征性疼痛强度变化以及相应的影像学表现，评估其症状与胸椎间盘突出引起的 T_9 胸神经根病相一致。考虑先前的肋间神经阻滞无效，是由于神经阻滞注射部位远离病变部位的近端。患者拒绝接受后续的神经根阻滞，如 T_9 神经根阻滞，因此笔者所在团队按照患者的意愿，为其实施经后路 $T_{9\sim10}$ 水平的胸椎半椎板切除术和显微椎间盘切除术，并通过 O 形臂的导航系统将小关节切除范围控制在 50%，成功取出突出的椎间盘，解除受累 T_9 神经根的压力。手术成功，未出现任何神经系统并发症，术后疼痛立即消失。术后 CT 显示超过一半的小关节得以保留（图 16-7）。

4. 随访

术后 1 年随访中，患者疼痛完全缓解。

5. 案例分析

二、案例二：罕见的胃底结核伴非特异性腹痛1例

1. 案例资料

患者，女性，53 岁，因"上腹部疼痛和不适 4 年"就诊并住院。入院前 4 年，未发现患者有其他可确定主诉病因的症状和体征，如剑突疼痛、打嗝、疲劳、厌食、发烧、盗汗、喉咙不适、头晕、呼吸困难、吐血、黑便、腹泻或体重减轻，未发现导致疼痛促发或缓解的因素。

既往史：无结核病感染史，也无家庭成员的接触史。

查体：腹部扁平柔软，剑突下有深压痛。

辅助检查：胃镜检查发现胃底后壁有一个黏膜下肿块，直径为 1.0~1.5 cm，表面光滑，显示黏膜桥形成（图 16-8），胃体有散在的糜烂。

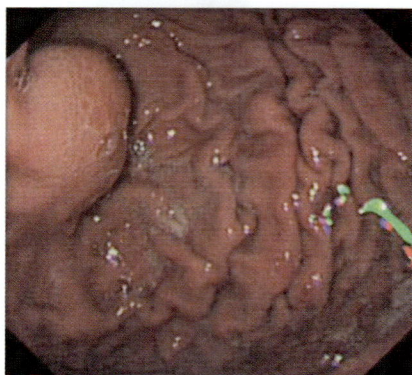

图 16-18　胃镜检查显示胃底黏膜下肿块

2. 入院诊断

胃底占位性病变，考虑间质瘤和非萎缩性胃炎

3. 治疗经过

入院后，进一步调查患者病史，并给予口服抗溃疡药物，但患者症状没有缓解。行超声胃镜检查进一步分析胃底病变，内镜检查显示，胃底黏膜下肿块直径增加至约 3.0 cm，表面光滑，有溃疡，内镜超声显示一个源自胃黏膜下层的低回声病变（直径为 1.85～2.76 cm），内部回声均匀，边界清晰，附近无肿大淋巴结（**图 16-9**）。腹部平扫和增强 CT 显示一个软组织结节，边界清晰，直径为 2.0～2.3 cm，突出到胃腔内，并有明显强化，但局部胃壁并未明显强化，腹腔内未观察到异常增大的淋巴结（**图 16-10**）。考虑到肿块位于胃底，诊断为间质瘤、平滑肌瘤或神经源性肿瘤的可能性更大。此外，常规血液检查、乙肝、人类免疫缺陷病毒和梅毒螺旋体

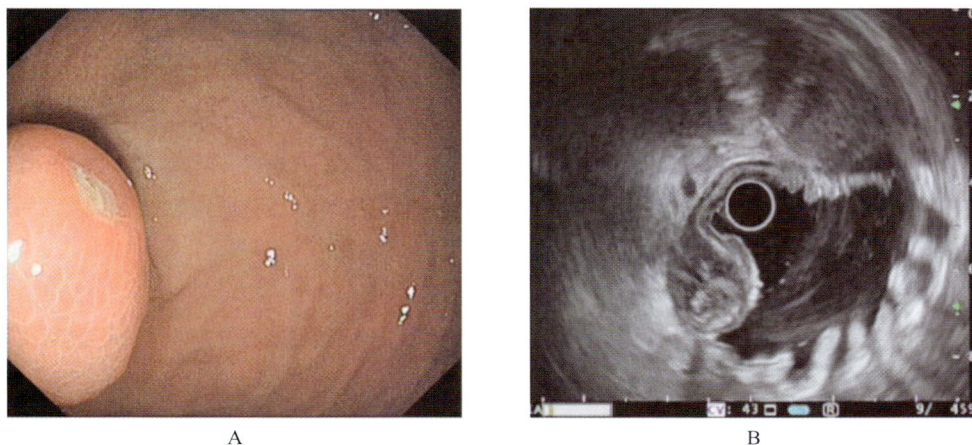

A   B

图 16-9　超声胃镜检查显示胃底黏膜下肿块

A. 内窥镜检查显示胃底黏膜下隆起；B. 内镜超声显示源自黏膜下层的胃底低回声病变

颗粒凝集血清学检查、肝肾功能、血液凝固试验和肿瘤标志物无异常，胸部 X 线片、心电图和肺功能测试结果也无异常。

考虑到患者的临床表现，并怀疑胃底肿块可能已经恶化，遂进行腹腔镜手术，探查腹部后，打开胃，确定肿块并切除。切除肿块的组织学分析（**图 16-11**）显示肉芽肿性炎症，免疫组化染色（**图 16-12**）显示 CD68（PGM1）（+）、CD117（-）、CD34（-）和 DOG-1（-），然而抗酸染色显示阴性结果。对切除组织的重复 GeneXpert MTB/RIF 测试证实存在结核分枝杆菌和对利福平的敏感性。

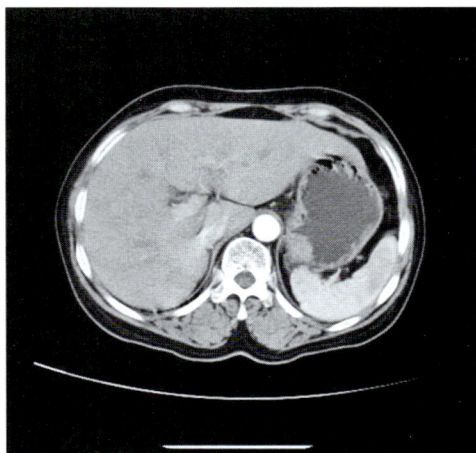

图 16-10　腹部 CT 显示软组织结节并明显增强

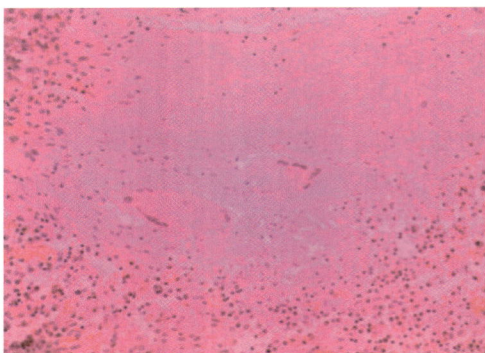

图 16-11　组织病理学检查结果（HE 染色，×20）

提示慢性肉芽肿性炎症。

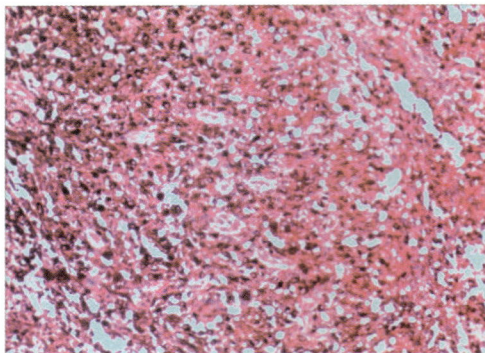

图 16-12　免疫组化染色

CD68（PGM1）（＋）。

4. 最终诊断

胃底结核。

5. 术后处理

由于麻醉复苏困难，患者被转移到重症监护病房进行术后护理。顺利拔管后，患者于第 2 天转回普通病房，进一步治疗包括抗炎药物、营养支持、体液和电解质平衡维持以及对症治疗。术后第 10 天，患者康复出院。

6. 随访

建议对结核病进行随访和持续咨询，术后无并发症发生。在 3 个月随访时进行腹部 CT（**图 16-13**）和胃镜检查（**图 16-14**）。

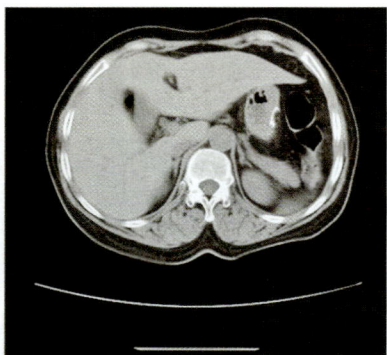

图 16-13　术后 3 个月进行腹部 CT 检查，重新评估胃底

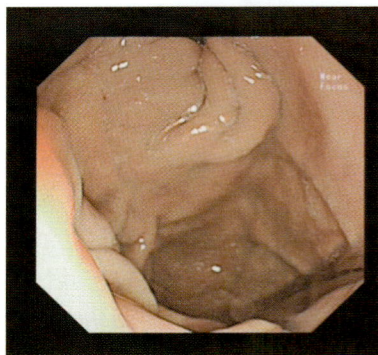

图 16-14　术后 3 个月胃镜检查所示胃底

（何睿林）

参考文献

[1] Kapural L, Gupta M, Paicius R, et al. Treatment of chronic abdominal pain with 10-kHz spinal cord stimulation: safety and efficacy results from a 12-month prospective, multicenter, feasibility study[J/OL]. Clin Transl Gastroenterol, 2020,11(2):e00133.

[2] Ball T, Aljuboori Z, Nauta H. Midthoracic punctate midline myelotomy for treatment of chronic, intractable, nonmalignant, abdominal visceral pain: 2-dimensional operative video[J/OL]. Oper Neurosurg (Hagerstown), 2020, 19(2):E183.

[3] Coates M D, Johri A, Gorrepati V S, et al. Abdominal pain in quiescent inflammatory bowel disease[J]. Int J Colorectal Dis, 2021, 36(1):93-102.

[4] Wang H, Zhou T, Zhang C, et al. Inflammatory fibroid polyp: an unusual cause of abdominal pain in the upper gastrointestinal tract a case report[J]. Open Med(Wars), 2020, 15:225-230.

[5] Gaballa S, Hlaing K M, Mahler N, et al. Eosinophilic gastroenteritis presenting as unexplained chronic abdominal pain[J/OL]. Cureus, 2020, 12(6):e8640.

[6] Tepox-Padrón A, Figueroa M, Sánchez-Fernández N, et al. Inflammatory bowel disease in developing tropical countries: abdominal pain caused by Ascaris lumbricoides diagnosed with single-balloon enteroscopy [J/OL]. Endoscopy, 2020, 53(10):E359-E360.

[7] Chi J, Ji Y, Qiao Z, et al. Phlebosclerotic colitis: an unusual cause of abdominal pain and hematochezia[J]. Rev Esp Enferm Dig, 2021, 113(3):218-219.

[8] Mekann Bouv-Hez M, Charissoux A, Bouvier S, et al. From abdominal pain to a diagnosis of primary sclerosing encapsulating peritonitis and its management, a case report[J]. Acta Chir Belg, 2022,122 (6):420-423.

[9] Gorrepati V S, Soriano C, Johri A, et al. Abdominal pain and anxious or depressed state are independently associated with weight loss in inflammatory bowel disease[J/OL]. Crohns Colitis 360, 2020, 2(2):otaa047.

[10] Sinopoulou V, Gordon M, Dovey T M, et al. Interventions for the management of abdominal pain in ulcerative colitis[J/OL]. Cochrane Database Syst Rev, 2021, 7(7):CD013589.

[11] Richter B, Novik Y, Bergman J J, et al. The efficacy of BurstDR spinal cord stimulation for chronic abdominal pain: a clinical series[J]. World Neurosurg, 2020, 138:77-82.

[12] Carvajal G, Dupoiron D, Seegers V, et al. Intrathecal drug delivery systems for refractory pancreatic cancer pain: observational follow-up study over an 11-year period in a comprehensive cancer center[J]. Anesth Analg, 2018, 126(6):2038-2046.

[13] So M, Bansal N, Piracha M M. Neuromodulation and pancreatic cancer pain[J]. J Palliat Med, 2018, 21 (8):1064-1066.

[14] Siddappa P K, Hawa F, Prokop L J, et al. Endoscopic pancreatic duct stenting for pain palliation in selected pancreatic cancer patients: a systematic review and meta-analysis[J]. Gastroenterol Rep (Oxf), 2021, 9 (2):105-114.

[15] Minaga K, Takenaka M, Kamata K, et al. Alleviating pancreatic cancer-associated pain using endoscopic ultrasound-guided neurolysis[J]. Cancers(Basel), 2018, 10(2):50.

[16] Coveler A L, Mizrahi J, Eastman B, et al. Pancreas cancer-associated pain management[J/OL]. Oncologist,

2021, 26(6):e971-e982.

［17］Damm M, Weniger M, Kölsch A K, et al. The quality of pain management in pancreatic cancer: A prospective multi-center study［J］. Pancreatology, 2020, 20(7):1511-1518.

［18］Koulouris A I, Banim P, Hart A R. Pain in patients with pancreatic cancer: prevalence, mechanisms, management and future developments［J］. Dig Dis Sci, 2017, 62(4):861-870.

［19］Ceyhan G O, Bergmann F, Kadihasanoglu M, et al. Pancreatic neuropathy and neuropathic pain--a comprehensive pathomorphological study of 546 cases［J］. Gastroenterology, 2009, 136(1):177-186, e1.

［20］van Geenen R C, Keyzer-Dekker C M, van Tienhoven G, et al. Pain management of patients with unresectable peripancreatic carcinoma［J］. World J Surg, 2002, 26(6):715-720.

［21］Thakerar A, Dines-Muntaner S, Trifunovich T, et al. Parecoxib as an adjunct therapy for the treatment of refractory non-surgical cancer pain［J］. J Oncol Pharm Pract, 2020, 26(6):1407-1414.

［22］Dai J, Teng L, Zhao L, et al. The combined analgesic effect of pregabalin and morphine in the treatment of pancreatic cancer pain, a retrospective study［J］. Cancer Med, 2021, 10(5):1738-1744.

［23］Jermini M, Dubois J, Rodondi P Y, et al. Complementary medicine use during cancer treatment and potential herb-drug interactions from a cross-sectional study in an academic centre［J］. Sci Rep, 2019,9(1):5078.

［24］Zhou X, Li C G, Chang D, et al. Current status and major challenges to the safety and efficacy presented by Chinese herbal medicine［J］. Medicines(Basel), 2019, 6(1):14.

［25］Choi S, Oh D S, Jerng U M. A systematic review of the pharmacokinetic and pharmacodynamic interactions of herbal medicine with warfarin［J/OL］. PLoS One, 2017, 12(8):e0182794.

［26］Ibrahim N M, Abdelhameed K M, Kamal S, et al. Effect of transcranial direct current stimulation of the motor cortex on visceral pain in patients with hepatocellular carcinoma［J］. Pain Med, 2018, 19(3):550-560.

［27］Dumitrescu A, Aggarwal A, Chye R. A retrospective case series of patients who have undergone coeliac plexus blocks for the purpose of alleviating pain due to intra-abdominal malignancy［J/OL］. Cancer Rep (Hoboken), 2020, 3(5):e1265.

［28］Lu F, Dong J, Tang Y, et al. Bilateral vs. unilateral endoscopic ultrasound-guided celiac plexus neurolysis for abdominal pain management in patients with pancreatic malignancy: a systematic review and meta-analysis ［J］. Support Care Cancer, 2018, 26(2):353-359.

［29］Arcidiacono P G, Calori G, Carrara S, et al. Celiac plexus block for pancreatic cancer pain in adults［J/OL］. Cochrane Database Syst Rev, 2011, 2011(3):CD007519.

［30］Kappelle W, Bleys R, van Wijck A, et al. EUS-guided celiac ganglia neurolysis: a clinical and human cadaver study(with video)［J］. Gastrointest Endosc, 2017, 86(4):655-663.

［31］Minaga K, Kitano M, Sakamoto H, et al. Predictors of pain response in patients undergoing endoscopic ultrasound-guided neurolysis for abdominal pain caused by pancreatic cancer［J］. Therap Adv Gastroenterol, 2016, 9(4):483-494.

［32］Al-Jumah R, Urits I, Viswanath O, et al. Radiofrequency ablation and alcohol neurolysis of the splanchnic nerves for a patient with abdominal pain from pancreatic cancer［J/OL］. Cureus, 2020, 12(10):e10758.

［33］Comlek S. Pain control with splanchnic neurolysis in pancreatic cancer patients unresponsive to celiac plexus neurolysis［J］. J Pain Res, 2020, 13:2023-2031.

［34］Filippiadis D, Ptohis N, Efthymiou E, et al. A technical report on the performance of percutaneous cryoneurolysis of splanchnic nerves for the treatment of refractory abdominal pain in patients with pancreatic cancer: initial experience［J］. Cardiovasc Intervent Radiol, 2021, 44(5):789-794.

［35］ Dababou S, Marrocchio C, Rosenberg J, et al. A meta-analysis of palliative treatment of pancreatic cancer with high intensity focused ultrasound［J］. J Ther Ultrasound, 2017, 5:9.

［36］ Zhao J, Shen H, Hu X, et al. The efficacy of a new high-intensity focused ultrasound therapy for metastatic pancreatic cancer［J］. Int J Hyperthermia, 2021, 38(1):288-295.

［37］ Niu L, Wang Y, Yao F, et al. Alleviating visceral cancer pain in patients with pancreatic cancer using cryoablation and celiac plexus block［J］. Cryobiology, 2013, 66(2):105-111.

［38］ Kapural L, Yu C, Doust M W, et al. Comparison of 10-kHz high-frequency and traditional low-frequency spinal cord stimulation for the treatment of chronic back and leg pain: 24-month results from a multicenter, randomized, controlled pivotal trial［J］. Neurosurgery, 2016, 79(5):667-677.

［39］ Fan T, Zhou J Y. Computed tomography-guided 125I radioactive seed implantation therapy for pancreatic cancer pain［J］. J Coll Physicians Surg Pak, 2020, 30(4):364-368.

［40］ Becker R, Gatscher S, Sure U, et al. The punctate midline myelotomy concept for visceral cancer pain control--case report and review of the literature［J］. Acta Neurochir Suppl, 2002, 79:77-78.

［41］ Vedantam A, Koyyalagunta D, Bruel B M, et al. Limited midline myelotomy for intractable visceral pain: surgical techniques and outcomes［J］. Neurosurgery, 2018,83(4):783-789.

［42］ Ishii M, Nishimura Y, Hara M, et al. Thoracic disc herniation manifesting as abdominal pain alone associated with thoracic radiculopathy［J］. NMC Case Rep J, 2020, 7(4):161-165.

［43］ Jackson K, Lapsia S, Strunc M, et al. Spinal cord astrocytoma: a unique presentation of abdominal pain［J］. Radiol Case Rep, 2018,13(1):284-288.

［44］ Jamer T, Pytrus T, Zaleska-Dorobisz U, et al. Ganglioneuroblastoma in a child with chronic abdominal pain - a case report［J］. Dev Period Med, 2018,22(4):364-370.

［45］ Liu S C, Feng Y C, Lin C C, et al. Upper spinal neurenteric cyst presenting as right upper abdominal pain and sudden onset of lower limb paralysis: a case report［J］. Pediatr Neonatol, 2020,61(4):453-454.

［46］ Lee J J, Sadrameli S S, Desai V R, et al. Immediate abdominal pain after placement of thoracic paddle leads for spinal cord stimulation: a case series［J］. Stereotact Funct Neurosurg, 2018,96(6):400-405.

［47］ Cheng X, Qu Y, Dong R, et al. Spontaneous spinal epidural hematoma masquerading as atypical abdominal pain in a child: a case report［J/OL］. Medicine(Baltimore), 2020, 99(33): e21762.

［48］ Jang T, Chauhan V, Cundiff C, et al. Assessment of emergency physician-performed ultrasound in evaluating nonspecific abdominal pain［J］. Am J Emerg Med, 2014, 32(5): 457-460.

［49］ 张小兰, 刘罗慧, 邹新英. 腹部超声对儿童腹痛的诊断意义及临床分析［J］. 影像研究与医学应用, 2021, 5(2): 199−200.

［50］ Ilves I, Fagerström A, Herzig K H, et al. Seasonal variations of acute appendicitis and nonspecific abdominal pain in Finland［J］. World J Gastroenterol, 2014, 20(14): 4037-4042.

［51］ Chanchlani N, Walters T D, Russell R K. Managing nonspecific abdominal pain in children and young people ［J/OL］. CMAJ, 2020, 192(48): E1639-E1640.

［52］ Ponder K L, Won R, Clymer L. Uterine rupture on MRI presenting as nonspecific abdominal pain in a primigravid patient with 28-week twins resulting in normal neurodevelopmental outcomes at age two［J/OL］. Case Rep Obstet Gynecol, 2019,2019:2890104.

［53］ de Andrés-Asenjo B, Gómez-Carmona Z, Blanco-Antona F, et al. Transverse ileocolic invagination: An infrequent cause of nonspecific abdominal pain in the adult［J］. Rev Gastroenterol Mex (Engl Ed), 2019, 84 (1): 100-101.

16

［54］ Koyuncu N, Karcioglu O, Sener S. Nonspecific abdominal pain: a follow-up survey［J］. Niger J Clin Pract, 2018, 21(3): 332-336.

［55］ 杨盛力, 潘晓莉, 袁祖成. 急性非特异性腹痛的诊断［J］. 中国现代普通外科进展, 2011, 14(3): 216-218.

［56］ Eskelinen M, Lipponen P. Usefulness index in nonspecific abdominal pain: an aid in the diagnosis［J］. Scand J Gastroenterol, 2012, 47(12): 1475-1479.

［57］ Tsai M T, Huang S Y, Cheng S Y. Lead poisoning can be easily misdiagnosed as acute porphyria and nonspecific abdominal pain［J/OL］. Case Rep Emerg Med, 2017, 2017: 9050713.

［58］ Prada-Arias M, Vázquez J L, Salgado-Barreira Á, et al. Diagnostic accuracy of fibrinogen to differentiate appendicitis from nonspecific abdominal pain in children［J］. Am J Emerg Med, 2017,35(1):66-70.

［59］ Paajanen P, Lehtimäki T T, Fagerström A, et al. Diagnostic potential of magnetic resonance imaging in chronic abdominal pain［J］. Dig Surg, 2020,37(3):258-264.

［60］ 叶晓明, 洪晓明, 倪开元, 等. 腹腔镜在女性非特异性急性腹痛诊治中的价值［J］. 中国中西医结合外科杂志, 2013, 19(04): 426-427.

［61］ Domínguez L C, Sanabria A, Vega V, et al. Early laparoscopy for the evaluation of nonspecific abdominal pain: a critical appraisal of the evidence［J］. Surg Endosc, 2011, 25(1): 10-18.

［62］ Clouse R E, Mayer E A, Aziz Q, et al. Functional abdominal pain syndrome［J］. Gastroenterology, 2006, 130(5): 1492-1497.

［63］ Hoekman D R, Rutten J M, Vlieger A M, et al. Annual costs of care for pediatric irritable bowel syndrome, functional abdominal pain, and functional abdominal pain syndrome［J］. J Pediatr, 2015, 167(5): 1103-1108,e2.

［64］ Qu L X, Xing L Y, Wanda N, et al. A clinical observation of functional abdominal pain syndrome in patients treated by traditional chinese spinal orthopedic manipulation［J］. Chin J Integr Med, 2018, 24(2): 140-146.

［65］ Liu T, Wang N, Zhang L, et al. Chinese herbal medicine for functional abdominal pain syndrome: from clinical findings to basic understandings［J/OL］. Evid Based Complement Alternat Med, 2016,2016:8652523.

［66］ Yim S K, Kim S W. Refractory irritable bowel syndrome and functional abdominal pain syndrome: should small bowel endoscopy be performed［J］. Clin Endosc, 2018,51(6):508-509.

［67］ Sperber A D, Drossman D A. Review article: the functional abdominal pain syndrome［J］. Aliment Pharmacol Ther, 2011,33(5):514-524.

［68］ Rutten J M, Vlieger A M, Frankenhuis C, et al. Gut-directed hypnotherapy in children with irritable bowel syndrome or functional abdominal pain (syndrome): a randomized controlled trial on self exercises at home using CD versus individual therapy by qualified therapists［J］. BMC Pediatr, 2014, 14:140.

［69］ Choi J W, Joo E Y, Lee S H, et al. Radiofrequency thermocoagulation of the thoracic splanchnic nerve in functional abdominal pain syndrome-a case report-［J］. Korean J Anesthesiol, 2011, 61(1): 79-82.

［70］ Yan F, Yu X, Lei H, et al. A rare case of gastric fundus tuberculosis with nonspecific abdominal pain［J/OL］. J Int Med Res, 2021,4 9(7): 3000605211033189.

第十七章

盆腔及会阴部疼痛的精确诊疗

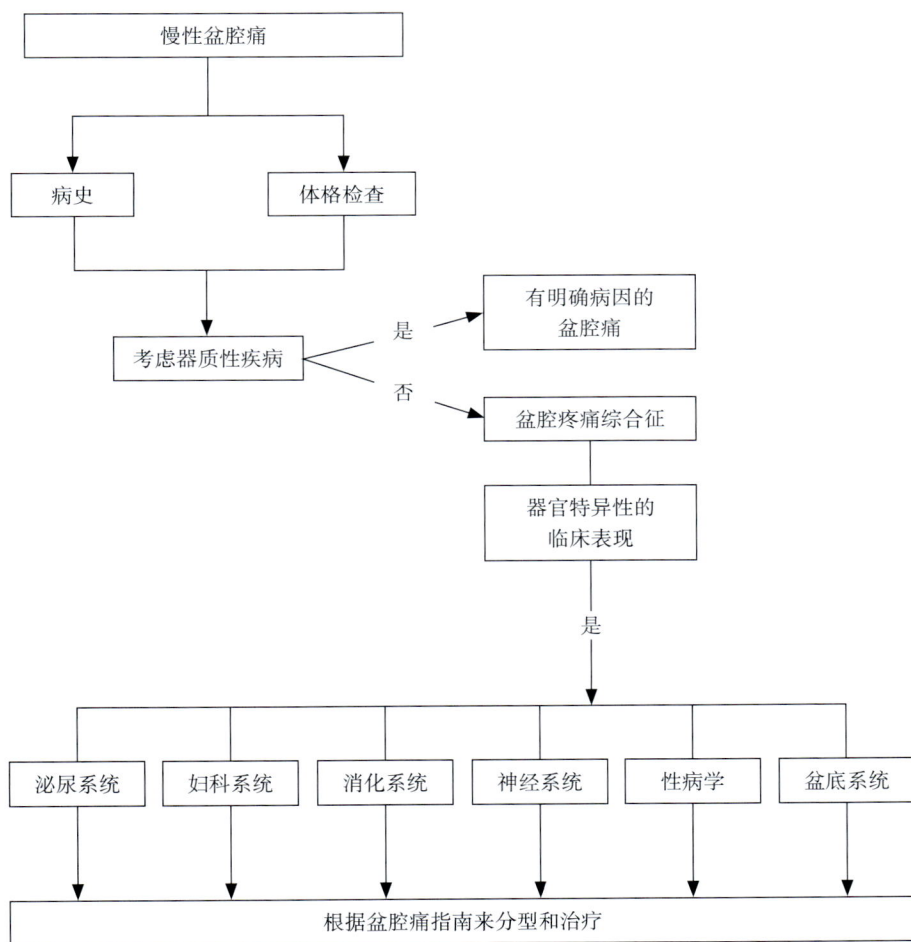

```
┌─────────────────────────────┐
│          慢性盆腔痛           │
└─────────────────────────────┘
        │              │
        ▼              ▼
   ┌────────┐     ┌──────────┐
   │  病史   │     │ 体格检查  │
   └────────┘     └──────────┘
        │              │
        └──────┬───────┘
               ▼
        ┌──────────────┐        是    ┌──────────────┐
        │  考虑器质性疾病 │───────────→│  有明确病因的  │
        └──────────────┘              │    盆腔痛     │
               │                      └──────────────┘
               │ 否
               └─────────────────────→┌──────────────┐
                                      │  盆腔疼痛综合征 │
                                      └──────────────┘
                                             │
                                             ▼
                                      ┌──────────────┐
                                      │  器官特异性的  │
                                      │   临床表现    │
                                      └──────────────┘
                                             │
                                             │ 是
                                             ▼
```

| 泌尿系统 | 妇科系统 | 消化系统 | 神经系统 | 性病学 | 盆底系统 |

| 根据盆腔痛指南来分型和治疗 |

慢性盆腔痛的诊疗流程

慢性盆腔痛的表型	相应的评估
泌尿型	尿量，排尿日记，膀胱镜检查，泌尿系超声检查，尿动力学检查
心理型	焦虑抑郁评估，功能的丧失，负性性体验病史
器官特性型	关于妇科系统、胃肠系统（包括肛门）、性相关的不良主诉妇科系统的查体，经直肠的指诊
感染型	尿液、精液的培养，阴道分泌物拭检，粪便培养
神经型	神经系统相关的不良主诉（包括感觉减退、麻木和感觉异常）神经系统体格检查：运动感觉检测、骶神经反射。
肌肉压痛型	盆底、腹壁和臀部肌肉的触诊
性相关型	勃起功能、射精功能、高潮后的疼痛

慢性盆腔痛综合征表型及相应的评估内容

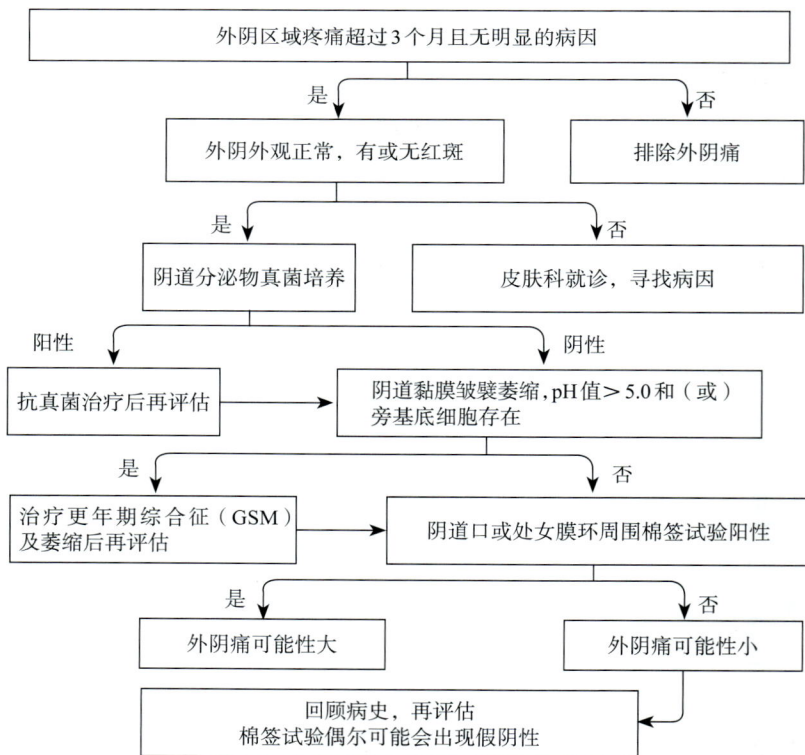

外阴区域疼痛超过3个月且无明显的病因

是 → 外阴外观正常，有或无红斑
否 → 排除外阴痛

是 → 阴道分泌物真菌培养
否 → 皮肤科就诊，寻找病因

阳性 → 抗真菌治疗后再评估
阴性 → 阴道黏膜皱襞萎缩，pH值＞5.0和（或）旁基底细胞存在

是 → 治疗更年期综合征（GSM）及萎缩后再评估
否 → 阴道口或处女膜环周围棉签试验阳性

是 → 外阴痛可能性大
否 → 外阴痛可能性小

回顾病史，再评估
棉签试验偶尔可能会出现假阴性

慢性盆腔疼痛综合征诊疗流程（以女性外阴痛为例，其他盆腔疼痛综合征可以此为参照）

364

第一节　盆腔及会阴部疼痛概述

广义的盆腔涵盖盆底，而会阴属于盆底，因此盆腔和会阴部的疼痛应统称为盆腔痛，有学者认为 T_{10} 平面以下的躯干部位或内脏疼痛都应归为盆腔痛。急性盆腔痛常与炎症、感染、外伤等有关，而一旦疼痛持续存在，则可演变为慢性盆腔痛（chronic pelvic pain，CPP），其病因复杂，涉及生理和社会心理两个层面，生理层面包括泌尿生殖系统、消化系统、骨骼肌肉系统、神经系统、内分泌系统等，导致盆腔痛临床表现多样化。CPP 严重影响患者的身心健康以及生活质量，同时也对患者的家庭和社会造成严重负担，是诊断和治疗均困难的疾病之一。

目前针对 CPP 并没有统一的定义。欧洲泌尿外科协会（European Association of Urology，EAU）将 CPP 定义为盆腔器官或组织结构所感知的疼痛，持续时间超过 6 个月，常对患者的认知、行为、情感、性功能有负性的影响，同时伴有下尿路、肠道、盆底、生殖系统以及性功能障碍。

根据不同的调查研究结果，CPP 在总体人群中的发病率为 3%~15%。其中女性发病率较高，为 5.7%~26.6%，在妇科门诊中，10%~15% 的患者因盆腔痛就诊，12%~30% 的全子宫切除手术与 CPP 有关，超过 15% 的女性经历 CPP 的时间超过 1 年；在男性中，慢性前列腺疼痛综合征的发病率为 2%~16%，是 50 岁以下男性最常见的泌尿外科疾病。

CPP 可分为有明确病理病因和无明确病理病因两大类，前者包括慢性感染或盆腔肿瘤等，可称为特定疾病相关的盆腔痛，后者则统称为慢性盆腔疼痛综合征（chronic pelvic pain syndrome，CPPS）。CPPS 的疼痛常涉及多个盆腔器官，疼痛源于单个器官的 CPPS 也常用该器官来命名，比如前列腺疼痛综合征、膀胱疼痛综合征等。CPPS 也可能与全身系统性疾病如纤维肌痛综合征、干燥综合征等密切相关。因此临床诊疗时需要患者提供详尽的病史，临床医师应仔细进行体格检查以及相关的辅助检查，排除其他专科器质性疾病后才能诊断为 CPPS。CPPS 的分型复杂，涉及学科广泛，临床表现多样，诊断和治疗非常棘手，给医患造成很大的困扰，因此 CPPS 的精确治疗之路较其他疾病更为坎坷。本章主要讨论临床常见 CPP/CPPS 的诊疗。

第二节　常见盆腔及会阴部疼痛疾病的管理

一、前列腺疼痛综合征

前列腺疼痛综合征（prostate pain syndrome，PPS）是指过去 6 个月中至少有 3 个月，前列腺区发生持续性或反复发作的周期性疼痛，通过前列腺触诊可以诱发症状，并且没有明确证据表明疼痛是由感染或其他器质性病变所致，疼痛可放射至会阴、阴茎、阴囊以及耻骨后等区域。PPS 不仅与下尿路和性功能障碍有关，对患者的认知、行为、情感和两性关系等都有负面的影响，严重影响患者生活质量。

（一）病因

PPS 病因常常难以明确，其潜在发病因素包括感染、遗传、解剖变异、神经肌肉功能异常、内分泌改变、免疫（包括自身免疫）或精神因素。这些因素可能导致外周组织的自我保护性免疫炎症反应和（或）神经系统损伤，从而引起急性和慢性疼痛。外周和中枢神经系统的神经可塑性变化相关的敏化作用会导致神经病理性疼痛状态，这可以解释 PPS 患者通常没有局部组织损伤但疼痛持续存在。

（二）诊断

PPS 的诊断主要基于患者的临床症状和排除性检查，主要排除与其症状类似的器质性疾病，如由细菌感染所致前列腺炎、泌尿生殖系统肿瘤、尿路狭窄、膀胱炎等，目前还没有公认的 PPS 诊断标准。患者病史可采用量表进行采集，包括美国国立卫生研究院慢性前列腺炎症状指数（National Institutes of Health-Chronic Prostatitis Symptom Index，NIH-CPSI）、国际前列腺症状评分（International Prostate Symptom Score，I-PSS）、广泛性焦虑量表（Generalized Anxiety Disorder-7，GAD-7）、患者健康问卷抑郁量表（Patient Health Questionnaire-9，PHQ-9）等。

1. 体格检查

PPS 的体格检查应包括腹部、盆底的体格检查以及经肛门的直肠指诊。腹部检查应包括患者下腹部、耻骨后的按压触诊和腹壁试验，以排除腹壁肌肉源性的疼痛；盆底部触诊有无局部肌肉压痛和触痛点，包括肛提肌、闭孔内肌、梨状肌、尿生殖膈等。经直肠指诊检查前列腺有无增生、肿块以及压痛，并观察前列腺指诊能否复制出患者平时的疼痛症状（**图 17-1**）。需要注意的是，由于大多数慢性盆腔疼痛综合征患者均合并有腹壁或盆底肌肉的功能障碍，因此阳性体征作为 PPS 诊断依据的特异性并不强。

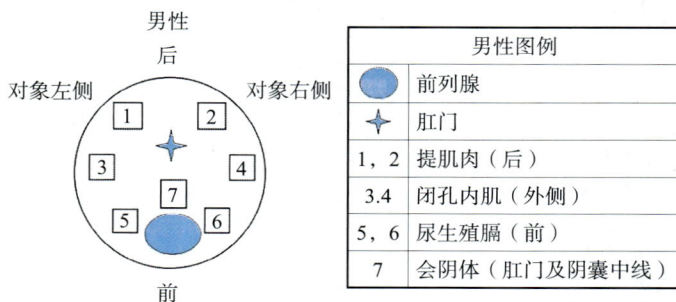

男性图例	
前列腺	前列腺
肛门	肛门
1，2	提肌肉（后）
3.4	闭孔内肌（外侧）
5，6	尿生殖膈（前）
7	会阴体（肛门及阴囊中线）

图 17-1　PPS 患者盆底肌肉和经直肠前列腺检查示意图

患者体位为膝胸卧位。

2. 辅助检查

超声对于前列腺的增生、占位或局部钙化能够很好显影，超声检测残余尿还能够排除排尿不全，当怀疑患者有前列腺或盆腔器质性病变时，盆腔 CT 或 MRI 检查也十分必要，盆腔增强 MRI 对于前列腺肿瘤的检出以及周围是否有转移灶更为敏感。前列腺特异性抗原（prostate-specific antigen，PSA）检测对于 PPS 的诊断没有作用，但是能够排除患者前列腺癌的风险。前列腺液的检查对于排除感染性前列腺疾病具有可靠的诊断价值，此外还可根据前列腺液的检查结果了解前列腺的功能状态。

（三）鉴别诊断

PPS 需要与前列腺的器质性疾病鉴别诊断，如前列腺炎、前列腺癌等，主要依靠详尽的体格检查和实验室检查，如前列腺液生化、常规及培养，PSA，影像学检查（包括超声、CT 及 MRI）等；也需要与其他盆腔疼痛综合征鉴别诊断，如膀胱疼痛综合征，这两种疾病有类似的临床症状和共同的病理生理基础，治疗上也有很多共同之处，鉴别主要依赖膀胱镜检查和膀胱组织的活检。

（四）治疗

1. 一般治疗

加强患者教育，避免久坐、憋尿等不良习惯；加强核心肌群和盆底肌的康复锻炼；加强医患沟通，让患者对该疾病有一个正确的认知，避免不良情绪进一步加重症状。

2. 药物治疗

目前用于 PPS 治疗的药物种类繁多，也从侧面反映该疾病的难治性和复杂性，临床常用的药物以及研究热点药物如下。

（1）α 肾上腺素受体阻滞剂：包括坦索罗辛、多沙唑嗪等。α 肾上腺素受体阻滞剂可改善尿流症状，其机制包括阻断膀胱颈部和前列腺的 α 肾上腺素受体、直接作用于中枢神经系统的 α1A/1D 受体。α 肾上腺素受体阻滞剂的作用比较温和，前列腺增生患者可以长期服用，但至于 PPS 患者是否可以长期服用，仍有待进一步临床研究。

（2）抗生素：对于 PPS，经验性抗菌治疗得到广泛应用。患者对抗生素的敏感可以保持 4～6 周，甚至更长时间，但前列腺液的细菌培养、白细胞、抗体不能预测抗生素在 PPS 患者中的作用。研究显示抗生素与 α 肾上腺素受体阻滞剂联合应用治疗 PPS 效果优于单纯运用 α 肾上腺素受体阻滞剂，常用药物包括喹诺酮或者四环素，建议对于病程不超过 1 年的患者使用，疗程至少为 6 周。

（3）NSAID：对于控制 PPS 患者的疼痛症状、改善生活质量等方面有一定效果，但停药后容易反复，长期使用还应当注意其胃肠道、肝肾功能的不良反应。

（4）阿片类药物：对于使用 NSAID，但疼痛控制不佳的 PPS 患者，可以应用阿片类药物缓解疼痛，但阿片类药物具有一定的不良反应，包括生活质量降低、药物依赖性、阿片类药物耐受以及阿片诱导的痛觉过敏等，一般不推荐单独应用阿片类药物控制 PPS 的症状。

（5）肌肉松弛药：如乙哌立松、替扎尼定、巴氯芬等，可改善括约肌功能障碍或盆底肌肉痉挛，对于合并肌肉功能障碍的 PPS 患者有一定的改善，但总的来说，肌肉松弛药对于 PPS 的治疗有效性证据级别较低。

（6）抗惊厥药物：临床常用的有加巴喷丁和普瑞巴林，对于慢性神经病理性疼痛治疗有效，但基于目前的临床研究，《EAU 慢性盆腔痛指南》并不推荐将普瑞巴林用于 PPS 患者的治疗。

（7）抗焦虑和抗抑郁药物：对于合并焦虑、抑郁的 PPS 患者，应当同时给予抗焦虑或抑郁药物治疗。抗焦虑治疗以镇静药物为主，应根据患者的睡眠情况选择药物，常用的有阿普唑仑、地西泮、氯硝西泮等；常用的抗抑郁药物有三环类抗抑郁药（如阿米替林），5-羟色胺再摄取抑制剂（如西酞普兰、氟西汀等）和 5-羟色胺去甲肾上腺素再摄取抑制剂（如文拉法辛、度洛西汀等）。需要注意，这类药物可与上述一些药物相互作用，可能会带来一些严重的不良反应，如 5-羟色胺综合征等。此外，这类药物长期服用需要患者的积极配合。

（8）5α 还原酶抑制剂：常用药物是非那雄胺，通常用于前列腺增生的治疗，是睾酮代谢成为更强的雄激素双氢睾酮过程中的细胞内酶-Ⅱ型 5-还原酶的特异性抑制剂，可以缩小前列腺体积，同时也可能改善排尿症状和疼痛。不推荐使用 5α 还原酶抑制剂治疗 PPS。

（9）戊聚糖：有研究显示，高剂量的口服戊聚糖可显著改善 PPS 患者的疼痛程度和发生频率，从而改善患者的生活质量，但其证据级别较低，需要进一步的临床研究支持。

（10）植物疗法：对花粉提取物（普适泰）进行的随机对照研究发现，它能够极大地改善 PPS 症状。对另外一种花粉提取物舍尼通进行为期 12 周的安慰剂随机对照研究，发现其能显著改善非炎症性 PPS 的症状。提示中药治疗可作为 PPS 治疗未来研究的热点。

3. 物理治疗

PPS 常用的物理治疗包括电磁治疗、微波热疗、体外冲击波治疗、盆底生物反馈治疗、针灸、经皮胫神经电刺激等。在 2020 年的《EAU 慢性盆腔痛指南》中，针灸治疗 PPS 的证据等级为 1a，经皮神经电刺激及体外冲击波治疗 PPS 的证据等级为 1b。

4. 微创介入治疗

经直肠超声引导下前列腺注射治疗（**图 17-2**）：前列腺包膜周围或前列腺内注射治疗对于 PPS 有一定疗效，注射药物常用消炎镇痛液或者肉毒毒素。肉毒毒素是近年临床研究的热点，A 型肉毒毒素（botulinum toxin-A，BTX-A）是临床常用的骨骼肌松弛药，其神经肌肉接头的

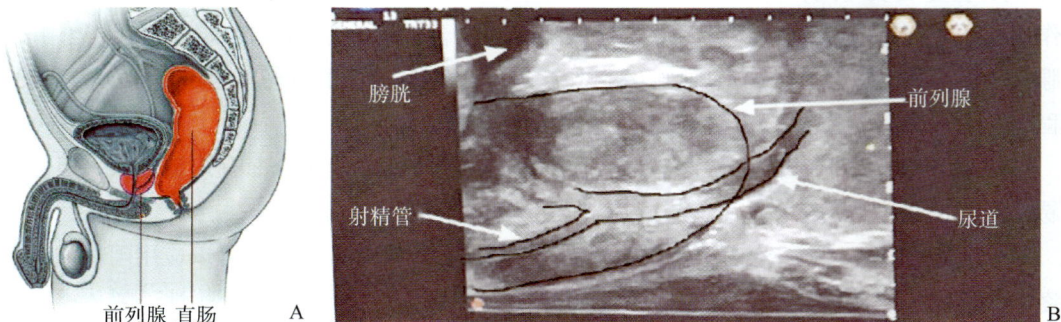

膀胱　前列腺　射精管　尿道　前列腺　直肠　A　B

图 17-2　前列腺解剖

A. 前列腺与直肠的解剖关系；B. 经直肠超声下的前列腺影像（膝胸卧位 6 点钟方向）

毒性作用不仅可以松弛肌肉，对传入性神经疼痛也具有缓解作用，具体机制不详。目前，在盆底、前列腺周围或前列腺内注射 BTX-A 治疗 PPS 均有临床研究报道，前列腺内注射 BTX-A 的剂量与前列腺体积大小相关。BTX-A 注射可能会引起短时间内的排尿和排便功能障碍。

5. 手术治疗

PPS 如经保守治疗无效，可选择手术治疗，包括经尿道膀胱颈切除、经尿道前列腺电切、根治性前列腺切除术，治疗的作用非常有限，需要有严格的手术适应证。

二、膀胱疼痛综合征

膀胱疼痛综合征（bladder pain syndrome，BPS）是一个以尿频、尿急以及膀胱和（或）盆腔疼痛症状为主的临床诊断。国际尿控协会及美国泌尿外科学会（American Urological Association，AUA）指南将其定义为反复出现的耻骨弓上疼痛，随膀胱充盈，膀胱区疼痛加重，排空后症状缓解并伴有其他的下尿路症状，如尿频、尿急、尿痛等，但没有尿路感染和其他明显的病因证据。患者膀胱镜检有时可见典型的膀胱壁 Hunner's 溃疡，又称为间质性膀胱炎（interstitial cystitis，IC）。BPS 的发病与种族、年龄及性别等有关，其全球发病率在女性中为 $52 \sim 500 / 10$ 万，男性患者为 $8 \sim 41 / 10$ 万，且数据有逐年增长的趋势。虽然 BPS 不会危及生命，但会严重影响患者的日常生活，大部分患者合并抑郁、焦虑、睡眠障碍以及性功能障碍等，因此 BPS 严重危害患者的身心健康。

（一）病因

BPS 的病因不明确，目前认为不明原因的膀胱损害可能导致尿路上皮损伤、神经源性炎症和疼痛，膀胱镜检和病理活检显示 BPS 患者存在尿路上皮黏多糖层缺损，导致黏膜下层暴露，使膀胱黏膜更易受损。尽管尿路感染并非 BPS 的病因，但 BPS 患者在儿童和青少年时期尿路感染的发生率显著高于正常人群。尿道与膀胱具有密切关系，均覆盖尿路上皮，提示尿道疼痛综合征可能是 BPS 的一种形式。

BPS 和其他非膀胱性综合征，如纤维肌痛、慢性疲劳综合征、肠易激综合征、抑郁、惊恐障碍、偏头痛、干燥综合征、颞下颌关节紊乱、过敏、哮喘和系统性红斑狼疮有关，提示 BPS 与自身免疫系统功能障碍密切相关。BPS 也可能是全身系统性疾病的一个局部表现，BPS 患者常合并自主神经功能不全，往往表现为交感神经张力过高。

（二）诊断

BPS 的诊断目前没有统一标准，主要基于存在膀胱相关的疼痛、压迫和不适等临床症状，以及体格检查和辅助检查来诊断，其中膀胱镜检查和活检是诊断的关键，同时需要排除与其症状类似的器质性疾病。疼痛的性质和特点是 BPS 诊断的重要依据，BPS 的疼痛往往有如下特点：① 与膀胱有关的疼痛、压力或不适，随膀胱尿量增加而增加；② 位于耻骨上，有时放射到腹股沟、直肠或骶骨；③ 排尿可缓解，但很快再次出现；④ 与饮食相关的疼痛加重。病史的采集可采用问卷式进行采集，包括间质性膀胱炎症状指数（interstitial cystitis symptom index，ICSI）、GAD-7、PHQ-9等。

1. 体格检查

BPS患者常合并耻骨上压痛，女性患者行阴道前壁触诊和肛门指诊时可有膀胱区域的触痛以及坐骨耻骨支的压痛。

2. 辅助检查

实验室检查应包括尿液分析和尿培养（无菌脓尿进行结核培养），高危人群建议做尿液细胞学检查；尿动力学检查可评估膀胱容量和顺应性。

影像学检查包括：尿路造影显示膀胱容量大小及膀胱输尿管反流情况；超声对于检查膀胱大小和残余尿量有一定价值；膀胱镜检查和活检是诊断BPS的重要依据，膀胱镜检可见膀胱顶部小片状瘀斑、出血，有的可见到瘢痕、裂隙或渗血，发现溃疡有助于确诊，但大多数患者没有溃疡，未经治疗者膀胱黏膜外观尚属正常或仅有慢性炎症改变，有时顶部可见小出血点，如继续过度充盈膀胱，则可致黏膜破裂、出血，可见黏膜下血管小球，常分布不均、遍及膀胱，活检是诊断的金标准。

钾离子敏感试验：若患者有间质性膀胱炎，当注入氯化钾溶液时，其会感到疼痛和尿急感。

（三）鉴别诊断

1. 急性膀胱炎和尿路感染

急性膀胱炎表现为尿频、尿急、尿痛等膀胱刺激症状，但常有终末血尿，且尿中有大量白细胞，尿培养可发现有细菌。抗生素治疗效果明显，可治愈。

2. 腺性膀胱炎

腺性膀胱炎表现为尿频、尿急、尿痛等膀胱刺激症状，但B超检查可发现膀胱壁增厚或膀胱内占位性病变，膀胱镜可见乳头状物，而非浅表溃疡，活检可明确诊断。

3. 膀胱结核

膀胱结核可表现为真性溃疡，常累及一侧肾及该侧输尿管口周围，可有脓尿出现，尿检查可找到结核分枝杆菌，泌尿系统造影可显示肾结核的典型改变。

4. 寄生虫病引起的膀胱溃疡

类似于间质性膀胱炎的表现，一般男性多发，根据尿中找到虫卵或典型的膀胱病理特征可做出诊断。

（四）治疗

BPS的治疗原则是控制疼痛，改善尿频。治疗方式的选择应根据患者的病情来决定，通常需要长期间歇性的治疗

1. 一般治疗

所有的BPS患者都要接受关于BPS的宣教，对BPS树立正确的认识和治疗观念，要求患者记录每日的排尿频次和排尿量，以及排尿前后、排尿过程中的疼痛情况，和医师一起参与自

身的疼痛管理。同时医患以及家属要加强沟通，缓解患者的焦虑、抑郁情绪，此外还需要加强盆底肌锻炼，敏感体质人群要进行饮食管理。

2. 药物治疗

（1）抗组胺药：肥大细胞可能在 BPS 中起一定作用，组胺是肥大细胞释放的物质之一。不同的组胺受体拮抗剂可阻断 H_1 和 H_2 受体，但结果各不相同，常用的 H_1 受体阻断药物包括氯雷他定、西替利嗪等，H_2 受体阻断药物包括法莫替丁、西咪替丁等。

（2）NSAID：对于控制 BPS 患者的疼痛症状、改善生活质量等方面有一定效果，但停药后容易反复，长期使用还应当注意其胃肠道、肝肾功能的不良反应。

（3）阿片类药物：对于使用 NSAID 疼痛控制不佳的 BPS 患者，可以应用阿片类药物缓解疼痛，但阿片类药物具有不良反应，如降低生活质量、药物依赖性、阿片类药物耐受以及阿片诱导的痛觉过敏等，一般不推荐单独应用阿片类药物控制 BPS 的症状。

（4）抗抑郁药物：BPS 患者大多合并抑郁，根据患者的抑郁评分严重程度以及合并症情况选用药物，能改善患者疼痛症状，但对于尿频改善效果较差，常用的抗抑郁药物有三环类抗抑郁药（如阿米替林）、5-羟色胺再摄取抑制剂（如西酞普兰、氟西汀等）和 5-羟色胺去甲肾上腺素再摄取抑制剂（如文拉法辛、度洛西汀等）。

（5）戊聚糖：大剂量的戊聚糖主观上可以改善疼痛及尿频，但不能改善夜尿。疗效不依赖于剂量，但与疗程有关。研究显示治疗 32 周时，大约有一半的患者有疗效。

（6）免疫抑制剂：硫唑嘌呤可缓解疼痛和尿频。初步评价环孢菌素 A 和甲氨蝶呤镇痛效果良好。由于缺乏证据，不推荐使用糖皮质激素治疗 BPS 患者。

（7）肝素：可中和嗜酸性的阳离子蛋白，5000 U/次皮下注射，每 8 h 1 次，2 天后改为每小时 1 次，也可以使用长效肝素 20 000 U 静脉滴注，以阻断组胺的作用。

3. 物理治疗

BPS 常用的物理治疗包括电磁治疗、微波热疗、体外冲击波治疗、盆底生物反馈治疗、针灸、经皮神经电刺激等。

4. 介入治疗

（1）膀胱内灌注治疗：常用的膀胱内灌注药物有利多卡因、透明质酸、硫酸软骨素、硝酸银、50% 二甲亚砜及卡介苗等，均有一定的疗效，但没有高质量的临床研究证据。经膀胱镜将氢化可的松或肝素注射在溃疡周围，可扩大膀胱容量、缓解症状。

（2）膀胱水扩张治疗：膀胱水扩张治疗可有效改善患者的膀胱容量，从而改善尿频，减轻疼痛，该治疗常在麻醉状态下进行，但疗效常不能持久，需要反复多次进行。

（3）神经调控治疗：BPS 常用的侵入性神经调控包括骶神经调控和阴部神经调控。骶神经调控一般选择从 S_3 后孔进行穿刺，置入电极，可以显著改善患者的尿频、盆底疼痛等症状；而阴部神经主要支配膀胱颈部位的上行传导，通过阴部神经调控也可改善患者的症状（图 17-3）。从《EAU 慢性盆腔痛指南》的推荐强度来看，阴部神经调控治疗 BPS 优于骶神经调控治疗。

（4）其他介入治疗：包括膀胱镜下 Hunner's 区电灼治疗、黏膜下层或膀胱三角区域

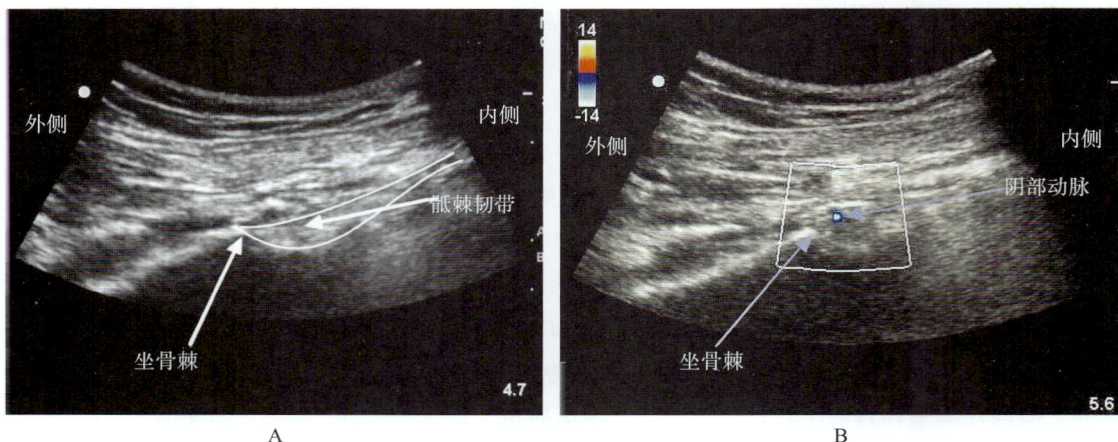

图 17-3　超声引导下坐骨棘入路阴部神经调控入路

A. 阴部神经血管丛位于坐骨棘向骶棘韧带延续处，骶棘韧带表面；B. 彩色多普勒显示阴部内动脉

BTX-A 注射治疗等。

5. 手术治疗

当保守治疗效果不佳的情况下，可选择手术治疗，对于 BPS 3C 型，经尿道电切和激光治疗是有效的。而膀胱切除术疗效并不确切，需要仔细评估和把握适应证。

三、外阴痛

外阴痛（vulvodynia）指女性外阴区域疼痛超过 3 个月，而临床上没有发现明确病因的一种疼痛综合征，从 1978 年首次命名以来沿用至今。在 ICD-11 中，国际疼痛研究协会（IASP）首次将外阴痛归于慢性原发性盆腔痛，其作为一种慢性原发性疼痛疾病正越来越受到临床医师的关注和重视。外阴痛的临床表现个体差异较大，从疼痛范围看，分为局限性疼痛（疼痛局限在外阴前庭区域）和广泛性疼痛（疼痛范围扩大至大小阴唇，甚至下肢和下腹部）；从发病特点上，分为诱发性疼痛、自发性疼痛或混合性疼痛；疼痛的发作特点可表现为间歇性、持续性、接触后即刻出现、接触后延迟出现等，其中局限性诱发性外阴痛是最常见的类型。外阴痛患者常因性交痛导致性功能障碍，表现为性欲下降、高潮水平降低，从而导致严重负性的情感障碍和心理问题。外阴痛的发病率为 8%～10%，在各年龄层、各种族女性中均可发病，但在育龄女性（20～40 岁）中更为常见，且该病的发生率呈逐年上升的趋势。外阴痛患者疼痛部位隐私，常难以启齿，导致这类患者很容易被忽视，因此该病的实际发病率可能更高，特别是在低收入和中等收入国家。外阴痛严重影响了女性身心健康和两性关系，为家庭和社会带来了负担。

（一）病因

外阴痛的发生和维持涉及周围和中枢神经系统疼痛调节机制异常、盆底肌肉功能障碍、心理障碍等，机制仍不明确。总体来讲，外阴痛的发生机制分为生物医学因素和社会心理因素。

1. 生物医学因素

生物医学因素包括外周和中枢疼痛敏化机制、自主神经功能紊乱、激素水平紊乱、盆底肌肉功能障碍、神经炎症因素、遗传因素等。

2. 社会心理因素

童年时期受虐史、性行为的亲密程度、情感依赖性、情绪（包括焦虑和抑郁）、性伴侣对外阴痛的反应、疼痛灾难化表现和自我效能感、性行为动机等均是外阴痛发生发展的影响因素。

同时，外阴痛患者也可与慢性疲劳综合征、慢性偏头痛、慢性下腰痛、慢性紧张性头痛、子宫内膜异位症、纤维肌痛综合征、BPS、肠易激综合征、颞下颌关节紊乱等疾病同时存在。

（二）诊断

外阴痛的诊断主要基于患者的临床表现、体格检查和辅助检查，是一种排他性的诊断，需要排除与其症状类似的器质性疾病和其他 CPPS。患者的病史采集应包括详尽的疼痛问诊和焦虑抑郁评估，可采用外阴疼痛评估问卷（Vulvar Pain Assessment Questionnaire，VPAQ）、PHQ-9、GAD-7 等问卷式问诊进行病史采集。

1. 体格检查

女性外阴痛检查是妇科检查的一部分，主要包括外阴的视诊、阴道内窥器检查阴道黏膜的完整性和分泌情况、棉签试验评估阴道前庭部位（包括前庭、尿道、阴蒂、大小阴唇和处女膜环周围）的敏感性、盆底肌肉检查有无压痛（包括经阴道和经直肠的指检）**（图 17-4）**。

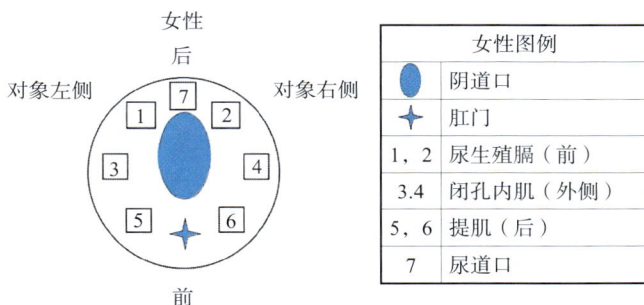

图 17-4 女性外阴痛体格检查的体位以及重要结构示意图

2. 辅助检查

实验室检查包括阴道分泌物的常规、生化、细胞学检查以及酵母培养，以及激素水平的检测。影像学检查主要用来排除盆腔内的器质性病变，包括妇科超声检查、盆腔 CT 和 MRI 检查等。

（三）鉴别诊断

外阴痛需要与感染、外阴炎性皮肤病、外阴肿瘤、神经功能障碍、外伤、医源性疼痛、激素缺乏相鉴别。假丝酵母菌外阴阴道炎和更年期泌尿生殖系统综合征（genitourinary syndrome of menopause，GSM，包括萎缩性阴道炎）外阴痛症状明显，这两种情况特别容易误诊为外阴痛，鉴别方法主要靠阴道分泌物的培养和激素水平检测。

（四）治疗

大部分女性外阴痛患者没有寻求治疗，甚至认为性生活相关的疼痛是正常的，因此该病的治疗常被延误。目前国际上没有形成统一的外阴痛治疗指南。

1. 一般治疗

一般治疗包括：① 人群宣教，不仅仅是患者，更要对所有女性进行外阴痛的宣教，呼吁有外阴痛症状的女性参与外阴痛的筛查。② 社会心理干预，包括认知行为治疗、慢性疼痛管理、性治疗、泌尿生殖系统健康宣教以及心理教育，社会心理干预被认为是外阴痛的一线疗法。

2. 盆底物理疗法

盆底物理治疗的目的是放松肌肉，增强盆底肌的顺应性，提高肌肉本体感受，方法包括：肌电图描记下的生物反馈治疗，盆底手法按摩治疗，低电压电疗，针灸治疗等。

3. 药物治疗

（1）局部用药：常用的是 2%～5% 利多卡因乳膏、辣椒碱、糖皮质激素。

（2）抗抑郁药物：常用的抗抑郁药物有三环类抗抑郁药（如阿米替林）、5-羟色胺再摄取抑制剂（如西酞普兰、氟西汀等）和 5-羟色胺去甲肾上腺素再摄取抑制剂（如文拉法辛、度洛西汀等）。

（3）抗惊厥药物：临床常用的有加巴喷丁和普瑞巴林，外阴痛患者的疼痛与周围神经和中枢神经敏化密切相关，这类药物可削弱这种效应，减轻患者疼痛。

（4）抗炎药物：NSAID 对外阴痛效果欠佳，小样本临床研究显示局部应用糖皮质激素（如外用膏药和黏膜内甲泼尼龙琥珀酸钠注射）可以改善外阴痛患者的症状，但研究结果证据等级较低；目前研究发现肾素血管紧张素系统参与中枢敏化过程，其中炎症细胞来源的血管紧张素 I 作用于 AT_2 受体可使伤害性感受器的神经轴索增值，ARB 类降压药（AT_2 受体阻断剂）可减轻外阴痛模型大鼠的症状，提示这类药物可能作为外阴痛治疗的一种新选择。

（5）性激素治疗：性激素治疗外阴痛是有争议的，因为雌激素避孕药是外阴痛发生的独立危险因素，总的来说目前不推荐性激素用于外阴痛的治疗。

（6）神经毒性药物：外阴痛患者大多数合并有盆底肌肉功能障碍，其中又以盆底肌张力升高为主，BTX-A 可减低盆底肌张力，从而缓解疼痛，适用于盆底肌手法按摩治疗后效果不佳的患者，目前并没有 BTX-A 治疗外阴痛的标准化治疗方案，建议高剂量（50～100 U）反复注射可能效果更佳。

4. 微创介入治疗

（1）神经调控治疗：外阴区域的神经支配主要是阴部神经的阴蒂背神经分支，因此行阴部神经阻滞和调控可以改善女性外阴痛。研究显示，阴部神经的长时程、高电压脉冲射频可以长期（大于 6 个月）改善外阴痛患者的症状；骶神经电刺激对于女性外阴痛也有改善作用，但相关的研究较少。

（2）经盆底超声引导的扳机点注射：外阴痛患者合并盆底肌肉功能障碍时应行盆底超声引导介入治疗，对于深部的肌肉如肛提肌、闭孔内肌、尿生殖膈部位的扳机点，经肛门或阴道的腔内超声引导治疗可提供更优的有效性和安全性，注射药物可以选择消炎镇痛液、高渗糖、

BTX-A 或者富血小板血浆（**图 17-5**）。

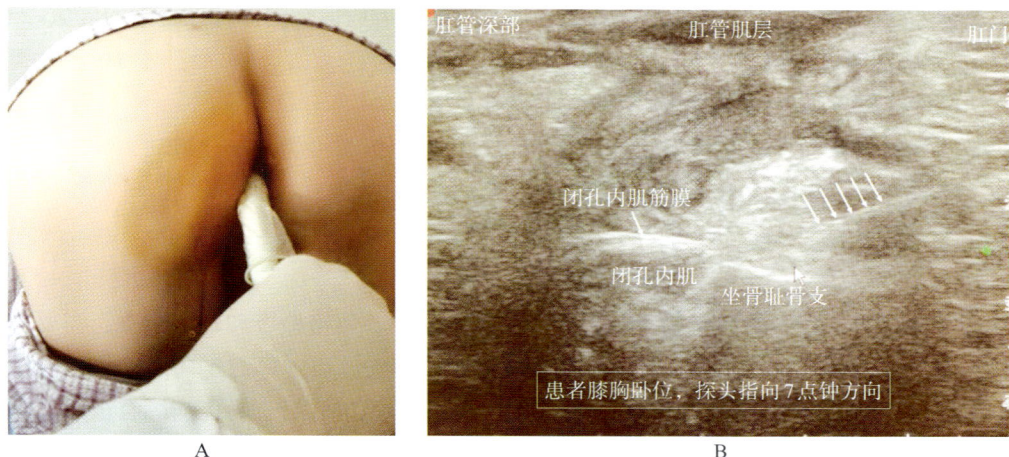

图 17-5　经直肠超声引导下的闭孔内肌注射

A. 患者体位为膝胸卧位；B. 超声引导下闭孔内肌注射

（3）奇神经节阻滞：对于自主神经功能紊乱的患者，可以行奇神经节阻滞，调节自主神经功能。

5. 手术治疗

对于以上治疗效果不佳的患者，特别是诱发性前庭疼痛（provoked vestibulodynia，PVD），经严格评估和把握适应证后可行手术治疗，最常用的手术是前庭切除术。

四、肛门直肠疼痛综合征

慢性肛门直肠疼痛综合征是肛门和直肠感知的慢性反复发作的周期性疼痛，常合并负性的认知、行为、两性和情感障碍。肛门直肠疼痛综合征的病因和发病机制不清，常在排除其他器质性疾病（如感染和肿瘤）的基础上做出诊断，因此肛门直肠疼痛综合征又称为功能性肛门直肠疼痛。功能性胃肠病罗马Ⅳ诊断标准把功能性肛门直肠疼痛分为慢性肛门痛及痉挛性肛门痛，慢性肛门痛又分为肛提肌综合征和非特异性肛门直肠痛。

（一）病因

肛门直肠疼痛综合征的病因不明，可能与以下因素有关。

1. 盆底肌肉运动异常

肛提肌过度痉挛性收缩是主要原因，还可能与盆底功能障碍有关。

2. 精神心理因素

患者多伴有多疑、焦虑、抑郁、癔症等心理症状。

3. 机械性因素

长期过度体力劳动、久坐等。

4. 神经性因素

阴部神经受刺激可引起痉挛性肛门直肠疼痛，且疼痛可放射至阴部神经支配的区域。

5. 遗传性因素

有功能性肛门直肠疼痛家族史者有更大的概率患本病。

功能性胃肠病罗马Ⅳ诊断标准认为，该病的病理生理机制可能与消化道动力异常、内脏高敏感性、黏膜炎症、免疫功能、脑-肠轴调节功能异常有关。

（二）诊断

肛门直肠疼痛综合征的诊断主要基于患者的临床表现、体格检查和辅助检查，需要排除与其症状类似的器质性疾病和其他CPPS。患者的病史采集应包括详尽的疼痛问诊、生活质量评估和焦虑抑郁评估。在功能性胃肠病罗马Ⅳ诊断标准中，关于肛门直肠疼痛综合征的诊断标准阐述如下。

1. 肛提肌综合征

必须包括以下所有条件：① 慢性或复发性直肠疼痛或隐痛；② 发作持续30 min或更长时间；③ 向后牵拉耻骨直肠肌时有触痛；④ 排除导致直肠疼痛的其他原因，如缺血、炎症性肠病、隐窝炎、肌间脓肿、肛裂、痔疮、前列腺炎及尾骨痛和明显的盆底结构性改变。诊断前症状出现至少6个月，近3个月满足以上标准。

2. 非特异性肛门直肠痛

符合肛提肌综合征症状诊断标准，但向后牵拉耻骨直肠肌时无压痛。

3. 痉挛性肛门痛

必须包括以下所有条件：① 反复发生的肛门或下段直肠疼痛，与排便无关；② 发作持续数秒至数分钟，不超过30 min；③ 在发作间期无肛门直肠疼痛；④ 排除导致直肠疼痛的其他原因，如缺血、炎症性肠病、隐窝炎、肌间脓肿、肛裂、痔疮、前列腺炎及尾骨痛和明显的盆底结构性改变。诊断前症状出现至少6个月，近3个月满足以上标准。

相关的体格检查包括盆底肌肉的压痛、经肛门指检，以及耻骨直肠肌牵拉试验。辅助检查主要排除肛门、盆腔和腰骶部的器质性疾病，包括肛门镜、肠镜检查，经肛超声和盆腔MRI可以反映肛周和直肠周围的情况，腰骶部的MRI检查必不可少。

（三）鉴别诊断

需要鉴别肛门和直肠相关的器质性疾病，如痔疮、肛瘘、肛周脓肿等，通过仔细的体格检查和辅助检查往往可以鉴别。腰骶部的神经根病变如肿瘤、骶管囊肿等，可能导致肛门直肠疼痛，因此腰骶部的MRI检查对于肛门直肠疼痛患者必不可少。

尾骨疼痛综合征是慢性反复周期性发作的尾骨部位的疼痛，表现为不能久坐，可能刺激前方的直肠导致肛门直肠的放射痛，通过触诊尾骨体和尾骨尖有无压痛可以鉴别，但有时两种疾病可同时存在，难以鉴别；肛门直肠疼痛综合征常误诊为阴部神经痛，阴部神经痛与阴部神经的损伤或卡压有关，两者的疼痛特点和性质不同，阴部神经痛常表现为久坐加重，往往是单侧发病，疼痛的性质多具有神经病理性疼痛的特点（针刺感、烧灼痛），另外耻骨直肠肌牵拉试验可以鉴别肛提肌综合征和阴部神经痛，最终可能需要行阴部神经电生理检查和影像学检查（高分辨率 CT 或 MRI 阴部神经成像）鉴别。

（四）治疗

1. 一般治疗

加强医患沟通和患者宣教，建议患者适当运动，请营养科医师帮助患者定制合理的饮食方案；社会心理干预是治疗肛门直肠疼痛综合征的一线疗法，包括认知行为治疗、疼痛管理，以及心理教育等。

2. 物理治疗

慢性肛门痛的物理治疗包括经皮胫神经电刺激治疗、针灸治疗、生物反馈治疗（分为肌电图介导和压力介导）、手法按摩、盆底坐浴等。对于合并排便障碍的肛门直肠疼痛综合征患者，生物反馈治疗为一线推荐。

3. 药物治疗

（1）肌肉松弛药：如乙哌立松、替扎尼定、环苯扎林、巴氯芬等，可改善盆底肌肉痉挛，对于肛门直肠疼痛综合征患者有一定疗效。

（2）抗惊厥药物：临床常用的有加巴喷丁和普瑞巴林，对于慢性神经病理性疼痛治疗有效，肛门直肠疼痛综合征患者存在神经病理性机制，因此应用此类药物可使患者获益。

（3）抗焦虑和抗抑郁药物：对于合并焦虑、抑郁的肛门直肠疼痛综合征患者，应当同时给予抗焦虑或抑郁药物治疗。抗焦虑治疗以镇静药物为主，根据患者的睡眠情况选择药物，常用的有阿普唑仑、地西泮、氯硝西泮等；常用的抗抑郁药物有三环类抗抑郁药（如阿米替林）、5-羟色胺再摄取抑制剂（如西酞普兰、氟西汀等）、5-羟色胺去甲肾上腺素再摄取抑制剂（如文拉法辛、度洛西汀等）。这类药物需要长期服用，需要患者积极配合。

（4）镇痛药物：患者疼痛症状较重时，可服用 NSAID 或曲马多控制症状，长期服用需注意药物的不良反应，如胃肠道反应、肝肾功能不全、便秘等。

（5）沙丁胺醇：临床研究发现，吸入沙丁胺醇对于间歇性发作的肛门直肠疼痛综合征有效。

4. 微创介入治疗

（1）经肛门超声引导的扳机点注射：肛门直肠疼痛综合征患者合并肛提肌、闭孔内肌、尿生殖膈部位的扳机点，经肛门超声引导治疗可显著改善患者的疼痛，注射药物可以选择消炎镇痛液、高渗糖、BTX-A 或者富血小板血浆。

（2）骶神经电刺激治疗：骶神经调控一般选择从 S_3 后孔进行穿刺置入电极，从而调节盆底肌肉和盆腔内脏器功能，可显著改善患者的疼痛。

需要注意的是，痉挛性肛门直肠疼痛是一种无害的令人不愉快的病症。对于症状较轻的患者，通过宣教消除患者的疑虑以及适当的行为治疗，患者症状即可获得改善，症状较重的患者需要服用药物进行干预。

五、阴部神经痛

阴部神经痛是指阴部神经（**图 17-6**）支配区域的神经病理性疼痛，可发生在其整个支配区域，也可能是某一分支的支配区域，常伴有直肠肛门异物感、坠胀感或尿频尿急等症状以及性功能障碍等。该疾病在总体人群中的发病率约为 1%，女性发病率较男性高。由于疼痛部位隐私，患者就诊时症状均较重，且已常常经历多个学科的诊治，病程较长，严重影响患者的生活质量。

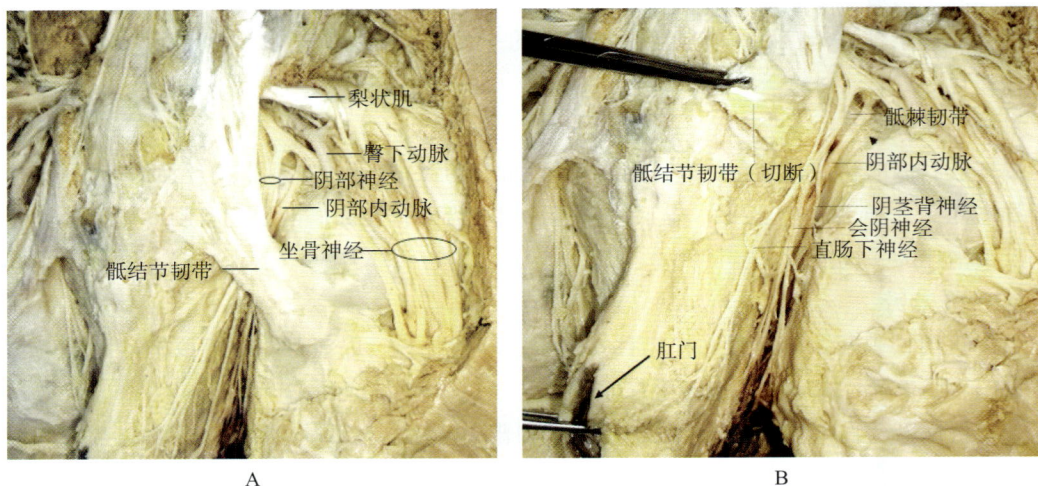

图 17-6　男性阴部神经解剖

A. 骶结节韧带未切断；B. 骶结节韧带切断后，黑色三角代表坐骨棘

（一）病因

阴部神经痛的病因并不明确，原发性阴部神经痛的病因可能与其卡压或损伤有关，常见的病因如下。

1. 神经卡压

阴部神经卡压部位最常见于坐骨棘水平，其次是闭孔内肌筋膜中的阴部管处，卡压点位置较深，难以确定。

2. 机械性损伤

如分娩、手术、外伤导致的阴部神经牵拉或直接损伤。

3. 感染性疾病

如阴部神经支配区域的带状疱疹神经痛。

4. 糖尿病并发症

阴部神经支配区域的糖尿病神经痛。

（二）诊断

阴部神经痛的诊断有赖于临床表现和体格检查，目前比较广泛认可的诊断标准是由 Labat

等提出的 Nantes 标准（**表 17-1**）。

表 17-1 阴部神经痛 Nantes 诊断标准

准入标准	排除标准	补充诊断标准
（1）疼痛区域为阴部神经所支配； （2）坐位时疼痛加重； （3）睡眠时不会痛醒； （4）没有客观的感觉系统损伤； （5）阴部神经阻滞使疼痛缓解	（1）仅在尾骨、臀部、耻骨联合或髂腹下区域的疼痛； （2）症状为瘙痒； （3）疼痛呈阵发性； （4）有影像学检查支持其他疼痛原因	（1）疼痛可呈烧灼痛、刺痛，伴有麻木、痛觉过敏和触摸痛； （2）直肠或阴道内异物感； （3）白天疼痛进行性加重； （4）单侧疼痛多见； （5）排便时疼痛加重； （6）坐骨棘周围明显压痛； （7）神经电神经检查异常

阴部神经痛的体格检查及辅助检查：体格检查应包括阴部神经支配区域的运动感觉检查、肛门指检、阴部神经走行部位的 Tinel 征；必要时行腰椎 MRI 及盆腔 MRI 排除器质性病变，阴部神经的神经电生理检查在不能明确诊断时很有价值。

（三）鉴别诊断

阴部神经痛应与骶尾部及盆腔器质性病变鉴别，因此骶尾部和盆腔的影像学检查必不可少。女性的阴部神经痛和外阴痛常常容易混淆，阴部神经痛可能是外阴痛的病因之一，但没有必然的相关性，外阴痛患者的阴部神经功能也可以是正常的，高分辨率的阴部神经 CT 或 MRI 检查以及阴部神经电生理检查可以鉴别。肛门直肠疼痛综合征与阴部神经痛也需要鉴别。

（四）治疗

阴部神经痛是一种神经病理性疼痛，因此应按照神经病理性疼痛的治疗原则进行。

1. 一般治疗

加强医患沟通和患者宣教，包括改变不良生活习惯、适当锻炼盆底肌等；社会心理干预很重要，包括认知行为治疗、慢性疼痛管理、性治疗、泌尿生殖肛肠系统健康宣教以及心理教育。

2. 药物治疗

（1）局部用药：常用的是 2% ~ 5% 利多卡因乳膏、辣椒碱。

（2）抗抑郁药物：常用的抗抑郁药物有三环类抗抑郁药（如阿米替林）、5-羟色胺再摄取抑制剂（如西酞普兰、氟西汀等）和 5-羟色胺去甲肾上腺素再摄取抑制剂（如文拉法辛、度洛西汀等）。

（3）抗惊厥药物：临床常用的有加巴喷丁和普瑞巴林，普瑞巴林更常用。

（4）肌肉松弛药：如乙哌立松、替扎尼定、环苯扎林、巴氯芬等，可改善盆底肌肉痉挛，从而缓解疼痛。

（5）镇痛药物：根据患者疼痛程度，可选择 NSAID、阿片类药物，但不宜长期服用。

（6）BTX-A：对于合并有盆底肌痉挛患者，盆底注射 BTX-A 可显著改善患者症状。

3. 物理治疗

物理治疗包括经皮神经电刺激治疗、肌电图描记下的生物反馈治疗、盆底手法按摩治疗、低电压电疗、针灸治疗等。

4. 微创介入治疗

阴部神经痛的微创介入治疗主要以神经调控为主，包括阴部神经阻滞和射频治疗、骶神经调控以及脊髓电刺激治疗。

超声引导下阴部神经穿刺有坐骨棘水平入路和阴部管水平入路两种方式，坐骨棘是阴部神经最常卡压的部位，且位置相对表浅且固定，因此坐骨棘水平入路是阴部神经阻滞最常用的入路（图17-7）。阴部神经阻滞治疗疗效常不持久，笔者所在单位经超声引导下行长时程、高电压阴部神经脉冲射频治疗，部分患者可获得显著的临床效果。骶神经电刺激一般从 S_3 后孔穿刺进入，可能会出现覆盖不全的情况。对于阴部神经和骶神经调控效果不佳的患者，可考虑脊髓电刺激治疗，一般脊髓电刺激电极靶点选择在 $T_{12} \sim L_1$ 水平。

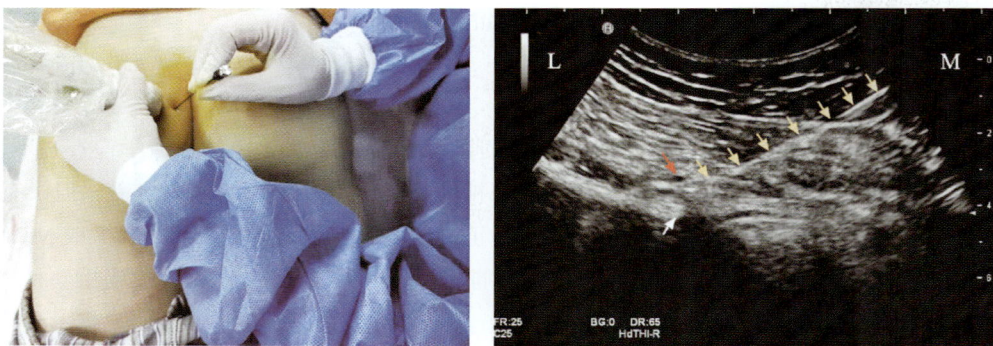

图17-7　超声引导下坐骨棘水平入路阴部神经射频治疗

5. 手术治疗

经上述治疗无效的患者，可行阴部神经手术减压，手术方式有开放手术或镜下手术，目前报道较少，疗效并不确切，需要严格把握适应证。

第三节　盆腔及会阴部疼痛临床案例

一、案例一：阴部神经痛

1. 案例介绍

患者，男性，40岁，无明显诱因下出现阴茎疼痛2余年，加重半年，呈阵发性针刺样疼痛，无放射痛，伴勃起功能障碍，排便不加重疼痛，久坐、久行后疼痛可加重，发作时 VAS 评分

7～8分，夜间睡眠可，口服药物（包括曲马多、普瑞巴林、甲钴胺等）无效。外院行针灸、盆底理疗，生物反馈治疗后效果不佳。焦虑抑郁评分结果：轻度焦虑，无抑郁。

查体：经肛门指检发现双侧坐骨耻骨支表面压痛（+），且可放射至阴茎，右侧为著，患者自诉平诉疼痛也以右侧为主，其余未见明显异常。

2. 诊断

阴部神经痛。

3. 治疗

行阴部神经诊断性阻滞，效果可，疼痛可完全消失，遂在经直肠超声引导下行双侧闭孔内肌阴部管处的注射治疗（**图 17-8**），注射消炎镇痛药（含 0.5% 利多卡因）共 3 次，2 周 1 次，治疗后疼痛显著缓解，目前随访 1 年余，疼痛无明显反复。

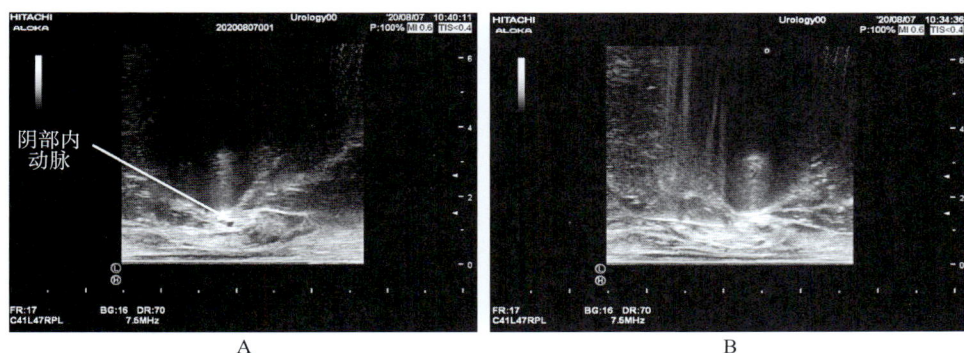

图 17-8　经直肠超声引导下行双侧闭孔内肌阴部管注射

A. 超声下阴部内动脉；B. 穿刺针到位

二、案例二：肛提肌综合征

1. 案例介绍

患者，女性，38 岁，3 年前无明显诱因下出现肛门坠胀痛，排便时疼痛加重，呈刀割样。外院行内痔注射治疗，术后疼痛缓解。1 年前患者疼痛加重，卧床可缓解，再次行痔注射治疗，效果不佳。

查体：肛乳头水肿，直肠内壁膝胸卧位 2 点、5 点、8 点方向齿状线上 2～4 cm 处压痛明显，可触及少量硬结，耻骨直肠肌牵拉试验（+）。辅助检查：盆腔 MRI、肠镜等均未见明显异常。

2. 诊断

肛提肌综合征。

3. 治疗

经直肠行肛提肌注射治疗（**图 17-9**），共计 3 次，疼痛显著缓解，至今治疗后半年余，偶感隐痛。

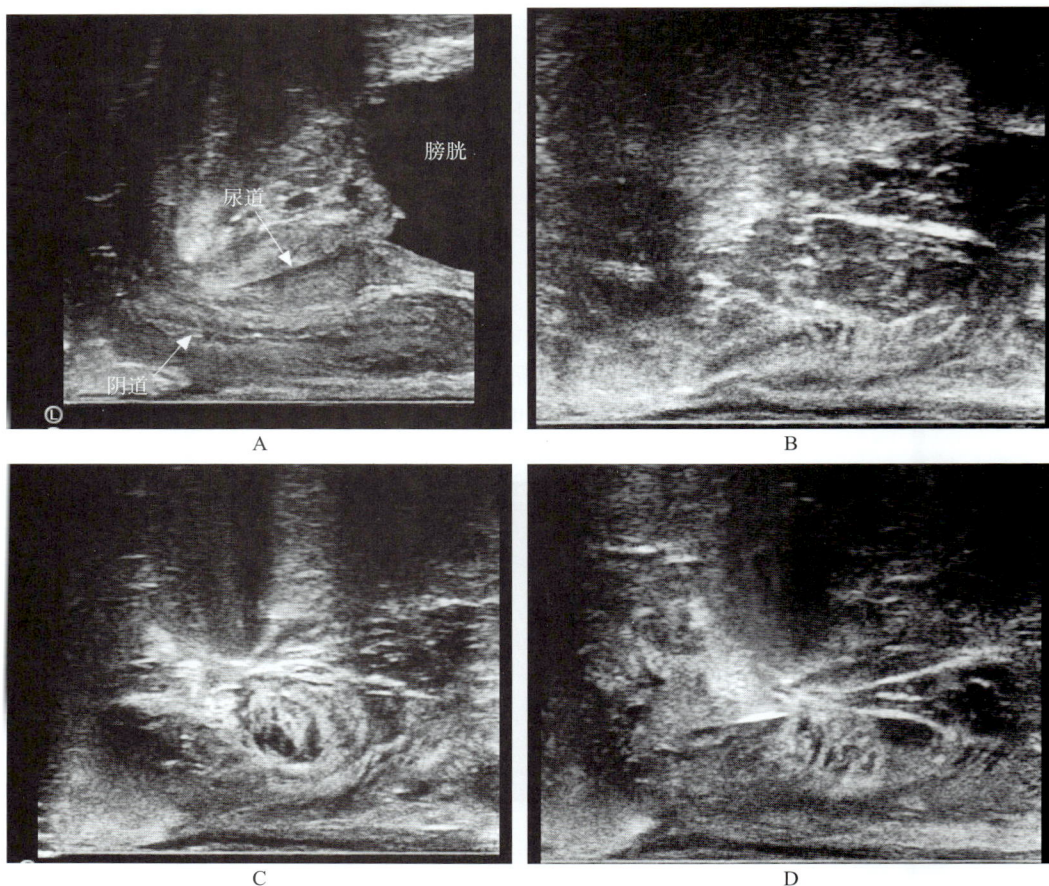

图 17-9　经直肠超声引导下肛提肌扳机点注射治疗

A.膝胸卧位6点钟方向；B.膝胸卧位2点钟方向；C.膝胸卧位5点钟方向；D.膝胸卧位5点钟方向肛提肌扳机点注射治疗

（季锋　许华）

参考文献

［1］　American College of Obstetricians and Gynecologists' Committee on Practice Bulletins–Gynecology. Chronic Pelvic Pain: ACOG Practice Bulletin, Number 218［J/OL］. Obstet Gynecol, 2020, 135(3): e98-e109.

［2］　Hanno P M, Erickson D, Moldwin R, et al. Diagnosis and treatment of interstitial cystitis /bladder pain syndrome: AUA guideline amendment［J］. J Urol, 2015, 193(5): 1545-1553.

［3］　侯健全.实用泌尿外科学［M］.3版.北京：人民卫生出版社, 2019.

［4］　Bergeron S, Reed B D, Wesselmann U, et al. Vulvodynia［J］. Nat Rev Dis Primers, 2020, 6(1): 36.

［5］　Labat J J, Riant T, Robert R, et al. Diagnostic criteria for pudendal neuralgia by pudendal nerve entrapment (Nantes criteria)［J］. Neurourol Urodyn, 2008,27(4): 306-310.

第十八章
癌性疼痛的精确诊疗

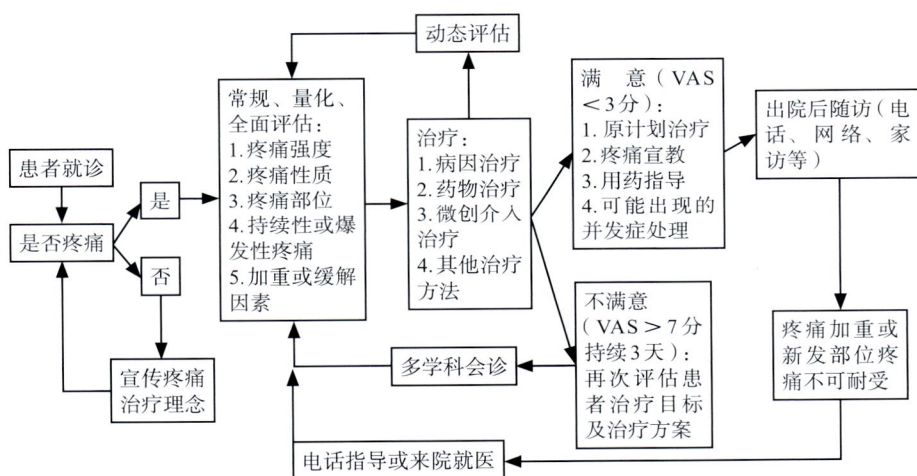

动态评估

常规、量化、
全面评估:
1.疼痛强度
2.疼痛性质
3.疼痛部位
4.持续性或爆
发性疼痛
5.加重或缓解
因素

治疗:
1.病因治疗
2.药物治疗
3.微创介入
治疗
4.其他治疗
方法

满 意 (VAS
< 3分):
1.原计划治疗
2.疼痛宣教
3.用药指导
4.可能出现的
并发症处理

出院后随访(电
话、网络、家
访等)

患者就诊

是否疼痛

是

否

宣传疼痛
治疗理念

不满意
(VAS > 7分
持续3天):
再次评估患
者治疗目标
及治疗方案

疼痛加重或
新发部位疼
痛不可耐受

多学科会诊

电话指导或来院就医

癌性疼痛的诊疗流程

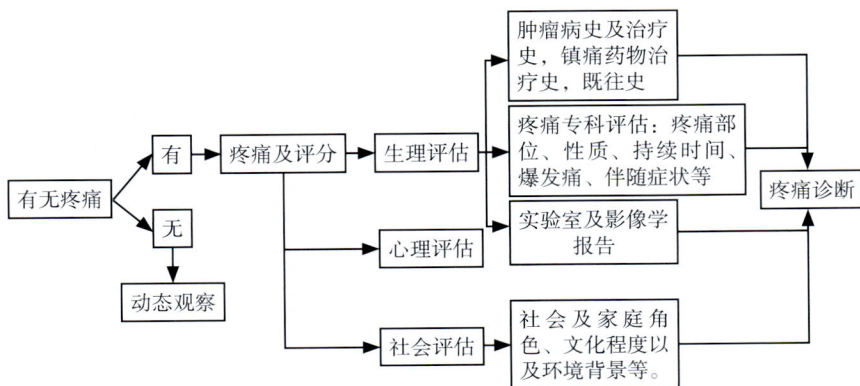

肿瘤病史及治疗
史,镇痛药物治
疗史,既往史

疼痛专科评估:疼痛部
位、性质、持续时间、
爆发性、伴随症状等

实验室及影像学
报告

社会及家庭角
色、文化程度以
及环境背景等。

有无疼痛

有

无

疼痛及评分

生理评估

心理评估

社会评估

疼痛诊断

动态观察

癌性疼痛的疼痛评估流程

18

```
┌─────────────────────┐         ┌─────────────────────┐
│ 第一阶梯：轻度疼痛  │────────▶│ NSAID类药物和对乙酰  │
└─────────────────────┘         │ 氨基酚              │
          │                     └─────────────────────┘
          ▼
┌─────────────────────┐         ┌─────────────────────┐
│ 第二阶梯：中度疼痛  │────────▶│ 强阿片类药物如：    │
└─────────────────────┘         │ 曲马多              │
          │                     └─────────────────────┘
          ▼
┌─────────────────────┐         ┌─────────────────────┐
│ 第三阶梯：重度疼痛  │────────▶│ 弱阿片类药物如：    │
└─────────────────────┘         │ 吗啡                │
          │                     └─────────────────────┘
          ▼
┌─────────────────────┐         ┌─────────────────────┐
│ 第四阶梯：介入治疗  │────────▶│ 神经阻滞、毁损，鞘内│
└─────────────────────┘         │ 泵植入术等          │
                                └─────────────────────┘
```

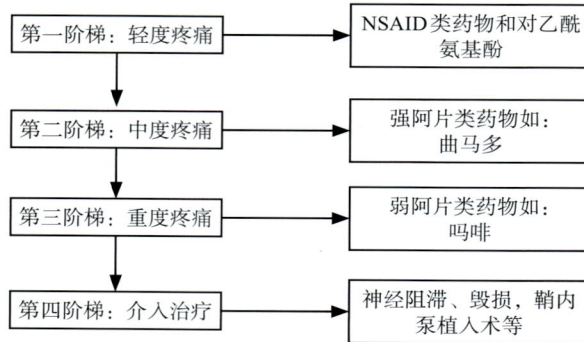

癌性疼痛药物的三阶梯疗法

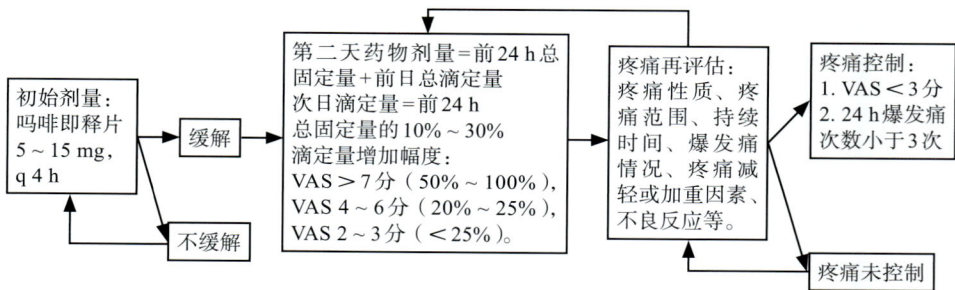

```
┌──────────────┐         ┌─────────────────────────┐   ┌──────────────┐   ┌──────────────┐
│ 初始剂量：  │  缓解   │ 第二天药物剂量=前24 h总 │   │ 疼痛再评估：│   │ 疼痛控制：  │
│ 吗啡即释片  │────────▶│ 固定量+前日总滴定量     │──▶│ 疼痛性质、疼│──▶│ 1. VAS＜3分 │
│ 5～15 mg，   │         │ 次日滴定量=前24 h       │   │ 痛范围、持续│   │ 2.24 h爆发痛│
│ q 4 h       │         │ 总固定量的10%～30%      │   │ 时间、爆发痛│   │ 次数小于3次 │
└──────────────┘         │ 滴定量增加幅度：        │   │ 情况、疼痛减│   └──────────────┘
        ▲        不缓解  │ VAS＞7分（50%～100%），  │   │ 轻或加重因素│
        └────────────────│ VAS 4～6分（20%～25%），  │   │ 不良反应等。│
                         │ VAS 2～3分（＜25%）。     │   └──────────────┘
                         └─────────────────────────┘          ▲
                                                        ┌──────────────┐
                                                        │ 疼痛未控制   │
                                                        └──────────────┘
```

癌性疼痛阿片类药物的滴定流程

第一节　癌性疼痛概述

癌症是世界性的公共健康问题。由于医疗技术的发展，癌症存活率逐渐增加，存活时间逐渐延长。2018 年，全球估计有 4380 万人（确诊 5 年内）患有癌症。而就中国而言，每年新发癌症病例约 380 万，死亡人数约 229 万，总体癌症发病率每年上升 3.9% 左右，发病率及病死率均呈现逐年上升的趋势。

癌性疼痛（癌痛）是肿瘤患者最常见和最痛苦的症状之一，其患病率（33%～64%）也呈逐年增加的趋势，在晚期癌症患者中更高（64%～74%），说明癌痛发生率以及严重程度与疾病的分期密切相关，癌痛的治疗也是抗肿瘤治疗的重要内容。疼痛对癌症患者的生活以及工作有显著影响，同时也会影响患者的精神、心理、躯体功能，甚至会加重病情、加速疾病进展、恶化生理功能，被迫中断抗肿瘤治疗等。一项针对全欧洲各阶段癌症患者的调查发现，69% 患者的日常生活受到疼痛的影响，并且患者自诉没有得到良好的疼痛管理。2005～2018 年国内一项基于癌痛患者的荟萃分析表明，超过 50% 接受抗癌治疗的癌症患者及 2/3 的晚期和转移性癌症患者存在中、重度疼痛。这些数据表明，目前尚无有效控制癌痛的方法。如何有效控制癌痛，改善癌痛患者的生活质量，这是临床医师所面临的一项重大挑战。从明确癌症诊断后就应定制长期的，甚至终生的镇痛和康复治疗方案，癌痛的规范化治疗需要全社会的重视，需要医护人员、患者和家属共同参与，共同制订治疗方案，以便采取综合措施，有效控制疼痛，提高患者的生活质量。

第二节　常见癌性疼痛疾病的管理

一、癌痛的病因

癌痛属于慢性持续性且进行性加重的疼痛，其疼痛性质多元，且可涉及多部位。尽管癌痛的原因十分复杂，但可针对癌痛的不同类型入手，准确地找出可能的病因，以此提出具有针对性的治疗方案。目前认为引起癌痛的原因大致分为三种：癌症发展直接引起的疼痛、诊断和治疗癌症引起的疼痛，以及癌症并发疼痛性疾病。

（一）癌症发展直接引起的疼痛

1. 癌肿侵犯神经

癌细胞通过神经鞘周围淋巴或沿着神经周围抵抗力较弱的部位浸润，再向神经轴索入侵。

引起疼痛的原因主要有：① 肿瘤进展压迫神经纤维；② 致痛物质以及炎症因子的释放；③ 癌肿侵犯营养神经的血管，血管堵塞导致神经纤维缺血。临床上癌症转移引起的顽固性疼痛常以神经痛的形式出现，疼痛性质为锐痛，并沿体表神经分布放射。当癌肿浸润到腹腔神经丛、肠系膜神经丛、骶丛时，疼痛部位常不明确，呈持续性剧痛。

2. 硬膜外转移、脊髓压迫

硬膜外转移是乳腺癌、前列腺癌、肺癌、多发性骨髓瘤、恶性黑色素瘤、肾癌的常见并发症。通常是由邻近锥体的转移灶浸润至硬膜外腔引起，小部分由腹膜后肿瘤、后纵隔肿瘤通过邻近椎间孔浸润所致，血行播散至硬膜外腔比较罕见。硬膜外转移癌压迫脊髓时，疼痛局限在椎体，接近中线的部位。肿瘤侵犯神经根时，则出现神经根分布区域的锐痛、刺痛或烧灼样疼痛，疼痛呈带状分布，若不治疗，则可出现脊髓压迫综合征，伴有感觉、运动、自主神经功能的改变或障碍。

3. 癌肿侵犯管腔脏器

恶性肿瘤引起管腔脏器功能障碍时，其疼痛特点是定位不明确，表现为剧烈绞痛、持续性的钝痛、胀痛或牵涉痛，周期性或反复发作，常伴有恶心、呕吐、冷汗。在肿瘤相关的内脏性疼痛中，结直肠癌是一个典型的代表。一方面，肿瘤组织破坏肠壁，激活相关的免疫细胞，释放炎性因子，形成伤害感受性刺激；另一方面，弥漫性腹痛可能与腹部肿瘤引起的慢性肠梗阻有关，梗阻会使肠壁扩张，从而使肠系膜紧张。这种系膜的牵拉同样会产生伤害感受性刺激，这些刺激会由腹腔神经丛中相伴行的交感神经传入纤维传递，通过交感链、交通支上传至脊髓，最终向中枢进行传导。胆道、胰腺管狭窄或阻塞也可引起剧烈的疼痛，子宫癌压迫输尿管常常引起难忍的胀痛。

4. 癌肿侵犯脉管系统

癌肿压迫、堵塞或浸润动脉、静脉、淋巴管时可引起疼痛；静脉或淋巴回流障碍发生明显肿胀时，可因致痛物质聚集而引起疼痛；动脉闭塞致局部缺血或坏死时常引起剧痛，如果合并感染则疼痛更剧烈。

5. 癌肿侵犯骨骼

无论是原发性骨肿瘤还是转移性骨肿瘤，均可产生难以忍受的疼痛。癌性骨痛的性质为钝痛，定位不明确，伴有深部压痛。除有骨骼本身的疼痛外，还有邻近的神经根、感觉神经的刺激所致的体表性疼痛。骨膜内存在与痛觉有关的感觉神经末梢，骨髓和哈佛管中也有感觉神经纤维，骨髓腔内压力的变化导致骨膜受到刺激是产生骨性疼痛的原因。其中最为常见的是转移性骨肿瘤引起的疼痛，即肿瘤组织的浸润一方面造成了局部微骨折，激活了炎性因子，直接刺激了伤害感受器；另一方面则是通过细胞间信号通路的信息传递，从而活化相关配体及受体，刺激破骨细胞的增殖和活化，进而改变骨组织的微环境，产生局部酸中毒。这一改变会刺激骨骼中对离子通道较为敏感的感觉神经元，从而使疼痛信号向中枢进行传导。

6. 癌肿本身分泌致痛物质

癌症细胞坏死崩解会释放前列腺素、肽类等致痛物质，同时，由于组织缺血、变性坏死、炎症发生或并发感染，大量的致痛物质产生，均可引起疼痛。

疼痛精确管理

（二）诊断或治疗癌症引起的疼痛

1. 诊断性检查引起的疼痛

骨髓穿刺术、腰椎穿刺术以及各种内（腔）镜检查等均可引起疼痛。

2. 手术后疼痛

持续性手术后疼痛普遍存在于手术后人群中，癌症患者尤甚。手术后疼痛，一般是指在手术后出现或疼痛强度增加，包括急性术后疼痛的持续，还有一些在无症状期之后出现。它必须与手术野及手术野相关的神经或皮节区域相关。疼痛持续至少 3~6 个月，并且对生活质量有显著影响。此外，任何其他原因（如感染或恶性肿瘤复发）必须排除。

3. 放疗后疼痛

放疗利用电离辐射引起细胞 DNA 的变化，从而导致肿瘤细胞死亡，但同时，非恶性组织也容易受到损伤。放疗后最常见的毒性反应包括黏膜炎和神经丛病。神经组织特别容易受到放疗损伤，电离辐射可直接损伤神经组织并使其发生纤维化。放射导致的臂丛神经损伤取决于暴露时间和暴露范围。当总剂量低于 55 Gy 时，患病率低于 2%。它可以表现为一种短暂的病理状态，通常发病迅速，症状在 1 年内消失。永久性神经损害往往表现为典型的感觉异常、随后的麻木和延迟的进行性运动无力。

4. 化疗后疼痛

很多患者化疗后往往会发生周围神经病变，通常影响较长的感觉神经纤维。发展的风险和严重程度取决于许多因素，包括药物类型和治疗的剂量。总的来说，在化疗的第一个月，发病率高达三分之二。铂类化合物（顺铂、卡铂和奥沙利铂）、长春花生物碱和紫杉醇类（紫杉醇）是较常见引起化疗后疼痛的药物。化疗后疼痛的病理生理机制尚不完全清楚，不同的药物可能导致不同的病理生理机制，从而导致一系列的体征和症状。

5. 介入治疗后疼痛

各种有创的介入治疗技术均可产生疼痛，如经皮肝穿刺术、经皮动静脉穿刺置管术、椎管穿刺置管术、皮下埋植镇痛泵等均可引起疼痛。

6. 激素治疗后疼痛

激素治疗后疼痛又叫类固醇性假性风湿病，是指癌症患者在接受糖皮质激素治疗后，全身肌肉、肌腱、关节和骨头出现烧灼样疼痛，特别是肋间肌出现痉挛性疼痛，同时伴有全身不适、软弱无力和发热，有时还可伴有心理和精神障碍。

7. 免疫治疗后疼痛

常见的免疫治疗后疼痛是指干扰素引起的急性疼痛，这种疼痛表现为发热、寒战、肌痛、关节痛和头痛。

8. 心理因素引起的疼痛

行乳房切除术或子宫全切除术后，患者因丧失本来的生理功能产生自卑感；因病丧失工作能力、经济负担加重、与家族成员之间的交往和社会交际也在逐渐消失，从而在心理上产生孤独感；此外，对治疗失去信心，对死亡的不安情绪，终日处于焦虑、恐惧、孤独的环境中，这些都是增加疼痛的重要因素。

（三）癌症患者并发其他疾病

1. 癌症合并感染

恶性肿瘤患者极易并发伴有疼痛的各种感染。常见的疼痛性炎症有鼻窦炎、肺炎、脑膜炎、尿路感染、皮肤感染、食管念珠菌感染、真菌性肠炎、口腔或生殖器疱疹以及带状疱疹等。

2. 癌症合并慢性疼痛性疾病

癌症合并慢性疼痛性疾病是指患者在各种关节炎、筋膜炎、痛风、颈椎病、腰椎间盘突出症等疼痛性疾病的基础上再罹患癌症。这类疼痛夹杂癌症疼痛，使疼痛的性质变得更为复杂，治疗难度更大。

3. 癌症合并精神系统疾病

据不完全统计，50% 的晚期癌症患者合并有精神系统疾病，如并发抑郁、焦虑、情感障碍（恐惧、孤独、绝望、失眠、情绪低落、食欲减退、体重下降等），这些精神系统疾病可能使癌痛加剧。

在识别癌痛可能病因之后，可以采取针对性的措施。比如针对转移性骨痛的患者，在应用阿片类药物的同时可以选择性加入破骨细胞抑制剂，如双膦酸盐和地诺单抗，这 2 种药物的使用可以明显改善癌症患者的骨痛及延长疼痛进一步加重的时间。针对肿瘤相关内脏性疼痛治疗，应用辅助性镇痛药如糖皮质激素、抗胆碱能类药物，可以减轻瘤周水肿、肠道分泌物，减缓肠道蠕动作用，从而缓解疼痛。而针对神经病理性疼痛的癌症患者，辅助用药中可加用加巴喷丁或普瑞巴林。

二、癌痛的评估与诊断

（一）疼痛的评估

疼痛是一种主观感觉，全面的癌痛评估是合理、有效进行镇痛治疗的前提。临床上对疼痛的评估通常都是单维的，即关注疼痛强度，然而这对患者来说可能并不是最重要的参数，疼痛的多因素和复杂的生物心理社会性质也应该体现在评估中。

癌症疼痛仅在部分程度上与其他非癌症疼痛相似，癌症的诊断会影响患者对疼痛的感受和表达方式。不仅晚期或复发性癌痛患者表现出生活质量受影响，早期癌痛患者的心理健康状况也被证明比普通慢性疾病引起的疼痛人群差。因此，为非癌痛人群开发的疼痛评估工具可能不能应用于癌症人群。

癌痛评估应遵循"筛查、量化、全面、动态"等原则。

1. 筛查原则

筛查评估是指医护人员主动询问癌症患者有无疼痛，了解疼痛病情，进行相应的病历记录。应当在患者入院后 8 小时内完成并将疼痛评估列入护理常规监测和记录的内容。

2. 量化评估原则

量化评估是用疼痛程度评估量表来量化患者疼痛主观感受程度并用具体数字来表示。量化评估疼痛时，应当重点评估最近24 h内患者最严重和最轻的疼痛程度以及通常情况的疼痛程度。量化评估应当在患者入院后8 h内完成，最常用的评估方法是NRS。

3. 全面评估原则

全面评估是指对癌症患者疼痛病情及相关病情进行全面评估，包括明确癌症的诊断，了解疼痛的发生时间、部位、性质、疼痛程度、减轻或加重的因素、疼痛对生活质量的影响、疼痛的治疗史等，同时应作相应的体格检查和必要的辅助检查。注意有无与癌痛相互影响的心理-社会因素。尤其要注意排除肿瘤引起的相关急症，如颅内高压、病理性骨折、肠梗阻、肠穿孔等，如有这些情况，应及时请专科会诊处理。首次全面评估应在患者入院后24 h内进行。在治疗过程中，应在给予镇痛治疗3 d内或达到疼痛缓解时进行再次全面评估，原则上不少于2次/月。

4. 动态评估原则

动态评估是指持续、动态评估癌痛患者的疼痛症状变化情况，包括疼痛程度、性质变化情况，暴发痛发作情况，疼痛减轻及加重因素，以及镇痛治疗的不良反应等。动态评估对于药物镇痛治疗剂量滴定尤为重要。在镇痛治疗期间，应当记录用药种类，药物滴定剂量，疼痛程度以及病情变化。

（二）癌痛的诊断

癌痛的诊断并不困难，完整的癌痛诊断包括这几方面：癌症诊断、疼痛原因（身体或心理-社会因素）、部位和性质、疼痛程度。患者的病史可提供疾病和疼痛的经过、治疗经过、疾病状态；疼痛评估可提供疼痛的病因、疼痛机制和各种影响因素；全面的体格检查和针对主诉的重点检查，尤其是神经系统、运动系统和消化系统的检查有助于判断疼痛的病因、机制，疼痛的部位、性质、范围；实验室检查和影像学检查不仅有助于病因和解剖结构的诊断，还可提供机体功能和器官功能状态，为疼痛治疗提供依据。疼痛部位是诊断的重要线索，也是患者关注的重点。疼痛部位是病变部位的，多为躯体性疼痛或末梢神经介导的疼痛；而疼痛部位不是病变部位的，多是内脏性疼痛、中枢性疼痛或神经病理性疼痛，应当依据神经分布和内脏神经反射的区域来寻找病变部位。如腰椎转移引发的下肢疼痛，肝脏或胰腺肿瘤或转移引起的胸背疼痛。如果累及交感神经系统则临床表现更为复杂，需要进一步的鉴别诊断。肿瘤的性质和治疗经过对癌痛的发生和发展也有一定的影响，有些肿瘤容易发生不同部位的转移，如乳腺癌、肺癌、前列腺癌容易发生骨转移；消化系统肿瘤容易出现局部压迫和淋巴结转移，造成梗阻和缺血。根据疼痛的性质则可区分疼痛来源于机体的何种组织，而疼痛的程度，一方面可以判断癌症的分期，往往晚期癌症疼痛程度都很严重；另一方面可用于判断治疗的效果，如果疼痛由重减轻，说明治疗是有效的。

三、癌痛的治疗

（一）癌痛的治疗原则

癌痛的治疗原则有：① 疼痛筛查，全面、系统的疼痛评估与再评估；② 镇痛药物科学合理的选择与应用；③ 预防和处理药物引起的不良反应；④ 当药物治疗无效或效果不佳时，在合适的时机积极选择合适的非药物治疗方法。

（二）癌痛的药物治疗

1986 年，WHO 发布癌症三阶梯镇痛治疗原则，建议在全球范围内推行癌症三阶梯镇痛治疗方案。该指南旨在实现"免于癌症疼痛"这一目标，并介绍了五个基本原则："首选口服""按时服用""阶梯性用药""个体化用药"和"注意细节"。按照此原则进行正规治疗，80%～90% 的疼痛能够得到有效的缓解。1990 年，我国原卫生部与 WHO 癌症疼痛治疗专家委员会的专家合作，正式开始在我国推行 WHO 癌症三阶梯镇痛治疗方案。2019 年，NCCN 发布的癌痛管理指南进一步改进了此治疗方案，该指南弱化了第二阶梯的作用，并强调了短效阿片类药物的灵活使用，尤其针对爆发性癌痛，即首选无创（口服、透皮等）给药、按阶梯给药、二阶梯弱化、按时给药、个体化给药、灵活使用短效阿片类药物，以及注意具体细节。

治疗前应对患者的疼痛进行全面的评估，详细了解患者的疼痛病史、疼痛部位、疼痛强度、疼痛性质、活动对疼痛强度的影响、加重或缓解因素、暴发痛情况以及现有的治疗等。患者的社会心理因素、既往史、体格检查、实验室和影像学报告也应该充分了解。

1. 对于未使用过镇痛药的患者

（1）对于未使用镇痛药的轻度疼痛患者（VAS 1～3 分），可考虑使用不含阿片类药物的 NSAID 或对乙酰氨基酚或者使用短效阿片类药物进行剂量滴定，并同时做好并发症的处理。对有特殊疼痛综合征的患者可以考虑协同辅助用药，如抗抑郁药、抗惊厥药等。

（2）对于未使用阿片类药物的中度疼痛患者（VAS 4～6 分），可直接进行短效阿片类药物剂量滴定并酌情给予辅助药物，同时对患者和家属进行宣教，提供社会心理支持。24～48 h 内再次评估并调整药量以提高患者的舒适度。

（3）对于未使用阿片类药物的重度疼痛患者（VAS 7～10 分），需快速进行短效阿片类药物剂量滴定并协同辅助药物，同时注意及时处理患者可能出现的不良反应，对患者和家属进行宣教，提供社会心理支持。需在 24 h 内再次评估以改善患者的镇痛疗效。

2. 阿片类药物的滴定

（1）短效阿片类药物的滴定首选口服给药，未使用阿片类药物的患者可先口服 5～15 mg 即释吗啡或等效药物，1 h 后评估疼痛缓解情况，如疼痛缓解可按需给予相同剂量，并计算 24 h 总量。如果疼痛没有缓解可将剂量增加 50%～100%，如果 2～3 个周期后疗效仍不佳可考虑静脉滴定或再次全面评估疼痛。

（2）静脉滴定短效阿片类药物可先静脉给予 2～5 mg 即释吗啡或等效药物，15 min 后再次评估，如果疼痛缓解可按需给予当前有效剂量，并计算 24 h 总量。如疼痛评分未变或增加可将剂量增加 50%～100%，如 2～3 个周期后疗效仍不佳可考虑改变策略或再次进行全面的疼痛评估。

（3）对于使用阿片类药物的患者，滴定前需计算前一天服用阿片类药物的 24 h 总量（按时给药以及按需给药的剂量），转换为等效的口服或静脉用总剂量，并在滴定初给予总量的

10%～20%。

计算好适量、稳定的滴定总量后，可考虑使用等效剂量的缓释剂，并备好解救治疗方案，同时做好患者疼痛的再评估，以最大限度地在改善疼痛的同时降低不良反应。如果患者出现难治的不良反应，疼痛评分又小于 4 分，可以考虑将阿片类药物减量 25%，然后再评估止痛效果。并且对患者进行密切随访以确保疼痛不再加剧。

3. 不同阿片类药物之间的转换

从一种阿片类药物转换为另一种阿片类药物时，首先要计算有效控制疼痛所需服用的目前阿片类药物的 24 h 总量，再计算新阿片类药物的等效剂量。如果疼痛得到有效控制，减量 25%～50% 以减少不同阿片类药物之间的不完全性交叉耐药。在第一个 24 h 内，充分、快速地滴定剂量以达到镇痛效果。如果之前的剂量无效，可给予 100% 的等效镇痛剂量或加量 25%。最后，将每天需要的新阿片类药物剂量按所需的给药次数平分（如常规口服吗啡需每 4h 服用一次，即分为 6 份；吗啡控释制剂每 12 h 用药一次，即分为 2 份）。

4. 药物不良反应的预防与治疗

阿片类药物的常见不良反应包括便秘、恶心、呕吐、瘙痒、头晕等。除便秘外，阿片类药物的不良反应大多是暂时性或可耐受的，应把预防和处理阿片类药物不良反应作为镇痛治疗计划的重要组成部分。恶心、呕吐、头晕等不良反应，大多出现在未使用过阿片类药物患者的用药最初几天。初用阿片类药物的数天内，可考虑同时给予止吐药预防恶心、呕吐，如无恶心症状，则可停用止吐药。便秘症状通常会持续发生于阿片类药物镇痛治疗全过程，多数患者需要使用缓泻药防治便秘。出现过度镇静、精神异常等不良反应，需要减少阿片类药物用药剂量。用药过程中，应当注意肾功能不全、高钙血症、代谢异常、合用精神类药物等因素的影响。

（三）癌痛介入治疗

目前，临床上仍有 10%～30% 的癌痛患者因镇痛效果不满意，或因不能进食，或有药物禁忌证，或不能耐受镇痛药等原因，无法充分接受"三阶梯方案"的治疗，需要使用三阶梯以外的治疗方法，如介入治疗等。癌性疼痛治疗的共识正朝着多模式治疗的方向发展，在多模式的治疗方法中，目前认为应及早进行介入治疗，而不是把这一疗法作为癌痛患者的"最后选择"。

1. 神经阻滞术

神经阻滞术包括非毁损性治疗和毁损性治疗。其适应证为肿瘤累及肝脏、胃、胰腺及部分结肠的顽固性上腹部疼痛的患者。并发症主要包括穿刺部位的感染及药物产生的不良反应。

1）非毁损性神经阻滞术

非毁损性神经阻滞术是通过输注局麻药来实现的。局麻药可通过硬膜外导管输注，也可通过外周神经或神经丛周围的导管输注。局麻药的输注时间最好为数小时或数日，不宜较长。对于疼痛区域较小，疼痛持续时间较短，并且已证实局麻药的输注可缓解疼痛的患者，可以考虑在神经丛周围置管行局麻药输注。对于疼痛区域较大的患者，或当局麻药的输注持续时间较长时，可放置经皮下隧道的硬膜外导管，并与镇痛泵相连。药物的选择方面可以将局麻药联合阿片类药物及其他辅助性镇痛药。尤其是对于处于生命末期的难治性疼痛综合征患者，采用末端开放式的神经周围或椎管内阻滞技术是有一定帮助的。在这种情况下，与疼痛缓解有关的益处远大于感染和药物毒性反应等。

2）毁损性神经阻滞术

毁损性神经阻滞术是通过破坏传入神经通路或交感神经结构来产生镇痛作用。这些交感神经结构可能是参与疼痛信号传递的通路。毁损的方式包括手术、射频热凝或化学毁损（如注射甘油、苯酚或酒精）。

（1）躯体神经毁损技术：肋间神经毁损术常用于恶性肿瘤浸润或治疗引起的难治性神经病理性疼痛。肋间神经毁损术的适应证包括：① 肋骨转移破坏；② 恶性肿瘤椎体转移、椎旁转移、胸膜转移等侵犯肋间神经；③ 开胸术后疼痛综合征。

（2）腹腔神经丛毁损：腹腔神经丛毁损术能够有效缓解胰腺、肝胆系统、胃远端、小肠及结肠等部位癌症引起的上腹部内脏痛，同时可以减少癌痛患者阿片类药物使用。腹腔神经丛毁损术适应证包括：① 胰腺癌或胃癌、肝癌、食管癌等上腹部肿瘤所导致的疼痛；② 其他恶性肿瘤腹膜后转移导致的疼痛。腹腔神经丛毁损术的不良反应包括低血压、腹泻和刺激性疼痛，血尿、气胸等较少见，截瘫罕见。

3）上腹下神经丛毁损术

上腹下神经丛位于 L_5 椎体尾侧 1/3 及 S_1 椎体头侧 1/3 前方，盆腔器官的内脏感觉传入沿交感神经纤维穿过上腹下神经丛进入脊柱内脏通路，因此，上腹下神经丛毁损术适用于盆腔和会阴部位（如卵巢、子宫、宫颈、膀胱、直肠和前列腺等）癌症引起的疼痛。

上腹下神经丛毁损术的适应证：盆腔原发肿瘤或转移瘤所致的下腹部及会阴内脏痛患者。

上腹下神经丛毁损术的不良反应：① 穿刺损伤、出血、感染等；② 如阻滞范围广，可导致大、小便障碍；③ 如经椎间盘路径可能导致椎间盘炎。

临床推荐意见：推荐使用上腹下神经丛毁损术治疗盆腔肿瘤所致下腹部内脏痛。

4）奇神经节毁损术

奇神经节是腰交感神经链的终端结合点，位于骶尾联合部的前方，其接受腰骶部的交感及副交感神经纤维并提供盆腔脏器及生殖器官部位的交感神经支配。

奇神经节毁损术的适应证：直肠癌或其他恶性肿瘤导致的肛门会阴区局限性疼痛。

奇神经节毁损术的不良反应：直肠穿孔、感染、瘘管形成、出血等，罕见不良反应为毁损药物扩散至腰骶脊神经周围或进入硬膜外导致的截瘫。

临床推荐意见：由于奇神经节存解剖学变异，疗效不确切，药物治疗效果欠佳者可尝试使用。

2. 植入式神经刺激术

植入式神经刺激术属于神经调控治疗的范畴，是指在神经科学层面利用植入性或依靠电或化学手段使得疼痛信号上传受阻，从而达到镇痛作用的一种技术，其形式的主要代表是脊髓电刺激术。在临床应用脊髓电刺激术的成功案例有很多，如 IL-2 诱导的黑色素瘤引起的神经病变、放疗诱发的横贯性脊髓炎、脑膜瘤切除术后的神经性疼痛、顺铂或吉西他滨可用于胰腺癌的化疗后疼痛、转移性肾细胞癌引起的双下肢疼痛、肛门转移性癌手术或放疗引起的腹股沟区疼痛，以及手术或转移性结肠癌放疗后的腰部及下肢痛等。

3. 椎管内药物输注技术

椎管内药物输注技术是指将一种或多种药物注入硬膜外或蛛网膜下腔的介入治疗方法。对于药物难治性癌痛或药物不耐受的患者，椎管内药物输注技术是一种非常有效的选择。由于通过硬膜外腔输注的药物通常会更为局限，因此想要达到充分的镇痛作用通常需要更大的剂量，同时更容易出现药物不良反应。一般来说，通过鞘内输注，合理的起始剂量约为每日吗啡总剂量或每日吗啡口服等效总剂量的 1%，而通过硬膜外腔输注，其初始剂量约为每日吗啡等效剂量的 10%。

植入 IDDS 的适用人群是应用药物治疗、生物心理治疗和物理治疗后仍然出现无法控制的癌痛或无法忍受不良反应的癌痛患者。此外，心理评估也是很重要的一项因素，患者心理层面的问题，如适应行为不良等，将会影响 IDDS 的预后。IDDS 植入方法也会因患者的预期寿命而有所改变。例如预期寿命只有数日到数周的患者，可选择经皮置入的蛛网膜下腔导管直接连接外用镇痛泵；而对于生存数月的患者，可在此基础上将导管经皮下隧道放置，以减少移位和严重感染的风险。

目前美国食品药品监督管理局批准的鞘内用药是吗啡和齐考诺肽，并推荐将其作为鞘内治疗的一线用药。其中吗啡的作用位点在脊髓后角的受体，齐考诺肽是一种高选择性神经 N 型钙通道阻滞剂。这两种药物通常联用局麻药，这种联用具有协同作用，会产生更好的镇痛效果且不良反应较少，尤其适用于神经病理性疼痛的患者。

IDDS 最常见的并发症是阿片类药物引起的呼吸抑制及局麻药引起的脊髓麻醉。因此在最初的 24 h，患者必须接受密切监测，以观察是否有潜在危及生命的呼吸抑制、四肢无力及严重低血压。一般在初始给药量较低且仔细缓慢地调整剂量时，上述并发症并不常见，并且在适当的护理情况下椎管内感染也很少发生。为了避免并发症的发生，全身感染、血小板减少和凝血功能异常在 IDDS 植入前必须得到有效治疗。目前，多种镇痛共识会议已给出了关于鞘内药物输注技术治疗癌痛时减少并发症及死亡风险的具体意见。

初期 IDDS 的费用较高，随着时间的推移和对患者适应证的严格把控，其整体的医疗费用可逐渐降低。在一项回顾性研究中发现，与内科治疗组相比，IDDS 组的实验室检查、阿片类药物、抗焦虑药、糖皮质激素和胃黏膜保护剂等费用支出明显减少；另外，在门急诊医疗服务、住院时长等方面也较内科治疗组减少。

4. 经皮椎体强化技术

脊柱转移瘤所致的溶骨性破坏可能导致椎体压缩性骨折，从而导致持续性腰背痛，严重时影响神经功能。经皮椎体成形术（percutaneous vertebroplasty，PVP）和经皮球囊扩张椎体后凸成形术（percutaneous kyphoplasty，PKP）是椎体强化的标准微创技术。PVP 和 PKP 是将液态骨水泥聚甲基丙烯酸甲酯注入椎体中，通过骨水泥的固化作用稳定椎体压缩性骨折和恢复椎体高度，以及骨水泥的热效应烧灼肿瘤组织和邻近神经，从而缓解疼痛。多项临床试验认为 PKP 对于缓解脊柱肿瘤所致椎体压缩性骨折引起的疼痛是一种安全有效的治疗方法，可在短期内迅速减轻疼痛并改善机体功能，同时焦虑、嗜睡、疲劳、抑郁和难以清晰思考等情况也有显著改善。

由于适当的症状控制有助于改善癌症患者的整体健康状况，未来对于癌痛的镇痛研究需纳入对其他症状的测量和评价，以全面覆盖疼痛治疗的各个环节。

四、常见的癌痛综合征

（一）暴发痛

暴发痛是指使用阿片类药物治疗的患者在稳定的疼痛形式的基础上出现的短暂而剧烈的疼痛发作。

1. 临床表现

50%～60% 的癌痛患者存在触发因素，如骨骼肌肉的活动（起床、翻身、咳嗽等）、内脏平滑肌的收缩或痉挛等。目前，临床上暴发痛常具有以下特点：发作快（常在数分钟内达高峰）、疼痛剧烈（数字评分≥7分）、持续时间短（一般不超过 30 min）、发作频率大（24 h 内超过 3 次，中位频率为 4 次）。

2. 治疗原则

（1）应用口服药物控制暴发痛，每次所用剂量为每日固定剂量的10%～20%。口服吗啡即释剂是目前治疗暴发痛使用最为广泛的阿片类药物，另外，经黏膜吸收的芬太尼制剂具有起效快、作用时间短、非肠道吸收等特点，临床使用也较为广泛。

（2）如每日暴发痛和用即释片次数超过 4 次，将所用即释片剂量折算为控释片剂量按时用药。

（3）对于暴发痛频繁，药物控制不理想的患者，PCA 是理想的治疗方法，可采用 PCSA、PCIA。

（4）对于预期性暴发痛，可在诱发动作开始前 20～30 min 给予半衰期较短的即释型阿片类药物以预防暴发痛的出现。

对暴发痛进行积极有效治疗是癌症患者多学科治疗的重要组成部分。尤其是对因治疗，需要仔细的、反复的疼痛评估、良好的沟通、安慰、鼓励，患者及家属的参与是成功治疗的重要前提，应避免盲目的药物加量，做到全面且适量。

（二）骨转移性疼痛

骨转移性疼痛是指原发性癌症转移到人体的骨骼系统而产生的疼痛。最常见的转移部位是脊柱（胸腰椎）、骨盆和长骨骨干。骨转移引起骨痛的原因有多种机制，包括机械性变形或化学介质释放所造成的骨内膜或骨膜伤害性刺激感受器的激活，以及肿瘤扩展至邻近的软组织或周围的神经。

1. 临床表现

骨痛是骨转移癌引起人们注意的主要原因。大多数骨转移癌在一定时期内并不发生疼痛。随着病情的进展才逐渐出现疼痛，此时患者家属才开始到医院诊治。

（1）大多数的脊髓压迫症的首发症状常是疼痛，疼痛存在的时间变异很大，从短至 1 天到长达数年不等。

（2）骨转移癌性疼痛一般很严重，呈间歇性或持续性钝痛到深部难以忍受的剧痛，日渐加重。此类疼痛尤其以夜间较重为特征，使患者在临睡前产生恐惧，顾虑重重。

（3）在活动和负重时常常加重，有病理性肋骨骨折时，从坐位改为仰卧位或相反运动或躯干侧卧时疼痛最严重。

（4）局部压痛是常见的，许多患者还可以诱发出叩击痛。

（5）1%～2%的转移癌症患者会发生脊髓或马尾压迫症。

2. 治疗原则

应当根据病情制订全面的综合治疗，包括药物治疗、神经阻滞、神经毁损、放射治疗、核素治疗、化学治疗和手术治疗等。在治疗的同时，要重视对患者的心理治疗，积极改善患者的生活质量。

（1）药物治疗：药物治疗是骨转移性癌痛治疗的主要方法。只要正确遵循三阶梯癌痛治疗方案基本原则，大部分骨转移性癌痛患者能得到很好的缓解。对骨转移性癌痛，要进行认真评估，分析确定疼痛的性质、程度，针对性地给予药物。对于单纯的骨转移性癌痛，可给予大剂量的 NSAID，抑制骨组织内的前列腺素的合成，常能获得疗效。

（2）放射性核素治疗（内放疗）：放射性核素治疗骨转移性癌症及其疼痛，是一种效果明显，不良反应小，不成瘾并且对肿瘤有直接杀灭作用的治疗方法，其本质是一种抗癌止痛疗法。自 20 世纪 40 年代应用放射性锶-89（^{89}Sr）治疗骨肿瘤以来，相继出现了放射性磷（^{32}P）、碘（^{131}I）、钇（^{90}Y）、铼（^{186}Re）、钐（^{153}Sm）等标记物。至 20 世纪 80 年代初期，众多学者筛选出了一批具有良好核物理性质，能发射 γ、β 粒子，具有较高生物杀伤力的放射性核素，并将这些核素与载体结合后使其能选择性地浓集在转移瘤处，由核素发出的（γ、β）射线能够杀伤肿瘤细胞，达到治疗的目的。

（3）放疗：放疗对缓解骨转移瘤引起的疼痛，减少病理性骨折的发生及减轻肿瘤对脊髓的压迫等有明显的疗效。可明显改善骨转移瘤患者的生存质量，但对延长生存期作用不大。通过骨扫描、X 线、MRI 或活检等检查，骨转移瘤诊断明确，病灶或疼痛较局限者可作放射治疗。

（4）应用骨吸收抑制剂：双氯甲烷二磷酸二钠（骨膦）、帕米膦酸二钠、伊班磷酸钠和降钙素等在骨转移瘤的治疗中，通过竞争抑制破骨细胞的活性，阻断病理性骨溶解而起治疗作用，它可以对抗癌症引起的高钙血症，缓解骨转移引起的骨痛。

（5）骨成形术：对于一些溶骨性骨转移的患者，也可以采取骨水泥骨成形术。

五、癌痛的诊疗要点

1. 癌痛的诊断要点

癌痛诊断首先需要重视肿瘤患者的疼痛筛查，进行全面、系统的疼痛评估与治疗后的再评估。

2. 癌痛的治疗目标及治疗原则

（1）癌痛的治疗目标：优化镇痛；优化日常生活；最小化药物不良反应；避免药物滥用；关注疼痛与情绪的关系。

（2）癌痛治疗原则：首选药物治疗，科学合理地选择与应用镇痛药物；预防和处理药物引起的不良反应；当药物治疗无效或效果不佳时，应在合适的时机积极选择合适的非药物治疗方法。

第三节　癌性疼痛临床案例

一、案例一：吗啡泵植入术治疗肺尖部癌痛

1. 案例资料

患者，男性，67岁，身高158 cm，体重40 kg。

主诉：左侧肩背部疼痛伴左上肢内侧放射性麻痛半年。

患者半年前无意中发现左侧肩背部肿物，无明显痛感。于当地诊所行针灸治疗，治疗后肿块未消失，渐发肩背部疼痛，疼痛呈针刺样，不随体位改变而改变，夜间加重。数日后疼痛进行性加重，并伴发左上臂内侧放射性针刺样痛，左侧面部无汗及眼窝凹陷，眼皮下垂。患者为求诊治，至福建某医院求医，完善检查后诊断为"颈椎间盘突出"，并予颈椎 C_5、C_6、C_7 切开内固定术，术后症状未缓解，之后渐出现左上肢上举无力，左手掌及指尖麻木等症状。病程中患者自诉体重减轻10 kg。为求进一步诊治，患者至笔者所在医院求医，行颈部MRI示：左侧肺尖、颈根部占位，怀疑肺上沟瘤。行 PET-CT 示：左侧肺尖、颈根部占位，^{18}F-氟代脱氧葡萄糖代谢增高，考虑肺恶性肿瘤；纵隔、双肺门淋巴结多发转移，左肺上叶癌性淋巴管炎；C_3 左侧横突、T_6 椎体、T_9 椎体、L_3 椎体、右侧髋臼多发骨转移。肺组织活检示：浸润性低分化腺癌。

既往史：胃大部切除史，无其他系统性疾病。

查体：左侧面部无汗，眼皮下垂，眼窝凹陷；左侧肩背部压痛，左上肢放射性麻木伴疼痛，左上肢肿胀，皮温较右侧上肢低。VAS评分白天6分，夜间8分。

2. 诊断

神经病理性疼痛；肺恶性肿瘤。

3. 治疗

入院后完善术前检查，无手术禁忌，行DSA引导下吗啡泵植入术。术前及术中进行适当扩容治疗，患者取侧卧位，尽量保持背部后曲，常规消毒铺巾后，选择 $T_{8\sim9}$ 胸椎间隙，旁正中入路，采用16 G或18 G Tuohy针行蛛网膜下隙穿刺置管。在局部浸润麻醉下行蛛网膜下隙穿刺，穿刺针的勺状面朝向头端，可避免导管置入尾侧。当穿刺针穿过黄韧带时，有突破感或出现负压现象，提示穿刺针进入硬膜外间隙，再缓缓推进 $2\sim4$ mm，可有第二次突破感，拔出针芯，可见有脑脊液流出，提示穿刺针进入蛛网膜下隙。然后在X线监视下植入导管，导管的远端送达至 C_5 椎体节段。在导管内注入一定剂量的造影剂，观察造影剂的扩散，以确定导管的位置（**图18-1**）。确定导管的位置正确后，在穿刺棘突旁做一个与棘突平行的 $2\sim3$ cm长的垂直

切口。切口深达棘上韧带和椎旁筋膜，用 2.0 丝线在穿刺针周围筋膜进行荷包缝合，拔出穿刺针后缝线打结固定导管。完成上述步骤后，用 0.5% 利多卡因在左下腹行局部浸润麻醉，然后切开皮肤，向下分离皮下脂肪，直达浅筋膜，钝性分离出与镇痛泵大小相当的皮下泵袋，"泵袋"的大小恰好能置入泵体即可，以防止术后泵在泵袋内的移位或翻转，然后连接经隧道进入的导管（图 18-2）。操作全过程注意观察导管口的脑脊液流出是否流畅，必要时用注射器回抽有无脑脊液，防止导管扭曲或折叠。

泵植入后首次给药量为 0.3 mg/d，之后每次增加日总量的 10%～20%。

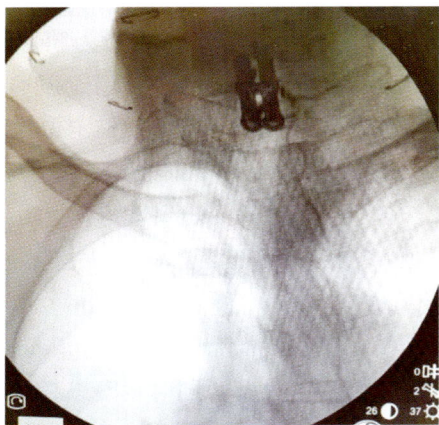

图 18-1　导管植入定位片

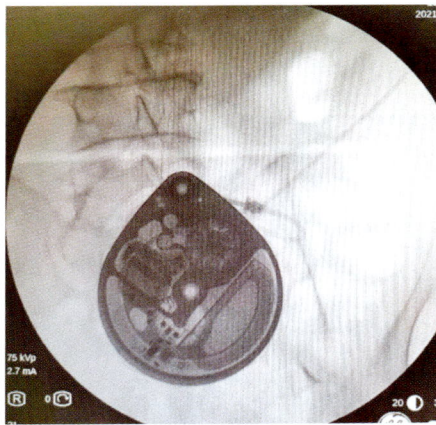

图 18-2　泵注装置定位

4. 病例分析

本病例患者的症状为肺尖部恶性肿瘤引起的神经病理性疼痛，该类患者通常主诉肩背部及上肢疼痛伴麻木。术前通过影像学检查评估其穿刺入路节段无椎体转移，具备手术可行条件。完善术前相关检查后，在 DSA 引导下行吗啡泵植入术，通过鞘内注射吗啡来缓解疼痛。术后患者疼痛明显缓解，也无需口服止痛药。

自 1979 年 Wang 等首次报道蛛网膜下腔注射吗啡控制癌痛以来，鞘内吗啡镇痛用于治疗癌痛和各类慢性顽固性疼痛得到了广泛认可。大量临床经验和资料显示，椎管内尤其鞘内输注阿片类药物能有效地解除癌症患者的疼痛以及避免中、重度癌痛患者大量口服吗啡所产生的不良反应。鞘内吗啡输注具有缓解疼痛起效快、用药量少、镇痛效果确切等优点。

二、案例二：CT引导下内脏大小神经毁损术治疗癌性上腹疼痛

1. 案例资料

患者，男性，64 岁，身高 170 cm，体重 48 kg。

主诉：上腹胀痛半年余。

患者半年前无明显诱因下渐发上腹部疼痛，疼痛呈持续性，最初疼痛可忍受，未予注意。之后疼痛呈进行性加重，夜间较重，患者至医院求诊，完善检查后诊断为胰腺恶性肿瘤。患者

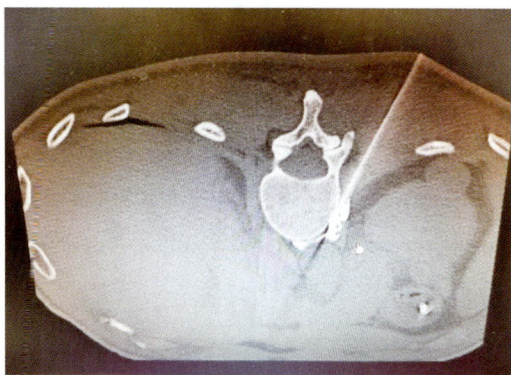

图 18-3　T_{12} 椎体前缘穿刺定位

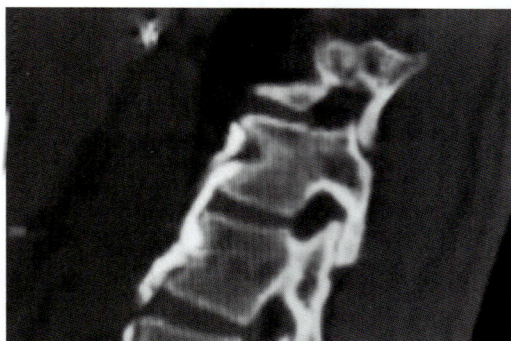

图 18-4　造影剂扩散图像

行肝动脉化疗栓塞术后，疼痛加重，以上腹部胀痛为主，恶心呕吐频繁。

既往史：无系统病史及手术史。

查体：患者自觉上腹部胀痛，压痛（＋）。VAS 评分 8 分。

2. 诊断

癌性腹痛；胰腺恶性肿瘤。

3. 治疗经过

入院后完善术前检查，诊断为胰腺恶性肿瘤，于 CT 引导下行内脏大小神经毁损术。患者取俯卧位，腹下垫枕，在 CT 扫描定位像上确认 T_{12}、L_1 椎体，靶点为 T_{12} 锥体前缘，腹主动脉旁。在 CT 扫描引导下将针穿刺到达靶点（图 18-3），回抽无血，注射造影剂混合液 3 ml（造影剂混合液：碘海醇 2 ml+2% 利多卡因 2 ml+ 生理盐水 6 ml），见造影剂沿椎体前缘分布，未进入椎间孔及腹腔内（图 18-4），同时观察患者疼痛是否缓解。确认无误后缓慢注射无水乙醇 8 ml，之后以 1 ml 生理盐水冲洗针道，拔除穿刺针。按压穿刺点 5 min，贴无菌敷贴，观察 10 min 无异常后，安返病房。

术后患者疼痛明显缓解，无不良反应，止痛药物口服减少，VAS 评分 2 分。术后 3 天患者出院，1 个月后随访，患者疼痛较前缓解，VAS 评分 2 分。

4. 案例分析

本病例患者的症状为胰腺恶性肿瘤引起的上腹痛，该类患者常自诉上腹部持续性钝痛，并向腰背部放射，并且有明确的腹部肿瘤诊断。术前通过全腹 CT 评估，无躯体神经受累，且膈脚周围解剖结果未发生显著改变，具备手术进针路径。完善术前相关检查后，在 CT 引导下行内脏大小神经毁损术，通过注射无水乙醇毁损内脏神经。术后患者上腹部疼痛明显缓解，口服止痛药量明显下降。

胰腺癌是一种发病率较高的消化道恶性肿瘤，大部分患者早期无典型症状表现，待确诊时病情通常已至晚期。50%～75% 的胰腺癌患者承受着严重疼痛，且疼痛是进行性加重的，增加了临床治疗难度的同时，也造成患者生存质量明显降低。内脏大神经、内脏小神经和内脏大小神经含传导胃、肝脏、胰腺、肾脏等实质器官和结肠右曲以上的消化道的痛觉传入纤维，这些脏器癌性疼痛主要通过这 3 条内脏神经传导，这 3 条神经统称为内脏大小神经。内脏大小神经形成恒定，位置表浅，从腹腔神经丛发出分支在 T_{12} 水平穿过膈脚，然后在膈脚后间隙沿两侧胸椎椎体表面上行到相应胸神经节，与迷走神经相吻合。内脏大小神经毁损能够有效缓解胰腺、肝胆系统、胃远端、小肠及结肠等部位癌症引起的上腹部内脏痛，同时可以减少癌痛患者阿片类药物使用量。

三、案例三：CT引导下骨水泥成形治疗转移性骨癌痛

1. 案例资料

患者，男性，61岁，身高165，体重44 kg。

主诉：腰骶部疼痛伴双下肢麻痛1月余。

患者2015年2月因"肺部占位"穿刺明确右肺癌，行右肺上叶切除术，术后病理提示：浸润性腺癌，予常规化放疗。2019年8月，患者渐出现腰骶部疼痛伴双下肢麻痛，疼痛呈进行性加重，夜间加重，对症处理后未见明显缓解。行 PET-CT 示：左侧骶骨、右侧髂骨体及坐骨体骨转移。现患者腰骶部疼痛明显，口服羟考酮控制，120 mg q12 h，疼痛控制欠佳。

既往史：高血压病史，控制可。

查体：患者自觉腰骶部疼痛，局部压痛（＋），VAS 评分7分。

2. 诊断

骨癌痛；肺恶性肿瘤；骨和骨髓继发性恶性肿瘤。

3. 治疗经过

入院后完善相关检查，于 CT 引导下行骨空隙骨水泥填充术。患者俯卧位，腹下垫枕，CT检查可见骶骨、两侧髂骨片状溶骨性骨质破坏，周围神经压迫，定位右侧髂骨骨肿瘤进针点，常规消毒铺巾。局部浸润麻醉后，穿刺针经超声引导下自定位点进入，小心穿入髂骨内，CT扫描定位，确认针尖顺利进入髂骨骨肿瘤内。调制骨水泥，拔出穿刺针内芯，由穿刺针管通道分别缓慢注入骨水泥4 ml，CT 扫描见骨水泥充盈好，未见骨水泥漏出，周围神经压迫缓解。待骨水泥凝固后，拔除穿刺针，包扎创面。再次 CT 扫描见骨水泥充盈好（图18-5）。

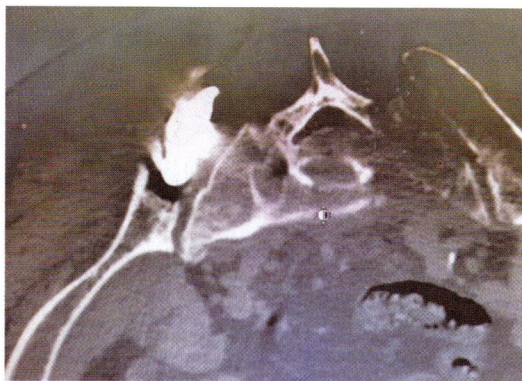

图 18-5　右侧髂骨骨水泥充盈图像

4. 案例分析

本病例患者的症状为肺癌骨转移引起的癌性骨痛，该类患者通常自诉骨转移部位持续性疼痛，并且有明确的转移性骨恶性肿瘤诊断。完善术前相关检查后，在 CT 引导下行骨腔隙骨水泥填塞术，通过向病理性溶骨腔隙内注射骨水泥来达到止痛效果。患者术后腰骶部疼痛明显缓解，口服止痛药量明显下降。

骨转移瘤是指原发于身体其他部位的恶性肿瘤，通过各种途径转移至骨骼并在骨内继续生长所形成的肿瘤。相对身体其他部位的癌症，骨转移癌疼痛多很严重，呈进行性持续性疼痛。

其疼痛是转移的肿瘤破坏了骨骼，产生的病理性骨折以及肿块压迫和侵犯神经所致，而且骨转移瘤会破坏骨头的受力结构，一旦患者有相应动作就会引发剧烈的疼痛。

传统的骨转移瘤的治疗方法有放疗、化疗、同位素治疗、双膦酸盐治疗、药物止痛治疗、姑息性手术治疗等。骨水泥成形术的出现为治疗骨转移癌提供了一种崭新的治疗方法，在提高骨转移癌患者生存时间的同时，还能明显改善患者的生活质量。

（林福清）

参考文献

［1］ 宋春雨,马云龙.癌性疼痛相关微创介入治疗技术与应用进展［J］.中国微创外科杂志,2019,19(7):626-629.

［2］ 阮明慧,曹国庆.介入治疗技术控制癌痛应用进展［J］.疑难病杂志,2020,19(10):1068-1071,1076.

［3］ Magee D, Bachtold S, Brown M, et al. Cancer pain: where are we now［J］. Pain Manag, 2019,9(1):63-79.

［4］ 谭冠先.疼痛诊疗学［M］.3版.北京:人民卫生出版社,2011.

［5］ 谭冠先,罗健,屠伟峰.癌痛治疗学［M］.郑州:河南科学技术出版社,2019.

第十九章
神经病理性疼痛的精确诊疗

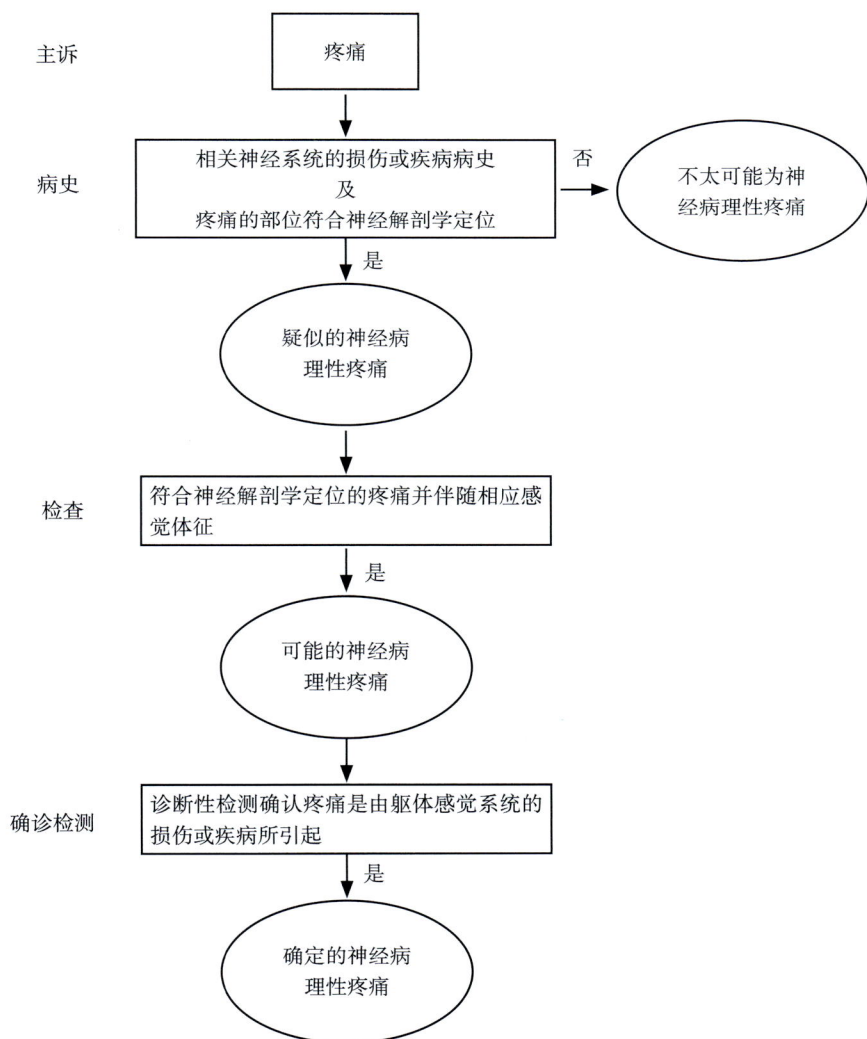

```
主诉                    ┌─────────────┐
                       │    疼痛      │
                       └──────┬──────┘
                              │
                              ▼
病史          ┌──────────────────────────────┐    否    ╭─────────────╮
             │  相关神经系统的损伤或疾病病史    │ ──────▶ │ 不太可能为神 │
             │              及               │         │ 经病理性疼痛  │
             │  疼痛的部位符合神经解剖学定位    │         ╰─────────────╯
             └──────────────┬───────────────┘
                           是│
                            ▼
                      ╭─────────────╮
                      │  疑似的神经病 │
                      │   理性疼痛    │
                      ╰──────┬──────╯
                             │
                             ▼
检查          ┌──────────────────────────────┐
             │ 符合神经解剖学定位的疼痛并伴随相应感 │
             │ 觉体征                          │
             └──────────────┬───────────────┘
                           是│
                            ▼
                      ╭─────────────╮
                      │  可能的神经病 │
                      │   理性疼痛    │
                      ╰──────┬──────╯
                             │
                             ▼
确诊检测       ┌──────────────────────────────┐
             │ 诊断性检测确认疼痛是由躯体感觉系统的 │
             │ 损伤或疾病所引起                 │
             └──────────────┬───────────────┘
                           是│
                            ▼
                      ╭─────────────╮
                      │  确定的神经病 │
                      │   理性疼痛    │
                      ╰─────────────╯
```

神经病理性疼痛诊疗流程

第一节　神经病理性疼痛概述

国际疼痛研究协会（IASP）将"由躯体感觉系统的损伤或者疾病而导致的疼痛"定义为神经病理性疼痛（NP）。NP可分为中枢性和周围性。三叉神经痛是临床常见的中枢性NP，带状疱疹后神经痛和痛性糖尿病周围神经病变是最常见的两种周围性NP。NP的发病机制包括离子通道改变、外周神经敏化和中枢神经敏化、下行抑制系统功能降低等。临床表现主要为自发性疼痛、痛觉超敏、痛觉过敏及感觉异常。自发性疼痛是指机体不依赖外周刺激的自发性随机性的持续性疼痛，可在神经损伤后数天或数周内发生。痛觉超敏是指神经损伤的患者往往表现出痛觉超敏（或称触诱发痛），如轻微地抚摸皮肤、衣物轻触、风吹等均可诱发疼痛。痛觉过敏是指对正常致痛刺激所引起的疼痛感增强，出现疼痛程度被夸大的情况，物理检查显示对刺激反应的增强，如冷热刺激可导致明显的剧烈疼痛。感觉异常是自发的或诱发的一种不愉快的异常感觉，如蚁行感、虫爬感、痒感、麻木感，局部组织深在的搏动样异感或紧缩感等。

一、神经病理性疼痛的临床表现

IASP2008年推荐的NP诊断标准为：① 疼痛位于明确的神经解剖范围；② 病史提示周围或中枢感觉系统存在相关损害或疾病；③ 至少存在1项辅助检查证实疼痛符合神经解剖范围；④ 至少1项辅助检查证实存在相关的损害或疾病。肯定的NP：同时符合上述①～④项标准；很可能的NP：符合上述第①、②、③或④项标准；可能的NP：符合上述第①和②项标准，但缺乏辅助检查的证据。临床常用 ID Pain 量表、DN4 量表（Douleur Neuropathique 4 questions）、利兹神经病理性症状和体征疼痛评分（Leeds Assessment of Neuropathic Symptoms and Signs，LANSS）等快速筛查NP。常见的NP及与疼痛症状和感觉体征相符的神经解剖学分布如**表19–1**所示。

表 19–1　常见神经病理性疼痛的神经解剖学分布

神经病理性疼痛	与疼痛症状和感觉体征相符的神经解剖学分布	图示典型疼痛分布
三叉神经痛	面部或口腔三叉神经分布	

神经病理性疼痛	与疼痛症状和感觉体征相符的神经解剖学分布	图示典型疼痛分布
带状疱疹后神经痛	一支或多支脊神经支配区域或三叉神经眼支呈单侧分布	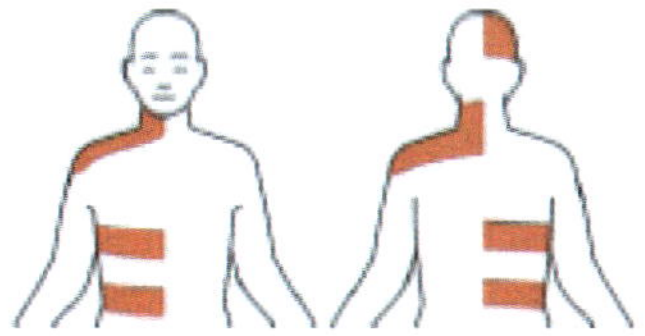
外周神经损伤性疼痛	损伤神经的支配区域，典型的为创伤、手术或压迫的神经末端	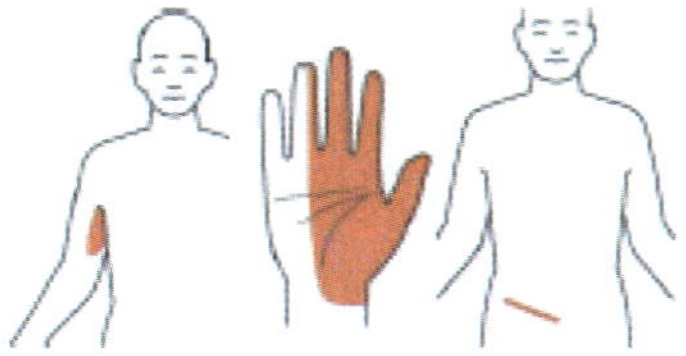
截肢后疼痛	缺失肢体和（或）残留肢体的疼痛	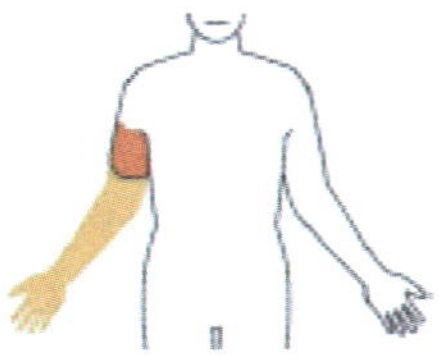
痛性多发性神经病	足，可能扩展至小腿、大腿和手	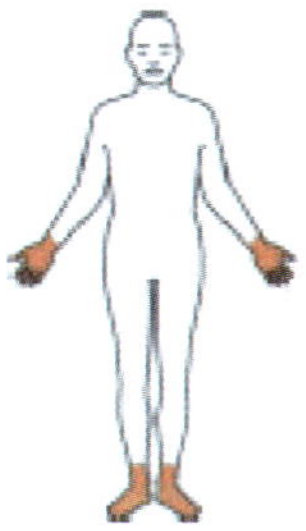
痛性神经根病变	疼痛部位与神经根支配区域相符	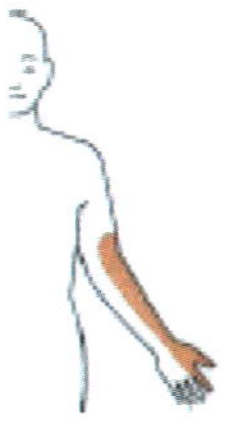
脊髓损伤引起的神经病理性疼痛	脊髓损伤的相应水平和（或）以下水平	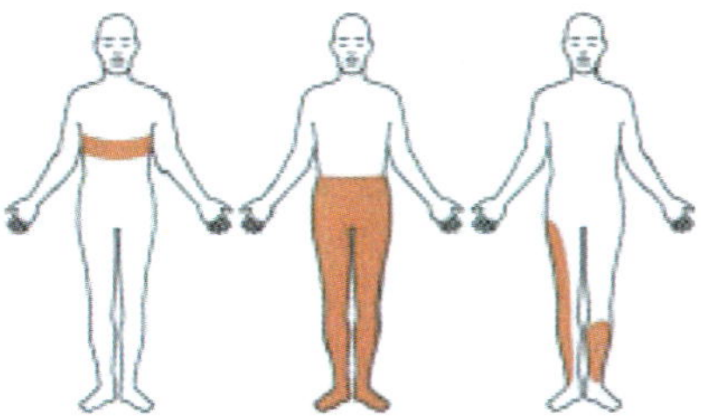

19

神经病理性疼痛	与疼痛症状和感觉体征相符的神经解剖学分布	图示典型疼痛分布
中枢性脑卒中后疼痛	脑卒中的对侧，如在外侧延髓梗死，可以累及面部同侧	
中枢性神经病理性疼痛伴多发性硬化	可以是脊髓损伤和脑卒中累及区域的组合	

NP 的临床症状可能轻到无法辨别，也可能很严重甚至致残，**表 19-2** 依据疾病的发病解剖学位置列出相关疾病分类。

表 19-2　神经病理性疼痛相关疾病的分类

部位	疾病
外周	神经病：糖尿病性神经病、艾滋病引起的神经病、化疗引起的神经病、遗传性神经病、毒素引起的神经病、特发性神经病
	带状疱疹：带状疱疹后神经痛
	神经损伤/功能障碍：腕管综合征、肘管综合征、跗管综合征、三叉神经痛、舌咽神经痛、复杂性局部疼痛综合征
	截肢：幻肢痛、残肢痛
	乳房切除术后疼痛综合征
	神经丛病
	神经根病：椎间盘突出症、椎板切除术后综合征、蛛网膜炎
	神经撕脱
	神经肿瘤
脊髓	创伤：脊髓损伤、脊髓空洞症、蛛网膜炎、手术
	血管：梗死、出血、动静脉畸形
	肿瘤
	其他：多发性硬化症、艾滋病、神经管缺陷、维生素 B_{12} 缺乏
脑	创伤：包括手术损伤
	血管：梗死、出血、动静脉畸形
	多发性硬化症
	肿瘤
	帕金森病
	癫痫

二、神经病理性疼痛患者的评估和鉴别诊断

NP 的评估和鉴别诊断对临床医师来说是复杂且具有挑战性的（**表 19-3**）。对疑似 NP 患者的临床评估重点在于：① 排除可治疗的疾病（例如脊髓压迫、肿瘤）；② 明确 NP 的诊断；③ 识别可能有助于个体化治疗的临床特征（例如失眠、自主神经病变）。承认患者正在经历疼痛并且疼痛是真实的是疼痛评估的关键，这种对患者疼痛的认同对于与患者建立融洽关系和建立有意义的治疗关系至关重要。

表 19-3　神经病理性疼痛患者的评估

病史	查体	辅助检查
疼痛强度： （1）0～10评分（0=没有疼痛，10=可以想象的最严重的疼痛）； （2）在初次就诊和随后每次就诊时对疼痛进行评分以跟踪治疗反应	大体运动检查： 运动无力可能发生在受累神经的远端	CT、MRI： 有助于特异性诊断（例如，椎间盘突出、神经浸润/肿瘤压迫）
感觉描述： （1）疼痛性质：灼痛、电痛、热痛、冷痛、刺痛； （2）异常感觉："针刺"、刺痛、瘙痒等	深肌腱反射： 受累神经远端可能减弱或消失	肌电图和神经传导研究： 可能提供神经损伤或功能障碍的客观证据；神经传导研究评估大纤维功能，如果神经传导研究结果正常，则不能排除小纤维神经病变
时间变化： （1）神经病理性疼痛通常在天气寒冷和（或）潮湿时变得更糟； （2）如果疼痛在几个月内逐渐恶化，则怀疑是肿瘤形成	感觉检查： （1）受累神经远端的轻触、针刺、振动和本体感觉可能减弱或消失； （2）感觉异常可能会超出正常的皮节、肌节和（或）巩膜边界； （3）动态异常性疼痛（由棉花在皮肤上轻轻移动引起的疼痛）； （4）热异常性疼痛（对皮肤上的冰或酒精产生的烧灼感）； （5）针刺痛觉过敏（轻微针刺皮肤后疼痛加剧）； （6）可能存在 Tinel 征（敲击受损或再生神经纤维时出现远端放射感觉异常）	三相骨扫描： 可能有助于诊断复杂性局部疼痛综合征，然而即使结果为阴性，仍可能存在复杂性局部疼痛综合征
功能/心理影响： （1）疼痛对睡眠模式、日常生活活动、工作和爱好的影响； （2）疼痛对情绪、社交和性功能、自杀意念的影响	皮肤检查： （1）温度、颜色、出汗、头发和（或）指甲生长的变化提示复杂的局部疼痛综合征； （2）与既往带状疱疹感染一致的残留皮节瘢痕； （3）与糖尿病一致的特征性皮肤变化	临床生化： 进行测试以帮助确定神经病变的原因；即葡萄糖耐量试验、甲状腺功能、维生素 B_{12} 水平、$CD4^+T$ 淋巴细胞计数等
既往治疗史： （1）神经病理性疼痛对 NSAID 和对乙酰氨基酚有抵抗力； （2）确定并记录先前跟踪药物的剂量滴定是否充分（达到的剂量、治疗持续时间和由于缺乏疗效的不良反应而停止的药物）		

病史	查体	辅助检查
药物滥用史： （1）使用阿片类药物筛查工具； （2）成瘾史可能会影响阿片类药物处方的决定； （3）考虑使用酒精时阿片类药物、肌肉松弛药和（或）催眠药的安全性； （4）如果药物滥用呈阳性，请考虑尽早与心理医生、精神科医生或成瘾专家联系		

三、神经病理性疼痛的治疗

1. 治疗方式

在为 NP 患者制订治疗方案时，必须注意慢性疼痛患者的行为和精神共病非常常见，这也可能是导致诊断延迟或治疗不当的原因。治疗原则上一般首选药物镇痛治疗，适时进行微创治疗或神经调控治疗。其治疗原则为：① 早期干预，积极对因治疗；② 有效缓解疼痛及伴随症状，促进神经修复；③ 酌情配合康复、心理、物理等综合治疗；④ 恢复机体功能，降低复发率，提高生活质量。药物治疗通常是 NP 的一线治疗方法，NP 的症状可能是不同病因机制联合介导的，治疗方法侧重于作用在神经系统的不同部位及调节多种机制。

治疗 NP 的四大类药物是外用药物、抗抑郁药、抗惊厥药和阿片类药物（**表 19-4**）。此外，其他辅助药物（包括抗心律失常药、非阿片类止痛药和 NMDA 拮抗剂）也可能有效。

表 19-4　治疗神经病理性疼痛的常用药物

药物类型	常用药物
外用药物	5% 利多卡因贴剂，辣椒素
抗抑郁药	
三环类抗抑郁药	阿米替林、去甲替林、地昔帕明、丙米嗪、多塞平
5-羟色胺去甲肾上腺素再摄取抑制剂	度洛西汀、文拉法辛
抗惊厥药	卡马西平、丙戊酸、拉莫三嗪、奥卡西平、加巴喷丁、普瑞巴林
阿片类药物	羟考酮、曲马多、吗啡、芬太尼、氢吗啡酮

大多数疼痛中心会采用各种形式的补充和替代疗法来综合治疗 NP，患者对治疗疼痛的非药物替代方案的需求促使了这些学科的发展。经常使用的补充疗法如**表 19-5** 所示。

2. 治疗策略

有效的疼痛诊疗需要持续的评估，对可治疗的潜在疾病的诊断应与正在进行的疼痛管理工作同时进行。临床医师应向患者提供有关其病情和现实治疗期望的教育。尽管如此，目前仍然

表 19-5　神经病理性疼痛的补充和替代疗法

针刺	整脊	瑜伽
指压	按摩	灵气
艾灸	催眠	治疗性触摸
太极	引导图像	自然疗法
草药疗法	生物反馈	顺势疗法
气功	冥想	祷告

没有一种药物或治疗方式适用于所有 NP。鉴于病因的多样性、所涉及疼痛机制的多样性以及患者的个体情况，治疗方案必须个体化。

医师应首先尝试不良反应风险最低的治疗。尽管关于支持保守性非药物治疗（例如物理治疗、运动、经皮神经电刺激、认知行为疗法、针灸）的证据相对有限，但由于其安全性，仍应在适当的时候首先考虑非药物治疗。简单的镇痛药（如对乙酰氨基酚、NSAID）通常对单纯神经性疼痛无效，但可能有助于治疗共存的伤害性症状（如坐骨神经痛伴肌肉骨骼腰痛）。此外，在某些情况下，可能需要尽早神经阻滞或其他介入治疗，以促进物理治疗和疼痛康复。

毋庸置疑，NP 最好通过多学科方法进行管理。**表 19-6** 概述了简化的诊疗方法。

表 19-6　疼痛管理要点

第 1 步	疼痛评估、病史和体格检查，获取患者既往的诊疗病史、检查及用药记录	
第 2 步	考虑非药物疗法，如物理治疗、心理干预、认知行为疗法、生物/神经反馈，在一些特殊病例（复杂性局部疼痛综合征）中，早期行神经阻滞疗法，促进患者康复	
第 3 步	开始一线单药治疗（加巴喷丁、普瑞巴林、三环类抗抑郁药或 5-羟色胺去甲肾上腺素再摄取抑制剂）	
反应	无效或不能耐受	部分有效
第 4 步	改用替代的一线药物单一疗法（三环类抗抑郁药、5-羟色胺去甲肾上腺素再摄取抑制剂、加巴喷丁或普瑞巴林）	考虑添加一线药物（三环类抗抑郁药、5-羟色胺去甲肾上腺素再摄取抑制剂、加巴喷丁或普瑞巴林）
反应	无效或不能耐受	部分有效
第 5 步	开始使用曲马多或阿片类药物进行单药治疗，使用阿片类药物风险筛查工具、药物管理协议和知意书	考虑添加曲马多或阿片类药物，使用阿片类风险筛查工具、药物管理协议和知情同意书
反应	无效或不能耐受	
第 6 步	考虑三线药物、介入治疗和疼痛康复计划	

NP 的治疗仍然是临床诊治中的一项挑战。任何用于治疗 NP 的药物在使用前都必须权衡利弊，可能需要多次试验才能找到有效的药物或药物组合。NP 通常需要药物和非药物方式的组合才能达到充分的疼痛缓解。目前可用的疗法都显示了不同程度的临床疗效，在这一研究领域的研究进展将为广大临床医师综合治疗这一顽症提供新的治疗手段。

第二节 常见神经病理性疼痛疾病的管理

一、带状疱疹后神经痛

（一）病因

带状疱疹是指人体免疫力下降时潜伏在脊髓背根神经节或者脑神经感觉神经节内的水痘-带状疱疹病毒复活，损伤神经，临床表现为皮肤上出现簇状、条带状分布的疱疹，往往伴剧烈疼痛。带状疱疹后神经痛（PHN）是带状疱疹最严重的并发症。

发生 PHN 的相关因素包括年龄、皮损程度、抗病毒治疗的早期干预、初治时间、急性期的疼痛严重程度、特殊部位、糖尿病史、焦虑抑郁状态等。年龄是发展为 PHN 的高危因素，病程长短是影响 PHN 疗效的重要因素。有研究表明，病程长于 6 个月的患者是影响治疗效果的高度相关影响因素。

（二）诊断

沿感觉神经相应节段发布的成簇状皮肤疱疹，并伴有明显的神经痛表现，称为带状疱疹神经痛，疼痛病程超过 3 个月，即可诊断为 PHN。

（三）鉴别诊断

单纯疱疹疼痛：单纯疱疹主要出现在口唇或生殖器周围，高发于青年患者，而 PHN 好发于老年患者，对症状不典型或难以明确诊断的 PHN 或单纯疱疹患者，可通过实验室检查进一步明确诊断。

肋间神经痛：无带状疱疹感染史，可发于青年和老年患者，病因往往不明，可通过实验室检查进一步明确诊断。

（四）治疗

药物治疗是 PHN 治疗的基础，微创治疗是疼痛科治疗 PHN 的核心技术，包括神经毁损治疗和非毁损治疗。

1. 药物治疗

（1）钙通道调节剂：对 PHN 患者实施治疗需遵循阶梯治疗原则，首先采用药物治疗，钙通道调节剂为一线药物，如普瑞巴林、加巴喷丁。

（2）抗抑郁药：如阿米替利、度洛西汀；有触诱发痛时还要加用利多卡因凝胶贴膏。此阶段用药需遵循足量、足程，且使用抗抑郁药前要与患者及家属沟通，需服用一段时间且不可盲目突然停药。

（3）NSAID和阿片类药物：一线用药镇痛效果不佳时，可联合二线药物使用 NSAID，如塞来昔布、美洛昔康、双氯芬酸和（或）阿片受体激动剂（羟考酮）。

2. 神经阻滞治疗

在此阶段还可积极实施神经注射治疗来降低疼痛强度。

3. 微创介入治疗

（1）神经毁损治疗：包括射频热凝术、无水酒精注射、阿霉素注射等，其临床应用效果仍有待商榷，因为可能存在被病毒损伤的神经又累加了治疗带来的物理、化学和机械损伤的风险。当中、重度 PHN 患者使用以上治疗效果不佳时，可行非神经毁损治疗，根据患者病程和疼痛程度选择。

（2）非神经毁损治疗：包括连续硬膜外镇痛技术、脉冲射频和脊髓电刺激等。其中脉冲射频最为常用，其作用靶点在脊神经背根节或神经干，脉冲射频的工作原理是射频机器发出脉冲电流模式，治疗温度不超过 42 ℃，在不损伤神经的基础上修复损伤神经。连续硬膜外镇痛技术可应用于急性期和亚急性期的带状疱疹神经痛，可有效缓解病毒损伤神经引起的炎性变化，有时也可明显缓解疼痛。短时程脊髓电刺激是近年来在国内逐渐开展的非神经毁损的治疗方法，其确切疗效还有待随机对照研究证实。非神经毁损方法是现在 PHN 微创核心技术的主流，在不损伤神经的原则下调控神经功能，修复神经，可明显缓解疼痛，缩短病程，减少全身用药及药物的不良反应。

4. 其他辅助治疗方法

临床医师还可采用局部皮内注射（局麻药、糖皮质激素、肉毒毒素、神经妥乐平、亚甲蓝）等治疗方法。

带状疱疹一旦发展为 PHN，其疗效是患者和医生最关注的问题。2016 年《带状疱疹后神经痛诊疗中国专家共识》中关于 PHN 治疗的表述为，"大多数带状疱疹后神经痛很难治愈，治疗后疼痛评分较基线降低 ≥30% 即认为临床有效，降低 ≥50% 即为明显改善"，这是一个非常令人气馁的答案。因此，PHN 的治愈方法可能是通过预防 PHN 的发生来实现的，积极处理带状疱疹急性期的神经痛，尤其是影响夜间睡眠、NRS 评分 > 4 分以上的疼痛，遵循阶梯治疗的方法，包括神经阻滞的及时使用，可能使患者更受益。IASP 在慢性疼痛的治疗上早就提出早干预、早治疗的原则，疼痛病程是影响慢性疼痛疗效的重要因素，尽早介入治疗能够改善疗效。

（四）存在问题

对 PHN 的认知上目前还存在两个问题，首先是患者的认知度问题，患者普遍重视急性期时的皮疹恢复，认为疼痛只是症状，皮疹恢复后疼痛自然能自愈；其次是 PHN 的定义不统一，有学者认为带状疱疹皮疹消退后疼痛持续 30 天为 PHN，也有学者认为 90～120 天以上为 PHN。此外，到目前为止，治疗 PHN 的众多微创技术中，尚没有一项能取得主导地位。PHN 的管理是一个长期的过程，对 PHN 患者实施全面、持续、有效的健康教育对 PHN 的全面综合改善有非常重要的临床意义。PHN 的治疗效果个体化差异较大，疼痛科在治疗 PHN 的过程中有时面对的不是治疗方案和技术方面的难度，而是对患者的管理问题。医师应当以患者为主体，通过宣教或沟通，有效提高或维持 PHN 的治疗效果。对于慢性疼痛，更重要的是管理，在治疗 / 治愈 PHN 的过程中还有很多的路要走。

二、痛性糖尿病神经病变

（一）病因

痛性糖尿病神经病变（painful diabetic neuropathy，pDN）被定义为糖尿病患者外周躯体感觉系统异常直接导致的疼痛。糖尿病是一种常见疾病，以持续高血糖和其他代谢紊乱（如血脂异常）为特征。升高的葡萄糖水平主要影响调节葡萄糖摄入能力有限的细胞，包括血管细胞、施万细胞以及外周和中枢神经系统的神经元。因此，高血糖会导致大部分难以治疗的并发症，例如视网膜病、肾病、高血压和神经病。

糖尿病患者都会发生糖尿病神经病变（diabetic neuropathy，DN），DN 的危险因素包括年龄、糖尿病病程、血糖控制不佳、低密度脂蛋白胆固醇和甘油三酯升高、高血压、肥胖、吸烟和遗传因素。2 型糖尿病患者、女性和南亚裔人群发生 DN 的风险增加。pDN 确切机制目前尚不清楚，有多种学说，包括神经元、神经胶质、免疫细胞和血管细胞的改变。

（二）诊断

如果患者疼痛持续 ≥ 3 个月，有明确的 DN 病史，并且伴有神经解剖学上合理的远端对称分布的小纤维和大纤维神经病变异常感觉体征，则诊断为 pDN。

与 pDN 有关的疼痛症状会因神经纤维受累的类型而异。大纤维功能障碍患者可能会出现麻木、刺痛或平衡不良；小纤维神经病可能表现为神经性疼痛，如灼痛、刺痛或电击。pDN 常发生于足部和小腿，也可能发生于手部，呈进行性加重，很难自然缓解。

DN 病史确诊分为 3 种情况。① 确诊的 DN，有神经传导异常和神经病变的症状或体征。② 疑似的 DN，有以下体征或症状中的 2 个或更多：神经性症状、远端感觉减退或踝反射减退/消失。③ 可能的 DN，有以下任意症状：感觉减退、阳性神经性感觉症状（例如"睡着麻木"、刺痛/刺痛、灼痛或酸痛，主要出现在足趾、足部或腿部）或者体征（包括远端感觉的对称减弱或踝反射减弱/消失）。

对于绝大多数患者，DN 的诊断是基于病史和检查而做出的，无需进一步的必要测试。但在某些情况下，DN 症状不典型或者具有神经病理性症状的 DN 可能在糖尿病被诊断出之前就已经出现，使诊断变得困难的时候可以采用床旁检查。这些检查主要包括神经传导研究、神经病变残疾评分、定量感觉测试、皮肤活检和角膜共聚焦显微镜。

目前主张对 2 型糖尿病患者诊断后每年进行一次筛查；对 1 型糖尿病患者在诊断后 5 年进行筛查；如果出现症状，糖尿病前期患者也应接受神经病变筛查。

（三）鉴别诊断

本病要与其他多种因素引起的末梢神经疼痛性疾病鉴别。

1. 营养缺乏性周围神经病变

可能存在慢性腹泻、长期透析治疗、小肠切除、胃肠道吸收功能降低、消耗性疾病等病史，导致长期营养不良；长期服用特殊药物而引起维生素类缺乏等。可以使用诊断性治疗，补充相应的维生素后，病情即可明显改善而做出诊断。

2. 血管性周围神经病变

由血管系统引起的周围神经病变临床上也比较常见，不论全身性或系统性血管病变还是区域性、局部血管病变，均可以并发周围神经病变。非对称性、多部位性痛性感觉和运动障碍或无力是临床表现特征。

3. 酒精中毒周围神经病变

详细询问病史比较容易发现，长期大量饮酒史，结合各种临床表现，诊断并无困难。

（四）治疗

治疗 pDN 主要是针对潜在疾病发病机制，防止神经病变进展。以采取控制血糖、改善循环及控制疼痛的个体化综合治疗为主，缓解疼痛是治疗 DN 的重点与难点。

1. 控制血糖

有效地控制血糖是防治糖尿病性周围神经病变的基础，目标是将空腹血糖控制在 7.0 mmol/L 以下，餐后 2 h 血糖控制在 8.3 mmol/L 以下。

2. 改善循环

包括抗血小板治疗、松弛血管治疗（山莨菪碱）及抗凝溶栓治疗（蝮蛇抗栓酶和尿激酶）。硝酸异山梨酯为氧化亚氮的供体，可通过促进血管内皮舒张来改善神经微循环，有研究表明其能减轻疼痛及烧灼感。

3. 疼痛治疗

1）药物治疗

目前，大多数单一药物治疗 pDN 引起的疼痛往往无法获得满意疗效，而且这些药物的不良反应也并不少见，故需联合用药方可达到良好效果。

（1）一线药物（所有指南都强烈推荐三类药物）：三环类抗抑郁药（特别是阿米替林）、5-羟色胺去甲肾上腺素再摄取抑制剂（如度洛西汀）和钙通道调节剂加巴喷丁和普瑞巴林。

（2）二线药物（大多数指南推荐）：曲马多（弱阿片类药物 +5-羟色胺去甲肾上腺素再摄取抑制剂）。

（3）三线和四线药物：通常包括强效阿片类药物、抗惊厥药（加巴喷丁类除外）和大麻素。

2）非药物治疗

对一些顽固性痛性糖尿病性周围神经病患者，在应用药物治疗的同时，可联合应用一些微创方法进行治疗，可收到较好效果。

（1）交感神经阻滞和毁损：交感神经或交感神经节阻滞，不仅可以及时缓解疼痛，还能明显缓解神经损伤所导致的神经系统应激反应，对于神经损伤本身的治疗和预后都具有特别的临床意义。对神经阻滞有效者，可考虑行交感神经化学或物理毁损术。

（2）电刺激技术：包括脊髓电刺激、储存电极电刺激疗法、脉冲磁场疗法、经皮神经刺激、针灸、激光治疗和单相红外光治疗。荟萃分析支持使用强直-脊髓电刺激（tonic spinal cord stimulation，t-SCS）治疗药物难治性重度 pDN。其他一些脊髓电刺激模式和背根神经节刺激也

19

显示出美好的前景，但还需要大样本随机对照研究来进一步评估。

（3）神经微减压手术：虽然有系统评价显示神经微减压外科手术在缓解 pDN 症状方面有一定功效，但由于目前缺少高质量的随机对照研究或设计良好的前瞻性研究，还需要更多数据来阐明外科手术对 pDN 的作用，以进一步用于治疗。

三、慢性截肢后疼痛

（一）病因

慢性截肢后疼痛是指截肢后手术部位或截肢远端持续存在超过 3 个月的疼痛。慢性截肢后疼痛表现为两种疼痛形式，即残肢痛（residual limb pain，RLP）和幻肢痛（phantom limb pain，PLP）。残肢疼是指手术部位或近端残肢的疼痛，幻肢痛被描述为截肢水平远端的疼痛。研究表明，慢性截肢后疼痛与长期的术前慢性疼痛、亚急性术后疼痛以及截肢前的心理因素（学习和记忆相关）密切相关。RLP 的发病机制包括切口疼痛、瘢痕形成、假体不适或神经瘤形成。一般认为 PLP 的发病机制存在中枢和外周两方面（**图 19-1**）。PLP 的中枢机制被认为是存在躯体感觉皮层重组，功能性神经影像学研究表明，截肢者的皮质重组和功能连接被改变了。PLP 的外周机制是截肢残端神经损伤后改变，截肢后残端神经因瘢痕等原因无序生长，往往在截肢残端形成神经瘤。

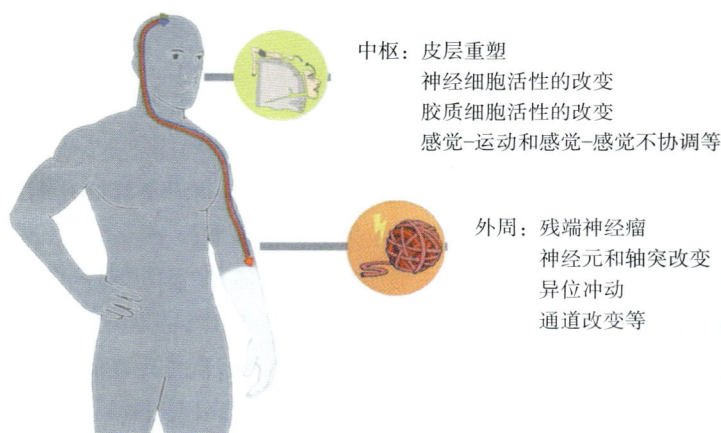

中枢：皮层重塑
神经细胞活性的改变
胶质细胞活性的改变
感觉-运动和感觉-感觉不协调等

外周：残端神经瘤
神经元和轴突改变
异位冲动
通道改变等

图 19-1　幻肢痛发病机制主要涉及皮层重塑和外周神经瘤等

（二）治疗

慢性截肢后疼痛的处理包括药物治疗、行为治疗、康复治疗到神经刺激，但大多数研究的试验数据都是基于少数患者或缺乏对照。RLP 主要侧重于处理截肢残端，PLP 则主要是针对外周残端神经改变和中枢皮层重塑。鉴于慢性 PLP 是一种神经病理性疼痛，其治疗方案与用于治疗其他神经病理性疼痛的方法往往相似，但其也存在特殊治疗方案，如残端神经瘤射频等。

1. 药物治疗

慢性截肢后疼痛的药物治疗类似于其他神经病理性疼痛，有限的证据表明抗抑郁药是一线治疗，尤其是阿米替林；加巴喷丁比其他抗惊厥药更安全，但对 PLP 的疗效较低；强阿片类药物有效，而弱阿片类药物曲马多起效较快但效果欠佳；NMDA 型谷氨酸受体拮抗剂美金刚对急性疼痛有效，但对慢性疼痛无效；现没有证据表明联合用药优于单一药物。

2. 针对外周神经 / 神经瘤的介入治疗手段

由于外周神经和外周神经瘤在 RLP 和 PLP 中的重要作用，因此针对外周神经 / 神经瘤的微创介入治疗在临床已经广泛应用，特别是随着超声在疼痛领域的普及，针对神经瘤的超声下微创治疗报道越来越多。国内杜冬萍团队报道超声引导下神经瘤内注射无水酒精能有效缓解截肢患者的 RLP 和 PLP（随访期 6 个月）；随后其团队报道超声引导下 80℃、120 s 神经瘤射频消融对慢性截肢后疼痛患者也取得了良好疗效（随访期 12 个月）。一项多中心双盲随机试验证实了超声引导下经皮坐骨神经和股神经刺激能有效缓解下肢截肢患者的 RLP 和 PLP。所有上述临床报道的安全性都良好，为临床治疗 RLP 和 PLP 提供了较好的参考。

3. 康复和心理治疗

各种心理治疗包括催眠、生物反馈、认知行为治疗、引导想象及其他有趣的干预（包括眼动再处理、镜像视觉反馈），以及虚拟现实等都被广泛用于治疗慢性截肢后疼痛。与介入治疗相比，这些治疗手段显得安全、耐受性良好。各种形式的物理治疗也显示能够适度缓解截肢后疼痛。这些低风险、非侵入性的治疗方案可以考虑在药物治疗和侵入性治疗之前适当提供。

四、慢性手术后疼痛

（一）病因

手术相关的组织损伤可导致持续的炎症状态，促进外周敏化和中枢敏化。此外，慢性手术后疼痛（CPSP）不仅仅局限于大手术，通常会出现在微创手术后。如果患者术中有神经损伤可能更容易发展成 CPSP。胸部（肋间神经）和乳腺（肋间臂神经）手术可导致慢性神经病理性疼痛的发展，外科医师应采取措施来降低神经损伤的风险。然而神经损伤并不是导致 CPSP 的唯一原因。在一项关于开胸术后疼痛的研究中，Maguire 等人证明术中神经损伤与术后 3 个月疼痛之间没有显著关联。手术持续时间也是需要考虑的一个重要因素，手术持续时间超过 3 h 的患者出现术后疼痛综合征的风险更高。

阿片类药物虽然对急性疼痛有效，但可以引发痛觉过敏，并促进慢性疼痛的发展。临床医师在提供 NMDA 调节剂（如氯胺酮）时，应考虑阿片类药物轮换或逐渐减少患者的阿片类药物剂量。

个体患者的特征在慢性疼痛的发展中也起着重要作用。具有预先存在疼痛综合征（如纤维肌痛、肠易激综合征、偏头痛和膀胱易激综合征）的患者与 CPSP 的发生有潜在的遗传倾向。女性、年轻人和肥胖是发展为慢性疼痛的危险因素。

（二）分类

CPSP 定义为手术部位至少持续 3 个月的慢性持续性疼痛。组织创伤后的慢性疼痛是较为常见的。

CPSP 的分类应表达特定手术后最常导致某种形式的慢性疼痛状态，具体的亚诊断包括截肢术、脊柱手术、开胸术、乳房手术、疝切开术、子宫切除术和关节成形术后的慢性疼痛。

1. 截肢后慢性疼痛

详见"慢性截肢后疼痛"部分。

2. 脊柱手术后慢性疼痛

脊柱手术后的慢性疼痛通常被称为背部手术失败综合征，它或是局限于手术发生的背部区域，或是作为神经根性疼痛投射到一侧或双侧肢体。所有接受腰椎手术的患者中约有20%出现某种形式的慢性疼痛，脊柱手术后的慢性疼痛也可发生在儿童和青少年，最常见的是特发性脊柱侧凸或脊柱后凸手术后的脊柱融合。

3. 开胸术后慢性疼痛

开胸术后慢性疼痛是指在胸壁（开胸）手术后发生的慢性疼痛。这是非常常见的一种术后疼痛，疼痛部位常位于胸壁，与手术部位和瘢痕密切相关。运动会加重此类疼痛，通常是神经病理性疼痛（占比45%）。儿童和青少年的患病率低得多，大约为2%。

4. 乳腺手术后慢性疼痛

乳腺手术后慢性疼痛是指在乳腺区域进行手术后产生的慢性疼痛。这种慢性疼痛发生在手术切口至胸前外侧壁后，有时发生在同侧腋窝区。引起这种疼痛的乳腺手术包括两种癌症手术——乳腺切除术和保乳手术，伴或不伴腋窝淋巴结切除术。慢性疼痛通常是神经病理性疼痛（25%~31%），原因包括肋间臂神经损伤、瘢痕区神经瘤疼痛等，这种疼痛通常伴随着瘢痕或手臂区域的感觉变化。

5. 疝切开术后慢性疼痛

疝切开术后慢性疼痛是指腹股沟疝或股疝手术修复（疝修补术）后产生的慢性疼痛。疼痛局限于腹股沟区，并可能辐射到生殖器或股骨区。这种慢性疼痛通常是神经病理性疼痛（约占80%），可能是皮肤或皮下纤维损伤以及穿过手术区域的神经损伤所致，包括髂腹股沟神经、髂腹下神经和生殖股神经。

6. 子宫切除术后慢性疼痛

子宫切除术后慢性疼痛是指通过剖腹、腹腔镜或阴道手术切除子宫及其附件后产生的慢性疼痛。通常表现为中线位置盆腔深部区域疼痛，但疼痛也可能位于下腹壁的腹部瘢痕区和股骨头区，神经病理性疼痛主要与切口类型有关，较为少见。既往剖宫产是子宫切除术后发生慢性疼痛的一个危险因素。

7. 关节成形术后慢性疼痛

关节成形术后慢性疼痛是指膝关节或髋关节（关节成形术）外科置换术后发生的慢性疼痛。疼痛局限于手术区域，并可能辐射到邻近区域。全髋关节成形术后慢性疼痛中6%~12%为中度到重度疼痛；全膝关节成形术后疼痛中15%~19%为重度疼痛，全膝关节翻修术后疼痛中47%为重度疼痛。人工关节置换术后的慢性疼痛可能为神经病理性疼痛。

（三）预防和管理

1. 麻醉技术与超前镇痛

麻醉技术是预防CPSP的重要措施。术后急性疼痛的严重程度与慢性疼痛的发展相关，因此，医师应在适当的时候使用区域麻醉技术，通过阻断伤害性神经冲动的传导、超前镇痛来降低中枢致敏的风险。术前硬膜外镇痛的应用已被证明可以降低开胸术后慢性疼痛综合征的发生率和强度，围术期的区域麻醉的益处已在子宫切除术、剖宫产术、截肢术和髂骨取骨术的患者中得到证实。尽管何时进行局部和全身镇痛的最佳时机尚不清楚，但在手术切口前进行超前镇痛是可行的。

2. 氯胺酮

氯胺酮是一种作用于包括 NMDA 受体在内的多靶点药物。围术期给予氯胺酮（0.15 ~ 0.5 mg/kg）或小剂量输注［（2 ~ 4 mg/（kg·min）］对治疗急性疼痛和预防阿片类药物诱导的痛觉过敏（OIH）是有效的。研究表明，对脊髓损伤引起的急性神经病理性疼痛患者给予氯胺酮也可降低痛觉超敏的发生率。

3. 加巴喷丁类药物

加巴喷丁类药物（如加巴喷丁和普瑞巴林），也是有效的超前镇痛药。在一项关于加巴喷丁疗效的荟萃分析中，8 项研究中有 4 项发现围术期服用加巴喷丁可降低 CPSP 的发生率。

4. NSAID

急性疼痛发作期间的炎症反应能够诱导 COX-2 并上调前列腺素的表达，这会导致外周和中枢致敏。NSAID，特别是 COX-2 选择性抑制剂，已被发现在抑制伤害性痛觉过敏中起关键作用。口服 COX-2 抑制剂对血脑屏障的渗透性也很好，应作为一线治疗和预防药物。

5. 行为疗法

超前的认知行为疗法通过有效的应对机制和放松技巧，已被证明可以减少术后患者的疼痛强度和阿片类药物的使用，超前的认知行为疗法对准备手术的高危人群尤其有效。前瞻性研究表明，在改善身体功能、残疾、就业、长期疼痛强度和情绪障碍方面，多学科疼痛管理方法与各种单一方法相比具有潜在的优势。

急性疼痛向慢性疼痛的发展是一个渐进和复杂的过程。鉴于疼痛的多因素性质，现有的文献没有预防疼痛的定论。目前认为应积极治疗急性疼痛发作，采用针对周围和中枢机制的多模式镇痛技术，努力降低慢性疼痛状态的风险。

第三节　神经病理性疼痛临床案例

一、案例一：痛性糖尿病神经病变

1. 案例资料

患者，男性，57 岁，主诉：双侧足踝区域刺痛，伴烧灼感 9 月余。

患者日间有中到重度疼痛，为烧灼感或刺痛感，呈持续性，夜间加重伴暴发痛，疼痛发作与日常活动无关。疼痛开始局限于足部，6 ~ 9 个月后逐步扩展到踝，疼痛严重影响了患者的日常活动及睡眠。

既往史：2 型糖尿病病史 15 年，BMI：32 kg/m²，超重，患者仍然坚持日常锻炼。HbA1c < 6.5%。

用药史：二甲双胍 1000 mg qd，间断自行服用对乙酰氨基酚 1000 mg tid，或布洛芬 600 mg tid，疼痛无缓解。

查体：皮肤颜色及温度正常。双侧第 1 趾不能感受到 128 Hz 音叉诱发的震动觉，双侧膝关节震动觉减退。在双侧足背部皮肤感觉测试中，棉签可诱发患者不适感，酒精棉签擦拭可诱发烧灼感。双侧踝反射消失，膝反射和上肢反射存在。

2. 诊断

痛性糖尿病神经病变。

3. 治疗

首选三环类抗抑郁药，其他可用加巴喷丁和普瑞巴林。首先予以度洛西丁口服，初始剂量为 30 mg qd，10 天后增加为 60 mg qd。1 个月后复诊，患者疼痛较前稍改善，烧灼感及刺痛感减轻，日间活动量增加，夜间仍有阵发性疼痛并影响睡眠。经患者同意后，加用加巴喷丁，起始剂量 100 mg tid，30 天后逐步滴定增加到 400 mg tid。3 个月后复诊，患者诉疼痛明显改善，日常活动基本恢复正常，夜间睡眠正常且无疼痛发作。

4. 案例分析

患者有明确的长期糖尿病病史，出现远端对称性神经痛表现，症状从肢体远端开始，逐渐向近端发展，是糖尿病神经病变的典型表现。体格检查显示痛觉过敏和痛觉超敏，具有神经病理性疼痛的特征，因此可诊断为痛性糖尿病神经病变。该病可以用作诊断和鉴别诊断的检查包括定量感觉测试、自主神经功能测试、温度测试、血管流量测量、下肢血管超声检查、腰椎 MRI 检查等。治疗还可以给予神经营养药物。

二、案例二：复杂性局部疼痛综合征

1. 案例介绍

患者，男性，47 岁，建筑工人，主诉："右下肢骨折内固定后疼痛 3 年余，伴右下肢肿胀 1 年"。

患者 3 年前在建筑工地工作时，不慎从近 3 米的屋顶跌下，导致右侧胫骨平台骨折，行切开整复内固定术。术后 3 个月行康复及功能恢复锻炼时，患者诉整个右腿呈"难以忍受"的疼痛，为烧灼样，且轻微触碰导致疼痛，床单触碰腿部皮肤可诱发疼痛，导致患者夜间无法入睡。随后患者腿部皮肤出现肿胀并变色（有发红，可在受凉后出现斑驳），右腿皮肤无毛发。在此次就诊前，患者曾多次在外院就诊，但诊断不一，直到 1 年前，在神经科诊断为复杂性局部疼痛综合征（CPRS）。

既往史：既往体健，无嗜烟嗜酒史。疼痛严重影响了患者的正常生活和工作，患者时感精神烦躁、抑郁，但否认有自杀意念。其他无特殊。

用药史：曾用曲马多、度洛西汀、卡马西平、加巴喷丁和羟考酮等药物控制疼痛，但治疗效果不佳，现已停用。曾行多种神经阻滞方法治疗，但疗效短暂。

查体：右腿水肿到膝盖水平，皮肤呈红色网状，有明显的脱发。右侧腿部和足部温度较左侧低，双侧腘动脉和足背动脉搏动正常。患者有广泛的异常性疼痛和痛觉过敏，但肌肉质量、肌力正常，四肢的深肌腱反射存在且正常。

2. 诊断

复杂性局部疼痛综合征（CPRS）。

3. 治疗

在系统回顾了既往史、检查结果、先前的治疗方案，并咨询了心理学家之后，患者同意使用脊髓电刺激器进行神经调节治疗。1周后，患者在局麻下经皮植入一个硬膜外电极，并与一外部脉冲发生器相连，术毕回家。术后5天复诊时患者感疼痛明显好转，自觉疼痛程度减轻了70%，可恢复部分的日常生活与工作。腿部肿胀已经消退，并且在寒冷中不再变色。患者对治疗效果满意，选择永久性植入脊髓电刺激器。植入后，患者感疼痛程度减轻了50%以上，能够进行所有日常活动，夜间睡眠得到改善。

4. 案例分析

CPRS是一个临床性诊断。该患者的病情是在受伤和手术后开始出现的，因此很可能是1型CRPS。但是其他疾病也可能出现类似症状，例如肿瘤、关节炎（感染性、退行性、痛风、系统性红斑狼疮）、缺血性骨坏死等。医师应当详细询问病史并进行系统的体格检查，以确定CRPS的诊断并排除其他疾病。患者由于多次诊治，病情可能已经发生改变，在评估过程中，需要做进一步检查。CRPS可以用作鉴别诊断的检查包括定量感觉测试、自主神经功能测试、温度测试、血管流量测量和成像研究（骨扫描、骨密度测定、CT、MRI）。如药物治疗和其他治疗效果欠佳，则情况非常棘手，治疗可用选项十分有限。因此，经过评估，给予患者脊髓电刺激植入，术后患者症状和体征得到明显改善，取得了良好的临床效果。

（杜冬萍）

参考文献

［1］ Duale C, Ouchchane L, Schoeffler P, et al. Neuropathic aspects of persistent postsurgical pain: a French multicenter survey with a 6-month prospective follow-up［J/OL］. J Pain, 2014, 15(1):24, e21-20.

［2］ Fletcher D, Stamer U M, Pogatzki-Zahn E, et al. Chronic postsurgical pain in Europe: an observational study［J］.Eur J Anaesthesiol, 2015, 32(10):725-734.

［3］ Chan C W, Peng P. Failed back surgery syndrome［J］. Pain Med, 2011, 12(4): 577-606.

［4］ Chidambaran V, Ding L, Moore D L, et al. Predicting the pain continuum after adolescent idiopathic scoliosis surgery: a prospective cohort study［J］. Eur J Pain, 2017, 21(7):1252-1265.

［5］ Bayman E O, Brennan T J. Incidence and severity of chronic pain at 3 and 6 months after thoracotomy: meta-analysis[J]. J Pain, 2014, 15(9):887-897.

[6] Chou J, Chan C W, Chalkiadis G A. Post-thoracotomy pain in children and adolescence: a retrospective cross-sectional study[J]. Pain Med, 2014, 15(3): 452-459.

[7] Andersen K G, Duriaud H M, Jensen H E, et al. Predictive factors for the development of persistent pain after breast cancer surgery[J]. Pain, 2015, 156(12): 2413-2422.

[8] von Sperling M L, Hoimyr H, Finnerup K, et al. Persistent pain and sensory changes following cosmetic breast augmentation[J]. Eur J Pain, 2011, 15(3): 328-332.

[9] Bay-Nielsen M, Perkins F M, Kehlet H. Pain and functional impairment 1 year after inguinal herniorrhaphy: a nationwide questionnaire study[J]. Ann Surg, 2001, 233(1): 1-7.

[10] Aasvang E K, Brandsborg B, Christensen B, et al. Neurophysiological characterization of postherniotomy pain[J]. Pain, 2008, 137(1):173-181.

[11] Brandsborg B. Pain following hysterectomy: epidemiological and clinical aspects[J/OL]. Dan Med J, 2012, 59(1):B4374.

[12] Nikolajsen L, Brandsborg B, Lucht U, et al. Chronic pain following total hip arthroplasty: a nationwide questionnaire study[J]. Acta Anaesthesiol Scand, 2006, 50(4): 495-500.

[13] Petersen K K, Simonsen O, Laursen M B, et al. Chronic postoperative pain after primary and revision total knee arthroplasty[J]. Clin J Pain, 2015,31(1):1-6.

[14] Reddi D, Curran N. Chronic pain after surgery: pathophysiology, risk factors and prevention[J]. Postgrad Med J, 2014, 90(1062):222-7, quiz 226.

[15] Maguire M F, Latter J A, Mahajan R, et al. A study exploring the role of intercostal nerve damage in chronic pain after thoracic surgery[J]. Eur J Cardiothorac Surg, 2006, 29(6):873-879.

[16] Hayes C J, Painter J T. A comprehensive clinical review of opioid induced allodynia: discussion of the current evidence and clinical implications[J]. J Opioid Manag, 2017, 13(2):95-103.

[17] Brandsborg B, Nikolajsen L, Hansen C T, et al. Risk factors for chronic pain after hysterectomy: a nationwide questionnaire and database study[J]. Anesthesiology, 2007, 106(5):1003-1012.

[18] Kaye A D, Helander E M, Vadivelu N, et al. Consensus statement for clinical pathway development for perioperative pain management and care transitions[J]. Pain Ther, 2017, 6(2):129-141.

[19] Vadivelu N, Schermer E, Kodumudi V, et al. Role of ketamine for analgesia in adults and children[J]. J Anaesthesiol Clin Pharmacol, 2016, 32(3):298-306.

[20] Clarke H, Bonin R P, Orser B A, et al. The prevention of chronic postsurgical pain using gabapentin and pregabalin: a combined systematic review and meta-analysis[J]. Anesth Analg, 2012, 115(2):428-442.

[21] Sugita R, Kuwabara H, Kubota K, et al. Simultaneous inhibition of PGE2 and PGI2 signals is necessary to suppress hyperalgesia in rat inflammatory pain models[J/OL]. Mediat Inflamm, 2016, 2016:9847840.

心理因素相关疼痛初筛	病史	临床特征	辅助检查	诊断及治疗

不明原因疼痛患者就诊

↓

病史、体征、辅助检查；是否存在器质性疾病

是　否

专科排除器质性疾病可能，或器质性疾病不足以引起该程度的疼痛

建议专科治疗

躯体疼痛 → 1个或多个部位的躯体疼痛症状，患者感到痛苦，日常生活受到影响，过度担心自身健康，并投入过多时间和精力 → 心理测评 → 躯体症状障碍

躯体疼痛伴情绪欠佳 → 情绪低落，悲观绝望，言语及动作减少，对什么都没有兴趣，情绪好转时躯体疼痛减轻 → 心理测评 → 抑郁状态

躯体疼痛伴情绪欠佳 → 忧虑不安，紧张恐惧，坐立不安、情绪稳定时躯体疼痛减轻 → 心理测评 → 焦虑状态

躯体疼痛伴睡眠欠佳 → 连续睡眠欠佳，影响患者生活，后出现躯体疼痛，睡眠好转时疼痛减轻 → 心理测评 → 睡眠障碍

1. 药物治疗：抗抑郁药、抗焦虑药等；

2. 心理治疗：认知行为治疗、放松训练、生物反馈治疗等；

3. 物理治疗：重复经颅磁刺激治疗为主

推荐综合治疗，如出现自杀风险，建议精神专科住院治疗

心理因素相关疼痛诊疗流程

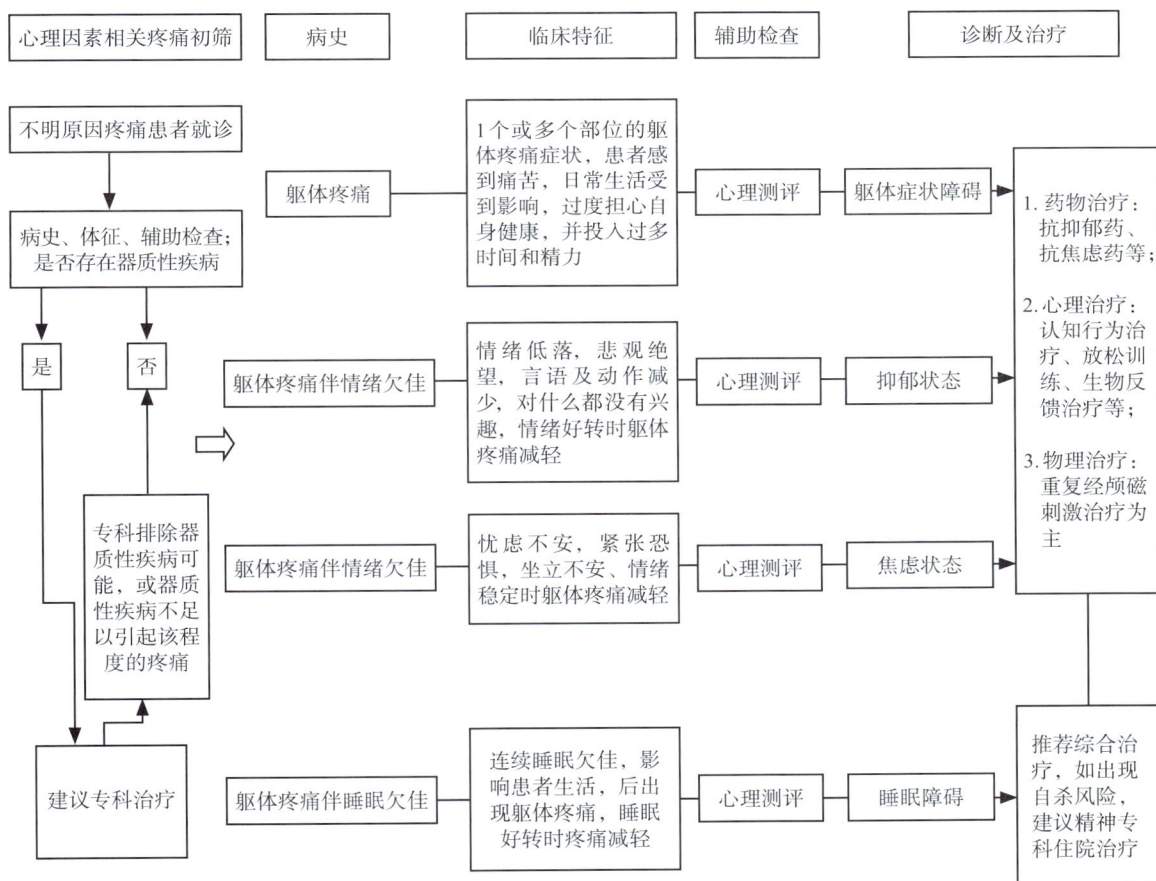

20

第一节 心理因素相关疼痛概述

疼痛是一种不愉快的感觉和情绪体验。痛觉的产生不仅与各种病理、理化刺激有关，还和多种心理与社会因素有关。慢性疼痛常伴有明显的情绪症状，如紧张、焦虑、抑郁、疲惫、病恹样、恐惧感等。这些情绪又会加重疼痛，形成恶性循环，影响治疗效果。

一、疼痛与焦虑、抑郁

慢性疼痛作为一种慢性应激，可导致中枢神经递质紊乱，可能促进抑郁和焦虑样行为。有文献报道，慢性疼痛患者中发生焦虑者占 10.6% ~ 57.4%，发生抑郁者占 17.9% ~ 92.4%。

焦虑是个体对压力情景的普遍反应，当个体的身体功能或生活质量严重受损时就有可能诱发焦虑。同时焦虑也可能是导致疼痛的重要因素，焦虑者对疼痛更加敏感，从而导致其疼痛水平上升。

疼痛也与抑郁相关，并且疼痛与抑郁的关系比疼痛与焦虑的关系更加密切。抑郁症状和躯体疼痛经常一起发生，同时，躯体疼痛通常会影响患者的抑郁严重程度及生活质量。

关于疼痛与焦虑、抑郁的关系，主要有以下几种假说：① 疼痛—焦虑、抑郁：焦虑或抑郁是慢性疼痛体验的直接后果。② 焦虑、抑郁—疼痛：慢性疼痛是焦虑或抑郁的躯体症状。③ 疼痛—共同的致病基础—焦虑、抑郁：慢性疼痛和焦虑、抑郁之间可能存在共同的病理基础。④ 疼痛—中介因素—焦虑、抑郁：慢性疼痛本身并不是发生焦虑或抑郁的充分条件，而是由与其相关的一些认知行为来介导。⑤ 疼痛—焦虑或抑郁—更多的疼痛：疼痛与焦虑或者抑郁是一种相辅相成互相推进的关系，疼痛出现后合并存在的焦虑或抑郁会明显地影响其随后的发展、转归等。

二、疼痛与躯体症状障碍

躯体症状障碍主要表现为一种或多种躯体不适，反复检查却未见明显器质性病变，患者往往在临床各科就诊，对症治疗效果不明显，为此患者极为痛苦。该病病程迁延，通常会持续 6个月以上，并使社会功能受损。

疼痛是本病最常见的症状，主要表现为躯体一个或多个部位的疼痛，常见部位为头部、腰部和胸部，有时感觉全身疼痛。医学检查不能发现足以解释疼痛的器质性病变，临床有证据表明心理因素或情绪冲突对这类疼痛的发生、加剧、持续和严重程度起重要作用。镇痛剂、镇静剂往往无效，而抗抑郁剂可能获得意外的功效。

第二节 常见心理因素相关疼痛疾病的管理

一、心理因素相关疼痛的临床表现

（一）心因性疼痛

不能用生理过程或躯体障碍予以合理解释，心理因素或情绪冲突对这类疼痛的发生、持续、加重或缓解起了重要作用。疼痛可累及躯体的各个部位，其中常见的疼痛部位是头痛、非典型面部疼痛、腰背部疼痛以及慢性盆腔疼痛等；疼痛可位于体表，也可达深部组织或内脏器官；疼痛性质可为钝痛、刺痛、酸痛以及胀痛等。但医学检查不能发现疼痛部位有任何器质性病变，足以引起这种持久的严重的疼痛症状。

（二）焦虑

担心发生威胁自身安全和其他不良后果的心境。患者在缺乏明显客观因素或充分根据的情况下，对其本身健康或其他问题感到忧虑不安、紧张恐惧、顾虑重重，或认为病情严重，不易治疗，或认为问题复杂，无法解决等，以致搔首顿足、坐立不安、唉声叹气、怨天尤人，如大祸将临，惶惶不可终日，即使多方劝解也不能消除其焦虑。

（三）抑郁

抑郁也称情感低落，患者情绪低沉，整日忧心忡忡、愁眉不展、唉声叹气，重则忧郁沮丧，悲观绝望，感到自己一无是处，以致生趣索然，大有"度日如年""生不如死"之感。外界一切都不能引起他的兴趣，仅增悲伤。患者因而常自责自罪，甚至出现自杀观念和自杀行为。这种情感低落经常伴有思维缓慢，言语及动作减少，意志要求减退，反应迟钝，但患者的整个精神活动与周围环境仍有密切联系。

（四）其他症状

1. 自主神经紊乱症状

自主神经紊乱可累及多个系统：①消化系统，胃肠道感觉异常，疼痛、呃逆、反酸、恶心、呕吐等；②心血管系统，胸闷、心悸、胸口压迫感等；③皮肤感觉系统，感觉异常、烧灼感、疼痛、痒、麻木、蚁走感等，皮肤斑点；④神经系统，头晕、耳鸣等；⑤泌尿生殖系统，尿频尿急、排尿疼痛、会阴部位疼痛、下腹坠胀感等。

2. 睡眠障碍

如入睡困难，易惊醒，睡眠感丧失（实际已睡着，自感未睡着），睡眠觉醒节律紊乱（夜间不眠，白天打瞌睡）等。

二、心理因素相关疼痛临床常用筛查工具

疼痛是一种主观体验，不仅包括生理成分，还包括心理成分。对于疼痛患者的评估不仅应包括疼痛性质，还应了解疼痛对患者情绪行为等方面的影响，另外对于慢性疼痛患者生命质量等各方面也应有全面的评估。

（一）躯体症状障碍筛查工具

1. 症状自评量表

症状自评量表（Symptom Checklist 90，SCL-90）由 Derogatis 于 1975 年编制，包括 90 个项目，包含思维、情感、行为、人际关系、生活习惯等多个精神活动的维度。其通常用于评定近 1 周的状态，其中躯体化因子分值高于正常则提示患有躯体症状障碍的可能**（表 20-1）**。

2. 患者健康问卷躯体症状群量表

患者健康问卷躯体症状群量表（Patient Health Questionnaire-15，PHQ-15）用于筛查和评估患者的躯体症状及其严重程度，共 15 个条目，主要询问患者在过去的 4 个星期，被各种常见的躯体症状或症状群困扰的程度。根据症状的严重程度分为 3 级评分**（表 20-2）**。

3. 躯体症状量表

躯体症状量表（Somatic Symptom Scale-8，SSS-8）是一个简短的针对躯体症状严重程度的自评量表，共 8 个条目，采用 0～4 分 5 级评分。该量表可简化躯体症状障碍的诊断，并有助于监测患者的病情变化，指导治疗**（表 20-3）**。

（二）疼痛症状评估工具

1. 视觉模拟评分

视觉模拟评分（VAS）是一条 10 cm 的直线，两端分别为"无疼痛"和"你能想象的最严重疼痛"，评分为 0～10，由患者根据自己的疼痛强度在直线上做一竖线标记。VAS 是国际上公认的疼痛自评量表，能够有效敏感地反映出患者的疼痛强度及变化，分值越高表示疼痛越严重，国内外多项研究证实其有良好的信度和效度。

2. 医学结局研究用疼痛量表

医学结局研究用疼痛量表（Medical Outcomes Study Pain Measures，MOSPM）是由 Cathy Sherboune 在威斯康星简明疼痛问卷（Wisconsin Brief Pain Questionnaire）的基础上制定的，为自评量表，条目简明扼要，易于理解，可操作性强，评估疼痛较为全面，多用于疗效评估，具有较好的信度和效度。其共包括 12 个条目，3 个因子（疼痛产生的影响、疼痛的强度、疼痛影响的天数），主要用来评估过去 4 周疼痛的严重程度以及疼痛对情绪、行为的影响**（表 20-4）**。

（三）抑郁评估工具

1. 患者健康问卷抑郁症状群量表

患者健康问卷抑郁症状群量表（Patient Health Questionnaire-9，PHQ-9）源自 Spitzer 等

1999 年编制的患者健康问卷中的抑郁模块，又称 9 项患者健康问卷。本量表为自评量表，使用方便，共 9 个条目，采用 0~3 分的 4 级评分法，信效度良好，主要用于抑郁障碍的筛查（**表 20-5**）。

2. 汉密尔顿抑郁量表

汉密尔顿抑郁量表（Hamilton Depression Scale, HAMD）由 Hamilton 于 1960 年编制，是临床上应用最普遍的抑郁症状他评量表。国内外报道该量表具有较好的信度及效度（表 20-6）。

（四）焦虑症状评估工具

1. 7 项广泛性焦虑障碍量表

7 项广泛性焦虑障碍量表（Generalized Anxiety Disorder，GAD-7）由 Spitzer 等于 2006 年编制。本量表为自评量表，共 7 个条目，采用 0~3 分的 4 级评分法，信效度良好，主要用于焦虑障碍的筛查（**表 20-7**）。

2. 汉密尔顿焦虑量表

汉密尔顿焦虑量表（Hamilton Anxiety Scale, HAMA）由 Hamilton 于 1959 年编制，是临床上应用最广泛的焦虑症状他评量表。其包括 14 个项目，采用 0~4 分的 5 级评分法。国内外报道该量表具有较好的信度及效度（**表 20-8**）。

（五）其他评估工具

1. 生活事件量表

生活事件量表（Life Events Scale，LES）由张明园等编制于 1987 年，共 65 个项目，包括职业、学习、婚姻和恋爱、家庭和子女、经济、司法、人际关系等方面常见的生活事件，根据我国各年龄段常模取生活事件单位（life event unit，LEU）（**表 20-9**）。

2. 健康状况调查问卷

健康状况调查问卷（Medical Outcomes Survey-Short Form，SF-36）是生命质量普适性测量量表，广泛应用于普通人群及特殊人群的生命质量测定，具有较高的信度和效度，共 36 个条目，包括躯体健康和精神健康两方面，共 8 个分量表：躯体功能（physical functioning, PF）、躯体健康所致的角色限制（role-physical, RP）、躯体疼痛（bodily pain, BP）、总体健康感（general health，GH）、生命活力（vitality，VT）、社交功能（social functioning，SF）、情感问题所致的角色限制（role-emotional，RE）和精神健康（mental health，MH）（**表 20-10**）。

3. 匹兹堡睡眠质量指数

匹兹堡睡眠质量指数（Pittsburgh Sleep Quality Index，PSQI）由 Buysse 于 1989 年编制，适用于睡眠障碍患者、精神障碍患者或一般人群，评价睡眠质量。该量表评定被试者最近 1 个月的睡眠质量，由 19 个自评和 5 个他评条目构成，总分范围为 0~21 分，得分越高，表示睡眠质量越差（**表 20-11**）。

表 20-1　症状自评量表（SCL-90）

指导语：以下表格中列出了有些人可能有的病痛或问题，请仔细阅读每一条，然后根据最近一周以内下述情况影响您的实际感觉，在方格内选择最合适的一项，画一个"√"。

项目	没有	很轻	中等	偏重	严重
1.头痛	1	2	3	4	5
2.神经过敏,感到不踏实	1	2	3	4	5
3.头脑中有不必要的想法或字句盘旋	1	2	3	4	5
4.头晕或晕倒	1	2	3	4	5
5.对异性的兴趣减退	1	2	3	4	5
6.对旁人责备求全	1	2	3	4	5
7.感到别人能控制您的思想	1	2	3	4	5
8.责怪别人制造麻烦	1	2	3	4	5
9.忘记性大	1	2	3	4	5
10.担心自己的衣饰整齐及仪表的端正	1	2	3	4	5
11.容易烦恼或激动	1	2	3	4	5
12.胸痛	1	2	3	4	5
13.害怕空旷的场所或街道	1	2	3	4	5
14.感到自己的精力下降,活动减慢	1	2	3	4	5
15.想结束自己的生命	1	2	3	4	5
16.听到旁人听不到的声音	1	2	3	4	5
17.发抖	1	2	3	4	5
18.感到大多数人都不可信任	1	2	3	4	5
19.胃口不好	1	2	3	4	5
20.容易哭泣	1	2	3	4	5
21.同异性相处时感到害羞不自在	1	2	3	4	5
22.感到受骗、中了圈套或有人想抓住您	1	2	3	4	5
23.无缘无故突然感到害怕	1	2	3	4	5
24.自己不能控制地大发脾气	1	2	3	4	5
25.怕单独出门	1	2	3	4	5
26.经常责备自己	1	2	3	4	5
27.腰痛	1	2	3	4	5
28.感到难以完成任务	1	2	3	4	5
29.感到孤独	1	2	3	4	5

项目	没有	很轻	中等	偏重	严重
30. 感到苦闷	1	2	3	4	5
31. 过分担忧	1	2	3	4	5
32. 对事物不感兴趣	1	2	3	4	5
33. 感到害怕	1	2	3	4	5
34. 您的情感容易受到伤害	1	2	3	4	5
35. 旁人能知道您的私下想法	1	2	3	4	5
36. 感到别人不理解您，不同情您	1	2	3	4	5
37. 感到人们对您不友好，不喜欢您	1	2	3	4	5
38. 做事必须做得很慢以确保正确	1	2	3	4	5
39. 心跳得很厉害	1	2	3	4	5
40. 恶心或胃部不舒服	1	2	3	4	5
41. 感到比不上他人	1	2	3	4	5
42. 肌肉酸痛	1	2	3	4	5
43. 感到有人在监视您，谈论您	1	2	3	4	5
44. 难以入睡	1	2	3	4	5
45. 做事必须反复检查	1	2	3	4	5
46. 难以做出决定	1	2	3	4	5
47. 怕乘电车、公共汽车、地铁或火车	1	2	3	4	5
48. 呼吸有困难	1	2	3	4	5
49. 一阵阵发热或发冷	1	2	3	4	5
50. 因为感到害怕而避开某些东西、场合或活动	1	2	3	4	5
51. 脑子变空了	1	2	3	4	5
52. 身体发麻或刺痛	1	2	3	4	5
53. 喉咙有梗塞感	1	2	3	4	5
54. 感到前途没有希望	1	2	3	4	5
55. 不能集中精神	1	2	3	4	5
56. 感到身体的某一部分软弱无力	1	2	3	4	5
57. 感到紧张或容易紧张	1	2	3	4	5
58. 感到手或脚发重	1	2	3	4	5
59. 想到死亡的事	1	2	3	4	5
60. 吃得太多	1	2	3	4	5
61. 当别人看着您或谈论您时感到不自在	1	2	3	4	5

20

项目	没有	很轻	中等	偏重	严重
62. 有一些不属于您的想法	1	2	3	4	5
63. 有想打人或伤害他人的冲动	1	2	3	4	5
64. 醒得太早	1	2	3	4	5
65. 必须反复洗手、点数	1	2	3	4	5
66. 睡得不稳不深	1	2	3	4	5
67. 有想摔坏或破坏东西的想法	1	2	3	4	5
68. 有一些别人没有的想法	1	2	3	4	5
69. 感到对别人神经过敏	1	2	3	4	5
70. 在商店或电影院等人多的地方感到不自在	1	2	3	4	5
71. 感到任何事情都很困难	1	2	3	4	5
72. 一阵阵恐惧或惊恐	1	2	3	4	5
73. 感到公共场合吃东西很不舒服	1	2	3	4	5
74. 经常与人争论	1	2	3	4	5
75. 单独一人时神经紧张	1	2	3	4	5
76. 别人对您的成绩没有做出恰当的评价	1	2	3	4	5
77. 即使和别人在一起也感到孤单	1	2	3	4	5
78. 感到坐立不安心神不定	1	2	3	4	5
79. 感到自己没有什么价值	1	2	3	4	5
80. 感到熟悉的东西变得陌生或不像真的	1	2	3	4	5
81. 大叫或摔东西	1	2	3	4	5
82. 害怕会在公共场合晕倒	1	2	3	4	5
83. 感到别人想占您的便宜	1	2	3	4	5
84. 为一些有关性的想法而很苦恼	1	2	3	4	5
85. 您认为应该因为自己的过错而受到惩罚	1	2	3	4	5
86. 感到要很快把事情做完	1	2	3	4	5
87. 感到自己的身体有严重问题	1	2	3	4	5
88. 从未感到和其他人很亲近	1	2	3	4	5
89. 感到自己有罪	1	2	3	4	5
90. 感到自己的脑子有毛病	1	2	3	4	5
总分					

表 20-2　患者健康问卷躯体症状群量表（PHQ-15）

指导语：下面共有15种疾病症状，请您回想在过去1个月内您是否出现过这个（些）症状，并且在问题后面的相应数字上划一个圈。如果没有，就在"0"上面画一个圈。

问题	无	有点	大量
1. 胃痛	0	1	2
2. 背痛	0	1	2
3. 胳膊、腿或关节疼痛（膝关节、髋关节等）	0	1	2
4. 痛经或月经期间的其他问题（该题女性回答）	0	1	2
5. 头痛	0	1	2
6. 胸痛	0	1	2
7. 头晕	0	1	2
8. 一阵阵虚弱感	0	1	2
9. 感到心脏怦怦跳动或跳得很快	0	1	2
10. 透不过气来	0	1	2
11. 性生活中有疼痛或其他问题	0	1	2
12. 便秘，肠道不舒服，腹泻	0	1	2
13. 恶心，排气，或消化不良	0	1	2
14. 感到疲劳或无精打采	0	1	2
15. 睡眠有问题或烦恼	0	1	2
合计			

表 20-3　躯体症状量表（SSS-8）

在过去7天中，以下哪些症状让您感到困扰？

	无	很少	有时	较多	很多
1. 胃肠不适	□0	□1	□2	□3	□4
2. 背痛	□0	□1	□2	□3	□4
3. 胳膊、腿或关节疼痛	□0	□1	□2	□3	□4
4. 头痛	□0	□1	□2	□3	□4
5. 胸痛或气短	□0	□1	□2	□3	□4
6. 头晕	□0	□1	□2	□3	□4
7. 感到疲劳或无精打采	□0	□1	□2	□3	□4
8. 睡眠问题	□0	□1	□2	□3	□4

SSS-8 总分_____

表 20-4　医疗结局研究用疼痛量表（MOSPM）

指导语：以下是你在过去4周内所经历的疼痛有关的问题。如果你有1种以上的疼痛，则需回答关于疼痛的总体感觉。

1.总的来讲，在过去的4周内，你身体疼痛的强度如何？（圈一个数字）

○ 1=无
○ 2=非常轻
○ 3=轻
○ 4=中度
○ 5=严重
○ 6=非常严重

2. 在过去的4周内，你有疼痛或不适的频率是多少？（圈一个数字）

○ 1=一次或两次
○ 2=几次
○ 3=比较常见
○ 4=非常常见
○ 5=每天或几乎每天

3.在过去的4周内，当你有疼痛时，一般持续多少时间？（圈一个数字）

○ 1=几分钟
○ 2=差几分钟就1小时
○ 3=几小时
○ 4=一天或两天
○ 5=超过两天

4.在过去的4周内，疼痛影响你做下列事情的程度：（每一行圈一个数字）

○ a.你的情绪	1	2	3	4	5
○ b.你的行走或活动能力	1	2	3	4	5
○ c.你的睡眠	1	2	3	4	5
○ d.你的正常工作（包括室外工作和家务）	1	2	3	4	5
○ e.你的娱乐活动	1	2	3	4	5
○ f.你的生活享受	1	2	3	4	5

5.在过去的4周内，疼痛影响你做事情共有____天（0至28天）？

6.请圈出在过去的4周内最能描述你的疼痛平均程度的一个数字。

无疼痛　　　　　　　　　　　　　　　　　　　　　　　　最严重疼痛
　2　3　4　5　6　7　8　9　10　11　12　13　14　15　16　17　18　19　20

7.请圈出在过去的4周内最能描述你的疼痛最严重程度的一个数字。

无疼痛　　　　　　　　　　　　　　　　　　　　　　　　最严重疼痛
　2　3　4　5　6　7　8　9　10　11　12　13　14　15　16　17　18　19　20

总分				

表 20-5　患者健康问卷抑郁症状群量表（PHQ-9）

指导语：在过去两个星期，有多少时候您受以下问题困扰？（在您的选择下面打"√"）

项目	完全不会	几天	一半以上天数	几乎每天
1. 做什么事情都感到没有兴趣或乐趣	0	1	2	3
2. 感觉心情低落、沮丧或绝望	0	1	2	3
3. 入睡困难、很难熟睡或睡太多	0	1	2	3
4. 感到疲劳或无精打采	0	1	2	3
5. 胃口不好或吃太多	0	1	2	3
6. 觉得自己很糟、或很失败，或让自己或家人失望	0	1	2	3
7. 注意很难集中，例如阅读报纸或看电视	0	1	2	3
8. 动作或说话速度缓慢到别人可觉察的程度，或正好相反，您烦躁或坐立不安，动来动去的情况比平常更严重	0	1	2	3
9. 有不如死掉或用某种方式伤害自己的念头	0	1	2	3
总分				

若您发现自己有如上问题，那么这些问题在您工作、处理家庭事务，或与他人相处上造成了多大的困难？

毫无困难　　　　　　　有点困难　　　　　　　非常困难　　　　　　　极度困难

☐　　　　　　　　　　☐　　　　　　　　　　☐　　　　　　　　　　☐

20

表 20-6　汉密尔顿抑郁量表（HAMD）

指导语：圈出最符合患者情况的分数，"0"表示无症状，"1"表示轻度，"2"表示中等（有肯定的症状，但不影响生活），"3"表示重度（症状重，需要处理或已影响生活），"4"表示极重（症状极重，严重影响其生活）。

圈出最符合患者情况的分数										
1. 抑郁情绪	0	1	2	3	4	14. 性症状	0	1	2	
2. 有罪感	0	1	2	3	4	15. 疑病	0	1	2	3	4
3. 自杀	0	1	2	3	4	16. 体重减轻	0	1	2	
4. 入睡困难	0	1	2			17. 自知力	0	1	2	3
5. 睡眠不深	0	1	2			18. 日夜变化：A 早	0	1	2	
6. 早醒	0	1	2			B 晚	0	1	2	
7. 工作和兴趣	0	1	2	3	4	19. 人格解体或现实解体	0	1	2	3	4
8. 阻滞	0	1	2	3	4	20. 偏执症状	0	1	2	3	4
9. 激越	0	1	2	3	4	21. 强迫症状	0	1	2	
10. 精神性焦虑	0	1	2	3	4	22. 能力减退感	0	1	2	3	4
11. 躯体性焦虑	0	1	2	3	4	23. 绝望感	0	1	2	3	4
12. 胃肠道症状	0	1	2			24. 自卑感	0	1	2	3	4
13. 全身症状	0	1	2							
总分										

表 20-7　7项广泛性焦虑障碍量表（GAD-7）

指导语：在过去两个星期，有多少时候您受以下问题所困扰？（在您的选择下面打"√"）

项目	完全不会	几天	一半以上天数	几乎每天
1. 感到紧张、焦虑或烦躁	0	1	2	3
2. 不能停止或控制担忧	0	1	2	3
3. 对各种各样的事情担忧过多	0	1	2	3
4. 很难放松下来	0	1	2	3
5. 由于不安而无法静坐	0	1	2	3
6. 变得容易烦躁或急躁	0	1	2	3
7. 害怕将有可怕的事情	0	1	2	3
总分				

表 20-8　汉密尔顿焦虑量表（HAMA）

指导语：圈出最符合患者情况的分数，"0"表示无症状，"1"表示轻度，"2"表示中等（有肯定的症状，但不影响生活），"3"表示重度（症状重，需要处理或已影响生活），"4"表示极重（症状极重，严重影响其生活）。

圈出最符合患者情况的分数					
1. 焦虑心境	0	1	2	3	4
2. 紧张	0	1	2	3	4
3. 害怕	0	1	2	3	4
4. 失眠	0	1	2	3	4
5. 认知功能	0	1	2	3	4
6. 抑郁心境	0	1	2	3	4
7. 躯体性焦虑：肌肉系统症状	0	1	2	3	4
8. 躯体性焦虑：感觉系统症状	0	1	2	3	4
9. 心血管系统症状	0	1	2	3	4
10. 呼吸系统症状	0	1	2	3	4
11. 胃肠道症状	0	1	2	3	4
12. 生殖泌尿系统症状	0	1	2	3	4
13. 植物神经系统症状	0	1	2	3	4
14. 会谈时行为表现	0	1	2	3	4
总分					

表 20-9　生活事件量表（LES）

指导语：下面是每个人都有可能遇到的一些日常生活事件，究竟是好事还是坏事，可根据个人情况自行判断。这些事件可能对个人有精神上的影响（体验为紧张、压力、兴奋或苦恼等），影响的轻重程度是各不相同的，影响持续的时间也不一样。请您根据自己的情况，回答在过去1年里，是否经历过下列问题。（在您的选择下面打"√"）

项目	次数	性质		精神影响程度					影响持续时间			
		好事	坏事	无影响	轻度	中度	重度	极重	三个月	半年内	一年内	一年以上
家庭有关问题												
1. 恋爱或订婚		□	○	0	1	2	3	4	1	2	3	4
2. 恋爱失败、破裂		□	○	0	1	2	3	4	1	2	3	4
3. 结婚		□	○	0	1	2	3	4	1	2	3	4
4. 自己（爱人）怀孕		□	○	0	1	2	3	4	1	2	3	4
5. 自己（爱人）流产		□	○	0	1	2	3	4	1	2	3	4
6. 家庭增添新成员		□	○	0	1	2	3	4	1	2	3	4
7. 与爱人父母不和		□	○	0	1	2	3	4	1	2	3	4
8. 夫妻感情不好		□	○	0	1	2	3	4	1	2	3	4
9. 夫妻分居（因不和）		□	○	0	1	2	3	4	1	2	3	4
10. 夫妻两地分居（工作需要）		□	○	0	1	2	3	4	1	2	3	4
11. 性生活不满意或独身		□	○	0	1	2	3	4	1	2	3	4
12. 配偶一方有外遇		□	○	0	1	2	3	4	1	2	3	4
13. 夫妻重归于好		□	○	0	1	2	3	4	1	2	3	4
14. 超指标生育		□	○	0	1	2	3	4	1	2	3	4
15. 本人（爱人）做绝育手术		□	○	0	1	2	3	4	1	2	3	4
16. 配偶死亡		□	○	0	1	2	3	4	1	2	3	4
17. 离婚		□	○	0	1	2	3	4	1	2	3	4
18. 子女升学（就业）失败		□	○	0	1	2	3	4	1	2	3	4
19. 子女管教困难		□	○	0	1	2	3	4	1	2	3	4
20. 子女长期离家		□	○	0	1	2	3	4	1	2	3	4
21. 父母不和		□	○	0	1	2	3	4	1	2	3	4
22. 家庭经济困难		□	○	0	1	2	3	4	1	2	3	4
23. 欠债500元以上		□	○	0	1	2	3	4	1	2	3	4
24. 经济情况显著改善		□	○	0	1	2	3	4	1	2	3	4
25. 家庭成员重病、重伤		□	○	0	1	2	3	4	1	2	3	4
26. 家庭成员死亡		□	○	0	1	2	3	4	1	2	3	4
27. 本人重病或重伤		□	○	0	1	2	3	4	1	2	3	4
28. 住房紧张		□	○	0	1	2	3	4	1	2	3	4
工作学习中的问题												
29. 待业、无业		□	○	0	1	2	3	4	1	2	3	4
30. 开始就业		□	○	0	1	2	3	4	1	2	3	4
31. 高考失败		□	○	0	1	2	3	4	1	2	3	4

项目	次数	性质		精神影响程度					影响持续时间			
		好事	坏事	无影响	轻度	中度	重度	极重	三个月	半年内	一年内	一年以上
32. 扣发奖金或罚款		□	○	0	1	2	3	4	1	2	3	4
33. 突出的个人成就		□	○	0	1	2	3	4	1	2	3	4
34. 晋升、提级		□	○	0	1	2	3	4	1	2	3	4
35. 对现职工作不满意		□	○	0	1	2	3	4	1	2	3	4
36. 工作学习中压力大（如成绩不好）		□	○	0	1	2	3	4	1	2	3	4
37. 与上级关系紧张		□	○	0	1	2	3	4	1	2	3	4
38. 与同事邻居不和		□	○	0	1	2	3	4	1	2	3	4
39. 第一次远走他乡异国		□	○	0	1	2	3	4	1	2	3	4
40. 生活规律重大变动（饮食睡眠规律改变）		□	○	0	1	2	3	4	1	2	3	4
41. 本人退休离休或未安排具体工作		□	○	0	1	2	3	4		2	3	4
社交与其他问题												
42. 好友重病或重伤		□	○	0	1	2	3	4	1	2	3	4
43. 好友死亡		□	○	0	1	2	3	4	1	2	3	4
44. 被人误会、错怪、诬告、议论		□	○	0	1	2	3	4	1	2	3	4
45. 介入民事法律纠纷		□	○	0	1	2	3	4	1	2	3	4
46. 被拘留、受审		□	○	0	1	2	3	4	1	2	3	4
47. 失窃、财产损失		□	○	0	1	2	3	4	1	2	3	4
48. 意外惊吓、发生事故、自然灾害		□	○	0	1	2	3	4	1	2	3	4

表 20–10　健康状况调查问卷（SF–36）

指导语：以下问题是询问您对自己健康状况的看法，您自己觉得做日常生活的能力怎么样。如果您不知如何回答是好，就请您尽量给出最好的答案，并在本问卷最后的空白处写上您的注释与评论。

项目	选项				
1. 总体来说，您的健康状况是：	极好	很好	好	一般	差
2. 跟一年前相比，您觉得您现在的健康状况是：	好多了	好一些	差不多	差一些	差多了

3. 以下这些问题与日常活动有关。请您想一想您的健康状况是否限制这些活动？如果限制，程度如何？

项目	限制很大	有些限制	毫无限制
（1）重体力活动。如跑步举重、参加剧烈运动等：			
（2）适度的活动。如移动一张桌子、扫地、打太极拳、做简单体操等：	○	○	○
（3）手提日用品。如买菜、购物等：	○	○	○
（4）上几层楼梯：	○	○	○
（5）上一层楼梯：	○	○	○
（6）弯腰、屈膝、下蹲：	○	○	○
（7）步行1500米以上的路程：	○	○	○
（8）步行1000米的路程：	○	○	○
（9）步行100米的路程：	○	○	○

项目	选项		
（10）自己洗澡、穿衣：	○	○	○

4.在过去4个星期里，您的工作和日常活动有无因为身体健康的原因而出现以下这些问题？

项目	是	否
（1）减少了工作或其他活动时间：	是	否
（2）本来想要做的事情只能完成一部分：	○	○
（3）想要干的工作或活动种类受到限制：	○	○
（4）完成工作或其他活动困难增多（比如需要额外的努力）：	○	○

5.在过去4个星期里，您的工作和日常活动有无因为情绪的原因（如压抑或忧虑）而出现以下这些问题？

项目	是	否
（1）减少了工作或活动时间：	是	否
（2）本来想要做的事情只能完成一部分：	○	○
（3）干事情不如平时仔细：	○	○

6.在过去4个星期里，您的健康或情绪不好在多大程度上影响了您与家人、朋友、邻居或集体的正常社会交往？	完全没影响	有一点影响	中等影响	影响较大	影响极大

7.在过去4个星期里，您有身体疼痛吗？	完全没有	稍有一点	有一点	中等	严重	很严重

8.在过去4个星期里，您的身体疼痛影响了您的工作和家务吗？	完全没影响	有一点影响	中等影响	影响较大	影响极大

9.以下这些问题是关于过去1个月里您自己的感觉，对每一条问题所说的事情，您的情况是什么样的？

项目	所有时间	大部分时间	比较多时间	一部分时间	一小部分时间	没有这种感觉
（1）您觉得生活充实：	所有时间	大部分时间	比较多时间	一部分时间	一小部分时间	没有这种感觉
（2）您是一个敏感的人：	○	○	○	○	○	○
（3）您的情绪非常不好，什么事都不能使您高兴起来：	○	○	○	○	○	○
（4）您的心里很平静：	○	○	○	○	○	○
（5）您做事精力充沛：	○	○	○	○	○	○
（6）您的情绪低落：	○	○	○	○	○	○
（7）您觉得筋疲力尽：	○	○	○	○	○	○
（8）您是个快乐的人：	○	○	○	○	○	○
（9）您感觉厌烦：	○	○	○	○	○	○
10.不健康影响了您的社会活动（如走亲访友）：	○	○	○	○	○	○

11.请看下列每一条问题，哪一种答案最符合您的情况？

项目	完全对	大部分对	不能肯定	大部分不对	完全不对
（1）我好像比别人容易生病：	完全对	大部分对	不能肯定	大部分不对	完全不对
（2）我跟周围人一样健康：	○	○	○	○	○
（3）我认为我的健康状况在变坏：	○	○	○	○	○
（4）我的健康状况非常好：	○	○	○	○	○

表 20-11　匹兹堡睡眠质量指数（PSQI）

指导语：下面一些问题是关于您最近1个月的睡眠状况，请选择或填写最符合您最近1个月实际情况的答案。请回答下列问题。

1.近1个月，晚上上床睡觉通常是_____点钟

2.近1个月，从上床到入睡通常需要_____分钟

3.近1个月，通常早上_____点起床

4.近1个月，每夜通常实际睡眠_____小时（不等于卧床时间）

对下列问题请选择1个最适合您的答案。

5.近1个月，因下列情况影响睡眠而烦恼	无	<1次/周	1~2次/周	≥3次/周
a.入睡困难（30min内不能入睡）：	0	1	2	3
b.夜间易醒或早醒：	0	1	2	3
c.夜间去厕所：	0	1	2	3
d.呼吸不畅：	0	1	2	3
e.咳嗽或鼾声高：	0	1	2	3
f.感觉冷：	0	1	2	3
g.感觉热：	0	1	2	3
h.做噩梦：	0	1	2	3
i.疼痛不适：	0	1	2	3
j.其他影响睡眠的事情：如有，请说明：	0	1	2	3
6.近1个月，总的来说，您认为自己的睡眠质量：	很好	较好	较差	很差
7.近1个月，您用药物催眠的情况：	无	<1次/周	1~2次/周	≥3次/周
8.近1个月，您常感到困倦吗：	无	<1次/周	1~2次/周	≥3次/周
9.近1个月，您做事情的精力不足吗：	没有	偶尔有	有时有	有时有
总分				

成分Ⅰ.睡眠质量_____　　成分Ⅱ.入睡时间_____　　成分Ⅲ.睡眠时间_____　　成分Ⅳ.睡眠效率成分_____

成分Ⅴ.睡眠障碍_____　　成分Ⅵ.睡眠障碍_____　　成分Ⅶ.催眠药物_____　　成分Ⅷ.日间功能障碍_____

三、心理因素相关疼痛的治疗

（一）药物治疗

镇痛药物对于大多数慢性非器质性疼痛并无镇痛作用。而且，由于慢性疼痛患者长期服用镇痛药物，药物乱用和药物依赖成为一个重要问题，镇静药物和抗焦虑药的依赖也逐渐受到重视。抗抑郁药对于心因性疼痛往往有效，并且可改善患者的焦虑和抑郁情绪。对确实难以治疗的病例，可以使用小剂量非典型抗精神病药物，以增强疗效。

1.抗抑郁药物

传统的三环类抗抑郁药（如阿米替林、氯米帕明和多塞平），以及四环类抗抑郁药（如麦普

替林），治疗躯体症状障碍的镇痛疗效较为肯定，但这两类药物不良反应较多，主要是抗胆碱能和心血管系统的不良反应多见。

自20世纪90年代起，新型抗抑郁药的应用为临床医师提供了更多的选择。

选择性5-羟色胺再摄取抑制剂，通过阻断突触间隙内突触前膜对5-羟色胺的再摄取，从而增加突触间隙5-羟色胺浓度，发挥抗抑郁、抗焦虑作用，对慢性疼痛有一定的镇痛效果，代表药物有氟西汀、帕罗西汀、舍曲林、西酞普兰、艾司西酞普兰、氟伏沙明，不良反应相对较少，主要为恶心、厌食、性功能障碍等。

5-羟色胺去甲肾上腺素再摄取抑制剂可同时提高突触间隙的5-羟色胺和去甲肾上腺素水平（双通道），且可通过作用于多巴胺系统从而快速起效。多项研究证实5-羟色胺去甲肾上腺素再摄取抑制剂治疗抑郁焦虑、躯体症状障碍的疗效优于选择性5-羟色胺再摄取抑制剂，代表药物有文拉法辛、度洛西汀等，常见不良反应为恶心、纳差、血压升高等，使用期间注意监测血压变化。

去甲肾上腺素能及特异性5-羟色胺能抗抑郁药（noradrenergic and specific serotonergic antidepressant，NaSSA）代表药物为米氮平，具有改善睡眠和食欲的作用，对于因疼痛而导致进食量少、体重减轻、失眠的患者疗效较好，建议睡前服用。

5-羟色胺拮抗剂/再摄取抑制剂代表药物为曲唑酮，具有改善睡眠的作用，适用于伴失眠、轻中度焦虑的患者。

去甲肾上腺素和多巴胺再摄取抑制剂（norepinephrine dopamine reuptake inhibitor，NDRI）代表药物为安非他酮，常用于治疗双相障碍抑郁发作。

2. 抗精神病药物

抗精神病药物分为第一代（典型）和第二代（非典型）。

第一代抗精神病药物阻断脑内多巴胺 D_2 受体，因不良反应较大，临床上很少应用于疼痛患者。

第二代抗精神病药物作用于5-羟色胺2A受体和多巴胺受体，锥体外系不良反应较少。小剂量与抗抑郁剂联合使用，可增强抗抑郁剂的疗效，进而改善患者的情绪，缓解疼痛等躯体不适症状，包括利培酮、奥氮平、喹硫平、齐拉西酮、阿立哌唑、氯氮平等。为避免抗精神病药所致严重不良反应，临床应用时剂量不宜过大。

3. 抗焦虑药

临床上用于缓解焦虑的药物主要有：5-羟色胺1A受体部分激动剂、苯二氮䓬类药物和具有抗焦虑作用的抗抑郁药。

5-羟色胺1A受体部分激动剂的代表药物有丁螺环酮和坦度螺酮，抗焦虑作用起效较慢，时间为2~4周甚至6~7周。此类药物的优点是无呼吸抑制作用，不会产生药物依赖，停药后无戒断反应，对运动和认知功能的影响较小。

常用的苯二氮䓬类药物有艾司唑仑、阿普唑仑、劳拉西泮、氯硝西泮等，具有抗焦虑、镇静催眠作用，起效较快。但此类药物具有依赖性和呼吸抑制作用，长期服用可能影响认知功能，导致记忆力减退。氯硝西泮具有较强的骨骼肌松弛作用，会增加跌倒风险。故使用时剂量宜小，疗程宜短，连续服用不宜超过1个月，为避免药物依赖，症状缓解后应逐步减量至停药。对于入睡困难患者，建议使用非苯二氮䓬类镇静催眠药，如右佐匹克隆、佐匹克隆、唑吡坦等。

5-羟色胺选择性再摄取抑制剂和5-羟色胺去甲肾上腺素再摄取抑制剂等抗抑郁药具有抗焦虑作用，目前已成为治疗焦虑的一线用药，详见抗抑郁药物部分。

（二）心理治疗

对疼痛患者进行心理治疗的目的在于提高痛阈、改善疼痛反应。心理治疗适用于年老体弱的疼痛患者、镇痛药物不良反应严重的患者、癌性疼痛患者等。可以改善患者不良情绪、增进患者食欲、减轻患者疼痛和治疗的不良反应，使患者积极应对疼痛、积极寻求社会支持。良好的心理治疗技术如松弛训练、认知行为治疗、音乐治疗等能不同程度地缓解患者疼痛，如能与其他镇痛治疗同时进行效果会更好。随着机体和心理的放松，不但能缓解患者焦虑的情绪，还能够增强药物的止痛作用。

1. 精神动力性心理治疗

精神动力学理论认为，由于童年时期的某些冲突，疼痛可以成为成年期心理防御机制的一部分。如果父母关系中有暴力或者虐待行为，儿童往往会把快乐和疼痛联系在一起，等到他们长大成人以后可能会有受虐倾向，并把疼痛作为一种心理防御方式。如果儿童反复受到严厉父母严重的体罚，数年后可形成自我惩罚的行为反应，从这个角度讲疼痛障碍可能是自觉罪恶感的代价。有研究显示，疼痛患者往往曾有性虐待史，或创伤后应激障碍。一些患者可以模糊地或清晰地意识到过去的生活事件和易患疼痛或对疼痛体验过度反应之间的关联。而对另一些疼痛患者，早年生活的疼痛体验被深深隐藏，只有通过长时间的自由联想、梦境或心理测验时才能出现。

功能性疼痛患者多具有异常的人格特征，人格特征和慢性疼痛之间可能存在一定的联系。1959年Engel提出"疼痛易患人格"（pain-prone personality）的概念，提示具有某些特殊人格特征者容易罹患医学不能解释的疼痛症状。这种疼痛易患人格的理论模式被广泛接受，且具有一定的影响。

根据以上理论可以看出，慢性疼痛患者是可以采用分析性心理治疗，即通常所说的精神分析，这是由奥地利精神医学家弗洛伊德开创的一种心理治疗，主要特点是经由分析来了解患者潜意识的欲望和动机，经过长期治疗，促进患者人格成熟，提高适应能力。经典的精神分析是在心理治疗室内，让患者躺卧在沙发上，治疗者坐在其后的椅子上，患者看不到治疗者，便于患者自由联想，使潜意识的意念表达出来。

功能性疼痛患者常拒绝接受其症状产生的根本原因在于心理问题。因此心理治疗的目的在于帮助患者寻找导致疾病产生的心理因素，并引导患者学会缓解心理冲突。一旦心理冲突得到缓解，患者的症状会随之消失。在躯体症状障碍患者中，慢性疼痛的形成与心理社会因素有一定关系，且患者多具有一定的人格基础，一方面惯于压抑内心的感受可能导致躯体症状，另一方面可因疼痛症状而将频繁求医问药合理化，并可将现实生活中不如意之事归咎于躯体疼痛，因此需要辅以精神动力治疗帮助患者将无意识的冲突意识化，并加以消解。

进行精神动力性治疗之前，应对患者进行严格筛选和评估。患者本身应具有心理学头脑，能

疼痛精确管理

够体察自己的感情，能够运用理解而使症状缓解，并且医师和患者之间应具有良好的医患联盟。

2. 认知行为疗法

认知行为疗法是一种结构性短程心理治疗方法，通过改变来访者对自己、他人或事件的看法与态度来消除不良的情绪和行为，重点在于改变患者的信念、期望和应对能力。

认知行为疗法是目前最有影响力的心理治疗方法之一，广泛应用于多种精神障碍和疼痛的治疗。已经证实，认知行为疗法对于多种类型的急、慢性疼痛都有显著疗效，包括术后痛、腰背痛、烧灼痛、风湿性关节炎痛、肌纤维痛、复杂性局部疼痛综合征、癌症痛、坐骨神经痛、颞下颌关节痛、头痛、镰状细胞贫血病性疼痛和治疗性疼痛等。以认知行为疗法为基础的心理干预可降低术后疼痛的强度以及致残率，改善骨关节炎及脊柱疼痛患者的疼痛体验及睡眠质量。此外，对于情感体验如抑郁、焦虑不明显的慢性疼痛患者，包括儿童青少年慢性疼痛患者，认知行为疗法能够显著改善疼痛症状。

认知治疗的基本理论是主要包括自动式思想、图式或内部假设和认知歪曲（任意推断、选择性概括、过分概括化、两极式思维、过分夸大或过分缩小、个人化）。认知疗法认为患者的负性自动式思想背后必有功能性失调的图式或假设，而每种自动式思想及图式或假设均可能包含一种或几种类型的认知歪曲。认知疗法中最重要的问题是使患者逐步认识到这些逻辑性错误，并促使其产生认知性的改变。

行为治疗的基本理论，主要包括谢切诺夫的经典条件反射，华生的学习理论，桑代克的强化作用，以及斯金纳的操作性条件反射。主要治疗技术有系统脱敏疗法、冲击疗法、自我控制法及生物反馈疗法（将单独列出）等。1976年，Fordyce提出慢性疼痛的操作性学习模式，根据这个模式，疼痛的持续存在是因为继发性获益（再强化），如经济补偿、配偶关注、逃避工作和责任，而当疼痛被视而不见或受到惩罚时，患者的疼痛行为则会被抑制。几个世纪以来，操作性学习模式明显影响了疼痛的概念和治疗的发展，疼痛患者及其家属被告知应增加活动，忽视疼痛患者的疼痛表达，这对改变患者的疼痛感知，减少患者的疼痛行为起重要作用。有些患者运用他们的疼痛来控制别人，或者对患者很重要的人的持续强化亦可导致疼痛的持续存在。

对于慢性疼痛患者，常用的治疗技术为操作性条件反射和认知行为疗法。前者通过改变患者服药、关注疼痛和借疼痛逃避责任等强化因素，转为将日常活动作为强化指标。为评估操作性条件反射的作用，往往需要患者记日记，并访谈患者家庭成员。后者目的为改变患者对疼痛的态度、信念和期望，帮助患者识别和取代负性认知，取而代之积极的想法或应对策略，具体方法包括放松训练、生物反馈、注意力转移、想象、重新定义等。

疼痛作为一种情感体验，其性质和强度受个人既往经历、当时的心理状态和社会文化因素的影响，因此对患者的疼痛症状应从生物、心理、社会等多维角度提供有效干预。认知行为疗法主要是应用心理学原理改变疼痛患者的行为、思维方式和知觉，以减轻其精神痛苦，它强调一个人的想法在一定程度上决定着他的感觉和行为。迄今为止，认知行为疗法已是较为成熟的心理治疗技术，有着规范的治疗设置、原则和流程，在临床工作中具有较强的可操作性，其标准化的治疗流程便于在临床研究中使用。

3. 放松训练

放松训练是一种通过训练有意识地控制自身的心理生理活动、降低唤醒水平、改善机体紊乱功能的心理治疗方法。通过做一些简单的练习同时给予相适应的自我暗示的套语，调节植物神经系统的功能，使肌肉放松，达到消除紧张情绪、解除精神疲劳的目的。包括渐进性放松、自主训练、深呼吸放松。有研究发现，通过让癌痛患者积极参与放松训练，可促进患者发展个人对疼痛的控制能力，对于处理癌痛非常有帮助。

4. 生物反馈疗法

生物反馈疗法是一种心理生理自我调节技术，依据操作条件学习理论，利用现代电子仪器，将人体觉察不到的与心理生理活动有关的生理信息（如肌电、皮温、心率、血压、脑电等）加以处理、放大，转换成声、光或数字信号，以视觉或听觉的方式反馈给患者，使患者根据反馈信号感知到平时觉察不到的自身生理变化的信息，学习调节控制自己的这些生理功能，达到预防和治疗目的。

临床上常将生物反馈和松弛技术相结合，常用的生物反馈有：肌电反馈、皮电反馈、皮温反馈、脑电反馈、心率、血压及其他内脏功能反馈。已有实践证明，在生物反馈训练中，要求慢性疼痛患者将注意力始终集中在反馈信号上并发挥想象的作用，当患者的肌肉放松时，其疼痛症状可减轻或消失，临床多采用肌电反馈训练治疗和皮温反馈治疗疼痛。

5. 正念疗法

正念疗法是目前在国际上被广泛认可的一种心理治疗的方法，可以有效缓解抑郁、焦虑症状，缓解慢性疼痛，而且对于提高个体的情绪调节能力，提高生活质量也有重要作用。正念是对此时此刻有目的地、不加评判的注意。它强调以接纳的态度去观察此时此刻的内在体验、情绪或行为。

正念与我们的觉醒、自我意识息息相关，同时也影响着我们感官的敏锐性，包括对疼痛刺激的觉察。正念强调有意识地、不予评判地专注当下。它的关键在于欣赏当下，小心敏锐地持续关注当下，从而与之建立紧密联系。这种觉察不能直接改变压力和痛苦，但是患者会学会和压力与痛苦和睦相处而不是纠缠和对抗。正念过程中，认知和情绪调节能力随之发生显著变化。个体摆脱习惯和无意识（控制不住地陷入在疼痛的泥沼里），更自觉接纳当下，不受制于偏见，摆脱臆断和期望（诸如，我的疼痛没有尽头，没有办法可以改变我的疼痛），达到与自我和谐相处，内心平静。

研究证实，在长期的正念训练下，个体对热刺激的痛觉感受性降低从而体验到较少的疼痛。正念训练通过提高参与者对心理感受的接纳，成为改善慢性疼痛患者生活质量的关键。并且，因慢性疼痛继发的痛苦思维、情感以及躯体感受也发生相应的改变。正念能显著降低个体的疼痛感受，提升疼痛忍耐力。

正念通过降低杏仁核对有害刺激的反应，促进大脑对外界疼痛刺激的认识和接纳，改变认知评估和执行功能来有效提高个体的情绪调节能力，减少负性情绪等。这些脑功能的变化提示，正念练习在治疗疼痛的过程中可能是通过改变大脑对刺激的评估、执行控制以及情绪调控来实现的。

正念不仅会影响脑功能，且长期的正念训练还会导致局部脑区灰质密度和皮层厚度的变化。与正念和疼痛都相关的脑结构包括前脑岛、海马、前额叶和扣带前回，这些区域主要与感觉加工、记忆、注意过程和情绪及情绪调节相关。长期的正念训练可以增加前额叶扣带回的皮层厚度，减低杏仁核的灰质密度。这些脑结构的变化表明，正念可以改善大脑对外界刺激的感知、评价和调控能力，以达到缓解疼痛的作用。

正念疗法对于疼痛患者治疗的优势在于容易学习，便于操作，患者可以通过长期的自我训练达到缓解疼痛，改善心理状况，提升自我生活质量，故在临床上具有一定可操作性。

6. 音乐治疗

音乐治疗是一个系统的干预过程，在这个过程中，音乐治疗师通过运用各种音乐体验以及治疗师和治疗对象之间的动态关系，来帮助治疗对象达到健康的目的。音乐作为一种治疗手段具有改善动机、振奋情绪、降低焦虑的作用，从而可减轻患者对疼痛的感知。音乐的旋律和节奏能够影响下丘脑、边缘系统及脑干网状结构，改变神经内分泌系统的功能，减少儿茶酚胺的分泌，刺激脑垂体分泌释放内啡肽，影响自主神经系统的调节功能，以此帮助缓解疼痛。

音乐疗法具有低成本、非扩散性、无不良反应的特点，通常被整合为多模式疼痛干预的一种辅助疼痛治疗手段。音乐疗法缓解疼痛的临床应用领域较广，包括急性疼痛和慢性疼痛的控制，如分娩镇痛、人工流产镇痛、围术期镇痛，有创诊疗操作疼痛的控制，癌症疼痛、老年骨关节炎疼痛、儿童及青少年进行医护操作时疼痛的控制等。

音乐治疗的主要方法有聆听法、主动法以及综合法，分别指患者聆听音乐、患者主动参与音乐创作以及音乐合并其他方法综合治疗。在缓解疼痛的临床应用中，聆听法是使用较多的音乐疗法，即让疼痛患者聆听一定的音乐调节生理和心理变量以达到缓解疼痛的目的。音乐治疗也可合并其他疗法如康复训练、生物反馈治疗、放松训练等进行干预。

7. 催眠治疗

催眠是指催眠师诱导受试者进入一种特殊的意识状态的技术。20世纪60年代，暗示、催眠治疗开始用于肿瘤患者的临床治疗。Elkins等发现，催眠能显著减轻慢性疼痛，而且比其他疗法（物理疗法，教育等）更有效，而且催眠除有较好的止痛效果外，在缓解焦虑，改善睡眠等方面也有很好的作用。但在临床实践中，催眠干预过于个体化，缺乏标准，对治疗师的个人要求较高，故催眠疗法在临床难以广泛应用，其标准问题有待进一步解决。

8. 家庭治疗

家庭治疗，顾名思义，是以"家庭"为对象施行的心理治疗，与以"个人"为对象的个人心理治疗不同。家庭治疗的特色是把焦点放在家庭各成员之间的人际关系上。常见的家庭治疗模式包括结构性家庭治疗、行为家庭治疗、策略性家庭治疗、分析性家庭治疗、综合性家庭治疗。

对于慢性疼痛患者来说，他们的社会支持主要来源于亲属，然而亲属在患者患病期间同样承受着巨大的精神压力和经济负担。亲属的态度和行为会直接影响患者治疗时的情绪反应，甚至会引起躯体反应。良好的家庭环境可以为患者提供持续的情感支持和照顾，使其得到心理上的安慰，积极配合治疗。

（三）物理治疗

重复性经颅磁刺激（repetitive transcranial magnetic stimulation，rTMS）是一种无痛、无创的治疗方法。人们利用磁信号可透过颅骨刺激大脑的原理，通过改变它的刺激频率分别达到兴奋或抑制局部大脑皮质功能的目的。

rTMS的临床应用广泛。在精神科，rTMS可治疗精神分裂症、抑郁症、强迫症、躁狂症、创伤后应激障碍等精神疾病。此外，rTMS能缓解慢性疼痛，刺激大脑不同的部位可以产生不同的镇痛效果，在治疗对药物不敏感的慢性疼痛方面有着肯定的疗效。

第三节　心理因素相关疼痛临床案例

案例：以全身游走性疼痛为主要表现的躯体症状障碍

1. 案例资料

患者，女性，49岁，主诉：躯体多处疼痛伴睡眠差半年余。

患者半年余前患者出现躯体多处疼痛，主要为背部、双下肢外侧、肩部等，疼痛部位不定，呈游走性，伴喉咙不适感、失眠、紧张担心。患者曾于多家医院多个科室反复检查，未发现明显器质性疾病，多名医师建议至心理科就诊。

既往史：约1年前行肺部结节切除术，"早期肺癌"可能，具体不详；慢性胃炎。

个人史：病前性格外向。已婚已育，与家人关系可。否认烟酒等不良嗜好。否认疫水、疫区接触史。女儿25岁，在国外读书，半年余前谈恋爱，回国可能性较小，与女儿有沟通但沟通不畅。

家族史：否认二系三代精神异常史。

体格检查：神志清晰，步入诊室，四肢肌力及感觉正常，神经反射正常，病理征阴性。

精神检查：意识清，接触主动合作，未引出感知觉障碍，思维连贯，思维内容未见异常，躯体多处疼痛，伴咽喉不适等，检查未见明显异常，情绪焦虑，担心疼痛的原因，情感反应协调，伴夜眠欠佳，否认消极观念，意志要求存，自知力部分。

辅助检查：PSQI 15分，PHQ-15 15分，GAD-7 13分，PHQ-9 16分，VAS 7.5分。

2. 诊断

躯体症状障碍。

3. 治疗

门诊予度洛西汀40 mg/d，早饭后口服，以改善情绪及疼痛症状，予曲唑酮50 mg/晚，睡前口服，以改善睡眠，合并生物反馈治疗。患者睡眠明显改善，治疗开始约1周时疼痛逐渐减轻，但仍有背部游走性疼痛，度洛西汀加量至60 mg/d，约2周后，疼痛感明显缓解，情绪随之改善。嘱其坚持门诊随访，足量足疗程用药，规范治疗，定期监测血常规、生化，预防药物不良反应。

4. 案例分析

判断是否为心理因素相关疼痛，需先于专科进行评估，由专科医师排除相关躯体疾病可能，或躯体疾病不足以造成该程度的疼痛。通过询问病史，医师了解到半年多前患者有心理社会因素影响，女儿在国外读书，谈恋爱，回国可能性较小，沟通不畅。该事件与疼痛的发生存在时间上的相关性。当医师与患者谈及此事时，患者压抑的情绪得以表达，对治疗也非常配合，并且理解了自己出现周身多处疼痛的心理因素。

躯体症状障碍患者常常过于关注躯体不适（疼痛、失眠等）及其可能对身体造成的损害（体虚、癌症等），而忽视自身心理社会事件对自己的影响。经过抗抑郁剂药物治疗以及生物反馈治疗，并辅以适当的心理疏导，患者的疼痛症状得到改善，睡眠也随之好转。

（骆艳丽　季陈凤）

参考文献

［1］ Hurwitz E L, Morgenstern H, Yu F. Cross-sectional and longitudinal associations of low-back pain and related disability with psychological distress among patients enrolled in the UCLA Low-Back Pain Study［J］. J Clin Epidemiol, 2003, 56(5): 463-471.

［2］ Asmundson G J, Katz J. Understanding the co-occurrence of anxiety disorders and chronic pain: state-of-the-art［J］. Depress Anxiety, 2010, 26(10): 888-901.

［3］ Nicholls J L, Azam M A, Burns L C, et al. Psychological treatments for the management of postsurgical pain: a systematic review of randomized controlled trials［J］. Patient Related Outcome Measures, 2018, 9:49-64.

［4］ Gao Y, Wei Y, Yang W, et al. The effectiveness of music therapy for terminally ill patients: a meta-analysis and systematic review［J］. J Pain Symptom Manage, 2019, 57(2):319-329.

［5］ Ngamkham S, Holden J E, Smith E L. A systematic review: mindfulness intervention for cancer-related pain［J］. Asia Pac J Oncol Nurs, 2019, 6(2):161-169.

［6］ Hess D. Mindfulness-based interventions for hematology and oncology patients with pain［J］. Hematol Oncol Clin N Am, 2018, 32(3): 493-504.

［7］ O'Connell N E, Marston L, Spencer S, et al. Non-invasive brain stimulation techniques for chronic pain［J/OL］. Cochrane Database Syst Rev, 2018, 3(3):CD008208.

［8］ 张明园, 何燕玲. 精神科评定量表手册［M］.长沙: 湖南科学技术出版社, 2015.

第二十一章
其他与疼痛治疗相关疾病的精确诊疗

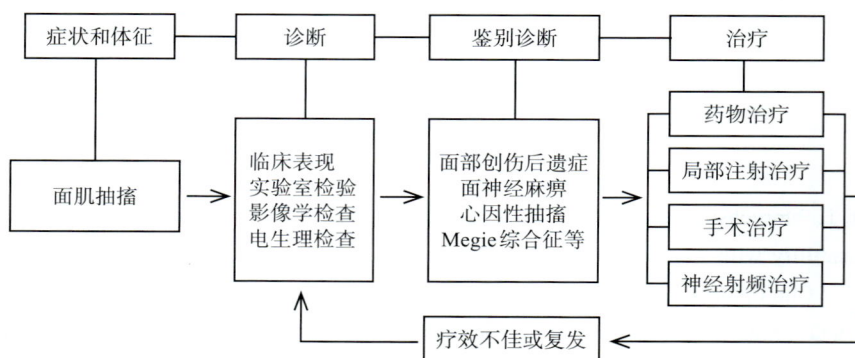

```
症状和体征 ─── 诊断 ─── 鉴别诊断 ─── 治疗
```

			药物治疗
面肌抽搐 →	临床表现 实验室检验 影像学检查 电生理检查	→ 面部创伤后遗症 面神经麻痹 心因性抽搐 Megie综合征等 →	局部注射治疗
			手术治疗
			神经射频治疗

疗效不佳或复发

面肌痉挛诊治流程

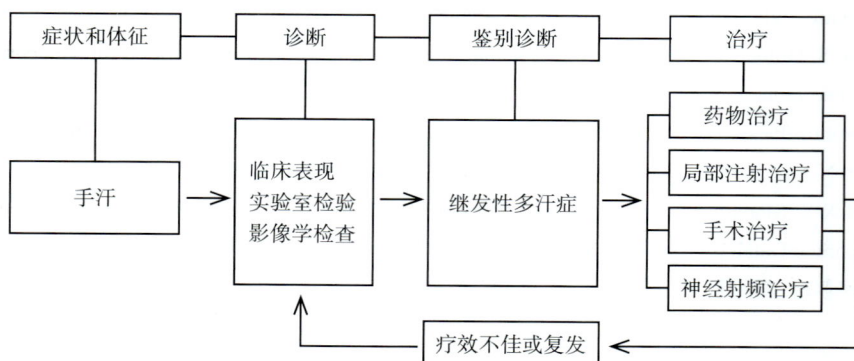

```
症状和体征 ─── 诊断 ─── 鉴别诊断 ─── 治疗
```

			药物治疗
手汗 →	临床表现 实验室检验 影像学检查	→ 继发性多汗症 →	局部注射治疗
			手术治疗
			神经射频治疗

疗效不佳或复发

手汗症诊治流程

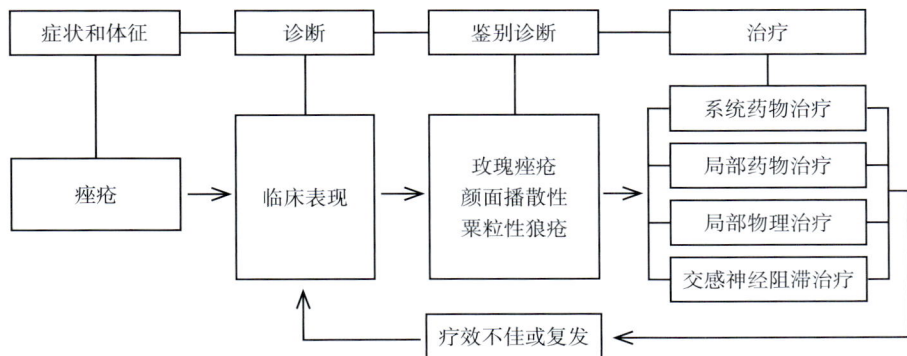

痤疮诊治流程

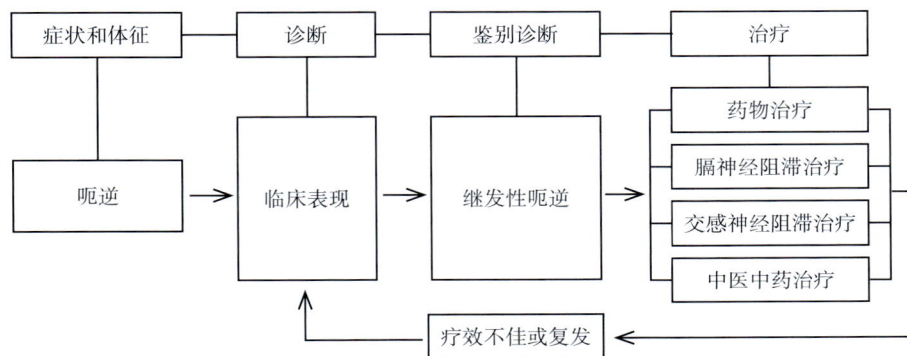

呃逆诊治流程

第一节　其他与疼痛治疗相关疾病概述

　　疼痛是一种不愉快的主观感受，其与感觉神经系统密不可分。因此，很多治疗疼痛的药物和方法，都是通过作用于感觉神经系统而发挥效能。这种策略尤为突出地表现在介入性疼痛治疗技术之中——在影像工具的引导下，精准介入到发生病变的感觉神经周围并实施治疗性操作，从而获得镇痛效果。临床上，还存在一些非疼痛性疾病如面肌痉挛、手汗症等，其发病机制与运动神经系统或交感神经系统有关，患者的临床表现虽然没有疼痛，但也可显著影响生活质量，针对其受累的运动神经或交感神经进行治疗可以获得较好的临床疗效。本章将对面肌痉挛、手汗症、痤疮、呃逆四种疾病做简要叙述，为应用神经介入方法治疗非疼痛性疾病提供思路和范例。

第二节　其他与疼痛治疗相关疾病的管理

一、面肌痉挛

（一）疾病简史与流行病学

德国学者 Schultze 于 1875 年首次明确报告了一例 56 岁男性患者，有左侧面部不自主抽搐 10 年病史，通过尸检发现了其左侧椎动脉中一樱桃大小的动脉瘤，对左侧第 7 和第 8 脑神经造成压迫（**图 21-1**）。1884 年，Gowers 进一步详细归纳了该病症的特征。1905 年，巴宾斯基将这种疾病命名为 "hémispasme facial"，该命名随后一直沿用至今。经过百余年的临床实践和研究探讨，学术界关于面肌痉挛（hemifacial spasm，HFS）的主流概念，是一类以第 7 脑神经（面神经）所支配的肌肉反复不自主发生短暂或持续的无痛性阵挛抽动为主要临床表现的脑神经疾病。

HFS 年发病率较低，为 0.78～9.8/10 万人。女性多于男性，有文献报道男女发病比例约为 1∶1.96。成人明显多于儿童，尤其多见于 50 岁以后者，50 岁以上年龄段的发病率可达 60.1/10 万人，并有一定的家族性倾向。HFS 患者并无明显疼痛，但明显影响患者的形象和自信，易致焦虑和抑郁。

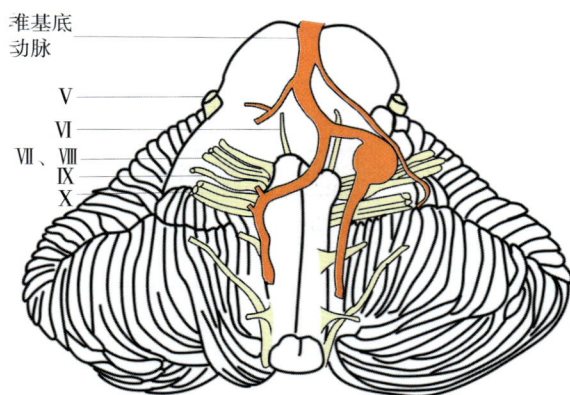

图 21-1　椎动脉瘤压迫左侧第 7、8 脑神经示意图

（二）病因

HFS 的机制较为复杂，存在较多假说，目前尚无定论。早期研究很长一段时间内主要将病变部位定位于面神经核本身，并将痉挛归因于核内的刺激状态，或认为与面神经核或神经近端受压迫有关，血管瘤是报告最多的病因。

1962 年，著名神经外科学者 Gardner 首次报告了微血管减压术（microvascular decompression，MVD）的方法，大力推动了 HFS 外科治疗的发展。Gardner 术中发现 HFS 的具体解剖改变包括基底动脉屈曲样动脉瘤、动静脉畸形、后颅窝肿瘤、小脑前下动脉异常袢等。此后，随着 MVD 的推广和临床结果的不断增多，血管神经之间的机械性冲突被越来越多地揭示。血管扩张变形造成第 7 脑神经根出口区（root exit zone，REZ）受压被广泛认作 HFS 的主要病因。

在诸多可造成 REZ 受压的责任血管（offending vessels）中，小脑前下动脉（anterior inferior cerebellar artery，AICA）、小脑后下动脉（posterior inferior cerebellar artery，PICA）被

揭示为 HFS 患者 REZ 区血管神经接触最常见的压迫因素。动脉瘤、后颅窝内的肿瘤也均可造成 REZ 受压。近年来发现静脉扩张或畸形也能造成 REZ 受压。此外，一些少见原因，如卒中、舌咽部神经瘤、脑膜瘤、蛛网膜囊肿、脂肪瘤等也均有报告。

（三）诊断

1. 体征

本病起病较隐匿，通常以眼轮匝肌最早受累。大多数情况下为单侧发病，左侧居多，少数情况下也可呈双侧发作。情绪紧张、疲劳、应激等情况时诱发或加重。除面部不自主抽搐之外，还包括眉弓位置异常、面肌无力、表情异常、视力和听力异常，以及其他少见的不典型表现。

（1）面部阵发性不自主抽搐：为 HFS 最主要的临床表现。典型的 HFS 患者起病早期通常从一侧眼轮匝肌开始出现症状，易与睑阵挛（blepharoclonus）、心因性抽搐相混淆。随着病程进展，抽搐的范围逐渐扩大至口腔周围和其他面神经支配的面肌，但额肌通常不受累（图 21-2）。每次发作可持续 10～20 s 不等，严重时可持续痉挛达 1 min。与大多数运动障碍不同的是，本病的肌肉痉挛在睡眠期间也可持续存在，这容易导致睡眠障碍和失眠。

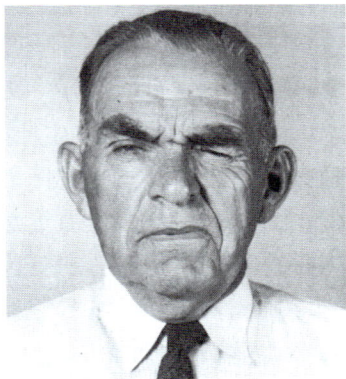

图 21-2　面肌痉挛发作时面部肌抽搐表现

（2）Babinski-2 征：Babinski-2 征（Babinski-2 sign / the other Babinski sign）即眉线抬高征。由波兰裔法国神经医学家 Joseph Babinski 于 1905 年提出，指在面肌痉挛时额肌和眼轮匝肌不自主地出现同步活动，导致患侧眼睑闭合、眉线抬高（图 21-3）。该体征为 HFS 与一种少见的神经系统疾病 Brissaud-Sicard 综合征（脑桥交叉综合征）进行鉴别的关键体征。

当患侧面肌收缩时，患者额肌和眼轮匝肌不自主地同步收缩，导致患侧眼睑闭合、眉线抬高。

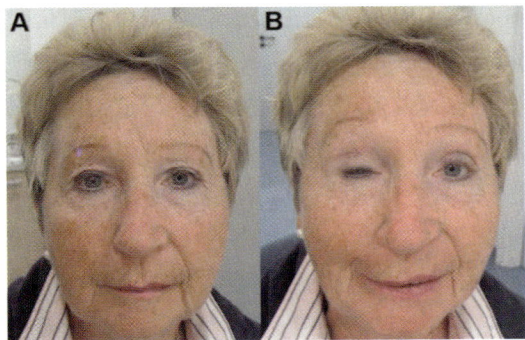

图 21-3　Babinski-2 征

（3）视觉、语言障碍和听力异常：HFS 严重者可因眼肌频繁阵挛引起眼睑长期闭合而致功能性失明，口周肌频繁阵挛引起语言障碍。因镫骨肌受累可引起听力异常，常见表现包括阵发性滴答声、单侧或双侧听力丧失。

（4）精神心理症状：因面肌不自主抽搐引起面部表情异常，严重影响患者的形象美观和自信，大多数 HFS 患者伴有不同程度的精神心理症状，如焦虑、睡眠障碍、社交恐惧、抑郁等。研究表明，HFS 中抑郁症的患病率为 16.7%、年轻女性的风险更高、抑郁症状的严重程度与

HFS 的严重程度与呈正相关，并推荐采用贝克抑郁评分量表（Beck Depression Inventory，BDI）作为 HFS 患者抑郁症的辅助筛查和（或）诊断工具。

（5）高血压：高血压与 HFS 关系密切，两者在病程中呈互为因果的复杂关系。研究表明，40% 的 HFS 患者伴有高血压，而高血压可发生在面肌痉挛之前，也可因 HFS 而成为继发症状，且与左侧 HFS 患者的预后明显相关。

2. 诊断标准

HFS 的诊断主要包括临床诊断、影像学诊断和电生理诊断。

（1）临床诊断：主要依据病史特点和典型体征。HFS 患者的病史具有慢性起病、病程较长的特点。临床症状多呈渐进性发展。早期往往较为隐匿，逐渐加重。病程可达一年至数年以上，乃至数十年。患者通常有神经类药物治疗史如卡马西平，或复杂的治疗史。常伴有不同程度的焦虑、社交障碍。

单侧面肌阵发性不自主抽搐为典型体征，双侧面肌同时有症状者也有报告，但十分少见。该抽搐不受主观意志的控制，情绪紧张、激动或局部触碰激惹可明显诱发。平静和入睡并不能缓解。Babinski-2 征是具有重要诊断和鉴别意义的特征性体征。此外，HFS 的一系列伴随症状和体征如视觉听力异常、语言障碍、睡眠障碍等也可作为临床诊断的依据。

（2）影像学诊断：HFS 早期影像学检查手段不多，X 线并不能提供强有力的影像证据，仅能观察后颅窝的骨性轮廓。随着医学影像技术的发展，CT、MRI、MRA 等检查方法逐渐应用到 HFS 的检查评估中，极大地提高了诊治水平。

（3）电生理学诊断：HFS 患者的电生理诊断主要参考肌电图改变。其电生理特征是眨眼反射扩散到眼轮匝肌以外的肌肉。静息状态下的肌肉联动、神经高兴奋性等均对 HFS 的诊断具有一定的参考价值。横向扩散反应（lateral spread response，LSR）是面神经颧支刺激后颏肌记录的一种迟发性异常肌肉反应，又称异常肌反应（abnormal muscle response，AMR），是 HFS 最具特征的电生理学改变。除诊断意义外，LSR 更大的临床意义在于通过术中监测记录辅助外科医师判定是否已经获得了足够的减压。

（四）鉴别诊断

HFS 需与多种原因引起的面部神经肌肉疾病相鉴别，如面部创伤后遗症、面神经麻痹、心因性抽搐、Megie 综合征、Brissaud-Sicard 综合征等。近年文献已逐渐将血管袢异常引起的血管-神经接触问题独立视作原发性面肌痉挛（primary hemifacial spasm，PHFS）的典型病因，并趋于将这类具有明确的责任血管引起的面肌抽搐与肿瘤、良性占位病变引起的面肌抽搐区分。临床查体单侧面肌非同步性联动、MRI/MRA 表现、肌电图改变均为鉴别诊断的要点。

（五）治疗

HFS 的治疗方法包括药物治疗、局部注射治疗和手术治疗。

1. 药物治疗

代表性的治疗药物包括氯硝西泮、卡马西平、加巴喷丁、氟哌啶醇等，多用于病程早期的治疗。此外，左乙拉西坦、唑尼沙胺等也有报道。药物治疗最突出的缺点在于其疗效不一致，以及大量的不良反应，包括中枢抑制、乏力、疲惫、嗜睡等。

2. 局部注射治疗

无水酒精注射是最早期的注射治疗方法。20世纪80年代初，A型肉毒毒素（BTX-A）被批准应用于头面部注射。随后数十年来，大量临床病例报告结果显示，局部注射BTX-A能够明显降低HFS的严重程度、改善患者的心理状况、提高患者的生活质量，至今仍应用于临床。但随着MVD手术的不断普及，肉毒毒素注射治疗的有效性也受到了一定的质疑。有研究表明，多次注射BTX-A能够明显增加HFS患者的肌肉多神经再支配，从而使患者肌电图侧方扩散反应基线振幅更高，对MVD疗效产生不利的影响。还有一些研究认为，肉毒毒素注射治疗对HFS并不能起到根治性的作用，而MVD才是更彻底、有效、持久的方法。但总的来说，对于肉毒毒素注射治疗HFS的有效性，当前大部分文献仍持积极观点，并认同肉毒毒素注射治疗对于患者的心理健康状态的改善具有明确的意义。

3. 手术治疗

手术治疗是HFS的根治方法。早期曾采取面神经部分切除术、副神经吻合术等方法，但因对HFS病因的认识不足，疗效并不确定，且并发症较多，故并未形成统一的方法。

1962年，Gardner首次报道MVD治疗方法，成为HFS外科手术治疗的里程碑，并极大地推动了医学界对HFS结构性病因解剖特点的认识。经过几十年的发展，大样本临床研究结果表明，对于药物治疗和肉毒毒素注射治疗不能有效缓解的HFS，MVD是当前最有效的根治性治疗方法，术后完全缓解率可达90.8%~94.1%。大量因MVD衍生的新理念、新方法、新技术、内植入物新材料也层出不穷，如术中电生理监测评估、仰卧非牵引器体位技术、新手术入路、全神经内镜下MVD技术等。MVD手术主要通过采用聚四氟乙烯等内植入物对发生冲突的血管神经进行有效分隔、解除血管神经压迫，达到缓解抽搐的疗效。

尽管MVD手术使得HFS的外科治疗获得了质的飞跃，但手术并发症问题并未被完全解决。其中，听力损害、面神经麻痹、中耳炎为最常见者，发生率为1%~8%。此外偶有硬膜下血肿、脑梗死等少见并发症报道。随着手术技术的不断进步、术中电生理监控方法的不断改进，MVD的并发症的发生率也有望得到有效降低。

4. 神经介入射频治疗

面对MVD手术并发症带来的诸多不满意之处，人们仍在探索既有稳定疗效又更加简单安全的治疗方式。随着影像引导技术的发展，经皮穿刺面神经介入射频治疗方法逐渐被应用到面肌痉挛的治疗之中。射频热凝术是利用穿刺套管和电极发射一种高频电磁波，从而使射频针尖周围区域温度可控性地升高，达到令蛋白质变性、失去生理功能的治疗目的。射频脉冲术是另一种射频工作模式，其特点是脉冲式发射电磁波，对神经有调节作用而无毁损作用。两种模式现均广泛用于神经介入治疗。

1981年，Hori T等为24例患者在X线引导下经皮穿刺面神经后行射频热凝术，获得了良好的临床效果。近年来，CT引导经茎乳孔面神经射频治疗可令射频穿刺针的位置更加准确，进一步提高了疗效。在穿刺针到位后，有学者采用射频热凝的工作模式，根据患者面神经支配区域肌肉活动的临床表现控制射频温度、时间等参数，达到有限毁损面神经、缓解面肌痉挛程度的目的。也有学者采用射频脉冲的模式，降低射频温度、增加工作时间，也可达到治疗面肌痉挛的效果。然而，哪种工作模式更好、工作参数如何设置更优，目前尚需更多临床研究证实。总的来说，CT引导面神经介入射频治疗是一种较为新颖的治疗面肌痉挛的方法，可能成为MVD手术的有效替代治疗手段，具有较为广阔的应用前景。

二、手汗症

原发性多汗症（primary hyperhidrosis，PH）是一种与身体散热需要无关的、以静息期间慢性过度出汗为特征的疾病，发病率为1%~3%。其可以影响身体的一个或多个部位，主要发生在手、腋窝、脚、头和腹股沟等区域。原发性手汗症（primary palmar hyperhidrosis，PPH）即为狭义上的多汗症，患者手部汗腺分泌异常亢进，以手掌多汗为主要表现，同时存在腋窝、足部多汗的情况。

手汗症多在儿童、青少年时期发病，压力、焦虑、恐惧和紧张等情况下症状加重，给患者的生活、学习、工作、社会交往带来较多不便。

（一）病因

目前尚未明确PPH的发病机制，但认为其可能是由遗传、交感神经系统功能紊乱等多种原因联合所致。

1. 汗腺分泌相关神经过度兴奋

PPH患者的外泌腺大小或数目没有增加，汗腺也没有任何微观或宏观的病理组织学异常改变。因此，有人提出PPH的病因可能是交感神经系统和中枢神经系统共同参与的一种复杂的自主神经系统功能障碍，导致反射回路的神经源性过度兴奋，造成正常的外泌汗腺受到过度刺激导致汗液分泌增加。

2. 情绪性出汗中枢控制异常

情绪性出汗和体温调节性出汗均由交感胆碱能神经支配，而情绪性出汗受中枢神经边缘系统、前扣带回皮质和下丘脑调节。控制情绪出汗的中枢神经区域主要影响腋窝、手掌、脚底、前额和头皮，这些区域与PPH的常见影响区域相对应。

3. 遗传因素

35%~56%的PPH患者有阳性家族史，这提示多汗症可能存在遗传联系。研究表明，原发性局灶性手汗症可能是一种表型变异、常染色体显性遗传和不完全外显的遗传病。

（二）诊断

PH目前尚无统一的诊断标准。2004年，美国皮肤病协会组织了一个包括20多家医疗中心专家组成的协作小组，制定了可供参考的诊断标准，具体如下。无明显诱因肉眼可见汗腺分泌亢进，持续6个月以上，并符合以下条件中的两项：① 出汗部位双侧对称；② 1周至少发作一次；③ 发病年龄小于 25 岁；④ 有阳性家族史；⑤ 睡眠时无多汗；⑥ 影响日常工作生活。如果伴有发热、夜汗、体重减轻等，应注意存在继发性多汗的可能。

目前还没有关于病史、体格检查或检验测试的敏感性和特异性的临床对照研究，以准确诊断原发性多汗症或量化其严重程度。多汗症严重程度量表（Hyperhidrosis Disease Severity Scale，HDSS）是一项可以估计对日常活动影响和对治疗反应性的单问题评估量表，包括 4 个评价等级。具体评分如下，1 分：出汗不明显，不干扰日常活动；2 分：出汗可以忍受，但有时会干扰日常活动；3 分：出汗难以忍受，经常干扰日常活动；4 分，出汗无法忍受，总是干扰日常活动。2 分为轻度，3 分或 4 分为严重。

常用的 Lai 手汗症分级标准比较简单，按出汗程度分为三级。轻度：手掌出汗增多，潮湿，但不能打湿手帕；中度：手掌出汗明显增多，能湿透一块手帕；重度：手掌大量出汗，呈滴水状。

（三）治疗

1. 治疗策略

手汗症的治疗包括保守治疗和手术治疗。保守治疗包括：局部应用收敛剂和汗腺抑制剂，口服抗胆碱药，局部肉毒毒素注射等。保守治疗的缺点是疗效较短，停药即症状复现，长期使用存在一定不良反应，因此仅适用于轻度手汗症患者短期使用。应用外科或介入手术的方法切断部分胸交感神经节是治疗手汗症的有效方法，可以达到治愈的效果。

手汗症的治疗策略可依据 HDSS 评级而定：① 轻度手汗症（HDSS=2）：首选外用 20% 氯化铝，如果局部治疗失败，考虑注射 A 型肉毒杆菌毒素或离子导入。② 重度手汗症（HDSS=3或 4）：首先尝试局部用 20% 氯化铝加 A 型肉毒杆菌毒素注射或离子导入，可考虑单独或联合口服抗胆碱能药，如果症状控制不满意，需行外科或介入交感神经切除术。

2. 外科手术治疗

1920 年 Kotzareff 设计并首次报道了应用开胸手术行胸交感神经切除术治疗手汗症，1944年 Goetz 和 Marr 首次成功完成胸腔镜下胸交感神经切断术。目前胸腔镜下胸交感神经切断术（endoscopic thoracic sympathectomy，ETS）已日趋成熟，是目前治疗 PPH 的"金标准"。

胸腔镜下交感神经切除术的手术过程如下：选择气管插管或非插管全身麻醉。患者半仰卧30°~ 45°，上臂外展固定。因左侧胸交感链是心交感神经支配的优势侧，切断后可能对心率有一定影响，故手术应先在右侧进行。取腋下侧胸壁第 3 肋间操作孔，嘱暂停呼吸后，胸腔镜进胸，沿同一切口置入电凝钩。于胸顶第 3 或第 4 肋骨小头附近找到胸交感神经干予以电凝灼断，操作应紧靠神经链进行，电凝不宜过深。并于肋骨表面向外延长烧灼 2 cm，防止 Kuntz 束及交通支存在导致复发。鼓肺排气后缝合切口或医用胶粘合切口，不必留置胸腔引流管。

3. 胸交感神经介入射频治疗

胸腔镜下交感神经切除术虽拥有较高的成功率，但其操作要求较为复杂、医疗费用相对昂贵、术中术后并发症较高。目前越来越多的学者尝试以介入治疗方式治疗多汗症，其中胸交感神经射频热凝术越来越受到重视和欢迎。

射频热凝治疗具体过程如下：使用针尖裸露 10 mm 的 22 号射频针，在 C 臂机或 CT 引导下，采用背侧经皮穿刺入路，定位至相应节段的交感神经节。经测试，明确未波及运动神经或感觉神经后实施射频热凝治疗，射频温度一般设置为 90℃，持续时间 180 s。术中监测相应皮肤的温度及心率，评估有效性和并发症风险。一般认为，术中患侧掌温较术前升高 1℃~3℃或以上，手掌转为干燥者，为有效；掌温较术前增加小于 1℃，手掌仍有潮湿者，为无效。

有研究将 94 名重度多汗症患者分别使用射频热凝术与胸腔镜切除术的结果行前瞻性对照比较，平均随访时间 15 个月。其中，射频组的成功率为 75%，手术组的成功率为 95%。虽然射频组成功率低于腔镜组，但是后者除了术中全麻、手术时间较长、医疗费用高等因素外，术后产生较多并发症，如胸腔粘连、严重代偿性多汗症等，使得两组患者的满意度方面没有明显差异。

（四）并发症

手术相关并发症包括气胸、血肿、感染、胸膜粘连等。胸交感神经切断或毁损术后的特殊并发症是代偿性多汗（compensatory hiperhidrosis，CH），发生率高达 30%~90%（含轻、中、重度），这是此类术后常见的一种并发症和最大的难点，无论外科手术或介入性射频治疗均可发生。有患者因为严重 CH 而后悔手术，甚至造成纠纷，因此应重视术前对此并发症的充分沟通。

CH 的分级标准为：轻度，躯体出汗偏多，内衣干燥；中度，出汗偶可浸湿内衣，尚能忍受；重度，躯体大量出汗湿透内衣，严重影响日常生活。采用何种术式能更好地减少 CH 的发生、提高术后生活质量，仍存在较大争议。多数学者认为，去交感神经的范围越大、切断位置越高、程度越彻底，CH 程度就越严重，接受外科手术患者的 CH 程度通常较接受射频热凝术者更重。理论上来说，T_4 胸交感神经链是缓解手部过度出汗症状的最低手术切断节段，而保留 T_2 交感神经是减少 CH 发生率的关键。随着手术节段的提高，术后 CH 及中、重度 CH 的发生率也随之增高：T_2、T_3、T_4 节段发生率分别为 80.82%、43.73% 和 36.36%。近期国内专家共识指出，选择 T_3+T_4 水平的低节段限制性手术，能明显降低术后 CH 的发生率及其严重程度，是目前预防 CH 的最佳方法。

三、痤疮

痤疮是一种毛囊皮脂腺单位的慢性炎症性皮肤病，各年龄段人群均可患病，以青少年发病率为高。

（一）病因

痤疮发病机制仍未完全阐明。遗传、雄激素诱导的皮脂大量分泌、毛囊皮脂腺导管角化、痤疮丙酸杆菌繁殖、免疫炎症反应等因素都可能与之相关。部分患者的发病还受遗传、免疫、内分泌、情绪及饮食等因素影响。

毛囊皮脂腺作为皮肤独立的内分泌组织，受性激素调控。青春期后体内雄激素水平增高或雄、雌激素水平失衡可使皮脂腺增大及皮脂分泌增加。皮脂为毛囊内痤疮丙酸杆菌等微生物的生长提供油脂及厌氧环境，痤疮丙酸杆菌可水解皮脂中的甘油三酯为游离脂肪酸，刺激毛囊导管处角质形成细胞增殖与角化过度，后者使皮脂排泄受阻，当皮脂、角质栓等堆积在毛囊口时即形成痤疮（俗称粉刺）。此外，痤疮丙酸杆菌产生的一些低分子多肽不仅可趋化中性粒细胞产生水解酶，还可通过激活角质形成细胞和皮脂腺细胞 Toll 样受体，使 TLR2、TLR4 表达增加，调节 IL-1 及 TNF-α 等促炎因子产生，引起下游系列级联反应。炎症反应使毛囊壁损伤破裂，各种毛囊内容物溢入真皮引起毛囊皮脂腺单位周围炎症，出现从炎性丘疹到囊肿性损害的系列临床表现。

（二）诊断

1. 症状

多发于 15~30 岁青年男女，皮损好发于面颊、额部，其次是胸部、背部及肩部，多为对称性分布，常伴有毛孔粗大和皮脂溢出。各型皮损包括毛囊口处的痤疮、炎性丘疹、脓疱以及结节、囊肿及瘢痕等。

皮损初起多为毛囊一致的圆锥丘疹，如白头粉刺（闭合性粉刺）及黑头粉刺（开放性粉刺），前者为黄色皮脂角栓，而后者系脂栓被氧化所致；皮损加重后可形成炎症丘疹，顶端可有小脓疱；继续发展可形成大小不等的红色结节或囊肿，挤压时有波动感，甚至可化脓形成脓肿，破溃后常形成窦道和瘢痕。本病一般自觉症状轻微，炎症明显时可有疼痛。痤疮病程慢性，时轻时重，多数患者病情至中年期逐渐缓解，部分可遗留红色印记和色素沉着、肥厚性或萎缩性瘢痕。

痤疮分级（强调皮损的性质，不考虑皮损的数量）：Ⅰ级（轻度），仅有粉刺；Ⅱ级（轻至中度），除粉刺外还有炎性丘疹；Ⅲ级（中度），除有粉刺、炎性丘疹外还有脓疱；Ⅳ级（重度），除有粉刺、炎性丘疹及脓疱外还有结节、囊肿或瘢痕。

（三）诊断

本病好发于青年男女，常发生在颜面、前胸和背部，临床表现为粉刺、丘疹、脓疱、结节及囊肿，有对称分布特点，根据以上表现可以诊断。

（四）鉴别诊断

本病应注意与玫瑰痤疮、颜面播散性粟粒性狼疮等进行鉴别。

（五）治疗

治疗原则主要为去脂、溶解角质、杀菌、抗炎及调节激素水平。

1. 一般治疗

可选择清水或合适的洁面产品，去除皮肤表面多余油脂、皮屑和细菌混合物，但不能过分清洗，注意控油保湿，外用温和滋润乳。忌用手挤压、搔抓皮损。适当限制可能诱发或加重痤疮的高升糖指数食物及牛奶的摄入，保持大便通畅，避免熬夜。

2. 外用药物治疗

（1）维A酸类：包括第一代异维A酸和第三代维A酸乳膏。初期使用会出现局部刺激反应，如红斑、脱屑，紧绷和烧灼感，应低浓度或小范围避光使用。

（2）过氧化苯甲酰：外用后可缓慢释放出新生态氧和苯甲酸，具有杀灭痤疮丙酸杆菌、溶解粉刺及收敛作用。可配制成不同浓度的洗剂、乳剂或凝胶，少数患者皮肤会出现轻度刺激反应，建议可从低浓度及小范围开始试用。

（3）抗生素：夫西地酸乳膏、红霉素软膏、林可霉素和克林霉素及氯霉素等外用制剂。

（4）壬二酸：对炎症及粉刺均有治疗作用，还可减轻炎症后色素沉着。可配成15%～20%霜外用。其不良反应为局部轻度红斑与刺痛。

（5）二硫化硒：2.5%二硫化硒洗剂具有抑制真菌、寄生虫及细菌的作用，可降低皮肤游离脂肪酸含量。

（6）其他药物：5%～10%硫磺洗剂和5%～10%的水杨酸乳膏或凝胶具有抑制痤疮丙酸杆菌和轻微剥脱及抗菌作用。

3. 系统药物治疗

常用的包括抗生素、异维A酸、抗雄激素药物、糖皮质激素类药物等。

4. 光疗

使用LED蓝光或红光治疗轻、中度皮损；光动力疗法外用5-氨基酮戊酸富集于毛囊皮脂腺单位，加照红光适用于重度痤疮；强脉冲光和脉冲染料激光用于消退痤疮红色印痕；非剥脱和剥脱性点阵激光治疗痤疮瘢痕。

5. 辅助治疗

可用粉刺挤压器将粉刺内容物挤出。也可用化学剥脱疗法辅助治疗，常见剥脱剂包括：果酸、水杨酸、羟基乙酸、间苯二酚和三氯醋酸。

6. 星状神经节阻滞治疗

研究表明，星状神经节阻滞可以有效调节机体内分泌的平衡，纠正机体紊乱状态，还可增强机体免疫力。在内分泌系统紊乱所致疾病中，其已经得到广泛应用，如乳腺疾病、经期综合征等。有医师将星状神经节阻滞用于治疗痤疮，可能的治疗机制为：星状神经节阻滞可有效提高自然杀伤细胞的活性，抑制痤疮患者中的痤疮丙酸杆菌的繁殖，有利于控制感染；其通过抑制交感神经活性，增加头面颈部血流量，改善微循环，增加新陈代谢，促进痤疮患者皮损的恢复，并预防粉刺内容物通过微小裂隙进入真皮引起毛囊周围炎，形成炎性丘疹或脓疱。在星状神经节阻滞中，加用少量糖皮质激素可抑制瘢痕形成，促进面部损伤修复并减轻炎症反应。

对于双侧面部痤疮患者，通常在超声引导下使用1%利多卡因或0.25%罗哌卡因行星状神经节阻滞，注射量2～4 ml。每日或隔日一次，10次为一个疗程。同时配合生活方式调节，如忌食辛辣、油腻食物，规律作息、保证睡眠时间，保持心情愉快等，治疗效果更加显著。

四、呃逆

呃逆是由于膈神经、迷走神经受刺激，导致膈肌、肋间肌不由自主同步剧烈收缩，因空气突然被吸入呼吸道，且同时伴有吸气期声门突然关闭，从而产生一种特别音响的病症。

（一）病因

呃逆反射相关的解剖结构包括传入支、反射中枢以及传出支。传入冲动主要通过迷走神经及膈神经传入，此外部分冲动可经胸髓第 6 节段（T_6）至胸髓第 12 节段（T_{12}）的交感神经链传入。反射中枢分布于下丘脑、延髓、导水管周围灰质、丘脑底核、膈神经核、网状结构和颈髓（$C_3 \sim C_5$）等。传出支包括支配膈肌的膈神经、支配肋间肌的肋间神经、支配斜角肌的相应神经以及支配声门的迷走神经。上述这些结构受到刺激或损伤均可能会引起呃逆。除了上述解剖结构受累外，多巴胺、γ-氨基丁酸、5-羟色胺、去甲肾上腺素、肾上腺素和组胺等神经递质水平的改变也会对呃逆反射产生影响，这一现象常出现在药物引起的呃逆中。

（二）诊断

呃逆为单侧或双侧膈肌痉挛引起的收缩运动，吸气时声门突然关闭发出一种短促的声音。健康者可因吞咽过快、突然吞气或腹内压骤然增高而引起呃逆。多数情况下，其持续时间一般不超过 48 h。少数案例呃逆可持续数天、数月甚至数年，持续 48 h 以上被称为持续性呃逆，持续超过 30 d 被称为顽固性呃逆。顽固性呃逆会对患者的进食、睡眠、社会活动以及基础疾病的恢复造成负面影响，因此如何快速有效地预防或终止顽固性呃逆十分重要。

（三）治疗

1. 药物治疗

对于顽固性呃逆，药物治疗十分必要，除非呃逆病因明确且可以快速有效去除。对于病因明确者，例如胃食管反流引起的顽固性呃逆，可首选质子泵抑制剂（proton pump inhibitor，PPI）；如果病因尚不明确，即使没有典型的反酸症状，PPI 也可作为经验性首选用药，当然选用巴氯芬、加巴喷丁、氯丙嗪及甲氧氯普胺作为一线用药也是合理的。

一般来说，初始药物治疗使用时间为 5 ~ 10 天。如果呃逆缓解，在呃逆停止的次日可停用相关药物。倘若停药后呃逆复发，则需要延长治疗时间。对于一些接受姑息治疗的患者，可考虑长期使用药物治疗。初始药物使用 3 ~ 4 周仍然无效时，可考虑联合用药，但多药联合应用时需要充分考虑患者的基础疾病及耐受性。

2. 膈神经阻滞

膈神经阻滞治疗顽固性呃逆主要是通过阻断呃逆的反射弧，减弱膈神经应激性，达到终止呃逆的目的。在膈神经近端注射局麻药阻滞神经传递，也能成功治疗顽固性呃逆。此外，膈神经毁损术治疗顽固性呃逆也有报道，但超声引导下膈神经阻滞相较于膈神经毁损术更加安全。双侧膈神经阻滞或毁损术对呼吸功能影响较大，不建议选择。即使是单侧膈神经阻滞或毁损，术前也需要评估保留一侧膈肌功能。

3. 星状神经节阻滞

星状神经节阻滞治疗呃逆的机制是：通过药物扩散阻断颈胸交感神经节前和节后纤维，抑制交感神经支配的组织器官的交感活动效应，干扰膈神经冲动，同时也能调理下丘脑和自主神经功能，改善由于自主神经功能紊乱引起的膈肌痉挛状态。

也有学者联合应用星状神经节阻滞和膈神经阻滞治疗顽固性呃逆，这种方法可以有效地从多个环节打断顽固性呃逆的恶性循环，使膈肌恢复规律性舒缩状态。实施时需严密观察患者生命体征，备齐急救措施，不推荐同时行双侧阻滞。

4. 其他治疗

在我国，针灸治疗顽固性呃逆也有广泛应用，常取穴位包括：承浆穴、后溪穴和内关穴等。对于肿瘤压迫刺激神经等解剖结构引起的呃逆，通常保守治疗效果不佳，需要手术解除压迫方可明显缓解症状。

第三节　其他与疼痛治疗相关疾病临床案例

一、案例一：痤疮

1. 案例资料

患者，男性，19 岁，双侧面部痤疮 4 年余，加重半年。痤疮散在分布于双侧面部，以面颊部为重，熬夜、进食辛辣食物等可诱发加重。查体可见面部散在微小痤疮、脓疱和陈旧性瘢痕。既往体健，无慢性病史。

2. 诊断

痤疮。

3. 治疗过程

行超声引导下颈交感神经阻滞，使用 1% 利多卡因 2~4 ml，每日一次，左右交替进行。经 10 次治疗，痤疮面积缩小超过 60%，新发痤疮体积明显缩小、程度明显减轻。

4. 案例分析

面部痤疮是一种无痛性皮肤疾病，好发于青少年，通常并不引起全身性症状。面部炎症性脓疱和瘢痕形成进而影响美观是其最大的并发症。痤疮的发病机制尚未明确，研究发现，交感神经过度兴奋或交感-副交感神经平衡失调可能是痤疮的重要发生因素。临床实践也证实，对患者实施交感神经阻滞，可以有效地缓解痤疮程度、抑制痤疮发生。治疗一般双侧交替进行，治疗期间需避免进食油腻食物等诱发因素，可以帮助获得较远期的效果。

二、案例二：呃逆

1. 案例介绍

患者，男性，33岁，呃逆2周。患者无明显诱因出现呃逆，每分钟可达15～20次，程度逐渐加重，近3d来影响进食和睡眠，入睡后自觉仍有呃逆。无发热，无腹胀腹泻等症状。曾口服"奥美拉唑"，症状无明显缓解。未行实验室和影像学检查。既往体健，无高血压病、糖尿病史。

2. 诊断

呃逆。

3. 治疗过程

经与患者充分沟通并签署知情同意书，行超声引导下左侧颈交感神经阻滞治疗。应用短轴平面内穿刺技术，穿刺针尖到达左颈长肌表面，注射1%利多卡因3 ml后拔针。平卧观察30 min，自觉呃逆有所好转。于治疗后第2天、第3天、第4天分别行右侧、左侧、右侧颈交感神经阻滞，所用药物同前。经过上述4次治疗，患者呃逆症状明显好转，夜间睡眠佳，遂停止治疗。

4. 随访

随访2周，患者呃逆完全消失。

5. 案例分析

导致呃逆的具体病因多样，主要可以分为器质性病因和功能性病因。在实施治疗之前，需要进行相关必要检查，排除器质性病变后可以考虑呃逆是由神经功能失调导致的功能性呃逆。通过调节交感神经功能，对诱导呃逆形成的恶性循环有阻断作用，因此临床实践中应用交感神经阻滞法治疗呃逆具有一定的疗效。

（张欣　张哲　王玥　陈辉）

名词索引

M

N

P

Q

疼痛精确管理

疼痛精确管理 ◢